MÉDECINS SANS FRONTIÈRES
LA BIOGRAPHIE

DU MÊME AUTEUR

Coup de Bambou, roman, Payot, 1991 (Pocket, 1991).
Sale temps pour les saisons, document, Hoëbeke, 1993.
La Mémoire du papillon, roman, Flammarion, 1997.
Rue de la République, avec Alain Dugrand, roman, Grasset, 1999.
Fontainebleau, la forêt des passions, document, Stock, 2000.
Les Filles, roman, Fayard, 2002.
Les Barcelonnettes, avec Alain Dugrand, romans, Lattès :
  Les Jardins de l'Alameda, tome I, 1983 (Fayard, 2003).
  Terres chaudes, tome II, 1985 (Fayard, 2003).
  La Soldadera, tome III, 1987 (Fayard, 2003).
Agua Verde, roman, Payot, 1989 (Fayard, 2004).

Anne Vallaeys

Médecins sans frontières

La biographie

Fayard

Joyeux Noël et heureuse
année 2005 à vous deux
Dany et Jean Pierre

Aux volontaires de MSF,
passés, présents et futurs.
À la mémoire de celles et ceux tombés
au nom d'une idée de la fraternité.

Ce n'est pas parce que les choses sont difficiles
que nous n'osons pas,
c'est parce que nous n'osons pas
qu'elles sont difficiles.
SÉNÈQUE

Primum non nocere

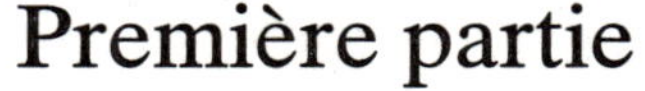

Première partie

Les deux premiers

1

C'est un appartement modeste de la rue des Deux-Avenues, 14e arrondissement de Paris. Quatre chaises de bois blanc, toutes simples, ont été transformées en délicats objets, peints de masques colorés ; un canapé sans âge est recouvert d'une toile de batik délavé ; une théorie de coussins parsème des kilims. Décor fantaisiste pour jeune homme porté à l'aventure. Le lieu tient du cabinet de curiosités, envahi d'objets des lointains, rassemblés au hasard, djembés africains, tambours et tablas, vasques et poteries de terre crue, corbeilles tissées. L'homme qui vit ici voue une passion aux mythologies khmères, la profusion des figurines en témoigne. Les babioles grimaçantes n'ont d'autre valeur que sentimentale et témoignent de son goût pour les voyages au bout du monde.

Pascal Grellety-Bosviel, soixante-douze ans, est un grand échalas au visage émacié, barré d'une moustache blanche aux reflets roux, tignasse assortie, quelque chose du Clint Eastwood de *La Route de Madison*. Toujours une ébauche de sourire aux lèvres, en contraste avec un regard un peu triste, d'une infinie douceur. L'inverse du baroudeur désabusé. «Je ne me suis jamais engagé politiquement. Je me sens plutôt à gauche, sans plus.» Silence. «En réalité, je suis moins politique qu'humanitaire.»

Contrairement à l'apparence de sa caverne, le docteur Grellety-Bosviel n'est pas un homme du passé. Aussi, quand je lui demande de se raconter, de remonter aux sources, est-il mal à l'aise, comme si ce destin singulier n'avait pas grand intérêt. J'insiste. Il dit les mots en les retenant. Le charme s'installe. Mon hôte accompagne les souvenirs en griffant l'air de ses longs doigts, entre lesquels grille une Camel.

Grellety-Bosviel. L'hérédité d'un paysan rebelle, capitaine d'une jacquerie du XVIIIe siècle, croquants du Périgord contre dragons du Roi. Voilà l'ancêtre du docteur Pascal Grellety-Bosviel. Les jacques déciment un premier régiment; puis une seconde campagne, commandée par le duc de La Force, est défaite sous les hauts chênes du pays insurgé. Alors, en désespoir de cause, Richelieu cède à la plèbe, accorde sa paix et offre au *capitan* le terroir de Bosviel, près de Sarlat.

Quelques siècles plus tard, l'étudiant périgourdin monté à Paris est admis à l'issue du concours de l'internat, en 1957, «mais seulement à l'écrit, pas à l'oral». Son géniteur, médecin phlébologue, suggère au retoqué d'entreprendre une nouvelle année, mais coup de tête : Pascal Grellety-Bosviel quitte la France pour les États-Unis. Il maîtrise mal l'anglais. Qu'importe, il obtiendra tout de même son diplôme américain.

Accoudé au bastingage du transatlantique, le passager a tout loisir de lier connaissance avec Max Récamier, autre étudiant en médecine. Lui aussi est issu d'une famille française anticonformiste; en 1798, son aïeule, Jeanne Françoise Julie Adélaïde, dite madame Récamier, tenait salon en l'hôtel Necker. Les opposants de Bonaparte se croisaient dans le grand escalier, chez cette femme de tête et philosophe, «amoureuse de l'amitié». Édouard Herriot, son biographe, maire de Lyon, évoquera avec subtilité l'affection qu'elle portait à Jean-Jacques Ampère et Benjamin Constant. Quant à Chateaubriand, il en devint quasiment fou.

Au milieu de l'Atlantique, Pascal et Max se promettent de «réaliser de grandes choses ensemble». D'un côté, le descendant d'un capitaine de vieille souche né pour la révolte, de l'autre, l'héritier un rien *condottiere* d'une dame «éclairée», femme d'influence, auteur des fameux *Souvenirs*.

Un an plus tard, en 1958, Pascal Grellety-Bosviel rentre pour se soumettre au service militaire. Trois ans de guerre en Algérie, artilleur-para de la 25e DB, puis médecin du 2e régiment étranger de parachutistes. «Des hommes de tradition, de vrais militaires, sympathiques le plus souvent. J'entendais : “Voilà le révolutionnaire, voilà le coco!”, quand j'entrais au mess des officiers. Toujours. Ma réputation était faite : partisan de l'Algérie algérienne, je défendais mes options, seul contre tous. Mais ces types me respectaient; je crapahutais avec eux, je soignais nos blessés, j'avais acquis mes patentes en première ligne, au feu.» Bien sûr, le médecin militaire est confronté au pire. Le sale boulot est assuré par les Bérets noirs, un service spécial de renseignements externe au régiment. «Je n'en savais rien jusqu'au jour où l'infirmier Doudou me pria de lui céder quelques doses de morphine. Comme je l'interrogeais, il répliqua : “Cherche pas à savoir, c'est secret.”»

Le toubib ne s'en laisse pas conter. Il découvre alors un homme à l'agonie, supplicié. S'il ne rapporte pas l'affaire à son commandant para, Grellety-Bosviel écrit au général en chef Benedetti. Une commission d'enquête requise recommandera la mise à l'écart des tortionnaires au béret noir, «ce qui n'empêchera pas ces méthodes de se poursuivre ailleurs».

1958-1959. De Gaulle au pouvoir, et l'adresse célèbre : «Je vous ai compris.» Tournée des popotes dans les djebels afin de convaincre les officiers, fervents partisans de l'Algérie française, que le temps des colonies n'est plus de saison. La tentative de putsch du 1er REP s'ensuivra. Pascal Grellety-Bosviel, démobilisé, est déjà loin de l'histoire algérienne.

Plutôt que de rejoindre Marseille, le quillard s'offre un périple Alger-Abidjan en 2 CV camionnette. Il a pris la route avec Reverdy, un confrère médecin appelé comme lui, qui a servi à l'hôpital d'Alger. Coup de tête des deux routards, aventure inoubliable dans un Maghreb en fusion. Les médecins voyageurs sont témoins des transports d'armes au bénéfice du soulèvement algérien, à dos de chameau, par les pistes rocailleuses de Libye et du Sahara profond, le grand Sud. Sur leur lancée, ils se décident pour une autre expédition, à bord d'une 4L cette fois : Constantine-Tripoli. « On a failli crever dans les dunes libyennes… » Bourlingues encore, mais vers la Yougoslavie, pour voir. Répondant à l'inquiétude de ses parents – « Tu fuis tes responsabilités » –, Pascal se soumet un peu et s'installe en 1961 comme spécialiste en phlébologie et dermatologie dans le confortable cabinet parisien qu'il boucle deux mois l'an pour aller pratiquer une médecine de campagne – des remplacements dans le département de l'Aisne. « Je devenais insensiblement un notable. J'étais, n'est-ce pas, vice-président de la Société phlébologique de France, j'opérais les varices, j'avais une bonne clientèle. Les Belges arrivaient au cabinet en autocar. Le dimanche, je partais chasser, à la fraîche. »

Un an plus tard, Pascal Grellety-Bosviel « tombe » dans l'humanitaire presque par mégarde. Il part en mission en Inde, dans le sud du Kerala, au service des intouchables. Le père Georges, un prêtre d'origine russe, a monté une sorte de dispensaire-école afin de former des infirmiers « aux pieds nus ». Cette mini-structure globale préfigure ce que deviendront tant d'ONG des années quatre-vingt-dix : un centre infirmier assorti d'un cours de formation, d'une basse-cour, d'une section d'apprentissage dévolue à l'artisanat du bois, à l'agriculture, d'un atelier de métiers à tisser, afin que les femmes deviennent autonomes en confectionnant des saris. Pascal Grellety-Bosviel a la surprise de retrouver Récamier, son ami de New York, chirurgien de la mission. « Max était devenu très "chrétien tiers-mondiste", comme on disait alors. Un praticien ORL formidable. »

À l'orée des années soixante, l'engagement des deux amis s'inscrit dans le fourmillement des actions humanitaires menées, le plus souvent, par des associations chrétiennes, catholiques ou protestantes : Terre des Hommes, Frères des Hommes, Medicus Mundi. Les meurtrissures de la Seconde Guerre mondiale, quinze ans seulement après la Libération, sont toujours vives. Le concile Vatican II, les conséquences du génocide, dont on commence alors à prendre la mesure, les tragédies engendrées par le nihilisme nazi, mais encore les « batailles » historiques, les bombardements meurtriers de Dresde, d'Hiroshima et de Nagasaki agissent sur les consciences. Les impressionnantes migrations européennes, les déplacements de populations provoqués par la guerre froide pèsent sur le « monde libre ». On imagine mal aujourd'hui les hantises au lendemain de 1945, les pères vaincus, meurtris, eux-mêmes fils malheureux des poilus survivants de la « boucherie de 14-18 ». Des courants philosophiques et pacifistes se régénèrent autour de la création de l'Organisation des Nations unies. Des organisations caritatives et humanitaires, autrefois nationales, lancent des actions solidaires vers les provinces d'un monde souffrant. Des coordinations se structurent. Côté catholique, c'est le mouvement Caritas, puis Pax Christi et, dans les eaux du Mouvement international de la réconciliation, le pasteur suisse Ralph Haguenauer imagine le Service civil international. Dans cette Europe détruite, déstructurée, la guerre froide provoque une pléthore d'initiatives solidaires, souvent tolstoïennes, appuyées, pour la plupart, sur les Évangiles et un fort courant pacifiste puisant aux sources de la non-violence des nationalistes indiens du mahatma Gandhi.

Au tournant des années cinquante, le « tiers-monde », un concept né des conclusions du Club de Rome, préoccupe les jeunesses européennes. Les résurgences des mouvements pacifistes de l'entre-deux-guerres se portent désormais vers les régions précipitées dans les soulèvements anticolonialistes. Alors que les « événements » d'Algérie font rage, Edmond Kaiser crée Terre des Hommes à Lausanne, en 1959. Des informations dramatiques parviennent du Maghreb : on parle de « hameaux stratégiques », de « camps de regroupement ». La situation des orphelins, des familles victimes des actions militaires françaises, bouleverse l'opinion internationale. Le premier objectif de Terre des Hommes est d'acheminer ces enfants de l'autre monde vers la Suisse pour les soigner. En 1966, le groupe de Lausanne se fond dans TDH-Suisse, sis à Genève. Mais depuis un an, à l'instar des Helvètes, les Français ont créé des structures pour accueillir les enfants algériens handicapés. Ils sont soignés dans les hôpitaux, parrainés, hébergés par des familles volontaires. Les associations se multiplient : en 1965, Armand Marquiset crée Frères des Hommes ; le Comité catholique contre la faim et pour le développement (CCFD) est né en 1961, quatre ans plus tôt.

Le courant chrétien domine le champ de cette solidarité nouvelle, mais il s'ouvre inévitablement aux influences politiques du temps. De nombreux courants catholiques sont désormais perméables aux idées de la gauche, envisageant parfois même une révolution sociale. En Amérique latine, la théologie de la Libération, puisant ses racines dans le mouvement des prêtres-ouvriers européens, éveille de profondes résonances dans la chrétienté. Individuellement ou en groupes constitués, les « cathos » s'engagent dans des luttes plus radicales. Ainsi, des jésuites d'Italie et d'Allemagne ;

des mouvements français comme Vie nouvelle, Témoignage chrétien, les frères franciscains de la revue *Frères du Monde*, les dominicains du Saulchoir s'engagent auprès des opprimés. Quel chrétien restera sourd à la voix forte de Dom Helder Camara, l'évêque de Recife, ou au sacrifice du curé guérillero Camillo Torres, tombé dans la guérilla colombienne ? Prêtres, religieux et laïcs qui avaient épousé la lutte des Algériens clandestins s'en vont alors « construire le socialisme » à Cuba, se promettant même, en 1966, de rassembler de nouvelles « brigades internationales » pour le Vietnam. Aux marges des organisations progressistes et « pro-soviétiques » se créent en contestation des ligues de défense des droits de l'homme, comme Amnesty International, fondée en 1961.

Les médecins Max Récamier et Pascal Grellety-Bosviel sont les partisans radicaux d'une relecture du *Serment* d'Hippocrate, qui promeut une médecine au service des plus démunis. « J'ai appris beaucoup de choses avec les intouchables : la manière d'approcher les populations, la façon de "donner". Là-bas, j'ai découvert que le "don" sans la contrepartie du "contre-don" était une offense flagrante. Le "don" n'avait de valeur que s'il provoquait le second. C'est en Inde que j'ai compris cette transaction de dignité : accepter la part de riz de celui qui en a pourtant un besoin vital, en contrepartie de l'acte médical. Ce fut une grande leçon, essentielle. L'Occidental apprécie au plus haut point sa posture de donateur ; or, je l'ai constaté, cette attitude engendre une foule de malentendus. C'est le cas souvent des missions de développement, le vice de cette "magnanimité" débordante de l'Occidental : don contre remerciements, gratitude réclamée : "Merci de nous avoir aidés", "merci d'avoir passé du temps avec nous". En Inde, j'ai saisi combien il était important de faire découvrir ce tiers-monde à mes confrères. Je ne savais pas encore que le Sud participerait à la refondation de l'action de guérir. La découverte mutuelle des mondes. Un énorme chantier commençait : finies les pratiques des toubibs coloniaux, des médecins militaires, des praticiens civils négligeant la réalité des situations. »

Pascal Grellety-Bosviel n'en réchappera pas : sa vie entière sera consacrée à l'humanitaire, et sur le terrain, toujours. Au sein de l'Organisation mondiale de la santé (OMS), il participe aux programmes de tuberculose, puis il rejoint la Croix-Rouge internationale, avant de créer le service Urgence et Développement à la Croix-Rouge française, dans les années quatre-vingt, ce qui ne l'empêchera pas, quand l'occasion se présentera, de rejoindre des organisations non gouvernementales, Action contre la faim (ACF), Médecins sans frontières (MSF) et Médecins du Monde (MDM), pour lesquels il « travaille » aujourd'hui encore, bien qu'étant à la retraite.

L'appartement de la rue des Deux-Avenues renferme un autre trésor. Les épisodes des trente ans de missions de Grellety-Bosviel sont ordonnés dans de grands albums de toile, empilés dans un angle du séjour. Sur des feuilles demi-raisin, trente années de photographies, coupures de presse, dessins d'enfants, collages, légendes et réflexions tracées à l'encre noire, des croquis et de délicates aquarelles, par centaines. Un impressionnant carnet de voyage. Piochons au hasard des albums, sans souci de chronologie : premières images de la naissance de l'État du Bangladesh ; portraits de détenus des prisons indiennes ; Vietnam combattant, 1972 ; maquis du Laos, 1973 : « J'étais avec les Mongs minoritaires. Prisonnier du Pathet-Lao communiste un bon mois » ; Papous d'Indonésie ; 17 avril 1975, les avant-gardes khmères rouges surgissent au coin des avenues de Phnom Penh désertes : « Les ONG avaient levé le camp un mois plus tôt… Ne restaient que trois types du CICR[1], un chirurgien, un anesthésiste, et nous, retranchés derrière les murailles de l'ambassade de France, en compagnie du dernier attaché

1. Comité international de la Croix-Rouge.

diplomatique et de deux cents Cambodgiens apeurés. Nous avons opéré jusqu'au dernier moment, sur les tables du salon d'honneur de l'ambassade, couvertes des nappes damassées de la République.»

Viendront les camps de réfugiés de Thaïlande, où Grellety-Bosviel travaillera de longs mois en compagnie d'Yvonne, son épouse, et de leur garçon : «Vingt-cinq ans aujourd'hui. Il inaugure sa première mission humanitaire pour Médecins du Monde. En Côte-d'Ivoire.»

Grellety court d'un album l'autre, se perd dans les dates, les destinations : la Géorgie, l'Arménie, l'interminable guerre d'Angola, les combats intercommunautaires du Liban, le no man's land de la frontière thaï après l'invasion vietnamienne du Cambodge, l'effondrement du régime de Pol Pot, le Timor, enfin les Moluques et le Pakistan. En 1964, c'est le Yémen, la plus extraordinaire des missions.

Arrêt sur image

Mars 1964. Depuis deux ans, le Yémen est ensanglanté par une guerre civile dite «Républicains contre royalistes». À l'origine, le coup d'État nationaliste et républicain du colonel Sallal, gouverneur d'Hodeida, qui a réuni autour de lui un «complot des officiers libres». Bien entendu, les objectifs compliqués du nationalisme arabe, les intrigues du Caire, nouées par les émissaires de Gamal Abdel Nasser à Sanaa, apparaissent en coulisses. Depuis de longs mois, le raïs d'Égypte prêche l'instauration du socialisme pour réaliser l'unité d'une Arabie arabe «à la Lawrence», qui s'étendrait des rives de l'Atlantique à celles du golfe Persique. C'est l'ambition nassérienne : intégrer le pays de la reine de Saba en une province de la République Arabe Unie, établir une tête de pont contre les princes pétroliers, les rois bédouins honnis de l'Arabie saoudite et les féodaux de la péninsule. L'imam chiite El Badr, descendant du prophète Ali, roi du Yémen et prince des croyants, sa famille et sa cour sont assiégés dans le palais de Sanaa. Au bénéfice d'une nuit noire, les hommes travestis en femmes s'échappent par des portes dérobées et se réfugient dans la montagne, auprès des tribus restées fidèles. Guerre civile et guerre sainte à la fois.

À Paris, un soir, l'attention de Grellety-Bosviel est attirée par une petite annonce du *Monde* : la Croix-Rouge internationale recherche des médecins volontaires pour le Yémen. Il obtient aussitôt sa mise en disponibilité de l'Organisation mondiale de la santé, à laquelle il appartient pour l'heure. Il fera le voyage en compagnie de Max Récamier.

Ils arrivent à la lisière de la frontière saoudienne, une zone contrôlée par les Nations unies, à l'ouest yéménite. Une théorie de tentes blanches posées sur le désert, au pied de rocailles coiffées d'énormes rochers amoncelés. Défi logistique : décharger d'un appareil américain Globe-Master une clinique préfabriquée. Dotée d'une salle d'opération et de cinquante lits d'hospitalisation, elle a été acheminée par les pistes de l'oasis de Najran, à moins de quarante kilomètres. C'est la première des missions d'importance conçues par la Croix-Rouge internationale dans le monde arabe. Trois infirmiers et sept médecins traitent les populations environnantes grâce à une organisation et à des conditions d'asepsie forcément helvétiques.

Extrait d'un texte interne de la Croix-Rouge internationale, collé dans le «Journal» de Grellety : «Le travail continue à Uqd, où le personnel médical prodigue des soins au plus grand nombre possible de victimes. Les conditions de travail sont, du fait de la chaleur écrasante, des plus pénibles, mais les délégués n'en poursuivent pas moins une mission dont les événements actuels démontrent l'absolue nécessité.»

Relisant ces lignes, l'urgentiste sourit : «En fait de victimes, nous avions affaire à des vagues croissantes de riches Saoudiens qui faisaient le déplacement du désert en Mercedes pour se faire soigner par les toubibs suisses ! Grand chic local. Pas un seul blessé de guerre à l'horizon, car le front, beaucoup plus au sud, nécessitait une semaine de marche. Ils mouraient donc en route... » Les deux médecins enragent : « Au bout d'un mois, on s'est repris : "On ne va tout de même pas perdre notre temps à opérer les appendicites des millionnaires saoudiens." » Non sans difficulté, le duo parvient à se faire relever de son engagement, et les Français bouclent leurs trousses. Accompagnés de l'infirmier suisse Just, ils décident de rejoindre le réduit des forces royalistes de l'imam El Badr, qui mènent un combat « à l'algérienne » contre les unités mobiles de l'armée égyptienne.

Une véritable équipée : camion jusqu'à Najran, avion pour Jizan, le long de la plaine côtière, le vrai Yémen, isolé de la civilisation. Un enclos féodal. Des jours de caravane. Il y a le « chameau pommade » et le « chameau chirurgie », et les hommes à l'assaut des pistes improbables, dans un décor minéral, sous le soleil impitoyable. « Nous avons gravi des versants escarpés, longé des précipices, contourné des aiguilles, dévalé des pentes alpines, cheminé dans les *wadis* rocailleux, étroits, avant d'entreprendre de nouvelles ascensions. »

Après dix jours de cette nomadisation, les trois hommes aperçoivent le PC de l'imam El Badr, à Careh, au faîte d'une forteresse pré-islamique dominant des ravins vertigineux. Enturbannés, pieds nus, les combattants portent l'épée, d'antiques pétoires, des fusils de guerre et des cartouchières de cuivre. Le décor est hanté par les rudes combattants harnachés de lanières de cuir ouvragées, de kriss guillochés dans des étuis constellés de pierres rares et d'ivoire. Dans ce coin reculé, le roi El Badr, tongs taïwanaises aux pieds et *chech* de guerre, commande une dizaine de « soldats perdus », français, belges, allemands, et un Américain même. Ces mercenaires, la plupart d'anciens « affreux » du Katanga, sont les « conseillers techniques » de l'imam, payés six mille francs par mois. Le « colonel Roger », leur chef, est, de plus, le ministre des Postes et

Télécommunications de cette monarchie du désert. « Des types armés jusqu'aux dents, mais qui ne tirent jamais un coup de feu. »

Les deux médecins ont les honneurs d'un papier de *L'Express* du 9 novembre 1964 : « Les docteurs Grellety-Bosviel et Récamier, eux, ne chômaient pas pour leurs 2 900 francs par mois. Ils étaient les deux seuls médecins du front (du moins du côté royaliste). Pas seulement à des centaines de kilomètres à la ronde, mais à dix jours de marche, d'avion et de camion. Ce sont des médecins de choc. Ils soignent comme d'autres tirent, pillent et volent. Comme on "crapahute" et comme on "baroude". Ce sont les mercenaires de la trousse au service de la très respectable Croix-Rouge internationale. »

Les souvenirs affluent : « Au Yémen, quand on ne porte pas d'arme, on n'est pas un homme. Alors nous avons pris du temps pour faire comprendre à nos guerriers des montagnes que les trousses médicales étaient bien plus précieuses que leurs fusils. Le travail est intense, car, contrairement à ce que l'on pense, la médecine de terrain nécessite de consulter la littérature médicale à tout bout de champ. Chez nous, le généraliste de province n'a guère l'occasion d'observer autre chose que les classiques ; en mission, il découvre des maladies que l'on croyait disparues, des cas qui ne figurent que dans les manuels. Et puis des blessés de guerre, des bras, des jambes, bouffés par la gangrène. Les amputations. »

Au Yémen, l'aventure médicale d'urgence se joue des chartes, des règlements et des conventions : les deux médecins et leur camarade infirmier « accompagnent » les guérilleros au combat… Les journées commencent à midi, car les Yéménites se moquent bien de la chaleur. Combattre à la fraîche ? Il n'en est pas question, les hommes dorment à l'aube. Alors la caravane de chameaux se traînera lamentablement sous le soleil brûlant, hommes et bêtes frappés de stupeur. À partir de seize heures, épaules et têtes se redressent, le pas devient cadencé, les chants fusent. Comment suivre ce rythme ? À moins de « prendre le kat », cette feuille fraîche que l'on mâche pour annihiler la faim. Bénéfice supplémentaire, elle délivre aux guerriers un courage euphorique.

Les troupes de l'imam souffrent d'une logistique alimentaire défaillante... Une fois, mirage, la guérilla ramasse une caisse de boîtes d'ananas tombée d'un véhicule égyptien. « Quand nous étions rompus, épuisés par vingt heures d'opérations sans discontinuer, nous allions nous effondrer dans une grotte ou sous l'émergence ombrée d'un rocher. Mais en pleine chaleur, à trois heures, l'imam nous faisait réveiller : joue déformée, mâchant sa boulette de kat, il nous questionnait sur la politique européenne, les mœurs comparées des Français et des Suisses, le fonctionnement de la Croix-Rouge, absurde selon lui. Que des volontaires d'une organisation puissent porter assistance à deux camps belligérants lui était incompréhensible. Un jour, comme nous avions soigné l'un de ses proches, il nous récompensa d'un sac de pièces d'or frappées dans un atelier clandestin d'Aden ou de Djibouti. »

Pascal Grellety apprendra l'arabe dans le désert yéménite. Dans l'album que je feuillette, le trio a bien piètre allure. Hirsutes, cigarette au bec, torse nu, décharnés : « Max était en mauvaise forme, yeux enfoncés dans leurs orbites. On aurait dit le Christ tant il était maigre. Le crâne coiffé d'un mouchoir aux angles noués, comme le capitaine Haddock, Just, l'infirmier, sombrait dans de profonds délires. Il fallait le nourrir à la petite cuiller, dans ces moments-là. Quant à moi, j'étais dévoré de bilharziose. Comme on n'avait plus de quoi soigner les gens, plus de médicaments, ni de pansements, pas même du Valium pour les amputations, nous avons décidé de partir. À la frontière ouest du désert, nous avons fait passer une lettre aux forces nationalistes. Les "ennemis" nous ont renvoyé un émissaire qui agitait un drapeau blanc. Nos amis royalistes ne voulaient pas nous laisser les rejoindre, car nous savions beaucoup trop de choses sur leur armement, leurs positions, mais finalement ils nous ont offert un âne et son bât. Nous avons donc traversé la ligne tous les trois, oriflamme de la Croix-Rouge dressée haut. Nous étions sûrs de recevoir une balle, mais un soldat égyptien très sympa nous a chaleureusement accueillis. Avec un bon repas, et surtout un bain chaud. »

Dans l'album du toubib, une lettre manuscrite. Elle est adressée par Samuel A. Gonard, de Genève, à l'ambassadeur de France, André François-Poncet, président de la Croix-Rouge française : « Au moment où votre second médecin au Yémen, le docteur Grellety-Bosviel, va regagner Paris, après le docteur Récamier, je tiens à vous faire part des sentiments de vive gratitude du Comité international de la Croix-Rouge pour le travail accompli par vos deux représentants au sein de notre mission au Yémen pendant plus de six mois. (...) Travaillant et vivant dans des conditions matérielles très ingrates, les docteurs Grellety-Bosviel et Récamier ont cependant accompli leur mission de médecins au plus près de leur conscience et à notre entière satisfaction. Par leur compétence et leur aptitude personnelle, ils ont très efficacement représenté notre Société nationale dans notre opération médicale au Yémen, et il m'est un agréable devoir de vous dire combien le Comité international de la Croix-Rouge a apprécié cette généreuse contribution de la Croix-Rouge française[1]. »

Sept ans après cette missive, Grellety-Bosviel et Récamier seront des douze fondateurs de Médecins sans frontières. Avec eux, les journalistes Raymond Borel et Philippe Bernier, les docteurs Jacques Bérès, Jean Cabrol, Marcel Delcourt, Gérard Illouz, Bernard Kouchner, Gérard Pigeon, Vladan Radoman et Jean-Michel Wild.

1. Document personnel. Archives privées Grellety-Bosviel.

Sécession au Nigeria

2

Mai 1968. Le docteur Grellety-Bosviel assiste à l'un des fréquents symposiums de l'Organisation mondiale de la santé. Depuis l'aventure yéménite, il a choisi de travailler pour cette agence des Nations unies. C'est donc à Genève, sur un écran de télévision, qu'il découvre les images de l'insurrection parisienne. Il abandonne OMS et congressistes, et rejoint aussitôt la rive gauche. Peu politisé, précise-t-il, ce quadragénaire baroudeur ne se revendiquera jamais de la fameuse «génération 68». Il observe, curieux, les petits matins du Quartier latin, les décombres de la barricade de la rue Monsieur-le-Prince, un Boul'Mich dépavé, l'odeur des 403 calcinées. Il se mêle aux palabres de la grande cour de la Sorbonne, traîne dans les travées du grand amphithéâtre où se tient l'assemblée générale permanente. Mais la Croix-Rouge internationale l'appelle pour une nouvelle mission au Yémen ! Des combats sont engagés, les tribus du Nord se sont rapprochées de la capitale, Sanaa, dont elles tiennent le siège. Bien entendu, en lisière des combats, Grellety-Bosviel retrouve Récamier. Blessés de guerre, amputations… Dans les fracas de cette guerre, ils entendent parler pour la première fois d'un autre conflit, en Afrique de l'Ouest, loin de la mer Rouge. Des combats acharnés opposent les troupes du gouvernement central de Lagos aux sécessionnistes ibos de la province biafraise, au sud de l'immense Nigeria...

« Deux représentants du CICR envoyés en mission exploratoire à Santa-Isabel, la petite capitale de l'île guinéo-espagnole de Fernando-Po, à deux cents kilomètres des rivages du Biafra, devaient évaluer les conséquences des combats sur les populations civiles. Étrangement, ils ne parvenaient pas à joindre Genève par radio, alors que du Yémen Max et moi réceptionnions parfaitement leurs messages, que nous transmettions vers les Suisses. C'est un paradoxe de la médecine d'urgence : des toubibs occupés à couturer les membres amputés de guerriers arabes décryptent les fracas d'une autre guerre continentale, mais en Afrique noire... »

Depuis plusieurs semaines, le CICR de Genève tente d'acheminer aide et assistance aux Ibos, bombardés sans relâche par les forces fédérales nigérianes. Le contenu des transmissions radio est affolant : des centaines de milliers de réfugiés crèvent de faim et d'épuisement sur les routes qui relient les départements sécessionnistes à la ligne de front. Genève négocie avec les autorités de Lagos, en vain. Celles-ci font traîner les choses, en jouant d'un formalisme juridique bien dans le ton de cette jeune indépendance sourcilleuse. Des milliers de tonnes de vivres s'amoncellent sur le tarmac de l'aéroport de Fernando-Po, et cette conclusion hertzienne : « Le pire est à craindre », émise sans relâche.

Il est nécessaire de balayer la période historique pour saisir les origines du meurtrier conflit biafrais, une guerre inédite, qui intrigue l'opinion internationale en ce mois de mai 1968.

29 septembre 1960. Les horloges lumineuses indiquent minuit moins cinq, et Lagos explose de joie. Cinquante mille Africains, réunis sur l'hippodrome de la capitale, hurlent dans cette nuit tropicale : dans trois cents secondes, le Nigeria, joyau du Commonwealth, sera proclamé indépendant. À la tribune d'honneur, la princesse Alexandra de Kent, cousine de la reine d'Angleterre, s'apprête à confier le traité paraphé par Élisabeth aux leaders nigérians. Une passation de pouvoir sans accrocs. Aux côtés de la princesse, Nmandi Azikiwe, le président de la nouvelle fédération nigériane, et son Premier ministre, Aboubakar Tafawa Balewa. Les projecteurs illuminent la bannière de l'Union Jack qui descend le long du mât avec une infinie lenteur. Jaquettes et robes du soir confondues, les citoyens entonnent le *God Save the Queen* pour une dernière fois. La flamme nigériane, vert-blanc-vert, s'élève alors, tandis qu'une chorale patriotique chante *Nigeria, Our Beloved Birthand*, «Nigeria, notre cher pays natal», l'hymne de l'indépendance. Paroles et musique de facture anglaise…

Le Nigeria, «l'éléphant de l'Afrique», est un pays riche et vaste. Trente-cinq millions d'âmes, une anomalie dans ce delta du Niger où Gabon, Cameroun et Côte-d'Ivoire francophones affichent une si faible démographie. Le Nigeria est le premier producteur mondial d'arachides et d'huile de palme; ses exportations de cacao, de caoutchouc et de tabac sont impressionnantes, tout comme les filons que l'on découvre sans cesse : le charbon, l'argent, le plomb, le zinc, et l'étain, plus précieux encore. Sur les côtes du golfe de Guinée, l'estimation des gisements pétroliers place le Nigeria au deuxième rang des puissances énergétiques du monde. Depuis 1953, les «majors», rassemblées dans un consortium regroupant l'anglo-hollandaise majoritaire Shell-BP, l'ERAP française, l'ENI italienne et une poussière de compagnies américaines, y ont investi plus d'un milliard de dollars.

La métropole londonienne s'est toujours gardée d'exercer sur le Nigeria une aussi lourde pression que sur bien des possessions de l'empire britannique. À l'heure de l'indépendance, cette nation émergente est dotée d'un régime parlementaire, de partis politiques solides, d'organisations syndicales, de trois universités, d'une infrastructure sanitaire excellente, d'installations portuaires modernes et d'un considérable réseau ferré. Enfin, les Nigérians, peuple cultivé, sont informés par un réseau de chaînes de radio et de télévision qui laisse pantois les fonctionnaires français d'Afrique. L'économie nigériane prospère – manufactures textiles, tanneries, industries agro-alimentaires, ateliers de mécanique et même une raffinerie de produits pétroliers – en fait l'un des États-pilotes du continent noir. Un espace de modernité qui contredit les partisans du «cartiérisme», ceux qui croient à l'incapacité congénitale des Africains à se gouverner eux-mêmes...

Les Britanniques peuvent se targuer, à juste titre, de léguer à leur possession une construction politico-administrative admirable; pourtant, les lueurs de l'indépendance dissimulent mal la probable dislocation de cet assemblage régional...

La carte africaine des années soixante n'est que le produit malheureux de la Conférence de Berlin (1884-1885), quand les puissances expansionnistes, intéressées à la «mission civilisatrice» de l'Europe en Afrique, traçaient les frontières au cordeau. Sous l'autorité du chancelier Bismarck, les empires avaient dessiné des zones «indigènes» sans tenir compte de la carte des peuples, des rites et des cultes, de l'homogénéité des dynasties et des empires médiévaux d'un continent entier.

Libéré de son cornac, «l'éléphant» nigérian est, en 1960, un monstre géopolitique. Bien sûr, il y a le Nigeria des statistiques, les centaines de kilomètres de routes asphaltées, les millions de kilowatts produits, mais, en deçà de l'illusion industrielle et spéculative, il existe une myriade de tribus, et le leadership de trois grands peuples. Au nord, Haoussas et Fulanis représentent à eux seuls la moitié de la population de ce vaste pays : dix-huit millions de personnes. Venus de la lointaine Méditerranée et de l'Orient, les seigneurs du désert et des savanes ont diffusé l'islam jusqu'au cœur tropical de l'Afrique des féticheurs et des masques. Kano, Sokoto, Kaduna sont des villes-forteresses immémoriales, des cités crénelées où résonnent les trompes de bronze, où les muezzins, les émirs héréditaires prient et meurent tournés vers le nord-est, vers La Mecque… Cet espace gigantesque compte dix fois moins d'écoles primaires que de *medresas* coraniques. Pas de missionnaires chrétiens ni d'université ici. La lenteur sage des anciennes noblesses du Nord a contribué seulement aux émotions exotiques d'une Angleterre victorienne, comme autrefois les Berbères du Maroc avaient séduit les Français.

Au sud-ouest, les Yorubas pratiquent un islam tempéré. Communautés animistes, filles des bronzes d'Ifé, adeptes d'un art de vivre épicurien, les peuples mêlent la lecture du Coran aux quatre cents dieux de leur mythologie. La « capitale », Ibidan, est édifiée sur les mamelons de sept collines ; avec son million d'habitants, c'est la plus vaste cité d'Afrique noire. Structure tribale, bien entendu, mais les Yorubas possèdent malgré tout un bon nombre d'écoles et d'universités.

Les Ibos, au sud-est, sont les oubliés de l'anthropologie du XIXe siècle. Il semble pourtant que ce groupe ait toujours vécu ici. C'est l'un des seuls grands peuples du Nigeria qui n'ait mémoire d'aucune tradition migratoire. Projetée vers l'avenir, l'organisation sociale des Ibos repose plus sur des familles élargies que sur des réseaux tribaux. Une forme de structure minoritaire, favorable à la « modernité », la grande utopie africaine. L'impact de l'Occident européen sur les Ibos sera prodigieux : missionnaires chrétiens, enseignants et techniciens irlandais et anglais ont trouvé là-bas d'étonnants élèves. Les Ibos excellent dans les sciences, le droit, la médecine, la mécanique et la chimie. Ils allient le talent de l'invention à celui de l'imitation. Sous la férule anglaise, ils ont essaimé sur le pourtour du territoire colonial, appelant frères et cousins à leur rescousse. Les marchands ibos pénètrent très tôt les interstices des marchés et des foires, qu'ils contrôlent rapidement. Bientôt, les familles les plus humbles organisent des tontines qui leur permettent d'envoyer les jeunes les plus doués à Oxford ou à Harvard.

À l'orée de la colonisation, et fidèles en cela à une tactique expansionniste éprouvée, les Anglais s'étaient d'abord appuyés sur les souverains locaux, musulmans pour la plupart, avant que l'observation ne les amène à modifier leur ethnographie pratique en faveur des Ibos. Maîtres du commerce, ces derniers ne tarderont pas à devenir les maîtres de l'administration déléguée, puis les maîtres de la transmission des savoirs. À la toute fin des années cinquante, les huit millions d'Ibos comptent sept cents avocats, six cents ingénieurs, cinq cents médecins, trois mille étudiants pour deux universités, trois cents lycées et plus d'un million d'écoles primaires... Les deux tiers des employés nigérians des chemins de fer, les trois quarts des entreprises de transport de la colonie de la Couronne sont ibos.

En 1963, les lampions de l'indépendance du 29 septembre 1960 sont éteints depuis belle lurette, quand une crise secoue la jeune nation. À la suite d'un scrutin douteux, les Ibos humiliés accusent le Nord de trucages électoraux. C'est alors qu'une terrible rumeur provoque l'inquiétude de la communauté internationale : le mot «sécession» est prononcé. Il faudra la patience du président Nmandi Azikiwe, du groupe ibo, pour éviter l'éclatement. Les élites ibos de l'État fédéraliste souhaitent l'unité nationale avant tout. Confinées à leur simple région, où trouveraient-elles les débouchés pour leurs commerçants, leurs cadres ? Le 15 janvier 1966, un groupe de jeunes officiers «libres», excédés par la corruption ambiante, tente un putsch. Or, les Ibos forment le gros des cadres de l'armée nigériane… Ils seront les principaux conjurés. Leurs plus illustres victimes sont musulmanes : ainsi du Premier ministre fédéral Aboubakar Tafawa Balewa et du *sardauna* de Sokoto, commandeur des croyants, assassiné dans sa chefferie. Le Nord a beau jeu de dénoncer le complot ibo, d'autant que le chef d'état-major, Aguyi Ironsi, Premier ministre nigérian, appartenant lui-même à cette ethnie, abolit la constitution fédérale et instaure un pouvoir jacobin sur le pays le 24 mai 1966. Des personnalités musulmanes du Nord soupçonnent une sécession du Sud. Aidé du général Ironsi, le haut commissaire britannique tente l'impossible pour empêcher l'éclatement de la fédération, mais la rancœur des Haoussas à l'endroit des Ibos se transforme en haine. Le 29 mai, des musulmans furieux massacrent les Ibos disséminés dans les provinces du Nord. Deux pogroms en deux mois. Le 29 juillet, le général Ironsi est assassiné à Ibadan; en réaction, deux cents officiers ibos sont massacrés dans leurs casernes. À Kano et à Kaduna, les Haoussas, musulmans, se mutinent le 29 septembre. Des régiments s'en prennent aux civils ibos. À l'heure de sortie des bureaux, les foules enfiévrées se déchaînent dans les aérodromes et les gares, dans les quartiers peuplés de « sudistes » : trente mille morts. Deux millions d'Ibos abandonnent les provinces du Nord-Nigeria et fuient vers leurs provinces d'origine. Face à la « menace d'extermination générale », le lieutenant-colonel Ojukwu appelle les Ibos à regagner le foyer natal. Meurtri, le Sud choisit le séparatisme.

Originaire du Nord, le général Yakubu Gowon, chrétien centralisateur, est porté par les musulmans à la succession du général Ironsi assassiné. Il usera des moyens dont il dispose pour empêcher la désintégration du pays : le Biafra ibo recèle près des deux tiers des gisements pétroliers nigérians. Les marécages du fleuve Niger, comme les forêts, sont parsemés de milliers de derricks et de foreuses. Les flottes pétrolières lanternent au large des côtes, accostant chaque jour au terminal de Bonny. Mieux : la seule raffinerie de la fédération nigériane, Shell-BP, est en terre ibo, à Port-Harcourt… Avant que la situation n'empire, le général Gowon maintiendra le dialogue avec le lieutenant-colonel sécessionniste Ojukwu; pour ces hommes, les négociations peuvent empêcher l'inconcevable. Ils ont le même âge, trente-six ans, et le même parcours intellectuel et universitaire : diplôme supérieur d'histoire de l'université d'Oxford pour Ojukwu, brevet de l'académie militaire de Standhurst pour Gowon. Profondément chrétiens, ils ont manifesté le même courage lors des récents combats régionaux, et se sont illustrés sous la bannière de l'ONU au cours de l'intervention internationale contre les mercenaires congolais de Moïse Tschombé. Ces hommes savent ce que signifie le mot « sécession ». Mais si Gowon est né du foyer d'un simple pasteur protestant, Ojukwu est fils d'un riche commerçant ibo, directeur de la Shell… Ce père a doté son aîné d'une puissante entreprise de transport, faisant d'Ojukwu l'un des hommes les plus fortunés du Nigeria.

Le 30 mai 1967, invoquant le principe du droit des peuples à disposer d'eux-mêmes, Ojukwu proclame l'indépendance de la République du Biafra. Le 5 juillet, redoutant l'avenir d'un Nigeria privé de sa richesse principale, l'or noir, Gowon ordonne l'invasion du Biafra au nom de l'unité nationale. La marine assiège les installations pétrolières sécessionnistes. La guerre commence.

Bénéficiant des compétences militaires de nombreux officiers supérieurs et d'une base populaire décidée, les Biafrais prennent l'avantage. Il reste que la situation se retourne en quelques mois : Enugu, la capitale ibo, puis les grandes villes de Calabar, Aba et Onitsha, tombent aux mains des centralistes. En mai 1968, Port-Harcourt résiste, puis s'ouvre aux assaillants unionistes. Privé de son seul débouché maritime, le Biafra encerclé n'est plus qu'un réduit de 10000 km^2, bombardé sans relâche par la chasse nigériane. Sept millions de citoyens, soit la moitié de la population biafraise, sont réfugiés dans ce périmètre étranglé par le blocus continental et maritime de Lagos.

Quand les médecins Grellety-Bosviel et Récamier reviennent du Yémen, au début d'août 1968, les images du Biafra s'impriment en noir et blanc sur les écrans de la télévision française. Pour la première fois depuis les grandes famines du sous-continent indien, les Français découvrent des grappes d'enfants prostrés, squelettiques. Ces regards vides, ces ventres ballonnés bouleversent l'opinion publique.

Recourant à la presse, la Croix-Rouge lance un appel à la population de l'Hexagone : « Le Biafra : une province du Nigeria à cinq mille kilomètres de la France, où quatre millions et demi de réfugiés, fuyant les combats de la guerre civile, sont encerclés, sans vivres ni médicaments. Deux millions d'entre eux, des vieillards et des enfants surtout, sont déjà des morts-vivants. (...) Les peuples développés, qui bénéficient des avantages de la civilisation de consommation, en raison même des critiques dont ils sont l'objet, sont de plus en plus conscients de leurs responsabilités humaines et communautaires. (...) Mais il faut aller vite. Il n'y a plus rien à manger au Biafra. On se dispute les rats. Et le lézard est un luxe. La famine engendre épidémies et maladies. Le seul hôpital du pays refuse mille huit cents entrées chaque jour et n'accueille que les malades qui ont une chance d'être guéris. Seule une aide financière importante peut permettre l'envoi des secours indispensables. »

Au même moment, à Genève, la Croix-Rouge internationale, soumise par ses obligations juridiques au respect de la souveraineté de l'État du Nigeria, multiplie les démarches auprès de Lagos : elle veut obtenir l'établissement d'un couloir aérien démilitarisé qui seul permettrait d'acheminer vivres et médicaments au Biafra. Le gouvernement nigérian refuse, menaçant même d'abattre les avions qui forceraient le blocus. Depuis plusieurs semaines, pourtant, l'organisation Caritas, dépendant du Vatican, viole l'espace aérien à partir de sa base logistique, installée sur l'île portugaise de Sao-Tomé, au sud de Fernando-Po. Sur le territoire du Biafra, les avions-pirates déposent des vivres, qui seront ensuite acheminés sur le terrain par tous les véhicules disponibles. Les volontaires de Dieu mobilisent «à la vietnamienne» les chars des agriculteurs et même les bicyclettes.

Caritas se glorifie d'avoir dressé cinq cents centres de ravitaillement aux points névralgiques de l'enclos séparatiste. Passant outre, au nom des principes évangéliques, à une souveraineté étatique, les Églises affirment : «Nous sommes d'avis qu'il vaut mieux oser plutôt que d'assister passivement à la destruction et à la mort de milliers d'êtres humains», fustigeant ainsi les Genevois qui, sous couvert de soumissions juridiques, ne tentent rien pour soulager la détresse biafraise.

Le Comité international de la Croix-Rouge hausse le ton et confesse l'imbroglio diplomatique : «L'organisation est confrontée à la situation d'urgence la plus grave dont elle ait eu à s'occuper depuis la Seconde Guerre mondiale. Cette situation touche, non pas des centaines de milliers, mais des millions de personnes.» Le CICR se décide : il est prêt à forcer le blocus nigérian en organisant un véritable pont aérien. Et de lancer un appel aux médecins, pharmaciens, infirmières, pilotes de camions, mécaniciens et opérateurs radio volontaires. Seules conditions requises : être âgé de moins de cinquante ans et s'exprimer en anglais.

Bien entendu, Max Récamier agit : «Je suis allé trouver la Croix-Rouge française : "Vous savez ce qui se passe au Nigeria. Que fait-on?" Je n'avais guère d'illusion. Notre Croix-Rouge n'était dotée d'aucune infrastructure médicale, ça n'était qu'un quarteron de généraux à la retraite, un mouvement caritatif, collecteur de fripes et de capsules de bouteilles.» Enfin ralliée à l'initiative genevoise, la Croix-Rouge appelle les volontaires du corps médical et sanitaire à se mettre à la disposition des Biafrais insurgés. L'initiative est rendue possible grâce aux fonds libérés par le ministre des Affaires étrangères, Michel Debré ; elle est donc favorisée par une décision politique du général de Gaulle, qui exerce un pouvoir discrétionnaire sur le siège de l'honorable endormie du 7, rue Quentin-Beauchard. Jacques Foccart rapporte ces propos du général de Gaulle le 17 juillet 1968 : « Nous devons apporter une aide directe au Biafra grâce à la Croix-Rouge française, et non par le canal de la Croix-Rouge internationale[1]. » La Croix-Rouge est docile, disciplinée ; la nomination de son président dépend, de fait, du cabinet de la présidence de la République. S'il refuse « d'accomplir l'acte qui, pour la France, serait décisif, l'acte de reconnaissance de la République biafraise, car la gestion de l'Afrique est avant tout l'affaire des Africains », le général ne se prive pas de dénoncer « le drame atroce, énorme », subi par le Biafra. Il dénonce l'agresseur nigérian qui, « pour le soumettre, emploie la guerre, le blocus, l'extermination, la famine[2] ». De Gaulle ne peut soutenir ouvertement le parti de son cœur : un tel engagement diplomatique signifierait la transgression du respect des tracés frontaliers auquel l'ex-empire colonial et les bureaucraties des indépendances tiennent tant... Pour l'heure, la sympathie du président à l'égard de la rébellion ibo se manifeste par l'engagement de « sa » Croix-Rouge nationale. Acte diplomatique inédit : malgré le dogme de l'intangibilité des frontières, la France interviendra sur le territoire d'un des géants de l'Afrique de l'Ouest. Non sans duplicité, l'engagement de la Croix-Rouge française se fera sous le couvert d'un véritable « corps expéditionnaire » humanitaire placé sous la responsabilité de l'ambassadeur suisse du CICR Auguste Lindt, du coordonnateur des moyens de l'Unicef, de Terre des Hommes, du Conseil mondial des Églises et de la Caritas. Sans prévoir les conséquences ultérieures, de Gaulle avait

1. *Le Général en mai*, Jacques Foccart, Fayard/Jeune Afrique, 1998.
2. Conférence de presse du 17 août 1968.

pris une décision politique exemplaire à propos de ce qu'on appellera plus tard « l'ingérence humanitaire » ! Une invention à mettre au compte du Vatican et du grand homme…

Max Récamier sera chargé du recrutement des volontaires français. « L'un des premiers à répondre à l'appel sera Bernard Kouchner. Je ne le connaissais pas. Je ne l'avais rencontré qu'une seule fois dans un couloir de l'hôpital Cochin, il était tout jeune, il n'avait même pas soutenu sa thèse. »

Du communisme à la Croix-Rouge

3

Paris, rue Guynemer, 8 avril 2003. Bernard Kouchner semble épuisé. Le *french doctor* d'hier, devenu l'homme politique de gauche préféré des Français, revient tout juste des États-Unis où il donnait une série de conférences à l'université d'Harvard. Thème générique : «*From Doctors without Borders to Patients whitout Borders*[1]. »

Le bureau du voyageur est spacieux, les fenêtres grandes ouvertes sur le jardin du Luxembourg. La table de travail est encombrée de dossiers, d'un portable clignotant et d'un téléphone qui ne cesse de sonner. «Je suis débordé...» La bibliothèque, très géopolitique, est organisée par pays : Afghanistan, Kurdistan, Afrique... Aux murs, les sous-verres photographiques de l'intimité familiale, ainsi qu'un tirage noir et blanc figurant quatre hommes revêtus du costume des *peshmergas* dans les montagnes du Kurdistan : les «mousquetaires» Kouchner, Bérès, Fyot et Aeberhard. Sur le tapis, en vrac, les journaux du jour, des livres reçus.

L'interview débute.

---

1. «De Médecins sans frontières à Malades sans frontières.»

«C'était un dimanche soir, en août 68. J'étais chez mon ami Marek Halter en compagnie de Jacques Derogy, journaliste de *L'Express*, et de quelques autres. Tous du Comité pour la paix au Moyen-Orient, que nous avions créé l'année précédente, lors de la guerre des Six Jours. Quelqu'un m'a dit, je ne sais plus qui : "Tu as lu *Le Monde* ? Isabelle Vischniak, la correspondante de Genève, écrit que la Croix-Rouge internationale lève des médecins volontaires pour le Biafra." Je ne savais rien du Biafra, sauf que ce n'était pas une jolie guerre : une "guerre du pétrole", comme disaient les cons qui n'en savaient rien. Le CICR s'ébranlait pour la première fois... Il sentait que l'époque changeait.»

Bernard Kouchner n'appartient pas à la génération Récamier-Grellety-Bosviel ; il ne sera pas non plus l'un des acteurs de Mai 68. Fils d'un médecin de Montreuil patron d'un groupe de presse médicale, Kouchner, né en novembre 1939, grandira dans le culte de la Résistance, semant au vent les poèmes d'Aragon et découvrant tardivement «l'effacement» de ses grands-parents au camp nazi d'Auschwitz. «J'étais un adolescent hanté par les Juifs, la mort des Juifs, les miens. Comment avaient-ils pu se laisser faire ainsi ? Et je pensais : il ne faudra jamais plus se laisser faire !»

La conscience du jeune homme croît avec celle de la génération anticolonialiste formée à l'engagement dix ans avant 1968. Son paysage intellectuel est structuré par l'affrontement Est-Ouest, la guerre froide qui découle de la «libération» de 1945. Une France où la droite nationale, tenue en lisière, est encore coupable d'être constituée en partie d'anciens vichyssois, de «collabos». Au contraire, la jeunesse de gauche, fascinée par les combats des communistes de la Résistance, respecte et légitime le «parti des fusillés» et l'Union soviétique, auréolée d'un incontestable prestige. La bataille de Stalingrad a touché au cœur la mécanique nazie. L'époque est encore sans nuance.

En 1956, Kouchner, adolescent de dix-sept ans, vit le double heurt de la dénonciation du stalinisme incluse dans le fameux « rapport secret attribué à Nikita Khrouchtchev » (selon le bureau politique du PCF), prononcé à la tribune du 20e Congrès du Parti soviétique, et l'écrasement sanglant du soulèvement démocratique des Hongrois de Budapest. Dès lors, la brèche ne cessera de s'élargir, avant que l'édifice ne soit emporté tout entier. Avec ces événements, le « salut historique » contenu dans le projet communiste se paralyse. Le processus s'achèvera trente ans plus tard. Le PCF perd de son prestige auprès des intellectuels de la gauche progressiste et, bien sûr, des compagnons de route confrontés à leur fonction « d'idiots utiles ». Un troisième incident va ruiner l'image du Parti aux yeux des jeunes : l'attitude, jugée prudente, des communistes face au soulèvement nationaliste algérien. Les années cinquante finissent au moment où l'hégémonie communiste décline. La situation économique et sociale est inédite. Les Trente Glorieuses signifient l'élévation du niveau de vie des Français, l'avènement de la société de consommation. Les Français acquièrent leurs premières voitures, s'équipent en téléviseurs, en machines à laver et « Robot-Marie », emménagent dans des HLM dotées de salles de bains. Un état social que les adolescents de la révolution libertaire moqueront bientôt par la rengaine « métro-boulot-dodo ». Selon les nouveaux prophètes, les sociologues, les masses, auparavant « intrinsèquement révolutionnaires », s'assoupissent dans les délices matérielles. La France de l'après-guerre se muerait en petite-bourgeoisie familialiste, incarnée par l'image raisonnable de « Tante Yvonne », l'épouse du général de Gaulle. Revenu aux affaires en 1958, le général formule vaguement la portée de cette « révolution des modes de vie » : il n'y aura jamais plus de révolution, la société française est enfin apaisée, le capitalisme « encadré » est capable de surmonter les contradictions sociales.

L'engagement militaire en Algérie s'accroît en cette période de dégel idéologique. Face aux « événements », les institutions de la gauche classique se disloquent. Issue de la

République des instituteurs, la gauche rationaliste est plus attachée aux vertus de l'émancipation par l'éducation qu'à un combat résolu contre le « nationalisme » de Charles de Gaulle, réactionnaire et « putschiste ». Le PCF, créature de Moscou, « gaulliste » par soumission à la politique étrangère du Kremlin, déçoit par sa tiédeur à l'égard de la rébellion algérienne. Il n'évoquera jamais le soutien nécessaire et résolu en faveur des nationalistes. Il est seulement partisan de « la paix en Algérie ». Hélas, nourrie de l'héroïsme des partisans espagnols, des Francs-Tireurs et Partisans français, des « terroristes » de la Main-d'Œuvre étrangère, la MOI, la jeunesse montante s'identifie au combat des *fellagas.* Pour ces futurs clercs (ils ont eu vingt ans entre 1954 et 1956) qui militent contre la guerre coloniale au nom de la morale républicaine et des droits de l'homme, le soutien au Front de libération nationale algérien (FLN) est évident. Ce sera même le creuset d'une nouvelle façon de penser la politique. L'UNEF devient vite le pivot, le cœur de toutes les contestations.

Pour l'heure, le conflit algérien accouche d'une gauche résolument anti-PCF. La jeune génération, et Bernard Kouchner notamment, participe à cette reconversion de la vulgate communiste en vulgate tiers-mondiste. Un concept qu'elle nourrit en puisant dans le « discours de Bakou » de Zinoviev, en 1920.

L'étudiant en médecine Bernard Kouchner adhère à l'Union des étudiants communistes (UEC) en 1959. Il est âgé de vingt ans : « Je me suis inscrit à l'UEC en raison de la guerre d'Algérie, en antifasciste conséquent. Ma génération a été modelée par l'antifascisme. »

Créée par le PCF en 1956, l'UEC harcèle le Parti. S'interdisant un soutien direct aux insurgés algériens, les organes dirigeants infléchiront leur discours anticolonialiste en adoptant le seul slogan pacifiste : « Paix en Algérie ». Influencée par quelques figures du mouvement communiste international, comme l'Italien Palmiro Togliatti, l'UEC opte pour la déstalinisation et soutient la ligne khrouchtchévienne. Elle développe des actions unitaires contre la « sale guerre » en compagnie de l'UNEF. Sa direction politique, baptisée la « bande des Italiens », participe à la mise en place d'un Front unitaire antifasciste en 1962. C'est ce groupe des « Italiens », où figurent Pierre Goldman, Michel-Antoine Burnier, Roland Castro, Jean Chalit, Frédéric Bon et Guy Tissier, que Bernard Kouchner rejoint. « Un espace particulier, où se retrouvaient des jeunes gens exaltés, romantiques, aussi dogmatiques que fidèles à la cause. Un groupe ouvert, libéral : nous passions la moitié de notre temps à lutter pour la paix en Algérie et l'autre contre le PCF. » Revenant sur ses options politiques du temps à l'occasion d'un entretien avec un rédacteur du *Monde,* Kouchner précise en 1986 : « Aujourd'hui, je ne pense plus comme quand je militais à l'UEC contre la guerre d'Algérie. Je ne pense plus que la révolution algérienne allait sauver la France. À l'époque, notre pensée était annihilée par les “bourreurs de mou” : Jean-Paul Sartre ou Régis Debray première manière. Le Vietnam libéré, la révolution en Amérique latine allaient amener la rédemption de l'Occident ! On y croyait, ça nous enthousiasmait[1]. »

Loin d'être seulement un militant de base de l'UEC, Bernard Kouchner siège au bureau national des étudiants communistes. Il écrit même dans *Clarté*, le journal de l'organisation, « auquel je suis fier d'avoir collaboré », dit-il. « On parlait du surréalisme et des romans américains. » Il donne un papier dithyrambique à propos de *L'Attrape-Cœur*, le chef-d'œuvre de Salinger : « Je m'en souviens, j'ai dû ajouter cette misérable petite phrase : “Oui, mais c'est américain.” J'en ai encore honte. » Dans un autre article publié par *Clarté*, « Lettre à un moderne Rastignac », il écrit : « Je suis communiste et Rastignac. Paradoxe ? Détrompez-vous : le mélange n'est pas détonant. Il est même étonnamment

1. « Kouchner après Schweitzer », *Le Monde*, 10 mars 1986.

efficace. Vous riez? Je vous attends.» Il collabore, dit-il encore, à deux dossiers sur le stalinisme : «Deux numéros qui ont fait date dans l'histoire de la pensée de gauche en France...» En bonne compagnie, il participe à la création de *Clarté Voyage*. «Nous avions envie de partir, nous voulions de l'aventure.» Ainsi, en 1963, Kouchner part pour la Yougoslavie : «Phare du monde communiste, pays ouvert; un pays où les gens avaient le droit de voyager, de sortir, de parler. Tito était l'un de nos modèles dans l'espace communiste, il incarnait la guérilla contre les nazis, fondateur d'une nation qui s'était libérée elle-même et qui proposait dans les domaines de la production une expérience socialiste libérale. Normale, quoi! Une autogestion ouvrière qui nous intéressait autant que les "rocardiens" du PSU. À mes yeux, la Yougo représentait une telle unité de valeur que je n'ai rien vu des disparités sociales et régionales. J'ai circulé en Serbie sans me rendre compte des différences d'existences entre les Serbes et les Croates. Je ne me suis pas même rendu compte de la haine sous-jacente.»

En opposition à la ligne officielle du Parti communiste français, les «Italiens» dirigeront l'UEC jusqu'en 1965. Affrontant la question de la démocratie interne contre le «centralisme bureaucratique» des aînés qui siègent alors place Kossuth, ils suscitent des tendances qui combattront durement les «bonzes» : les trotskistes de Pierre Frank et les militants d'Ulm, l'École normale supérieure, influencés par Louis Althusser et la pensée Mao Zedong. «En marge de cette agitation, je me sentais proche d'un groupe d'amis : Régis Debray, Jean-Paul Dolé et Jean-Pierre Sergent, des mousquetaires aux activités... surréalistes. Nous avions créé un machin baptisé "Terreur et Culture", et nous emmerdions le public lors des premières théâtrales, par exemple. L'essentiel de notre engagement à gauche visait le PCF et le stalinisme. Nous passions nos journées à organiser des manifs au Quartier latin, des cognes contre les mecs d'extrême-droite, Le Pen, en particulier. Ça frappait dur. Je me souviens de figures marquantes comme celle de Pierre Goldman, et d'autres qui sont restés mes amis. Nous étions des types normaux, qui aimions le jazz, les filles, les voyages, les boîtes de nuit, en un mot tout ce que vomissait la culture du Parti. Des jeunes gens intéressants. Devenus moins intéressants dans leur majorité, malheureusement, beaucoup furent brisés par le Parti. »

En 1965, la direction communiste lance une opération de nettoyage de l'Union des étudiants. À la manœuvre, Roland Leroy, le numéro deux du Parti. Il installe Guy Hermier au poste de secrétaire général de l'UEC. Celui-ci mettra quinze ans avant de rejoindre à son tour, député et conseiller municipal « reconstructeur » de Marseille, le combat antistalinien. Les animateurs de la ligne « italienne », Kouchner compris, sont exclus des rangs communistes par Hermier en juin. Ils seront le levain des « groupuscules » trotskistes et maoïstes d'après-Mai, la Jeunesse communiste révolutionnaire (JCR), l'Union des jeunesses communistes marxistes-léninistes (UJCML), pro-chinoise, Vive la Révolution (VLR), mao-désirante, et la Gauche prolétarienne (GP), mao-spontex, qui tenteront d'organiser, de « magouiller » la contestation du mouvement de la jeunesse de l'après-68. Lors du fameux Mai, les mêmes s'étaient dressés contre « l'aventurisme » anarchisant et conseilliste des spontanéistes du Quartier latin. Quelques mois plus tard, devenus gauchistes, ceux de l'UEC érigeront des groupuscules destinés à « refonder » de nouveaux partis communistes, non « réviso » pour les uns, ou, selon la terminologie trotskiste, « non bureaucratiques ». On sait ce qu'il advint…

Combinant ambitions journalistiques et carrière hospitalière, Bernard Kouchner fait son entrée à la rédaction de *L'Événement*, fondé par Emmanuel d'Astier de La Vigerie, compagnon de l'ordre de la Libération, ex-compagnon de route des communistes. Devenu rédacteur en chef, Bernard passe une période qu'il dit « gauchiste modérée ». Il égrène : « Comité Vietnam national en octobre 1966, Comité Machin,

Comité Truc... Ce serait trop long à dire, mais militant, c'est sûr. » Lors de la guerre des Six Jours, en juin 1967, le nouvel homme de presse milite pour la paix au Moyen-Orient. « J'étais militant politique, car comment être militant humanitaire si l'on n'est pas d'abord politique ? C'est la même chose pour moi. »

En mai 1968, il termine une spécialité de gastro-entérologie à Cochin. « Je n'avais pas encore soutenu ma thèse, je l'écrirais plus tard. Sujet ? Les enseignements de notre intervention humanitaro-médicale au Biafra. » Durant les journées fiévreuses de mai, Kouchner campe sur son quant-à-soi : « 68 ? C'était intéressant. Une prise de parole, oui, c'est ça, l'ouverture sur soi-même, sur le monde. Il devenait nécessaire de tromper sa femme, son mari, oui, c'était intéressant... Mais pour ceux, comme moi, nés à la politique au début des années soixante, dans la contestation de l'autorité stalinienne, c'était déjà trop tard : on avait tenté la révolution, beaucoup y avaient cru, certains en sont morts, se sont suicidés, d'autres, rares, s'engagèrent un peu plus en politique. La plupart ont investi la vie civile, deux seulement sont restés fidèles à l'engagement : Dany Cohn-Bendit et moi. À dire vrai, je n'attendais aucune rédemption de Mai 68, je n'ai ressenti aucune évolution intime, notre transformation s'était opérée au milieu de la décennie précédente. » Dans une interview ultérieure, donnée à l'autre *Événement*, celui de Jean-François Kahn, Kouchner règle son compte à Mai : « Une année d'agitation dans nos sociétés occidentales, des révoltes contre les autorités, et l'ouverture d'esprit. Mais c'était une révolution individualiste. On ne regardait pas vraiment le reste du monde. C'est dans ce contexte qu'un soir d'août un ami m'a dit que la Croix-Rouge cherchait des médecins pour le Biafra[1]. »

À l'époque, cette singularité est incomprise. Sitôt l'ordre gaulliste réinstauré, la révolution de Mai demeure à l'ordre

1. 10 septembre 1999.

du jour de la jeunesse. Le « Grand Soir » est pour l'année prochaine, et ce rêve occupera esprits et désirs toute la décennie. Elle figure même dans le projet de l'agence de presse *Libération* et, peu après, dans la charte fondatrice du quotidien homonyme. L'intervention charitable outre-mer ne suscite guère d'enthousiasme chez des révoltés décidés à mettre à bas « le vieux monde ». La solidarité internationaliste n'a aucune borne : Vietnam, Laos, Cambodge, Palestine; les militants s'insurgent contre les tyrannies d'Amérique latine, et bon nombre rejoindront les guérillas. Quitter Paris pour aller secourir ou soigner les victimes des guerres civiles, tribales, ethniques, séparatistes ou nationalistes, et de surcroît sous l'étendard de la si « vieille » Croix-Rouge, fait mauvais genre, pour n'être pas plus cruel. Enfin, d'étranges alliances se sont nouées dans l'ombre à propos de la sécession nigériane. *Le Canard enchaîné* en rend compte chaque semaine.

Du côté de Lagos, trois divisions de l'armée fédérale, blindés, automitrailleuses, canons et mortiers britanniques. Mais le Nigeria dispose aussi de Mig soviétiques, de Dolphin tchèques et de bombardiers Ilyouchine 18, pilotés par des aviateurs égyptiens. Si les Anglais ont pris le parti de Lagos, c'est que l'ancienne puissance coloniale conserve de gros intérêts au Nigeria. Le Premier ministre travailliste, Wilson, tout social-démocrate qu'il soit, n'entend pas laisser aller à vau-l'eau les intérêts du groupe Unilever qui « tient » sur les cultures de l'arachide, du cacao et de la noix palmiste. Quant au pétrole et aux raffineries, Londres veille. Mais comment les Soviétiques, hérauts du combat anti-impérialiste, peuvent-ils s'être engagés aux côtés de l'Empire britannique ? L'occasion est belle : après une série de bévues tactiques au Congo-Kinshasa et au Mali, aussi fâcheuses que navrantes, Moscou doit à tout prix se maintenir en Afrique ! Ainsi, tandis que les technocrates soviétiques parlent « business » à Lagos, les communistes français et *L'Humanité* ont grand mal à défendre la grande-

Union-soviétique-fidèle-amie-des-peuples-africains-en-lutte-contre-l'impérialisme.

Il faut le dire, le camp biafrais s'est lui aussi ménagé des appuis inattendus. La pensée du président Mao s'est imposée : si les «révisionnistes modernes», à savoir le Kremlin, sont engagés au côté des fédéraux nigérians, les véritables marxistes-léninistes se doivent d'être les alliés des Biafrais... L'action discrète de Pékin s'installe en Afrique. Dans sa partie orientale, les Chinois construisent un chemin de fer qui reliera deux régimes amis, la Tanzanie et la Zambie. Julius Nyerere et Tenet Conda, les leaders «pro chinois» de ces deux récentes nations, reconnaissent, en avril et mai 1968, «le juste combat» de la sécession biafraise.

La guerre froide et les attendus du schisme communiste rassemblent autour d'Ojukwu des partenaires peu honorables. Dans leur capitale, Enugu, les Biafrais sécessionnistes traitent le mieux possible les conseillers portugais du dictateur Salazar, si peu disposé à accorder le droit à l'autodétermination aux indépendantistes armés du Mozambique et d'Angola. L'île portugaise de Sao-Tomé devient la base logistique du pont militaire aérien de soutien des troupes biafraises ! L'Afrique du Sud, qui s'est taillé avec la doctrine de l'apartheid une réputation inédite dans l'histoire de l'asservissement des Africains, est du concert biafrais, flanquée de son émule prometteuse, la Rhodésie blanche et raciste. Quant aux Français, aucun observateur digne de ce nom n'est dupe... De Gaulle le répète : il n'a pas l'intention d'impliquer la France dans ce conflit, la résolution de la guerre nigériane ne relève que des seuls Africains... Mais ce n'est pas un hasard si, hormis la Tanzanie et la Zambie, les seuls pays africains qui approuvent la sécession, et vont jusqu'à aider le Biafra sur les plans économique et militaire, sont deux anciennes colonies françaises, le Gabon et la Côte-d'Ivoire.

Successeur de Léon Mba, le père de l'indépendance, renversé par des putschistes, le Gabonais Omar Bongo est maintenu grâce à l'intervention des parachutistes français.

C'est un obligé de Paris. Tout comme l'Ivoirien Houphouët-Boigny, président à vie, qu'on appellera un peu plus tard «le Vieux». Paradoxe du «carré français» : Houphouët-Boigny soutient allègrement les sécessionnistes biafrais chez ses voisins nigérians, alors que, chez lui, il écrase dans le sang les révoltes du pays Agni qui prétendent restaurer l'ancien royaume Sanwi...

Le Biafra est un peu la Californie du Nigeria. Grande consommatrice de pétrole et de gaz, la France possède là des intérêts certains. Par le biais de sa société cache-sexe Safrap, Elf-Erap s'est procuré, en 1964, des permis de recherche sur une superficie de 3000 km^2, au cœur de la forêt ibo. À la veille de la sécession, Paris a obtenu des autorités ibos le décuplement de ses surfaces de concession : Safrap exporte en moyenne deux millions de tonnes de pétrole par an, cargaison modeste, comparée à la production du Nigeria, estimée à trente millions de tonnes en 1969, mais les contrats pétroliers avec l'Algérie indépendante et revêche contraignent Paris à ne négliger aucune source d'approvisionnement. L'Élysée s'intéresse donc au Biafra. Quelle belle occasion, enfin, de faire front aux Anglais pro-américains qui se renforcent dans cette Afrique utile, abandonnant aux Gaulois l'Afrique non utile, c'est-à-dire celle privée de ressources de naphte, cette Afrique de l'Ouest pauvre et qu'il faut maintenir à bout de bras! Quand les Anglais sont quelque part, les Français doivent les en déloger. Tel est l'esprit de Fachoda.

Tandis que de Gaulle intronise Georges Pompidou Premier ministre, la France prend sa part dans l'affaire biafraise; elle s'insinue dans le grenouillage des grandes puissances, toutes occupées par des intérêts identiques, contradictoires donc.

Le militant Bernard Kouchner n'a cure des éléments d'analyse de la presse. Il sera de la première équipe de soignants de la Croix-Rouge française qui décolle pour le réduit biafrais le 3 septembre. Avec lui, Francis Dechartres, infirmier, et deux étudiants de vingt-deux ans, Olivier Dulac et Jean-François Bernaudin, qui achèvent leur quatrième année de médecine. À la tête de cette jeunesse, Max Récamier, quarante ans.

Dix jours après l'envol sanitaire, les gens de la Croix-Rouge française interviennent sur les antennes d'Europe 1 et de l'ORTF pour lancer un nouvel appel à volontaires. Les candidats seront rares. Le chevronné Pascal Grellety-Bosviel entraînera la deuxième équipe. Elle est composée de deux chirurgiens, la jeune Christiane Marot et le Guatémaltèque Minor Hernandez, des docteurs Fernand Digeon et André Driot, et de l'anesthésiste Jean-François Lacronique.

Bernard Kouchner séjournera à trois reprises au Biafra : de septembre à octobre 1968, tout le mois de décembre 1968, et, plus tard, d'octobre à novembre 1969. Pascal Grellety-Bosviel, responsable de l'équipe d'Awo-Omama en remplacement de Max Récamier, rappelé à Paris, restera de septembre 1968 à janvier 1969. Max succédera à Pascal en janvier 1969. De septembre 1968 à janvier 1970, une cinquantaine de volontaires de la Croix-Rouge française participeront à la campagne biafraise, mêlés aux cent soixante-dix volontaires européens (soixante-dix Suédois, cent Suisses) qui ont répondu à l'appel du CICR. C'est au Biafra que naîtra le mythe récurrent du «sans-frontiérisme». Des médecins de tous les bords politiques et philosophiques, las des querelles idéologiques stériles, abandonnent leur militantisme et volent vers le réduit d'Afrique équatoriale. Là où meurent les victimes d'une guerre infernale. Une sorte de baroud d'honneur au secours des souffrances engendrées par la duplicité de nations sans vergogne. Deux centaines de toubibs, francs-tireurs plongés dans une guerre qui les dépasse.

Le «débarquement» humanitaire au Biafra est le socle des récits contradictoires qui donneront corps à la saga de

Médecins sans frontières. Une genèse reprise à l'envi par les médias depuis trente-cinq ans. « L'exploit » biafrais s'inscrira dans le mythe de l'action humanitaire. Maintes fois communiqué sur les ondes, les écrans et les magazines, le récit fondateur construit l'aventure de cette poignée de médecins sollicitée par la Croix-Rouge nationale afin de secourir les Ibos martyrs du Biafra. Si, au XIXe siècle, les combats de Solferino ont permis au Suisse Henri Dunant de fonder la Croix-Rouge, le Biafra sera, pour Bernard Kouchner, le lieu d'une révélation. Dans *Charité-Business*[1] il écrit : « Autour de la table d'une salle de garde au Biafra naîtra, dans le mois d'octobre 1968, l'idée de Médecins sans frontières. »

« C'est bien là que Médecins sans frontières est né dans la conscience des gens », me répète-t-il, ce matin d'avril 2003, à Paris.

1. Éditions Le Pré aux Clercs, 1986, p. 212.

BIAFRA, THÉÂTRE D'OMBRES

4

La version officielle de l'émergence de Médecins sans frontières relate cette envolée vers les Ibos impitoyablement massacrés par la machine de mort des fédéraux de Lagos. Découvrant l'inhumanité de cette guerre, effarés par les ravages de la famine, les Français enfreindront, pour la première fois, la règle d'or du silence édictée par le Comité international de la Croix-Rouge. Les jeunes toubibs dénonceront les massacres nigérians, dévoileront le mutisme diplomatique du CICR. Ils tenteront alors de mobiliser l'opinion française et internationale en se prêtant au jeu des médias. Ils créeront enfin une association qui proclamera le devoir d'ingérence en articulant collecte de témoignages et dénonciation des actions barbares.

Mais cette version de l'histoire est simpliste. Elle gomme les aspérités d'une guerre sans nom, elle biaise les limites auxquelles furent confrontés ces humanitaires d'un genre nouveau, participant, à leur corps défendant, aux ambiguïtés d'un conflit géo-économique meurtrier. Si la guerre biafraise apparaît comme un instant de rupture dans l'histoire de l'action humanitaire, elle illustre bien le mélange trouble entre les pratiques de secours, les enjeux politiques et les menées militaires.

Au milieu des années quatre-vingt, des voix s'élèveront du sein même de Médecins sans frontières pour exprimer une défiance à l'égard du mythe fondateur. Jean-Christophe Rufin, Xavier Emmanuelli et particulièrement Rony Brauman réinterpréteront l'épisode biafrais. Bien entendu, ces esprits critiques ne douteront jamais des difficultés inouïes, ni des actes de bravoure admirables dont les « anciens » firent preuve. Interrogé à ce sujet, Kouchner laisse la colère le gagner : « Ils n'étaient pas là ! Ceux-là réécrivent l'histoire. Bientôt, certains iront jusqu'à dire qu'il n'y a pas eu de massacre au Biafra. Cela s'appelle du révisionnisme ! »

Les légendes ont la vie dure...

« Biafra, 1968-1969. » L'album du docteur Pascal Grellety-Bosviel est recouvert d'une toile marine délavée, ornée d'un carré d'étoffe imprimé, un soleil au couchant, illuminant le ciel d'encre de onze rayons dorés. C'est le drapeau de la République biafraise. L'album s'ouvre sur la photographie, en noir et blanc, d'un enfant décharné, chauve, visage dévoré par des yeux noirs, immenses. « Biafra. 1 000 000 de morts », lettres blanches sur fond noir. Sous le titre au feutre rouge, « Biafra ? », une lettre ouverte, adressée aux délégations diplomatiques qui reviennent de Lagos, capitale de l'agresseur nigérian.

« Messieurs, vous êtes allés au Nigeria où, depuis vingt mois, fait rage une guerre insensée. Vous avez déclaré n'avoir eu nulle part "la moindre impression de génocide". (...) Êtes-vous allés dans ces villages du Biafra, dans ces camps de la mort que nous avons vus pour avoir travaillé des mois, au sein ou indépendamment des organisations de secours ? Avez-vous vu les squelettes ambulants, ces enfants à bout de force qui, au terme d'une vie affamée, se couchent sur le sol pour mourir ? Pensez-vous qu'il s'agisse là d'une grève de la faim collective ou des effets d'un blocus sans pitié ? Avez-vous vu ces bombardements d'objectifs civils : marchés, hôpitaux, routes encombrées de réfugiés ? Avez-vous vu encore ces femmes et ces enfants mutilés pour n'avoir pas fui assez vite devant l'arrivée des troupes fédérales ? (...)

» Le fait est certain : tous les témoins de retour du Biafra, qu'ils soient médecins, aviateurs, journalistes ou autres, attestent que tout est mis en œuvre pour décimer un peuple. Comment appelez-vous sa destruction systématique par les bombardements, le blocus économique utilisé comme moyen de guerre ? Si le terme "génocide" ne vous convient pas, appelez-le massacre ou trouvez-lui, messieurs, le nom qui vous plaira. Mais il est temps que cesse cette discussion académique. Il est temps de mettre un terme aux déclarations ambiguës qui attisent la guerre. »

Le texte est daté du mois de février 1969. Parmi les signataires, les docteurs Dulac, Aeberhard, Grellety-Bosviel, Lacronique, Kouchner, Marty-Lavauzelle, les journalistes Jean-François Chauvel, du *Figaro,* Michel Honorin, Olivier Todd, de *L'Observateur*, Jean-Claude Sauer, Christian Brincourt, François Debré, fils du ministre des Affaires étrangères, et les commandants aviateurs Chappel, Chauve, Gréard et Marchais.

Que Grellety-Bosviel ait ouvert son album sur ces événements n'est pas le fait du hasard; c'est au contraire une manière d'installer d'emblée le tableau d'une guerre telle qu'elle lui apparaissait alors. Une façon de mettre en avant le fameux « témoignage-dénonciation » qui signe l'acte de baptême du nouvel engagement humanitaire.

Deux photographies en couleur occupent la page suivante. Quatre hommes et une femme, côte à côte devant le DC4 de la Balair, où ils vont embarquer. Les visages sont jeunes, souriants. Tous portent des chemises blanches, col ouvert, et des pantalons clairs. L'un est cravaté de noir, on distingue un blouson d'aviateur. Cheveux châtains à la garçonne, la jeune femme, menue, porte un tee-shirt Lacoste blanc. C'est l'équipe des docteurs Digeon, Driot, Lacronique, Marot et Grellety-Bosviel. Cliché suivant : les mêmes, photographiés dans la carlingue, affalés dans des hamacs. Ils fument. Légende : « Partis de Fernando-Po, nous volons vers l'aéroport d'Uli, au Biafra. »

Pascal Grellety-Bosviel : « C'était l'un des avions-pirates bourrés de médicaments et de poisson salé, du *stock-fish*. Là-dedans, il régnait une odeur tenace qui nous poursuivra au point de l'identifier à ce vol nocturne pour la vie entière. Nous survolons le Cameroun, nous allons pénétrer dans l'espace aérien nigérian. » La suite du récit tient un peu de *Vol de Nuit*. Ceux que je rencontrerai plus tard, ceux qui vécurent ces instants, en auront conservé les mêmes impressions. Deux heures de vol, et soudain, un claquement de balles traçantes. La DCA nigériane. Pourtant, le pilote du DC4 navigue tous feux éteints. Les longs cercles se succèdent : il n'est pas le seul appareil attendant la permission d'atterrir. Avant lui, les appareils de Caritas, du World Council of Church engagent les manœuvres d'approche. Un grésillement dans l'écouteur : « Prenez la piste. » Des lampes à pétrole incandescentes ponctuent un segment de route aménagé en piste : c'est l'aérodrome d'Uli. Le temps de sortir le train, d'actionner les phares, l'appareil touche la piste et plonge dans l'obscurité. « Alors, comme dans un ballet bien rodé, surgissent des camions, des équipes au pas de course. Les gars déchargent les quatre tonnes de fret en un temps record. Quinze à trente minutes, pas plus. Et l'avion redécolle aussitôt[1]. »

Chaque jour, six avions aux flancs marqués de l'emblème de la Croix-Rouge décollent ainsi de l'aéroport Santa-Isabel, à Fernando-Po. Là, cent trente techniciens, responsables du pont aérien d'Inalwa (International Air Lift for the West Africa), entretiennent, pain béni, le commerce et

1. « Bloc-notes d'un médecin au Biafra », *La Croix*, 14 mars 1969.

l'activité de la petite ville. Pour le seul mois de septembre 1968, le CICR acheminera 1300 tonnes de nourriture en quarante-six vols.

L'équipe des Français découvre l'agglomération biafraise d'Uli. Surprise : les voiries sont en parfait état, les trottoirs couverts d'une foule bigarrée. Les voitures anglaises, les camionnettes et les bicyclettes à guidon surélevé obéissent aux consignes des charmantes jeunes filles en uniforme bleu qui régulent la circulation. Surprise encore : on vend des timbres biafrais aux guichets des bureaux de poste; dans les banques, on peut échanger des dollars et des livres anglaises contre la récente monnaie officielle, la livre biafraise sécessionniste. Des gamins, crieurs de journaux, proposent quatre titres, *The Jet, The Daily Flash, The Times, The National.* Imprimés sur du papier de cahiers d'écoliers, ils informent sur l'état des combats, mais traitent aussi les événements internationaux. Ainsi l'élection de Dick Nixon à la Maison Blanche, l'entrée des chars soviétiques dans Prague soulevé, l'annonce d'un nouveau cessez-le-feu au Vietnam, peut-être la fin de l'interminable guerre américaine contre le Nord, les récentes déclarations du ministre des Affaires étrangères français Michel Debré devant l'Assemblée générale des Nations unies : Paris exige un embargo sur les armes en direction de la «junte criminelle de Lagos».

La France est la nation aimée des Ibos. Les petits hôtels, de simples cases broussardes, sont ornés de pancartes, fraîchement peintes : «Hôtel de France», «Hôtel de Gaulle», «Hôtel de Tanzanie», «Hôtel de Zambie», «Hôtel de Côte-d'Ivoire» et «Hôtel du Gabon», rebaptisés ainsi en hommage aux gouvernements alliés.

Grellety-Bosviel : «Au lieu de tribus en débandade, nous découvrons un peuple remarquablement organisé, mobilisé malgré le blocus quasi étanche auquel il était soumis depuis quinze mois. Les Biafrais nous ont bluffés !» Il rapporte encore une conversation avec un doyen, chef de village, autour de vin de palme, sous le frangipanier. Les deux hommes bavardent, comme s'il s'agissait d'une réunion mondaine, à propos des épousailles de Jackie Kennedy et d'Onassis, des intérêts politico-financiers qui résulteraient de cette union, mais encore de l'espoir écrasé du Printemps de Prague et de ses répercussions sur la politique intérieure française. Le vieil homme déplore que les *Antimémoires* de Malraux ne soient pas encore traduits en anglais. Grellety-Bosviel est ébranlé par la qualité des êtres qu'il rencontre : «Ce soldat, bidasse comme tous les bidasses, dans sa tranchée, plus fatigué et affamé que les autres. Il lit *Le Discours de la méthode* de Descartes. Je l'interroge. Il me rétorque : "Comprenez-moi, je suis licencié en philosophie, je m'efforce de lire les auteurs dans le texte." Où suis-je? Au Biafra! Et je songe : combien de sorbonnards agrégés lisent Heidegger ou Kierkegaard dans le texte?»

Max Récamier me confiera le même étonnement devant un excellent café, dans le salon de la rue du Regard : «Nous étions partis avec nos sacs à dos, nos trousses de médicaments, pensant qu'on allait soigner des gens au bout du rouleau, sous des palmiers, dans la brousse africaine. La réalité était toute différente.»

Bernard Kouchner n'a rien oublié : «Le Biafra "fonctionnait". C'était un pays organisé. Certes, il manquait de beaucoup de biens, mais la discipline, la coopération du peuple avec ses combattants, l'union avec son administration étaient parfaites. Les routes étaient ravaudées, empierrées après chaque bombardement, entretenues par les cantonniers après les pluies tropicales. Le courrier était distribué partout dans l'intérieur du pays. Les guichets, les bureaux des ministères étaient ouverts, on obtenait aussi facilement un permis de conduire qu'une autorisation de sortie du territoire. La population s'était adaptée aux conditions difficiles qui lui étaient imposées. Elle avait, semble-t-il, une bonne connaissance des raisons, des mobiles, de la direction politico-militaires de la résistance.»

Grellety-Bosviel : « Ce n'était pas la guerre tribale entre "nègres" telle qu'on l'imaginait à Paris, mais la mobilisation d'un peuple dynamique, qui avait conscience de sa nature, qui forgeait son unité, créait sa monnaie, imprimait ses timbres et ses journaux, raffinait son essence en brousse et combattait dans les conditions les plus difficiles. Bref, un peuple qui devenait nation. Et le reste du monde était insensible à cette volonté. »

Dans son article « Médecine au Biafra[1] », Bernard Kouchner écrit, un rien lyrique : « L'Afrique nous attirait comme un dépliant exotique, nous étions missionnaires d'une organisation internationale, bardés de neutralité médicale, d'insignes flamboyants et de bonne conscience. Un rien de militaire nous donnait une âme d'aventurier. Nous représentions somme toute assez bien la satisfaction occidentale, son ignorance et ses complexes de supériorité. Nous avons rencontré un peuple, les Ibos, qui se construit au milieu de la plus horrible des guerres. »

Les documents d'époque, témoignages, interviews des volontaires, révèlent la même admiration pour cette population dotée d'une extraordinaire volonté. Pascal Grellety-Bosviel se remémore les propos des Biafrais entendus alors : « Même si Ojukwu veut abandonner, nous continuerons. Ce n'est pas la lutte d'un homme, mais d'un peuple. Même si les fédéraux prennent Umuhaia, nous organiserons la résistance dans la brousse. Nous ne pouvons plus reculer. Ce sera notre indépendance ou la mort. »

Grellety-Bosviel et Récamier se souviennent des colonnes de réfugiés sur les pistes, portant sur le crâne tout ce qui leur restait, une calebasse, une couverture pliée, une cruche, un ballot. Deux groupes sociaux coexistaient au Biafra : l'un, autochtone et valide, a la chance de posséder un lopin dans une zone sécurisée ; l'autre, quelque deux millions d'âmes, a tout abandonné devant l'avance des

1. In *Medicus Mundi,* mars 1969.

fédéraux. C'est le peuple errant de l'exode. Les réfugiés vivent dans des camps, des écoles transformées en dortoirs, ou bien sous l'abri précaire des huttes de branchages fraîchement coupés. Les médecins évoquent encore les soldats mêlés aux civils, torse nu, portant à la ceinture des grenades *home made*, ou *Biafran made*. Des armes copiées sur des modèles russes «récupérés» sur les troupes fédérales, ou fabriqués dans de petits ateliers de brousse.

Les Français se mettent à la tâche sans tarder. On les installe au lieudit Awo Omama, «l'arbre sacré» en langue ibo, cinq bâtiments en dur, toits balisés d'immenses croix rouges peintes. Les salles d'opération et de radiologie, les paillasses des labos sont distribuées dans les constructions, surélevées en raison des pluies. À l'hôpital, les équipes européennes se relaieront tous les trois-quatre mois pendant plus d'un an. En lisière de la grand-route Port-Harcourt-Onitsha, en brousse, l'hôpital a été construit cinq ans plus tôt par les gens du lieu. Selon Récamier, tout est parfaitement organisé, dans un respect sourcilleux des règles de stérilisation et d'asepsie. Prévues pour deux cents lits, les salles accueillent en permanence quatre cent cinquante blessés. Le front est distant de quinze kilomètres. Un moteur diesel assure quelques heures d'électricité par jour. L'équipe sanitaire est constituée d'une trentaine d'étudiantes infirmières, de deux médecins et de deux chirurgiens biafrais. L'un d'eux, après quinze ans passés aux États-Unis, est revenu au pays, au service des siens. «Des gens admirables d'abnégation et de dévouement, dit Pascal Grellety-Bosviel. De haute compétence. Quatre mois durant, sans un instant de repos, nous avons travaillé ensemble, jour et nuit.»

Les blessés arrivent du front après le coucher du soleil, le plus souvent. En camion, cadavres et victimes pêle-mêle, mais aussi à dos d'homme, ligotés sur des bicyclettes, ou encore sur des brancards de fortune soulevés par des gosses. Quatre équipes se répartissent les tables d'opération. «Nous devons traiter toutes les sortes de blessures, éclats profonds, balles dans le thorax, perforations intestinales, et surtout les gros dégâts causés par les éclats d'obus ou de bombes, fractures ouvertes multiples, arrachements de membres. (...) Et c'est souvent torse nu, avec seulement une paire de gants, que nous terminons ces séances nocturnes[1]. »

Les médecins opèrent la nuit. Chirurgie de guerre. Il faut parer au plus pressé, suturer, stopper les hémorragies, prévenir la gangrène. Le jour, les Mig et les Ilyouchine soviétiques sillonnent le ciel. Les gens courent, se débandent, se réfugient sous l'abri illusoire des palmiers. Ils crient : « *Vandale plane.* » Les voitures se planquent sous les arbres, les routes se vident instantanément. L'avion de chasse pique, mitraille les abords des pistes, où justement les populations tentent de se dissimuler, terrorisées. « Dans les heures qui suivent, à l'hôpital, nous recevons des civils, des enfants surtout. Percés de balles, membres arrachés. Il faut réanimer et amputer, le plus souvent. Que restera-t-il après cette guerre ? Des milliers de morts par mois, mais combien de culs-de-jatte, de manchots, d'invalides, de traumatisés par les horreurs vécues[2] ? »

Aujourd'hui, Bernard Kouchner ajoute : « La disproportion entre besoins et moyens était extraordinaire. Nous n'étions pas formés pour ça. Nous opérions à la chaîne dans des conditions incroyables. » Max Récamier partage son avis : « Ce fut une expérience... acrobatique. J'en conserve un souvenir de bricolage. Nous avons bien bricolé, mais enfin, ce n'était que du bricolage. » Pascal Grellety-Bosviel le confirme : « Nous avons dû apprendre le tri chirurgical sur le terrain, cet abominable tri imposé par la chirurgie de guerre. C'est-à-dire décider de la vie ou de la mort d'un homme baignant dans son sang, sélectionner les blessés

1. « Deux médecins français témoignent », Max Récamier et Bernard Kouchner, *Le Monde*, 23 octobre 1968.

2. « Bloc-notes d'un médecin au Biafra », Pascal Grellety-Bosviel, *La Croix*, 14 mars 1969.

“récupérables”, ceux dont la chance de survie était de 90 %. Les autres, compliqués, étaient laissés de côté avec une pancarte : “Morphine.” Et ces pauvres gens nous disaient gentiment : “*I'm sorry to disturb you.*” Ils savaient qu'on ne les opérerait pas… » J'entendrai souvent ces paroles de regret au long des conversations avec les pionniers. Un reproche vain que ces hommes mûrs s'adressent désormais, ils étaient si jeunes voilà quarante ans. Qu'y pouvaient-ils, les Marot, Hernandez, Kouchner, assis en rang d'oignons, serrés l'un contre l'autre, dans leurs blouses dégouttantes de sang, visages blêmes, traits tirés, hâves ? Dans l'album du cher Pascal Grellety-Bosviel, cette légende : « Six heures du matin… L'épuisement. » Une autre image. L'équipe autour d'une table dressée : Kouchner, Pascal, Élisabeth, Récamier, Marot, Bernaudin. Quelles que soient les aventures, les destins accomplis, les aléas, ces femmes et ces hommes avaient choisi d'être où il ne fallait pas. Une conception exigeante de l'honneur. Aucun événement, aucune crise n'altérera jamais le pacte que ces courageux avaient conclu sous les rafales des Mig de la « Patrie du Socialisme ».

La nuit, Grellety-Bosviel opère à Awo Omama ; le jour, il rejoint le centre nutritionnel de Santana, sis dans une école désaffectée à cinq kilomètres de l'hôpital. Quotidiennement, cinq mille femmes et enfants, des réfugiés pour la plupart, attendent, squelettiques, titubants, au terme de plusieurs jours de marche. Vingt jeunes volontaires de la Croix-Rouge biafraise distribuent la « ration survie » : un morceau de poisson salé, un rien de riz, un verre de lait, une pilule de fer et de vitamine B. Pascal surveille le rata que l'on prépare dans d'énormes marmites, il vérifie la dilution du lait, mais surtout, errant dans la foule, il identifie les enfants présentant des signes de kwashiorkor, la « maladie de la famine ». Six cents gosses sont hospitalisés à Santana. Dans des lits-cages superposés, à deux ou trois. Dévorés d'œdèmes, crânes chauves ou semés de touffes blanches. « Pour la première fois, j'étais confronté aux problèmes de malnutrition, raconte Pascal. Comment soigner les enfants ? Si on les nourrissait trop vite, ils défaillaient, mouraient dans nos bras. Fait heureux, nous disposions du sang que je rapportais de l'hôpital. Un flacon de plasma pour trois ou quatre petits. Ça les repompait quelques heures, jusqu'au lendemain. Ou le surlendemain. Chaque matin, j'interrogeais Joséphine, la jeune infirmière biafraise : "Combien, cette nuit ? – Sept." Sept morts. Un jour, elle eut l'idée de faire entrer la musique dans notre mouroir. C'était une excellente chanteuse. Tam-tam et chants africains... Une telle tendresse dans ce requiem... »

Pascal fredonne : « *I'm Biafran. I'm fighting for the freedom. By the name of Jesus. We shall conquer* ! » Puis : « Pas un de nous qui ne soit tombé en pleurs pour ce peuple. À nos yeux, les autres étaient des salauds, des "vandales". Des Haoussas illettrés, auteurs de ces atrocités. » Il se remémore les conversations enflammées dans le silence retrouvé, à l'aube, après les bombardements, après dix opérations... Médecins et infirmières mêlés, horizons politiques confondus, « super-droite, super-gauche, super-rigides ». Yeux creusés par la fatigue. En buvant du whisky, beaucoup de whisky, « merci la Croix-Rouge ». Discussions passionnelles, passionnées, à haut voltage. Pourquoi cette guerre ? Pourquoi la mort ? Pourquoi la politique ? Pourquoi ce truc dégueulasse ?

Max Récamier : « Les faits n'étaient pas aussi simples que nous l'imaginions. Nous avions débarqué joyeux, nous promettant de les soigner tous, de quelque bord qu'ils appartiennent. C'est moralement confortable d'être un médecin de guerre... Mais il y a des limites. Je m'en suis rendu compte, alors que je me préparais à intervenir sur un soldat biafrais ; je découvris une cicatrice, il remarqua mon regard et me lança : "Mais c'est vous qui m'avez opéré, il y a quatre mois à peine." Ainsi je réparais des combattants qui repartaient tuer, se faisaient tuer à leur tour. Sans le vouloir, nous aidions le camp biafrais, c'est incontestable. Nous prenions parti, qu'on le veuille ou non. Nous vivions l'une des ambiguïtés du métier de médecin humanitaire.» Grellety-Bosviel est plus direct : «Nous étions pro-biafrais à fond, moi le premier. Je me réfugiais derrière les principes de neutralité de la Croix-Rouge : elle se trouvait aussi dans le camp nigérian, des équipes de collègues suédois faisaient le même boulot auprès de leurs blessés. J'avais la conscience tranquille, la liberté de ne pas être neutre tout à fait. Pas du tout, même ! Aucun de nous ne l'était. Comme notre gouvernement du reste, très impliqué dans cette histoire. Le CICR était furieux, d'ailleurs : en charge des établissements d'Awo Omama au Biafra, la Croix-Rouge française court-circuitait les médicaments de Genève... Notre matériel venait directement de France par la seule volonté de De Gaulle... À bord d'avions-pirates qui atterrissaient de nuit, en provenance de Libreville, au Gabon. Tous feux éteints. Nous les attendions avec des brûlots sur la piste. Parfois, des journalistes arrivaient, comme Jean-François Chauvel, du *Figaro*, et des parlementaires aussi. Ça nous faisait chaud au cœur, nous nous sentions soutenus, mais, en même temps, nous pensions : pourquoi ne font-ils pas plus ? Pardonnez-moi d'être si peu médecin, mais je me disais alors : "Pourquoi n'envoient-ils pas plus de munitions ?" Et nous leur disions : "Mais donnez-leur des armes ! Qu'ils se défendent, bon Dieu !" »

En mai 2003, lors d'une émission d'Alain Walter sur France-Culture, «Trente ans après, que reste-t-il du Biafra ?», Max Récamier dira : «Nous savions, sans en avoir la preuve et sans y avoir accès, que par le même tronçon de route qui constituait notre aéroport arrivaient également, toutes les nuits, des avions qui transportaient probablement des armes. Je ne les ai jamais vus de près, nous vivions vraiment très séparés. Mais nous savions par les pilotes qu'il y avait des avions qu'on ne nous montrait pas... »

Dans la presse de l'époque, la rumeur des livraisons clandestines d'armes par la France au Biafra est souvent reprise. Le 7 octobre 1968, soit tout juste un mois après l'envol de la première équipe de médecins sous la bannière de la Croix-Rouge française, *L'Express* fait état d'une information anglaise à propos du pont aérien organisé par Paris au départ de Libreville, au Gabon. Selon les médias britanniques, ces armes seraient destinées à couvrir les besoins militaires les plus urgents de l'insurrection biafraise. « Paris a répondu par un démenti officiel, écrit *L'Express*. Il reste que, avec ou sans sa caution officielle, des armes arrivent, et que la puissance de feu des troupes d'Ojukwu s'est, de l'avis des observateurs, notablement accrue depuis le début de septembre. » Quelques mois plus tard, dans *Le Monde* du 7 février 1969 : « La France fournit-elle des armes au Biafra ? » À la question, le député PDM de Gironde, Achille Fould, répond de manière sibylline : « Qui donc a regonflé militairement, depuis six mois, le colonel Ojukwu, dont la situation paraissait désespérée ? » Le 10 janvier 1970, un an plus tard, alors que la rébellion est sur le point d'expirer, on lit, sous ce titre de *L'Observateur*, « Les grandes puissances coupables du Biafra » : « De Gaulle appuie officiellement le dirigeant biafrais. Et si le gouvernement français fait décréter officiellement l'embargo sur les fournitures militaires destinées aux belligérants, Foccard s'arrange pour que d'importantes quantités d'armes soient livrées au Biafra. Soit en contrebande, à la faveur du "programme d'assistance humanitaire en faveur des victimes de la guerre", soit par l'intermédiaire de la Côte-d'Ivoire et du Gabon. »

En d'autres termes, d'une part Paris livrerait des armes pour tuer et meurtrir, et de l'autre, sous couvert de la Croix-Rouge nationale, on acheminerait des médecins pour panser les dégâts !

Quand, trente-cinq ans après les faits, j'évoque le rôle singulier qu'on aurait réservé aux volontaires de la Croix-

Rouge à leur corps défendant, Bernard Kouchner s'insurge : «C'est faux. Entièrement faux! Ces armes françaises, on ne les a jamais vues. De vieilles kalachnikovs, peut-être. Livrées par des intermédiaires, mais c'était dérisoire face à la puissante armée nigériane, dotée d'avions, de tanks, de Saladin… L'armée biafraise n'avait rien, c'était une armée de gueux. Une armée composée d'instituteurs, de médecins et d'ingénieurs. Un soldat disposait de dix à vingt cartouches, alors que l'adversaire en utilisait deux ou trois cents dans le même temps. Côté nigérian, il y avait tout le monde : les Américains, les Anglais, les Russes, les Égyptiens, les Allemands de l'Est. Le Nigeria était un État puissant, riche. Tout ce monde tenait à le ménager, pour l'avenir, pour ses ressources pétrolières. Quant à de Gaulle, certes, il en a appelé à l'autodétermination du peuple biafrais dans ses vœux de Nouvel An 1969. Mais ça n'était que gesticulations. Peut-être a-t-il livré trois pétoires, ou trois cents, mais rien de plus. Il y avait des atterrissages d'avions, des livraisons d'armes, mais pas d'avions chargés d'armes françaises. Je n'y crois pas. Sinon un ou deux, peut-être… C'est grotesque, une histoire réécrite…»

Pas si sûr.

Grâce aux cinq cassettes vidéo d'un documentaire du réalisateur Joël Calmettes diffusé sur la chaîne Histoire, «Conversations à propos du Biafra» (2002), je découvre la perversité du système mis en place en Afrique de l'Ouest sub-tropicale. D'un côté, la politique officielle, mesurée, du Quai d'Orsay, qui «communique» à propos de l'embargo des «fournitures» destinées aux belligérants. De l'autre, côté sous-sol, la part d'ombre, la guerre sale, clandestine.

Dans le rôle de l'agent des services spéciaux, un colonel à pseudonyme : John Sénart. Un résistant, un officier de la 2e DB du maréchal Leclerc, un combattant des guerres d'Indochine et d'Algérie. Agent du Sdece, il est envoyé au Biafra à la fin de l'année 1968. Sénart… À l'écran, l'homme est en réalité un Rouvroy de Saint-Simon, descendant de Louis, duc de Saint-Simon, pair de France, prosateur, mémorialiste fameux du règne de Louis XIV. À la demande de l'Élysée, John Sénart est chargé sur place d'évaluer les chances de succès de la rébellion biafraise. L'homme parle vert : «On a été présenté à Ojukwu. Très sympa. Il nous a reçus fort gentiment. Fournier, mon chef de mission, lui a dit : "On vient de la part de De Gaulle pour dresser un rapport sur la situation chez vous. On voudrait pouvoir circuler comme on veut." Le général biafrais nous a ouvert toutes les portes. (…) De retour en France, on a fait notre rapport : on a conclu que les Biafrais étaient des gars bien, motivés. Que c'était un peuple qui méritait de vivre, que leurs gars étaient valables, qu'il fallait les aider à réaliser leur indépendance. Pour moi, ces nègres étaient la crème de l'Afrique. Je n'avais jamais vu des nègres comme ça. Pourtant, j'en ai commandé de toutes les sortes, des Bantous, des Toubous, de tout.»

Dans le rôle du discret «chargé de mission» de l'Élysée auprès de Jacques Foccard, Philippe Letteron apparaît à l'écran. Diplômé de l'ESSEC, il entre au secrétariat général de la présidence de la République pour les affaires africaines et malgaches en 1963, c'est-à-dire à la gestion du «pré carré», la Françafrique. Honorable conseiller des présidents Tschombé, Tombalbaye et Bongo, il effectuera une dizaine de voyages au cours de la guerre biafraise. «La Côte-d'Ivoire a vidé ses arsenaux et expédié son matériel au Biafra. Houphouët-Boigny s'est alors retourné vers la France : "Nous avons dû aider nos frères du Biafra. Nos armées sont sans matériel, maintenant. Il faut que vous remplissiez nos vides." On a procédé comme cela, nous avons réapprovisionné les armées ivoiriennes et gabonaises pour leur permettre de poursuivre leurs livraisons au Biafra… Dans un deuxième temps, la France est intervenue directement par des envois de matériel. En ce sens, le général de Gaulle avait donné des directives à Pierre Messmer, son ministre de la

Défense. (...) Les pays étrangers se doutaient bien qu'il se passait quelque chose, mais jamais une photo de la base de Libreville ou du décollage des avions n'a paru.»

Au tour maintenant d'un subalterne discipliné, le général Jean Varet, trente-deux ans, commandant de parachutistes à Libreville à l'époque. «Mon chef était le représentant de France au Gabon, notre ambassadeur en personne. Je m'entends très bien avec ce monsieur. Il m'appelle son "petit hussard". Il me met vite dans le coup : "La France est très présente au Biafra, vous allez les aider." C'est ainsi que je vois une organisation se mettre en place, et progressivement je suis impliqué en tant que logisticien. (...) Nous chargions les caisses dans les camions de ma compagnie et nous partions en forêt vers un autre camp, non loin de Libreville. La nuit, ces armes partaient pour le Biafra par avion. (...) Toutes les nuits, des avions de type Dakota décollent en formation, non matriculés; ils se posent sur les routes et reviennent le matin avec des gosses. Des pilotes officiels, mais sans galons.»

Les médecins volontaires de la Croix-Rouge française au Biafra pouvaient-ils imaginer être les dupes des tireurs de ficelles dissimulés dans les cintres? Dépendante en tout du maître de l'Élysée, la Croix-Rouge jouait les tartuffes.

Une série de photographies orne les pages de l'album de Pascal Grellety-Bosviel. Sur l'une d'elles, quatre hommes attablés sont revêtus de treillis de camouflage. Des bières, une théière, un flacon de mauvais whisky Black-Label. Sur l'avant-bras d'un uniforme léopard, l'écusson du Biafra, le soleil aux onze rayons, cousu au-dessus d'une tête de mort. Derrière les malabars, debout, en bras de chemise, cigarette au bec, médaillon de la Croix-Rouge en sautoir, la frêle silhouette de Grellety-Bosviel. Curieuse cohabitation de symboles nihiliste et humanitaire. Sous le cliché, cette légende : «Tisson, Marc, Michel, Marc (qui sera tué quelques jours plus tard).» Autre cliché : le même Grellety, torse nu, devise avec un géant dans le même appareil. Mais le bras de celui-ci, plâtré de l'épaule aux phalanges de la main, est tenu en écharpe par une bande de gaze passée autour du cou. Il s'agit d'un certain Billais, blessé sur le front d'Onitsha le 12 novembre 1968. Sept ans plus tôt, le mercenaire avait combattu à Bukavu, au Congo-Kinshasa. Découpée dans un numéro de *Match,* une autre image : Billais, avant sa blessure de guerre, manches retroussées, assis, est occupé à lacer l'une de ses rangers. Troisième cliché : des soldats ibos transportent le corps blanc et dénudé de Marc Goossens, le «géant flamand», ancien du Congo et du Yémen, commandant d'un bataillon biafrais. Mort. Une balle dans le foie, une autre dans le cœur.

Comme je manifeste ma surprise devant une telle cohabitation, Pascal Grellety-Bosviel explique : «Bien sûr, des mercenaires combattaient aux côtés des Biafrais. D'ailleurs, nous en soignions quelques-uns dans notre hôpital d'Awo-Omama. Treize "conseillers militaires", mais très vite ils ne furent plus que quatre.»

Philippe Letteron, chargé de mission auprès de Jacques Foccard, confirme ces présences «blanches» : «Nous nous étions adressés à Faulque, autre héros de la Résistance et de la guerre d'Indochine. Il a recruté, à l'adresse de l'hôtel d'une petite rue donnant sur le boulevard Malesherbes, d'anciens soldats et des gars du 11e Choc, le service action du Sdece. Il a pu réunir une trentaine de personnes, à qui il offrait un salaire pas très mirifique. Ils ont rejoint le Biafra avec notre accord[1].»

Comment imaginer nos médecins de la Croix-Rouge française confrontés à cette génération de soldats perdus, désœuvrés, des anciens de 39-45 pour la plupart, guerriers de Corée et d'Algérie en rupture de ban, mercenaires de l'aventure biafraise, dernier baroud ?

J'évoquerai ce choc des cultures avec Bernard Kouchner, guère prolixe, à Paris : «Ça n'était pas très sympathique

1. *Conversations à propos du Biafra*, Joël Calmettes, 2002.

pour nous, c'est sûr. Nous n'étions pas à notre aise, on détestait ces types.»

Il reste que l'état-major de l'armée fédérale nigériane sait tout de la participation de ces mercenaires, cadres du réduit militaire biafrais et recrutés par la France de surcroît... Les Nigérians évaluent le nombre des «soldats perdus» à cent quarante-cinq. On imagine alors la «légitimité» de la propagande nationaliste que Lagos saura développer à cet égard. On peut même s'interroger sur la haine meurtrière qui animera les offensives contre les Biafrais, coupables de bénéficier de cette implication «étrangère».

À Paris, *Le Monde* n'en cache rien à ses lecteurs : «Le colonel Benjamin Adelunke, dit le "Scorpion noir", commandant la 3e division fédérale de fusiliers marins, affirme que la France a envoyé de nombreux mercenaires pour combattre avec le Biafra, et que les troupes nigérianes en ont tué cent quatre-vingt-quinze (...). Par ricochet, l'officier nigérian accuse la Croix-Rouge internationale de ravitailler par avion les troupes biafraises. Pour celui-ci, la Croix-Rouge est "une organisation étrangère qui n'a pas compris le Nigeria et sa population. Elle devrait s'en aller, on n'a pas besoin de ses services"[1].»

Dans une confusion volontairement entretenue par les Nigérians, il apparaît que la Croix-Rouge française (et le CICR), participante engagée du conflit, est instrumentalisée par le gouvernement de Paris.

Les médecins semblent être à des années-lumière de ces combinaisons machiavéliques. Pour les toubibs, l'urgence de l'action l'emporte sur la nécessité de la réflexion, ils sont là pour soigner et secourir. Avec la conviction que «dans le désastre le plus terrible, on pouvait faire quelque chose», confiera Arnaud Marty-Lavauzelle, alors jeune médecin «biafrais»[2].

1. 9 septembre 1969.
2. *Libération,* 16 octobre 1999.

À la mi-septembre 68, deux semaines seulement après l'installation de la première équipe médicale d'Awo-Omama, la ville d'Oguta, toute proche, tombe aux mains des fédéraux. C'est la panique à l'hôpital. Des camions évacuent les civières de malades, les polytraumatisés aux balafres abdominales à peine cicatrisées et les blessés aux jambes brisées, traînant des plâtres lamentables. Les médecins assistent, impuissants, à la débâcle insensée. Ils ont en mémoire les récits des massacres commis par les fédéraux au sein même des hôpitaux de Port-Harcourt, d'Aba et d'Ikot. Les rumeurs prétendent que les commandos du redouté «Scorpion noir» assassinent les blessés dans leurs lits, exécutant même les personnels africains. «Nous avons laissé partir des moribonds, des blessés clopinant, certains se vidant de leur sang. Terrorisés, ils préféraient se cacher en brousse plutôt que d'être pris, raconte Max Récamier, alors chef de l'équipe d'Awo-Omama. En deux heures à peine, nous avons préparé deux cents pansements, nous renforcions les plâtres à toute vitesse, distribuant à chaque patient trois jours d'antibiotiques et les rares béquilles disponibles. Les plus débrouillards remplissaient d'eau de vieux flacons de sérum et ils partaient, se traînaient vers les arbres[1].»

Jusqu'alors, la tactique imposait aux personnels du CICR et des organisations humanitaires de fuir avec les populations, mais, cette fois, douze médecins – deux Suisses, neuf Français et un Guatémaltèque – décident de rester sur place avec une soixantaine de blessés intransportables et d'orphelins nouveau-nés. En cela, ils obéissent aux instructions édictées quelques jours plus tôt par Heinrich Jaggi, délégué suisse de la Croix-Rouge internationale. Ce changement d'attitude est lié à la visite que le représentant du CICR, Auguste Lindt, l'ex-ambassadeur helvétique à

1. «Deux médecins racontent», Max Récamier et Bernard Kouchner, *Le Monde*, 23 octobre 1968.

Moscou, a rendue aux autorités de Lagos. Des garanties lui ont été données : aucun volontaire ne serait inquiété en cas de capture par les troupes fédérales.

«Bien heureusement, Oguta a été reprise par les Biafrais, dit Max Récamier. Le danger écarté, nos patients sont rentrés dans un état lamentable, à bout de force. Beaucoup manquaient à l'appel.» «À l'hôpital, ces nuits-là, poursuit Grellety-Bosviel, nous avons beaucoup parlé. Kouchner était très remonté contre la Croix-Rouge. Il lui reprochait de ne pas s'engager plus dans des circonstances inacceptables. Nous étions... plus disciplinés, dirais-je. Mais nous partagions son avis : les Jaggi, les Lindt, ces cons de Suisses, ne comprenaient rien! Mais pour nous, n'est-ce pas, la Croix-Rouge était un peu... notre mère, elle nous était indispensable. Comment travailler en dehors d'elle?»

Bernard Kouchner se souvient : «Les volontaires se sont rassemblés sous l'impulsion d'un médecin italien, Carlotti, animateur des équipes médicales. Un type bien, marié à une Biafraise. Nous nous sommes concertés : la Croix-Rouge nous imposait de rester sur place pour défendre nos blessés, fort bien! Mais soigner n'était plus suffisant : il fallait faire du bruit, clamer que les Nigérians tuaient des enfants, attaquaient les civils. Nous avons pensé alors à la fameuse "loi du tapage" inventée par l'abbé Pierre quinze ans plus tôt, quand il se bagarrait pour les "mal-logés". Il fallait faire savoir ce qui se passait au Biafra! C'est alors que j'ai été désigné pour rejoindre Genève, où je devais monter une conférence de presse. J'ai donc pris l'avion pour Santa-Isabel, où se tenait la base logistique de la Croix-Rouge suédoise. Mais, là, on m'a bloqué : "Pas question d'intervenir publiquement." Je suis reparti bredouille au Biafra.»

Le 30 septembre 1968, les fédéraux lancent une nouvelle offensive sur Okigwi, au nord du district d'Awo-Omama. À mesure que les combats progressent, l'équipe locale, des médecins yougoslaves, se conformant aux nouvelles dispositions du CICR, évacue ses deux cents patients de l'Okigwi

State Hospital, puis se replie dans l'hôpital désert en compagnie des Suédois chargés de la distribution des médicaments et d'un couple de missionnaires britanniques du Conseil des Églises. Leur dernier contact radio sera émis le lendemain : «Nous allons regagner notre abri, car l'artillerie pilonne sans cesse. Nous les attendons.» Quelques heures plus tard, c'est le drame. L'avant-garde nigériane approche des bâtiments où flotte le drapeau de la Croix-Rouge : «*Come all out international Red-Cross!*» («Sortez tous, vous autres de la Croix-Rouge internationale!»). L'équipe s'exécute, cueillie par un feu roulant. Les médecins Dragan Hercoq, Carlson, les missionnaires M. et Mme Savoury, ne se relèveront pas. Deux autres volontaires seront gravement blessés.

Le 7 octobre 1968, cette dépêche de l'AFP est reprise par *Le Monde* : «La "faiblesse" des protestations qui ont suivi l'exécution par les Nigérians de quatre membres des organismes humanitaires internationaux a provoqué un grave mécontentement et un mouvement de rassemblement dans la communauté des quelque trois cents Européens travaillant au Biafra pour le compte de ces organismes. (...) Ce personnel exige qu'une pression suffisante soit exercée sur les Nigérians pour qu'ils acceptent le principe d'une aide humanitaire portée aux populations.»

Pour la première fois depuis la Deuxième Guerre mondiale, les diplomates de la Croix-Rouge essuient une rébellion des équipes sanitaires. «Hélas pour ceux qui étaient tombés, la démonstration était implacable, se souvient Bernard Kouchner. Nous avions raison : il fallait parler, en appeler à l'opinion publique internationale. Cet épisode meurtrier nous a convaincus de la nécessité impérative de ne plus nous soumettre aux consignes des bureaucrates de la Croix-Rouge. Une organisation qui s'était réfugiée dans le mutisme à propos des camps de concentration nazis.»

En janvier 2003, Pascal Grellety-Bosviel aura cette conclusion : «Bernard avait pris la bonne décision. Ça n'était plus possible, nous ne pouvions plus nous taire, nous n'en avions pas le droit, il fallait gueuler. Bernard Kouchner a cassé la baraque ! Nous étions avec lui. »

Quinze jours seulement après l'exécution de leurs camarades, Max Récamier et Bernard Kouchner témoignent dans *Le Monde* du 23 octobre 1968[1]. Les 14 et 15 mars suivants, Grellety-Bosviel publiera « Bloc-notes d'un médecin au Biafra » dans *La Croix*. Tout au long de 1969, portraits, interviews et propos recueillis paraîtront dans la presse régionale et nationale : « Le docteur Grellety-Bosviel a parlé du Biafra décidé à subsister[2] » ; « Un émouvant témoignage sur la situation au Biafra[3] » ; « Je reviens du Biafra[4] » ; « Un Cherbourgeois rentre du Biafra[5] » ; « Le docteur Récamier depuis deux ans au pays des Ibos[6] ».

À noter que ces textes, favorables à la cause biafraise, ne contiennent aucune critique à l'égard du CICR... Il reste que ces prises de paroles constituent un événement inédit dans la longue histoire de la Croix-Rouge. Pour la première fois, des volontaires transgressent l'une des règles du CICR, qui interdit l'expression publique de ses délégués, principe s'appuyant sur l'un des « versets » du *Serment* d'Hippocrate : « Admis dans l'intérieur des maisons, mes yeux ne verront pas ce qui s'y passe ; ma langue taira les secrets qui me seront confiés, et mon état ne servira pas à corrompre les mœurs, ni même à favoriser le crime. » La rupture est incontestable. Les équipes d'urgence violent délibérément l'engagement qu'elles ont signé avec la Croix-Rouge.

1. Voir note 1 p. 71.
2. *La Nouvelle République*, 18 mars 1969.
3. *Berry Républicain*, 19 mars 1969.
4. *Renouveau*, septembre 1969.
5. *Journal de Cherbourg*, 10 octobre 1969.
6. *Le Figaro*, 8 janvier 1970.

Il est utile d'analyser comment cette indiscipline, événement-clé, sera réinterprétée dans l'histoire postérieure du sans-frontiérisme. Il suffit de consulter l'impressionnante série d'articles saluant le prix Nobel de la paix décerné à Médecins sans frontières au mois d'octobre 1999. Emportés par les dithyrambes, les médias – insuffisamment informés (?) – réécriront les termes mêmes du «clash» qui aurait opposé alors les médecins volontaires et l'organisation de Genève. Selon les rédacteurs, les équipes biafraises, témoignant des atrocités commises par les troupes fédérales nigérianes, auraient non seulement violé la règle de la Croix-Rouge, mais les volontaires auraient en outre «dénoncé» les prudences diplomatiques des Genevois. Mieux : des éditorialistes font remonter à la «crise» biafraise le fameux «droit d'ingérence», bréviaire du docteur Kouchner lors de la décennie 2000... Or, il n'en est rien.

Il est utile de relire l'article du *Monde*, signé Récamier-Kouchner, du 23 octobre 1968. Le papier, fort journalistique, relate les faits et les événements dont les médecins ont été les témoins, les acteurs. C'est un article froid, quasi «médical», où il est même question du nombre, de la nature des interventions chirurgicales accomplies à l'hôpital de brousse d'Awo-Omama. Pas une seule ligne ne met à mal l'attentisme de la Croix-Rouge... Aucune critique, même formelle, de l'organisation genevoise; bien au contraire, les auteurs adornent leur texte de ce post-scriptum : «Tous ceux qui veulent participer à l'action humanitaire entreprise en faveur des populations biafraises peuvent s'adresser à la Croix-Rouge française, 7 rue Quentin-Beauchard, Paris 8e»! On est donc loin de «l'ingérence», de la «mise en crise» d'une Croix-Rouge politiquement correcte! Pour Max Récamier, médecin urgentiste respecté, sanitaire présent sur tous les conflits depuis de longues années, il n'est pas question de délégitimer l'action de la Croix-Rouge. Frais émoulu de la faculté, le jeune Kouchner est un novice de l'action humanitaire. Sa signature sous celle, prestigieuse, de Récamier, démontre qu'il partage cette option.

On peut donc être étonné de la légende selon laquelle le Biafra aurait été le moment d'une rupture kouchnérienne avec un CICR « collabo ». S'ils l'avaient lu, les journalistes de 1999 auraient découvert que le fameux article de 1968, « Deux médecins témoignent », non seulement ne critiquait en rien la Croix-Rouge, mais en assurait même la promotion. Néanmoins – mais personne n'enquêta alors –, un article antérieur au témoignage du duo Récamier-Kouchner révèle une interview autrement engagée, quasiment militariste... Elle parut dans *Fraternité Matin*[1], le quotidien de Libreville, au Gabon. Son titre annonce « une interview du docteur K. (jeune médecin de cinquième année de médecine qui a fait mai-juin à Paris) ».

Celui-ci, qui a réclamé le respect de l'anonymat au nom de la neutralité revendiquée par la Croix-Rouge, déclare sans ambages : « Un jour, il faudra réviser la forme d'application de cette neutralité de la Croix-Rouge internationale. Elle ne s'accorde pas au contexte africain, ni peut-être à celui du monde actuel. »

Évoquant la fuite des blessés terrorisés lors de l'approche des fédéraux, K. poursuit : « Si les Biafrais disposaient d'assez d'armes, les hôpitaux seraient défendus par le personnel et les blessés eux-mêmes se défendraient. Allons donc ! La Convention de Genève de la Croix-Rouge concernant les blessés et le personnel hospitalier n'est pas respectée par les Nigérians. Il faut réviser la Convention de Genève. »

La voici enfin, la « rupture » avec le CICR ! Si l'on suit les propos tenus, K. réclame ni plus ni moins aux Genevois de s'instituer en quartier général de nouvelles brigades armées au service de la cause biafraise...

Ce docteur K. est-il le docteur Bernard Kouchner ? On sait qu'à ce moment-là celui-ci vient juste de quitter le réduit

---

1. 18 octobre 1968.

biafrais pour rejoindre Paris, via Libreville, la capitale gabonaise, favorable à la cause sécessionniste. Sous le coup des horreurs dont il a été témoin, Bernard Kouchner aurait-il recouru à l'anonymat pour confier son écœurement ? Reste qu'on ne retrouvera aucun autre propos de cette eau sous la plume des urgentistes de la Croix-Rouge. En cette fin 1968, il n'y a donc eu aucun clash officiel avec le CICR. Bien au contraire, quelques mois plus tard, à Paris, le 24 novembre 1969, l'assemblée générale annuelle de la Croix-Rouge française, réunie à l'hôtel Lutétia, rendra hommage aux soixante-quinze pilotes, médecins, infirmiers et secouristes volontaires du Biafra. Pour l'occasion, nombre d'entre eux seront décorés de l'ordre du Mérite. Ainsi Pascal Grellety-Bosviel, l'un des animateurs de l'hôpital d'Awo-Omama. Commentaires de Bernard Kouchner, trente-quatre ans plus tard : « Ils ont donné des décorations aux "Biafrais". Sauf à moi. J'étais considéré comme "gauchiste", probablement. J'en suis fier encore aujourd'hui, mais, tout de même, vous imaginez leur esprit... »

Enivré par ce prix Nobel quasi générationnel, le rédacteur du *Monde* écrira, le 4 juillet 1999 : « C'est MSF au Biafra qui la première aura imaginé ce qui allait devenir le droit d'ingérence. » Le « quotidien de référence » contrôle mal son enthousiasme : l'association Médecins sans frontières naîtra deux ans après le Biafra, en décembre 1971...

Quelques mois plus tard, dans *L'Événement* de Jean-François Kahn, Bernard Kouchner, qui occupe le devant de la scène depuis la remise du trophée de Stockholm, en rajoute à propos de la prétendue rupture biafraise avec une Croix-Rouge dont il aurait été le promoteur, et de « l'invention » du concept de « droit d'ingérence », surgie de la confusion politico-médicale de la guerre nigériane : « Nous voulions une organisation qui ne se contente pas de soigner, mais qui tente de prévenir les guerres. L'ingérence, c'est la volonté de ne pas être complice. Le serment d'Hippocrate exige de ne pas révéler la maladie de son patient, mais pas du tout de se taire devant les massacres. (...) Si nous n'avions pas été illégaux à l'époque, le droit international n'aurait pas changé. Il faudra encore vingt ans pour le codifier, mais notre démarche a été à l'origine de cette avancée[1]. »

Bernard Kouchner peut étaler sa rhétorique *a posteriori*. *Libération* l'affirme : « Qu'on le veuille ou non, tout est parti de Bernard Kouchner : la génération MSF, l'utopie et le devoir d'ingérence[2]. » Mais l'éditorialiste Gérard Dupuy emmêle les situations historiques et les lubies culturelles de l'époque... Sous le titre : « Au commencement était l'action », il développe : « Ce n'est pas un hasard si MSF a fait son apparition à l'occasion de la guerre du Biafra – conflit épouvantable qui posait à la fois un problème de frontières et n'entrait dans aucun des cadres idéologiques qui servaient alors de référence. En particulier, l'aide humanitaire d'urgence s'est extirpée des ruines encore fumantes du tiers-mondisme sans pour autant tomber dans la litanie de la "défense du monde libre". La première équipée des *french doctors* révélait une intuition prémonitoire : les frontières étaient devenues aussi problématiques sur le terrain que dans les têtes. » Ainsi va la mémoire déniée des deux millions de victimes ibos, des « sanitaires » disparus dans des combats déjà ethniques, où l'Est et l'Ouest se déchiraient pour les réserves pétrolières, s'épuisant en livraisons d'armes, en vols de nuit, sans compter les mercenaires rétribués sur la cassette de Jacques Foccard... Oubliées les lignes de Bernard Gridaine, pseudonyme de Bernard Kouchner, du « compagnon de route » d'Astier de La Vigerie dans *L'Événement* : « Je garde du Biafra une vision précise : un avion massacrant sous mes yeux des hommes, des femmes et des enfants qui voulaient vivre libres. Pourquoi ? Un pays tenant du socialisme officiel

1. *L'Événement*, 10 décembre 1999.
2. 18 octobre 1999.

(*métaphore pudique de l'URSS, n.d.a.*) a besoin d'une tête de pont en Afrique. Un conseil d'administration londonien protège ses affaires. Cela s'appelle l'impérialisme[1]. »

En cette fin des années soixante, la phraséologie d'un Kouchner engagé pour la cause biafraise est bien dans le ton de la vulgate tiers-mondiste de l'époque. Loin de Paris et des chicanes militantes, Kouchner avait trouvé dans ce réduit des confins le symbole d'émancipation d'un peuple persécuté par le despotisme nigérian, soutenu et armé par les impérialismes anglais et « révisionniste »…

---

1. *In* Hamon et Rotman, *Génération*, Seuil, 1987-1988, tome 2, p. 19.

UN « GÉNOCIDE » MÉDIATIQUE

5

De retour d'Afrique à la fin 1968, Bernard Kouchner n'en a pas fini avec la cause biafraise. À l'occasion d'un meeting à la Mutualité, il rend publique sa nouvelle initiative : la création du Comité de lutte contre le génocide au Biafra. En compagnie de médecins, de pilotes d'aéronefs et de journalistes favorables à la cause ibo, il recourt à la mode des comités qui se créent dans le sillage des événements du Quartier latin. Il s'agit maintenant de dénoncer « le génocide biafrais perpétré par le gouvernement de Lagos avec la complicité des puissances impérialistes ».

Le Biafra, c'est un peu le Vietnam de Kouchner, ou plutôt sa guerre d'Espagne. Comme la sécession du Bangladesh sera, un peu plus tard, la cause du normalien malrucien Bernard-Henri Lévy. Kouchner se réfère souvent à l'Espagne républicaine, et à l'auteur de *L'Espoir* : « Nostalgiques de la guerre d'Espagne, nous aurions voulu saluer de nos fusils les aviateurs blessés qu'accompagnait Malraux dans la descente de Terruel[1]. »

---

1. *Ce que je crois*, Le Pré aux Clercs, 1995.

Son Comité de lutte contre le génocide végétera tout un semestre avant de «fusionner», en septembre 1969, avec une association France-Biafra présidée par l'ancien ministre gaulliste Robert Buron, désormais directeur de l'hebdomadaire *Carrefour*. Successeur des *Cahiers du travaillisme français,* fascicules clandestins d'inspiration chrétienne, *Carrefour* évoluera du réformisme au camp ultra de l'empire colonial, avant de vouer un culte fervent au général de Gaulle de 1958. Fourrier du RPF gaulliste, publiant les appels prophétiques d'un Malraux «converti» à l'homme du 18 juin, cet hebdomadaire des années cinquante défendra l'armée contre le «défaitisme» colonial. Présidant à cette ligne, le colonel Rémy, fondateur du réseau résistant de la Confrérie de Notre-Dame, Georges Bidault, fondateur du MRP, et Jacques Soustelle, fondateur du RPF, ces deux derniers résistants et farouches partisans de l'Algérie française, menacés d'arrestation, qui plus tard choisiront l'exil. La bête noire de l'hebdomadaire reste et demeure Pierre Mendès-France, «l'imposteur». Lors du référendum de 1961 sur l'autodétermination algérienne, *Carrefour* adopte l'abstentionnisme. Il soutiendra l'engagement américain au Vietnam, dénoncera les «agents de la subversion marxiste», les «apatrides», qui tentent de «démanteler l'université». Dans les pages qu'il consacre aux questions médicales, le *Carrefour* «scientiste» justifiera la condamnation par l'Église de la contraception et de l'avortement. C'est donc sous la houlette de ce Buron que le Mouvement pour la paix au Nigeria-Biafra pétitionne et appelle à manifester en réclamant un embargo sur les armes à destination des belligérants. À la gauche du Mouvement, Bernard Kouchner s'active sans désemparer. En janvier 1970, il lance une pétition où figurent les signatures de Jean-Paul Sartre et de Simone de Beauvoir aux côtés de celles de Robert Jaulin, de Claude Lanzman, de Robert et Élise Marienstras, de Laurent Schwartz et de Pierre Vidal-Naquet. «(...) Aujourd'hui, presque toutes les nations en paix membres de l'ONU, dont certaines crèvent de richesse, ne sont pas complices par défaut seulement du supplice passé et à venir des populations biafraises. (...) À ces ignominieuses conduites, aucune justification, sinon des pétitions de principe éculées, et qui ne camouflent même pas la participation de ces monstres froids à quelque chose qui n'a pas de nom, et en vertu de quoi on a déjà transformé les Juifs en savons et les Noirs soudanais en gibier, tué lentement les Indiens d'Amérique du Sud, frappé les Kurdes d'Irak ou les communistes indonésiens; au nom de quoi on élimine les Vietnamiens avec leur faune et leur flore; au nom de quoi on a déporté en Union soviétique des millions de citoyens et envoyé les tanks en Tchécoslovaquie ! L'événement biafrais mobilise tout cela et marque le début d'une époque décidément nouvelle, où n'importe quelle nation constituée pourra, devant n'importe quelle autre ou toutes les autres, se vanter de faire n'importe quoi au nom de quel principe[1] ? »

On peut s'étonner devant tant de signatures « raisonnables » au bas d'un texte aussi dépourvu de nuances. Il n'est pas invraisemblable que Bernard Kouchner en soit l'auteur, si on le rapproche des propos que tient celui-ci dans *Le Nouvel Observateur* du 19 janvier suivant : « Comment peut-on être de gauche et laisser massacrer deux millions d'individus ? Le massacre des Biafrais est le plus grand massacre de l'histoire moderne après celui des Juifs, ne l'oublions pas. Est-ce que cela veut dire que le massacre de millions d'hommes n'a pas de dimension politique ? (...) La gauche, s'il en existe une, a fermé les yeux, comme elle aurait sans doute fermé les yeux sur le sort des Kurdes, des Soudanais ou des Indiens du Matto-Grosso. Sa préoccupation est simple : les gens qui meurent sont-ils de gauche[2] ? »

1. « Des personnalités de gauche dénoncent un "gangstérisme aux dimensions de la planète" », *Le Monde*, 13 janvier 1970.
2. « Un médecin accuse », 19 janvier 1970.

Dans le même entretien recueilli par l'hebdomadaire de Jean Daniel, il poursuit : « On a beaucoup promis aux Biafrais, mais si on les a parfois fait mourir moins maigres, on ne les a jamais aidés vraiment. Il fallait des avions ! Il aurait fallu aider un peuple au combat, un peuple à dépasser le nationalisme dans la guerre, puisqu'on ne l'aidait pas à faire la paix. (...) Le Biafra n'a pas choisi ses alliés. Est-ce sa faute si les seules mains qui lui ont été tendues étaient celles de Salazar (*le dictateur portugais, n.d.a.)* et celles d'une France ambiguë ? Est-ce que cela veut dire que le critère de la guerre populaire est abandonné par la gauche ? »

Cette radicalité coïncide avec la reddition des sécessionnistes biafrais en ce mois de janvier 1970. Bernard Kouchner et ses camarades ne dévient pas, leurs convictions demeurent intactes : un malheureux peuple forgeait son unité dans l'un des conflits les plus meurtriers de l'après-décolonisation. Quitte à écarter de la réalité sensible d'autres plus « maudits » encore, car les Ibos ne sont pas les seules victimes du blocus nigérian. Dans le réduit biafrais, minoritaires parmi les minoritaires ibos, il y a aussi les « petits peuples » efiks, ijaws et ibibios. Ceux-là acceptent mal l'autorité de l'état-major ibo. Dans cette peau de chagrin, rétrécie à chacune des offensives fédérales, ces minorités s'opposent ouvertement au jusqu'au-boutisme du général Ojukwu. Elles sont partisanes d'un accord négocié avec l'adversaire de Lagos, le général Gowon, chrétien lui aussi, mais du Nord-Nigeria...

Entre décembre 1968 et la reddition de 1970, les prises de position favorables aux Ibos se démarquent peu d'une rhétorique des plus inquiétantes. Dans *L'Express* du 7 octobre 1968, un rédacteur écrit : « Les Haoussas appartiennent à l'islam, les astucieux Ibos sont surtout christianisés. La population du Biafra n'aurait-elle pas eu le droit à plus de soutien et de charité de la part des communautés chrétiennes ? (...) Le Biafra, le peuple le plus évolué peut-être de l'Afrique, le pays le plus structuré de l'Afrique noire, le seul peut-être digne d'être une nation, est menacé d'extinction.» On lit ceci dans l'hebdomadaire chrétien *Renouveau* du 13 janvier : «Les Biafrais ? Une race supérieurement intelligente et cultivée.» Chasser le naturel... Les Ibos chrétiens, les victimes, assimilent avec aisance les évolutions de la modernité technique tout en conservant intacte leur identité traditionnelle, tandis qu'au nord les musulmans haoussas, décalés du temps historique, rapinent, exterminent un petit peuple vaillant et travailleur.

Les engagements politico-médicaux de Bernard Kouchner laissent les gauchistes parisiens de marbre. Pour ces derniers, pour les compagnons des groupuscules extraparlementaires issus du «joli mois de mai», ceux des joutes communistes oppositionnelles de naguère, les médecins de l'urgence se trompent : ils cautérisent une jambe de bois. La gauche démocratique elle-même ne prendra jamais parti pour la cause biafraise, comprise comme un épisode tragique de l'accaparement pétrolier. «L'ancien contestataire communiste devine qu'on le perçoit comme un larmoyant scout de droite, comme un mouton bêlant du troupeau humaniste. (...) Au zinc du Champo, Kouchner ne surmonte pas une impression mêlée d'errance, de colère et de dérision. Il a entamé une course aux copains, jeté les fondations d'un Comité international contre le génocide au Biafra, prononcé maintes causeries, loué la salle de la Mutualité. Bilan : l'indifférence, voire la condescendance[1].»

Sans attenter à la mémoire des centaines de milliers de victimes de cette sécession avortée, on sait, aujourd'hui, que l'invocation génocidaire était un mensonge, doublé d'une manipulation médiatique fabriquée par une officine spécialisée.

Recourons aux images du film de Joël Calmettes quand il donne la parole à Paddy Davies, secrétaire d'État à la Propagande de la dissidence biafraise. Celui-ci développe

---

1. Hamon et Rotman, *Génération*, Seuil, 1987-1988, tome 2.

tranquillement comment l'état-major a inventé le «génocide» de son propre peuple par le biais de son organe d'information, *Radio Biafra*, puis *La Voix du Biafra* : «La radio était le lien. Elle disait que si les Nigérians l'emportaient, l'ensemble du Nigeria deviendrait musulman. Si le Biafra ne parvenait pas à se sauver lui-même, les Biafrais seraient massacrés, islamisés.» Certes, les velléités nordistes d'islamisation du Sud chrétien étaient dénoncées et reprises par les églises romaines, aussi bien aux États-Unis, en France, au Portugal et en Espagne que dans les grandes nations catholiques anglophones telle l'Irlande. «Mais les églises ne pouvaient nous livrer des armes... Or, le Biafra avait besoin de matériels considérables pour contrecarrer au moins les offensives nigérianes. C'est alors que nous avons dégagé le concept de "génocide" dans le but de sensibiliser et d'ébranler la conscience internationale[1]».

Philippe Decraene, l'envoyé du *Monde* au Biafra, n'est pas dupe : «Les journalistes étrangers sont pris en charge par l'*Overseas Press-Service* – OPS –, qui s'occupe de leur hébergement, de leur entretien, de leur transport et... de leurs informations. Les conditions à l'intérieur du réduit sont telles qu'il faut en passer par les exigences de cet organisme qui, moyennant une somme forfaitaire quotidienne de 35 dollars, s'efforce de faciliter aux correspondants de presse l'exercice de leur profession, tout en orientant évidemment leurs recherches[2]...»

Trente-cinq ans plus tard, Paddy Davies, le concepteur de la propagande de *La Voix du Biafra*, est plus brutal : «Nous avons loué les services d'une agence de communication, Mark-Presley, basée à Genève. Elle était payée par la France. Nous lui transmettions les dernières nouvelles du Biafra par l'intermédiaire des pilotes des avions qui faisaient la navette entre Libreville et le Biafra. Ou par des

1. «Conversation à propos du Biafra», déjà cité.
2. *Le Monde*, 8 mai 1969.

"agents francophones" qui dissimulaient ces données dans leurs bagages. D'Europe, enfin, Mark-Presley affrétait des charters pour convoyer les journalistes au Biafra. Ainsi les journalistes ont été encouragés à voyager en brousse pour voir mourir nos enfants, victimes aux ventres gonflés. Cette propagande sur le génocide a marché. L'aide est arrivée. Elle a contribué à soutenir notre effort de guerre[1]. »

L'écho médiatique sera énorme. Lors d'une émission d'Alain Walter sur France-Culture[2], le documentariste Joël Calmettes remarque que cette gigantesque opération de propagande bénéficia de la mise sur le marché d'une caméra de reportage miniaturisée qui permettait de transmettre beaucoup plus vite les images aux rédactions émettrices. Au début de la décennie 70, les effets du média télévisé explosent; la quasi-totalité des foyers européens sont équipés de téléviseurs. Les « spécialistes » en communication d'OPS et leurs bailleurs de fonds ont le nez creux : ils ont déjà compris les répercussions provoquées par cette famine auprès des opinions publiques. Ce qui signifie que, à l'instant même où s'apprête à naître le concept de « l'humanitaire d'urgence », il est déjà cannibalisé par les politiques. Joël Calmettes : « Associé au Biafra, le mot "génocide" a été une commande des services secrets français. Ils ont demandé à leurs amis journalistes parisiens de rapporter le mot dans leurs reportages. Ensuite, l'information a été reprise dans le monde entier. Les Français reçoivent cette violence inédite par la télévision. Chaque soir, à l'écran, on voit l'ami de Foccard, Jean-François Chauvel, du *Figaro,* en compagnie d'Ojukwu, occupé à lire des cartes d'état-major quelque part dans le réduit biafrais[3]. » Le terme de « génocide », distillé par l'équipe Foccard, est répercuté à l'envi. Au nom des intérêts supérieurs de la

1. « Conversations à propos du Biafra », déjà cité.
2. « Trente ans après, que reste-t-il du Biafra ? », France-Culture, 22 mai 2003.
3. *Ibid.*

France, de la défense des chrétiens ibos assaillis par les communistes anglophones du Nord-Nigeria...

Le 10 janvier 1970, le réduit biafrais n'existe plus.

Dopée après la prise de la ville d'Umuhaia, la poussée massive des Nigérians leur permet d'investir Uli, le dernier des bastions biafrais, désormais ramené à 5000 km^2, la superficie d'un département français. Les éléments biafrais se dispersent dans la brousse, des dizaines de milliers de réfugiés refluent vers le centre de la province vaincue. Le CICR rappelle ses équipes encore engagées sur le terrain. Celle d'Awo-Omama doit embarquer à bord du dernier avion avec les enfants en détresse. Mais des soldats biafrais fugitifs prennent leur place, par la force, dans l'appareil. Les abandonner, c'est les livrer à une mort certaine. Les volontaires de la Croix-Rouge refusent de monter à bord. Sept restent à terre : Max Récamier, 41 ans, Vladan Radoman, 31 ans, Bernard Lhullier, 40 ans, Schitly, 30 ans, Dantillo, 35 ans, Benoît, 30 ans, et Samuel Andress, 29 ans.

« Quand les Nigérians se sont rapprochés d'Awo-Omama, se souvient Max Récamier, nous avons évacué les filles, les infirmières et les femmes médecins, nous étions deux poignées, un administratif devenu infirmier, trois médecins à l'hôpital des enfants, trois à l'hôpital chirurgical. Nous avons tenté de soigner jusqu'au bout. À un moment, je me souviens, le réduit a été emporté par une panique folle. Nous avons expédié nos trois copains médecins au sud avec deux cents gamins de l'orphelinat, dans l'espoir qu'ils atteignent les équipes médicales côté nigérian. Ils ont été stoppés vers Port-Harcourt. Je suis resté avec mes deux cents gosses à Awo-Omama, qui n'était pas très loin de l'aéroport. J'ai tenté de les placer dans les derniers avions en partance, mais nous avons été submergés par la foule, les notables biafrais notamment, Ojukwu et sa famille... Ils prirent les avions d'assaut, éjectant, arme au poing, ceux qui tentaient de grimper malgré tout. C'est alors que le dernier appareil se posa. J'étais sur la piste avec mes trois camions d'enfants. Les Nigérians étaient visibles déjà, au bout de l'aéroport. Le pilote français était aux commandes, à l'autre bout... J'ai tenté de faire grimper les gosses, mais la foule déferlait, les soldats biafrais s'accrochaient aux roues, aux portes. Alors le pilote a pris peur, il a mis pleins gaz et l'avion a démarré, toutes portes grandes ouvertes. C'était le dernier zingue... Je suis resté aux abords de la piste les nuits suivantes, espérant vainement l'arrivée d'autres appareils, d'autant qu'à Paris Kouchner et le reste de l'équipe étaient prévenus, ils savaient que nous étions coincés. Alors j'ai confié les enfants à une communauté de religieuses aidées de quelques médecins biafrais. Quant à nous, médecins de la Croix-Rouge, nous nous sommes regroupés dans un monastère de frères irlandais. Les Nigérians sont arrivés le surlendemain. Nous nous demandions, non sans angoisse, comment nous serions traités. Pas trop mal, finalement. Nous n'avons pas été molestés, mais mis aux arrêts. Le lendemain, nous avons été emmenés à Enugu, l'ex-capitale du malheureux Biafra, puis transférés à Lagos afin d'être déférés à la justice. Grâce au chef d'escale de Lagos, nous avons réussi à monter, clandestins, dans le vol d'Air-France. »

Que reste-t-il du Biafra aujourd'hui ? Le temps a passé dans les vertes collines de l'ex-République biafraise. Les paysages ont absorbé les vestiges d'une guerre sanglante. Le Nigeria est désormais une fédération de trente-six États. Quatre d'entre eux, hier sécessionnistes, se sont relevés des cendres de l'ancien Biafra, redevenu la plus riche province du pays, pourvoyeuse de pétrole et de gaz. Les Ibos restent marginalisés par le pouvoir central, et les « majors » pétrolières détruisent sans vergogne peuples et côtes de ce pays de cocagne. Après quelques années d'exil en Côte-d'Ivoire, le général Emeka Odumengwu Ojukwu deviendra sénateur de la province sud du Nigeria, l'ex-Biafra. En avril 2003, il sera même l'un des quatre généraux candidats à la présidence de la fédération ! Ironie de l'histoire : deux autres des candidats, donnés comme les favoris du scrutin, Olusegun Obasanjo et Mohammadu Buhari, étaient les généraux loyalistes qui écrasèrent le mouvement sécessionniste dont Ojukwu fut l'initiateur voici trente-cinq ans.

Que reste-t-il de l'idée biafraise dans l'histoire contemporaine ? Un épisode d'un radicalisme effrayant, qui trouva le soutien sans faille et sans principe de la démocratie française, mais encore l'épouvantable « spectacle » d'une imagerie victimaire relayée par les humanitaires à l'initiative des services spéciaux français ! Des images aux effets amplifiés, mises en œuvre pour servir les intérêts d'une guerre dévastatrice. On estime de deux cent mille à huit cent mille les victimes biafraises du conflit « enfermé » qui suivit : le blocus conjoint et organisé par des bureaucraties biafraises et nigérianes.

Rony Brauman écrira dans *Études* : « Loin de tirer, même à distance, des leçons de cet épisode complexe, on continue de le présenter sous une forme totalement arrangée. On en fait de l'histoire sainte au lieu d'en faire simplement de l'Histoire. On voit que la rupture du pacte de neutralité, dans lequel le mouvement humanitaire était enfermé, a été consommée là. On ne saurait le déplorer, mais c'est sur une erreur que cette neutralité a été remise en question. Si l'on croit à l'efficacité de la parole, on doit croire aussi bien à son efficacité négative qu'à son efficacité positive. Si la parole peut faire du bien, elle peut aussi faire du mal. Ce n'est pas une découverte révolutionnaire, mais un constat d'une grande banalité. Et pourtant, il n'est toujours pas fait[1]. »

---

1. Mai 2000.

Entrisme à la Croix-Rouge

6

J'ai rencontré le docteur Jacques Bérès à Paris le 25 avril 2003. Il rentrait tout juste de Bagdad. Dix jours auparavant, alors que la ville s'ouvrait sans trop résister aux forces américaines de l'opération « Choc et Effroi », le docteur Bérès faisait la « une » des radios et des télévisions, qui le désignaient comme le seul chirurgien français au travail dans la capitale irakienne. « Vous exercez dans d'effroyables conditions », disaient les journalistes. La voix lasse, distante, un rien hautaine – l'effet du téléphone cellulaire sans doute –, répliquait : « Depuis vingt jours, les Américains parlent de "frappes chirurgicales". Bien sûr. Mais dessous, il y a des morts et des blessés. Une victime par minute. On est débordé, ça crie, ça pleure, ça saigne[1]. » Le speaker : « Pouvez-vous nous relater ce que nous n'imaginons même pas ? » Jacques Bérès, effacé, répondait : « Vous savez, en salle d'op, on est du mauvais côté de la lorgnette... On nous amène un blessé, on le déshabille vite. Il perd alors son identité à mesure que ses vêtements tombent. On maquille

1. France-Inter, 15 avril 2003.

son corps, on badigeonne sa peau, on lui ôte la parole en l'anesthésiant. On le couvre de champs opératoires, on ne distingue bientôt qu'un petit segment palpitant. Puis on ouvre, on est à l'intérieur de lui, de son corps. Voilà la vision du chirurgien. Ce n'est donc pas du journalisme, je ne suis pas un bon témoin. »

La soixantaine belle, le cheveu poivre et sel, court, Jacques Bérès est un « pro » de la chirurgie orthopédique et réparatrice. Disciple du professeur Vilain, dont il deviendra l'un des chefs de clinique. Trente ans plus tard, il exerce en cabinet privé : « Deux centimètres de graisse en surplus au ventre, cinq millimètres de rides au-dessus d'une lèvre, trois centimètres de tour de poitrine en moins… Ça gagne bien. Mais ça va un moment : c'est la chirurgie que j'aime. Là où on est efficace. »

Nous prenons le thé dans le salon cossu, au troisième étage d'un immeuble haussmannien, rue Soufflot. Moquette épaisse, canapé en cuir où somnole un chat gris tigré. Toiles abstraites, statuettes de pierre et de terre cuite sur des étagères à crémaillères. L'intérieur d'un homme de goût. Par une fenêtre, le dôme du Panthéon, à portée de main.

Le visage est avenant, l'allure un rien virile (pantalon de cuir noir, polo gris, sportswear soigné et un peu flou).

« Quand l'intervention en Irak m'est apparue probable, je me suis dit : il faut absolument que j'y sois. Dans tous les cas de figure, à pied, à cheval, en voiture, sur une jambe… » Le ton du baroudeur. Le regard est celui du joueur de poker habitué à déceler le bluff dans les yeux de ses partenaires. « J'ai fait le tour des ONG parisiennes en vieux mercenaire de l'humanitaire. Fin de non-recevoir à Médecins du Monde, à Médecins sans frontières. Ils devaient penser : "Tiens, papy a le goût de l'aventure." Je suis finalement parti sous le couvert de l'Aide médicale d'intervention, l'AMI. »

À écouter Jacques Bérès, tout va de soi. « Les frontières ? Connais pas. Quand j'ai décidé de passer, je fonce. Comme j'étais seul à Amman, j'ai pu me faufiler entre les poutres.» Il est à Bagdad deux jours avant les premières frappes américaines – «tension dans la ville, mais pas d'hystérie, aucune panique». À Paris, l'AMI lui avait recommandé de prendre contact avec le Croissant-Rouge irakien : «Que m'auraient-ils demandé? Le projet de mon organisation? Je ne pouvais décemment pas leur répondre : "Mon organisation n'a pas de projet." Je les ai donc évités comme la peste. "On verra bien, me disais-je, si je vais en taule je jouerai au con." Je maîtrise bien le rôle.» Alors il frappe à la porte de l'Association irakienne pour la paix, l'amitié et la solidarité, en charge depuis peu des fameux «boucliers humains» étrangers qui se livrent, non sans naïveté, à l'organisation baasiste. «Par chance, le chef des chefs était dans son bureau, je lui ai expliqué que j'étais chirurgien, mais pas "bouclier humain". Il ne comprenait rien. Je devais lui paraître tellement décalé qu'il s'est mis à rédiger une bafouille. C'est toujours bon à prendre, une lettre manuscrite en arabe... Puis le chef des chefs m'a offert son chauffeur, sa limousine, en me priant d'aller voir le docteur Alabachir de la part du général-commandant. Le lendemain, j'étais en salle d'opération dans un petit hôpital spécialisé dans la chirurgie traumatique et plastique...»

Washington déclenche les frappes sur Bagdad. «Il n'y avait pas grand-chose à faire, au début. J'ai pensé : "T'as déconné, Jack. Rien d'intéressant ici, aucun rapport avec la guerre." Mais, très vite, les blessés affluaient, les trois grands hôpitaux de Bagdad ont été débordés. Cent cinquante personnes par jour, de quoi m'occuper. Pendant trois jours, je n'ai pas eu à me plaindre. Puis les Américains ont passé les portes de Bagdad. Alors je me suis dit : ça va se calmer. Aucunement. Ils avaient la gâchette facile, ça tirait pas mal encore. Des blessés : cent quatre-vingts le premier jour de l'entrée américaine, j'étais plus qu'en plein boulot, d'autant que les établissements fermaient, faute de personnel, ou bien ils étaient pillés.»

Heureux concours de circonstances, l'hôpital où Bérès opère à tour de bras sera l'un des rares qui n'ait pas été menacé de pillage : « Le premier matin, John Lee Anderson, du *New Yorker*, était venu se faire soigner chez moi. Un bobo. Je lui dis : "Rends-toi utile : prends ta carte de presse dans une main, ta carte plastifiée de citoyen américain dans l'autre, et branche un officier de chez toi : mets-le devant nos portes, qu'il protège le bâtiment." John l'a fait. Nous avons quarante mecs pour garder notre hôpital de rien du tout, pas une seule petite cuillère n'a disparu. Du coup on a fonctionné vingt-quatre heures sur vingt-quatre. »

Depuis plus de trois décennies, Jacques Bérès court les missions humanitaires aux quatre coins du monde. Deux mois d'urgence par an en moyenne. « C'est déjà beaucoup quand on est responsable d'un cabinet médical. » Sa dernière mission, quelques semaines avant Bagdad, c'était en Côte-d'Ivoire pour Médecins du Monde : « Une centaine d'opérations en trois semaines, dont quinze blessés. Non, pas victimes de guerre, mais de combats à la con : des règlements de comptes, des mecs qui se tirent dans le dos, les jambes, du même camp parfois. Des interventions qui me gonflent… » Pourquoi cet engagement suivi ? « Je me sens utile, je suis chirurgien » (un temps de silence), « mais dans tous les cas, la guerre me révulse. » Avant de lâcher : « Je vais partout où on me fournit des blessés en abondance, régulièrement. Comme si j'avais un contrat avec les mecs qui balancent les bombes. Ils cliquent, et moi je récupère les morceaux. »

Jacques Bérès lui aussi est un ancien du Biafra, enfin presque : il est volontaire de la Croix-Rouge en janvier 1969, mais la mission où il est incorporé s'interrompt quelques semaines plus tard à Libreville, l'accès au Biafra étant interdit. « J'aurais pu partir avant, remarquez, si la même année je n'avais pas été coincé à Saigon, puis à Prague… »

Jacques Bérès, collectionneur de révolutions. Appartenant à la génération de Bernard Kouchner, le khâgneux du lycée Louis-le-Grand fréquente le groupe «Socialisme ou Barbarie» en dilettante.

SOB est un foyer des conceptions marxiennes libertaires, luxembourgistes et conseillistes. Bérès : «Contrairement aux tenants du marxisme ossifié, les gens de SOB ont été les premiers à avancer l'idée que le soviétisme s'effondrerait de l'intérieur. C'était utopie de chez utopie de soutenir pareille idée à l'époque. Prévalait alors l'idée générale de "guerre froide" : seule l'intervention, la confrontation frontale entre Est et Ouest capitaliste, mettrait fin au régime bureaucratique. Malgré les goulags, les polices politiques, les procès et les purges sanglantes, les groupuscules gauchistes ne distinguaient aucune lueur de l'intérieur même du socialisme bureaucratisé. Pour SOB, le régime allait tenir encore, mais le système serait inévitablement balayé par sa désintégration. C'était pas mal d'écrire ça vingt-cinq ans avant la chute du mur de Berlin…»

La guerre d'Algérie? «J'ai eu du bol, j'étais sursitaire. Alors, comme tout le monde, j'ai fait un peu d'aide au FLN. Pas grand-chose.» En février 1968, Jacques Bérès, médecin coopérant à Saigon, assiste aux combats de l'offensive du Têt. L'hôpital Grall, où il sert comme chirurgien adjoint, est en centre-ville, tout proche de l'ambassade américaine, prise d'assaut par les commandos vietcongs du général Giap.

Cette opération militaire de grande envergure du Front national de libération (FNL) ne l'emportera pas. Mais l'effet psychologique sera décisif pour la suite du conflit. Conjointement au soulèvement mondial de la jeunesse, le Têt demeure la seconde date symbolique de l'année 68. L'offensive communiste décidée par les généraux du Nord démontrait qu'un peuple armé contre la puissance matérielle et la logique économique dominante de l'impérialisme américain pouvait les faire vaciller. Comme naguère la France en Indochine et en Algérie, la partie était perdue pour l'Amérique. L'offensive du Têt électrise les «anti-guerre» américains. Alors grande figure de l'intelligentsia pacifiste, Norman Podhoretz écrira : «Pour que cette guerre fût gagnée, il fallait qu'elle eût une justification morale, et l'échec dans ce domaine a condamné l'entreprise tout entière.» En mai 1968, des pourparlers américano-vietnamiens s'engagent à Paris. Aveuglé par l'aventurisme de son secrétaire d'État, Robert McNamara, le président Lyndon Johnson annonce d'ores et déjà qu'il ne briguera pas de second mandat. Nixon, son successeur, décide de suspendre les bombardements sur le Nord-Vietnam le 31 octobre. Un an plus tard, les États-Unis engagent leur retrait : vingt-cinq mille soldats américains du Sud-Vietnam rentrent au pays.

Les images de l'offensive du Têt ne quitteront plus Jacques Bérès : «Les Marines sont retranchés dans les deux derniers étages de l'ambassade américaine, les Vietnamiens occupent ceux du bas. Ça canardait de tous les côtés, le quartier flambait, bombardé au mortier, incendié.» Alors, le coopérant français passe dans les rangs des vietcongs pour soigner leurs blessés, «par sympathie pour leur combat patriotique, bien sûr». «Je suis resté quatre ou cinq jours en leur compagnie. À force de se faire bombarder la gueule, on était devenus copains, ça crée des liens. Quand ils ont reçu de leur commissaire politique l'ordre de décrocher, je leur ai dit : "Je pars avec vous." Ils étaient éberlués : "C'est impossible, tu es trop gros." Tout d'abord, je n'ai pas compris. Mais, quand je les ai vus battre en retraite, se faufiler dans des bouches d'égout hautes comme ça, j'ai réalisé… Pourtant, j'étais mince à l'époque, mais mince selon le critère occidental. Ce fut une grande vexation…»

Arrêté par les forces «fantoches» du Sud-Vietnam, Bérès est livré aux autorités françaises qui le mettent un mois aux fers, puis il est expulsé vers Paris, où il atterrit le 7 mai 1968… «Les copains m'attendaient à Orly. "On va te montrer des trucs marrants. Tu ne seras pas dépaysé après

Saigon." L'après-midi, j'étais sur les barricades du Quartier latin.» Quelques semaines d'activisme entre fac de médecine, local de l'UNEF et coordination des comités de lutte, rue du Serpent. Deux mois s'écoulent. Certes, les gaullistes ont repris la main, mais l'agitation ouvrière et étudiante demeure; la mobilisation des esprits ne décline pas, malgré la soumission de la CGT, qui préconise la reprise du travail.

Le 20 août, en fin d'après-midi, Bérès monte le son de la radio : les chars soviétiques entrent à Prague. En moins de deux heures, il réunit quelques amis, et l'équipage prend place à bord de trois voitures. Le convoi passe la frontière par l'Autriche et arrive en Tchécoslovaquie le lendemain même de l'invasion des forces du pacte de Varsovie. C'en est fini du «Printemps de Prague».

Le 5 janvier précédent, que les observateurs perçoivent comme une révolution de palais, Antonin Novotny, l'inamovible premier secrétaire du parti communiste, a laissé la place au Slovaque Alexandre Dubcek, un bureaucrate inconnu. Le mouvement est salué par la ferveur populaire. Les opposants, universitaires, journalistes ou étudiants, débordent les structures d'un régime usé qui passe pour le valet de Moscou. Le «socialisme à visage humain», la formule mille fois répétée par Dubcek, porte l'action du «Printemps de Prague». Des centaines de milliers de citoyens se rassemblent dans les rues des villes et brisent la torpeur mortifère. Il s'agit de sauver la Tchécoslovaquie, mais aussi de redonner au socialisme sa vocation progressiste. Retrouver l'authenticité enfin, l'idéal naïf des Tchécoslovaques, réunis autour d'un Comité central communiste régénéré. La direction tente de raisonner, de faire fléchir le Kremlin pour qu'il laisse l'expérience s'accomplir. Le monstre surgelé est autiste, la bureaucratie gouverne l'empire prisonnier d'un rideau de fer indestructible. Le 3 août, la conférence de Bratislava rassemble les dirigeants du pacte de Varsovie. Ils feignent le compromis et «autorisent» la poursuite du processus sous conditions. Las, le 20 mai, des centaines d'avions des «pays frères» atterrissent sur les aéroports tchécoslovaques, et près de sept mille chars soviétiques passent les postes-frontières.

«Le peuple de Prague était dans les rues du centre-ville, toutes les classes de la société, tous les âges, jusqu'aux grands-mères en pleurs qui tendaient le poing aux soldats soviétiques stupéfaits. Ah ça ! Je suis heureux de l'avoir vu, c'était vraiment incroyable, fort, émouvant. Pour emmerder les Russes, nous avions garé nos voitures "stickées" de drapeaux français sur le pont de Prague encombré de chars, mais au lieu de dégommer nos bagnoles dans le fleuve, comme on aurait pu s'y attendre, les blindés se livraient à des manœuvres insensées pour les contourner sans les égratigner… Les Russes éprouvaient un incommensurable respect à l'égard des automobiles occidentales ! Ils se donnaient un mal ! »

Finalement, les jeunes Français sont expulsés, comme tous les Occidentaux. «Alors, à bord de nos voitures impeccables, nous avons pris la route du retour. On remontait des cohues de chars, on en a doublé des kilomètres et des kilomètres jusqu'à la frontière allemande, c'était sans fin, dingue, à tel point que je devenais littéralement parano : j'étais persuadé que la Troisième Guerre mondiale avait commencé. J'avais dans l'idée de foncer à mort jusqu'à Paris pour aller raconter ce que nous avions vu à la présidence de la République. Après, pensais-je, je filerais jusqu'à Brest, direction New York ! Avec mon Austin-Cooper, j'avais quelque avance sur les blindés soviétiques.»

Ainsi était le docteur Jacques Bérès, fils à papa en rupture, fervent aspirant du Grand Soir, tenant de la «chienlit», comme disait alors de Gaulle. Pour Bérès, 1968 demeure l'époque «où les mythes étaient debout. Fidel, le Che, l'oncle Ho, les guérillas dans plusieurs Vietnam, le cycle des révolutions, le pouvoir du peuple au bout du fusil». La médecine dans tout ça ? «Elle était au cœur de mes préoccupations : une médecine sociale, une lutte acharnée contre le mandarinat. »

Jacques Bérès ne traversera pas l'Atlantique. À la fin de cette année bénie, à la Mutualité, un soir, il fait la connaissance de Bernard Kouchner et de ses amis du Comité de lutte contre le génocide au Biafra. « Le Biafra m'embringua. Effectivement, c'était très prenant : une population soulevée, entière. La quasi-totalité des médecins ibos étaient restés au pays, d'autres étaient même revenus d'exil pour se mettre au service de leur nation. »

On sait ce qu'il adviendra du Biafra, mais, pour l'heure, des liens forts unissent les médecins volontaires d'Awo-Omama et de l'hôpital des enfants de Santana, animé par Grellety-Bosviel et Récamier. À l'invitation du professeur Jolis, le patron du service de réanimation de Beaujon, les « Biafrais » parisiens prennent l'habitude de se retrouver deux fois par mois à l'hôpital. Jolis, un homme ouvert, est en outre président de la Croix-Rouge pour le département des Hauts-de-Seine. Un prof de médecine qui ne cache pas son ambition d'accéder à la tête de la maison-mère, rue Quentin-Beauchard…

Bernard Kouchner fréquente lui aussi le groupe de Beaujon. Il confie : « Le professeur Jolis était un hospitalier accueillant. Il avait compris nos histoires du Biafra, il avait compris qu'une structure humanitaire efficace devait être composée de médecins. » Ils sont tous là : Duran, Lhuiller, Tarentola, Kosmokadis, Barbé, Radoman, Fyot, Aeberhard, plus Grellety-Bosviel et Récamier, les deux « vétérans » de la Croix-Rouge. Le demi-Biafrais Bérès est adopté à l'unanimité : « On fonctionnait, dit-il, comme une bande de copains, par téléphone : “Tu seras à la réunion, vendredi ?” Nous avions tant de choses à nous raconter, mais l'envie de nous retrouver surtout, de passer une soirée ensemble. Nous discutions médecine d'urgence, anesthésie, chirurgie de guerre ; l'un de nous, à tour de rôle, était chargé d'un exposé. Parfois, nous invitions des spécialistes confirmés, nos “cours de recyclage", disait Jolis. Puis nous allions dîner, car nous étions sponsorisés par les labos – ils avaient du fric à dépenser à l'époque –, c'était sympa. Ça dura comme ça une bonne année.» D'autres rejoindront les «Biafrais», tel Xavier Emmanuelli, anesthésiste à l'hôpital Henri-Mondor, convié par Kouchner. «Je l'avais connu à la fac, de loin, dit-il en 2003. Nous prenions un pot de temps en temps, nous échangions des idées. Il était communiste…»

En 2003, au siège du Samu social de Paris, qu'il dirige depuis sept ans, Xavier Emmanuelli, affable, m'accueille dans son bureau sans apparence de la porte Dorée : «J'ai entretenu des relations incestueuses avec le PCF dès l'âge de vingt ans, quand j'ai intégré la cellule de la fac. Le premier texte qu'on m'avait recommandé de lire, *La Maladie infantile du communisme,* traitait du gauchisme, comme vous le savez…» Se justifiant presque, il poursuit d'une voix lente et feutrée : «Le PC était alors empreint d'une image de progrès : l'Armée rouge, les combats clandestins, la Résistance, le soutien aux mouvements de libération nationale, la grande idée des "non-alignés", le concept progressiste de tiers-monde, le projet d'une société-monde fraternelle, libérée. La vie intellectuelle parisienne tournait autour de ce soleil central : le PCF. Dans son sillage, une myriade de planètes plus ou moins lointaines. À l'UEC, Kouchner hésitait entre gauchisme et stalinisme, moi je louchais vers les étudiants communistes, mais, je l'avoue, ils n'étaient pas très… conformes à la ligne.»

Est-ce pour cette raison que Xavier Emmanuelli ne fut jamais réellement intégré au groupe des «Biafrais»? Kouchner : «Nous avions vécu le Biafra, alors que Xavier faisait la marine marchande, ce n'était pas pareil du tout. Pas le même esprit…» Médecin à bord d'un cargo, Emmanuelli naviguait au large des côtes portugaises; il n'en connaîtra pas moins son baptême du feu : une explosion en salle des machines, lors de laquelle deux mécaniciens sont gravement brûlés. Il devra agir vite, à l'aide d'un équipement médical inapproprié, et improvisera une chaîne d'évacuation des blessés vers l'hôpital le plus proche, à terre. Naîtra de cette expérience l'idée de créer une équipe médicale d'intervention rapide, qu'il proposera à ses comparses, à l'hôpital Beaujon, un soir. « Un corps d'urgence en quelque sorte, doté d'un système de formation médicale associant les récents moyens de la vidéo. Je l'avais qualifié d'EMIR, Équipe médicale d'intervention rapide, sans savoir alors que le sigle existait déjà dans l'armée. » La proposition fait long feu. « Personne ne croyait à son truc, sauf lui et moi, par solidarité », confie Kouchner.

En revanche, le groupe Beaujon se fixe pour objectif de constituer le corps d'urgence de la Croix-Rouge. Pour se donner l'illusion d'exister, les « Biafrais » fondent le Gimcu, Groupe d'intervention médicale et chirurgicale d'urgence. Grâce aux bons offices du professeur Jolis, à l'entregent de Pascal Grellety-Bosviel et surtout de Max Récamier, ils se font fort d'imposer l'idée à la maison-mère, la Croix-Rouge. « Max faisait le lien, il était notre contact, se souvient Bernard Kouchner. Quand nous devions appeler la Croix-Rouge, j'en chargeais Max, car, rue Quentin-Beauchard, on se méfiait de moi : j'étais trop politique. Je tenais à l'amitié de Max, nous nous voyions souvent, je l'accompagnais même à la messe du dimanche. C'était un médecin chrétien radical, mais pas politique. » Récamier ne contredit en rien Bernard Kouchner : « La Croix-Rouge m'aimait bien, on me connaissait, j'étais, disons, plus "fréquentable" que Bernard. J'étais rassurant aux yeux des généraux retraités du conseil d'administration. Qui plus est, j'étais catholique, ce qui ne déplaisait pas. »

Les efforts des « Biafrais » portent leurs fruits.

En août 1970, un tremblement de terre à quatre cents mètres d'altitude au nord du Pérou provoque soixante-dix mille victimes. Le siège de la Croix-Rouge prévient le secrétariat de Jolis : l'organisation a besoin de ses médecins volontaires. Aussitôt, sept d'entre eux s'envolent pour

Lima. L'équipe atteint le théâtre du séisme six jours plus tard, mais, sur place, des médecins du monde entier travaillent depuis belle lurette... Jacques Fyot, l'un des «Parisiens», se souvient de leur irruption paradoxale sur les lieux de la catastrophe : «C'était assez étonnant. Nous n'avions absolument rien à faire, nous ne pouvions plus rien, les grands blessés étaient morts depuis longtemps; quant aux autres, leur état ne nécessitait pas de soins de première urgence.» Il se remémore ce débarquement par hélicoptère : «Nous étions occupés à monter notre tente, à déballer notre matériel, quand des hommes portant chapeaux et ponchos viennent à notre rencontre. L'un avait un transistor collé à l'oreille, et il nous lance, hilare : "L'équipe du Pérou a battu le Brésil! Nous sommes en demi-finale du Mondial!"... Alors, nous avons un peu vacciné, puis l'hélicoptère est revenu, et nous sommes partis.» Retour vers Paris.

1970. Avec la troisième guerre israélo-arabe de 1967, l'État hébreu a pris possession de la Cisjordanie, sur la rive occidentale du Jourdain. C'est une gifle pour Hussein, le souverain hachémite autoproclamé «protecteur des Palestiniens». La puissance des fedayins palestiniens ne cesse de s'étendre sur le royaume, au point d'apparaître comme un véritable état dans l'État. En 1970, le FPLP de Georges Habache détourne en vol plusieurs Boeing, qui atterrissent dans le désert jordanien. C'en est trop! Pressé par son état-major, le roi Hussein décide de mettre les Palestiniens au pas. Les combats de «Septembre noir» provoqueront la mort de trois mille personnes. Fidèles à la couronne, les Bédouins massacrent les Palestiniens; les blindés pénètrent même dans la capitale, Amman. Max Récamier, Bernard Lhuillier, Paul Sargos, Bernard Kouchner et le révérend-père Pousset, un infirmier arabophone, prennent aussitôt l'avion au titre du Gimcu, le club des copains de l'hôpital Beaujon. «Sur place, confie Kouchner, la situation est hyper-bordélique.» D'autres équipes médicales sont déjà à l'œuvre, et surtout l'équipe sanitaire de l'armée française, la fameuse EMIR. Un agent du CICR interpelle les Français : «Ici, vous ne servirez à rien, allez n'importe où, mais le plus profondément possible dans l'intérieur du pays.» Ils empruntent alors une jeep de la Croix-Rouge stationnée sur l'aéroport et foncent vers Zarka, puis Irbid, près de la frontière syrienne. «Irbid était encerclé par les troupes jordaniennes, dit Kouchner, nous avons fait ce que nous pouvions dans un dispensaire. C'était notre seconde vraie mission : une compétition avec nos copains du "Secours rouge" mao, déjà sur place, avec René Frydman notamment. Nous les avons battus haut la main.»

De retour à Paris, l'intuition des «Biafrais» prend forme : bientôt ils disposeront d'un corps de brigades humanitaires. «À la Croix-Rouge, rue Quentin-Beauchard, nous étions devenus les chouchous, dit Jacques Bérès, les dames patronnesses nous faisaient les yeux doux. Avec le colonel responsable, sourdingue comme un pot, nous avions le genre de conversations de Tintin et du professeur Tournesol.»

Le Gimcu étant une coquille vide, une simple équipe de toubibs intégrée à la Croix-Rouge, c'est le secrétariat de Jolis, délégué de la Croix-Rouge des Hauts-de-Seine, qui transmet les convocations de Quentin-Beauchard à la petite équipe autonome. Le ronron. Les caciques de la Croix-Rouge veillent sur «leurs» médecins du Gimcu comme de vieux busards sur un nid de coucous.

Jusqu'à ce mois d'août 1970… Un raz-de-marée déferle sur les plaines côtières du Pakistan oriental. On évoque des centaines de milliers de victimes. Quentin-Beauchard lance l'alerte à Jolis : «Préparez votre équipe!» Conforme à sa manière, Jacques Bérès ironise sur cet appel de la Croix-Rouge : «"Mes petits chéris du Biafra, vous qui êtes gentils, si courageux, vous allez partir mater les dégâts de la méchante vague : budget illimité!" En moins de douze heures, nous constituons une équipe de quinze personnes, toutes “biafraises”. On couvrait tous les champs de l’intervention : urgence, banque de sang, tout juste si nous n’avions pas les compétences d’un vétérinaire… Nous prévenons la Croix-Rouge : “Nous sommes prêts. Quand partons-nous ?” Réponse : “On ne sait pas encore, passez nous voir demain en fin de matinée, nous ferons le point.” » Douche froide. Les ganaches de la rue Quentin-Beauchard ne semblent plus convaincues du tout de l’opportunité de la mission : elles invoquent la situation politique désastreuse du Bangladesh, « beaucoup plus compliquée qu’on ne le pensait ». Comme souvent dans l’histoire, un événement considérable, inattendu, a surgi de la catastrophe : le parti indépendantiste emporte le pouvoir à la tête de cette province pakistanaise remuante. Les milliers de morts, les centaines de milliers de déshérités abandonnés à leur sort ont permis de cristalliser la détestation des masses à l’égard du pouvoir central pakistanais. Dans le contexte de tension entre Islamabad et sa lointaine province orientale, le désastre naturel s’est transformé en crise. Comme la répression s’abat sur les sécessionnistes, un gigantesque exode vers l’Inde commence. Dix millions de personnes franchissent les frontières, déstabilisant toute la grande région. À Dacca, les manifestations dégénèrent ; les corps massacrés de dizaines de journalistes et d’écrivains bengalis sont découverts dans un terrain vague, les rumeurs d’une intervention armée de l’Inde contre le Pakistan enflent. À la suite de l’exode massif des Bengalis fuyant la répression pakistanaise, les capacités d’accueil de l’Inde sont vite dépassées. « Une cruauté jamais vue sur notre continent, à l’égal du massacre des Juifs par Hitler », déclare Indira Gandhi, en décembre 1971. Elle lance l’armée indienne sur Dacca. La ligue Awami est installée au pouvoir de l’État sécessionniste, appelé désormais Bangladesh.

« Les gens de la Croix-Rouge frémissaient, se souvient Jacques Bérès. “Qu’à cela ne tienne, leur répliquions-nous, nous ferons d’une pierre deux coups : nous interviendrons auprès des survivants du raz-de-marée et, s’il le faut, au secours des victimes de la guerre." Ils refusèrent, prétextant les risques que nous allions courir. Alors nous leur avons proposé de signer toutes les décharges qu'ils voulaient, attestant que nous partions de notre plein gré, stipulant que nous ne réclamerions aucune pension pour nos veuves et nos orphelins en cas de malheur. Ils nous ont répondu, évasifs : "Nous verrons demain, peut-être" ».

Quelques jours plus tard, une guerre civile déchire le Bangladesh, ajoutant son lot de victimes aux milliers de cadavres charriés par les eaux. À Paris, les toubibs brûlent d'en découdre. Le feu passe au vert, mais il est beaucoup trop tard : « Un matin à huit heures, on sonne à ma porte, se souvient Jacques Bérès. Le facteur, essoufflé – j'habitais alors un septième étage sans ascenseur, tout en haut de Saint-Germain-des-Prés –, me tend un télégramme tamponné de partout : *Urgent – Confidentiel – Top secret.* Je l'ouvre : *Ordre* – je n'aime pas ce mot –, *ordre se présenter ce jour Croix-Rouge. 16 heures*. Rien d'inutile, ni bonjour ni merci. Je téléphone. Les copains avaient reçu un poulet identique, nous décidons de déférer à la convocation. Nous voilà rue Quentin-Beauchard. Les messieurs nous accueillent : "Bon, on va vous faire plaisir, on va vous laisser partir au Bangladesh." L'un de nous : "Pour quoi faire ? – Eh bien, maintenant que la situation revient à la normale, nous pensons que vous pouvez y aller, vous risquez moins." Nous nous sommes regardés, stupéfaits, une séquence du film avait échappé aux retraités. Dépenser du fric à faire les cons, projeter une mission touristique au Bangladesh ? Aberrant ! Nous n'avions rien à attendre de ces gens-là. »

Excès de naïveté ? L'organisation caritative, privée d'autonomie, est sous la coupe du président de la Ve République, « chef » de la Défense nationale et de la politique étrangère. En réalité, la sécession bengladeshi interdisait toute intervention française. Le Pakistan et l'Inde, par ailleurs leaders de la « troisième voie », celle des non-alignés, étaient hostiles à toute présence sanitaire, française comme étrangère.

Sur ces entrefaites, Max Récamier découvre un encart dans les pages du magazine médical *Tonus* : « Appel aux médecins français en vue de constituer un corps de volontaires de la médecine d'urgence. »

« Je ne lisais pas ce journal pour médecins généralistes, dit Bernard Kouchner, *Tonus* n'était pas un titre pour les hospitaliers comme moi. Mais, comme je n'ai jamais été sectaire, je me suis dit : "OK, pourquoi pas, allons les voir." »

« L'appel était flou, conclut Jacques Bérès, mais il recelait une certaine émotion. Alors, nous nous sommes dit : réunissons le noyau des "Biafrais". C'est ainsi que tout a commencé. »

Tonus invente MSF

7

S'il est un épisode mal connu de l'histoire de Médecins sans frontières, ou fabriqué, réinterprété, c'est bien celui qui préluda à sa fondation, le 22 décembre 1971.

D'après les journaux : de jeunes médecins courageux, «militants de gauche et d'extrême-gauche[1]» «s'étaient portés volontaires au Biafra au titre de la Croix-Rouge. Ils se retrouvent à Paris. Une idée prend corps : celle de constituer un groupe bénévole capable de fournir immédiatement à un gouvernement ou à une organisation internationale une équipe médicale d'intervention. Ce sera le Gimcu[2]»; «Révoltés par ce qu'ils ont vu et vécu pour le compte de la Croix-Rouge en 68, lors de la guerre du Biafra et des inondations au Pakistan oriental, ils créent Médecins sans frontières avec l'aide d'un magazine médical, *Tonus*[3].» Certains, plus succinctement, écrivent que MSF naquit «d'une rencontre fortuite entre des "anciens" du Biafra et

1. *Le Monde*, 18 octobre 1999.
2. *Sud-Ouest*, 7 janvier 1973.
3. *Le Parisien*, 16 octobre 1999.

d'autres volontaires mobilisés par ce journal professionnel après le raz-de-marée au Pakistan oriental en novembre 1970[1] ». Les anecdotes sont les combustibles du mythe : « C'est de l'aventure au Biafra qu'est née Médecins sans frontières[2]. » Mieux, le label Médecins sans frontières et sa charte seraient les œuvres du seul Bernard Kouchner : « Le déclic. Le nom de MSF, ça, c'est Bernard qui l'a trouvé, se souvient Patrick Aeberhard. Et le même Kouchner rédige la charte de ce qui allait devenir la première et la plus importante de toutes les associations de *french doctors*[3]. » Incidence compassionnelle : « Hanté par ce nouveau massacre des innocents (*les combats du Biafra, n.d.a.*) et l'interdiction de témoigner à visage découvert, Bernard Kouchner fonde MSF et affirme le droit de ne plus demeurer muet. Avant d'inventer le devoir d'ingérence[4]. »

En vérité, la question de la création de Médecins sans frontières a suscité maintes réécritures, maintes mises en œuvre par les « Biafrais » eux-mêmes, ou du moins les plus cyniques d'entre eux. Éliminant, sélectionnant les faits, ceux-là façonnèrent leur légitimité. Le Biafra, lieu de l'effarant, de l'horreur indépassable, allait donc devenir le socle, le théâtre de la genèse de MSF.

Il convient donc de remonter le temps, avant cette date du 22 décembre 1971, pour extraire le faux du vrai et rendre leur honneur à des acteurs oubliés par les légendes.

À soixante-seize ans, Raymond Borel partage son existence entre une charmante demeure normande et un appartement à Neuilly-sur-Seine. Il occupe ses loisirs à « peinturlurer », convenant tout de même qu'il jouit d'un honorable crédit dans le milieu des beaux-arts. Les murs de son bureau sont couverts de toiles de facture impressionniste, sa

1. *Le Monde*, 18 octobre 1999.
2. *L'Événement*, 10 décembre 1999.
3. *Libération*, 18 octobre 1999.
4. *La Vie*, 21 octobre 1999.

manière. Raymond Borel écrit aussi des romans. *La Révolte de Louisiane* a paru chez Stock, *La garde meurt à Stan Creek* fut best-seller en Allemagne et aux États-Unis. Ce paisible retraité vit désormais en marge des turbulences du monde. Qui imaginerait que ce père tranquille à la rondeur débonnaire, cet «oublié», fut l'un des hommes-clés de l'aventure MSF?

Sans bien savoir ce qu'il adviendra de sa vie, il est étudiant aux Beaux-Arts à la fin de la Seconde Guerre mondiale, quand le hasard le fait rencontrer le cinéaste brésilien Alberto Cavalcanti. Décorateur de Marcel L'Herbier pour *Feu Mathias Pascal*, en 1924, cet ami de Renoir a tourné, en 1945, *They Made Me a Fugitive* avec Trevor Howard, puis *The First Gentleman* avec Jean-Pierre Aumont. «Il me dit : "C'est au Brésil que tu dois exercer tes talents." Vous avez vingt ans, un gazier, vous trouvant sympathique, vous propose de le suivre au Brésil. On réfléchit.» Raymond Borel séjournera donc trois ans là-bas, où il travaillera au côté de son protecteur comme scénariste. Puis l'envie lui prend de se rapprocher des États-Unis. «La nationalité américaine était prisée, à l'époque. Je devins l'ami du grand cadreur mexicain, le génial Gabriel Figuerroa. Ça compte dans une vie, de rencontrer pareil homme.» C'est ainsi qu'il se retrouve à Hollywood, où il entreprend une vraie carrière de scénariste. Mais celle-ci s'interrompt brutalement : «J'étais tranquille à travailler un scénario pour John Wayne, un western, quand je reçois un type. Il me fait : "Êtes-vous Raymond C. Borel? Vous êtes déserteur, vous n'avez pas répondu à votre convocation de mobilisation." Un oubli… Par le hasard, moi qui avais été épargné jusqu'alors, je me trouve embarqué dans la guerre de Corée, dont je n'avais strictement rien à foutre. Grâce à John Wayne, mon ami, je suis affecté au service cinématographique de l'armée. Ce qui m'a permis de faire la guerre l'œil dans une caméra. Quoi de plus extraordinaire?»

La chance continue de lui sourire. Après l'armée,

Washington lui accorde une bourse lui assurant quatre ans d'études. Il profite de cette manne pour rentrer en France, et il s'inscrit à la Sorbonne parallèlement à l'École supérieure de journalisme, « un truc bidon à Saint-Germain-des-Prés ». Par hasard encore, grâce à un ami, l'écrivain Jean Charles, dont il est le « nègre », il apprend qu'une place de stagiaire est disponible à *Détective*. « Je me suis présenté. Chose curieuse, j'étais capable d'inventer des histoires à la vitesse grand V. Quelques mois plus tard, me voilà nommé rédacteur en chef de *Détective*. La meilleure école de journalisme. Et puis, Jean Cocteau était le fondateur de ce magazine. Les plus grands noms de la presse française en venaient. »

En 1963, Raymond Borel veille aux destinées de *Détective*, quand il est contacté par les « chasseurs de têtes » d'un groupe de communication anglo-saxon, *Paroles*. Il s'agit, sous les auspices du laboratoire américain Winthrop, de créer en France un support médical d'un nouveau genre. De plus, les recruteurs cherchent un professionnel maniant parfaitement la langue anglaise. Pouvaient-ils rater Raymond Borel, ce Franco-Américain qui a passé près de la moitié de son existence aux États-Unis et qui a « combattu » valeureusement en Corée ? Une plume de *Détective* pour lancer un journal médical ? « Oui, à première vue, c'est saugrenu, mais les Américains sont ainsi : ils ne font rien à la légère. L'intention de mes futurs employeurs était de créer un support de presse neuf, j'étais donc leur homme. »

Raymond Borel est alors âgé de trente-deux ans. « La réussite de *Tonus* est née d'une idée simple : en étudiant la presse médicale française, nous savions qu'à l'époque aucune des deux cents revues publiées n'abordait la médecine du point de vue social, sociétal. Il n'était pas besoin d'être grand clerc pour constater que les facultés lançaient dans la nature de jeunes médecins incapables de remplir un imprimé de la Sécurité sociale. Quel type de relations un médecin entretiendrait-il avec son patient ? L'ordre des médecins s'en moquait. Le généraliste était coupé d'une société en mutation. Nous parlions de ça dans *Tonus*. Pas un mot sur les laboratoires, y compris le noble Winthrop, jamais un papier en faveur des produits, mais des enquêtes, des analyses concernant le rôle, la fonction sociale des médecins, leur place dans la cité. Et, grande première à l'époque, une rubrique de petites annonces. En moins d'un an, mon journal était aussi connu qu'un loup en blouse blanche.»

Tonus sera donc le premier hebdomadaire médical entièrement conçu et rédigé par des plumes étrangères à la profession. Un journal de journalistes. Les Delaunes, Caradec, Sourdille, Bedel, puis, à partir de 1967, une étonnante recrue, Philippe Bernier.

29 octobre 1965. Chef de l'opposition marocaine au roi Hassan II, condamné à mort en terre chérifienne, Mehdi Ben Barka est enlevé à midi et demi, entre la brasserie Lipp et le drugstore du carrefour Saint-Germain. C'est une personnalité de la gauche marxiste internationale, mondialement connue. La disparition à jamais de ce révolutionnaire tiers-mondiste marquera d'une tache indélébile le septennat de Charles de Gaulle. Une affaire d'État. Le 14 janvier 1966, devant le magistrat instructeur, l'officier de police Souchon révèle qu'il avait informé ses supérieurs de sa propre participation à l'enlèvement du leader marocain. Boucheseiche, un truand mis en cause, avoue à son tour : le lendemain de l'enlèvement de Mehdi Ben Barka, le général Oufkir, le ministre marocain de l'Intérieur, et son adjoint, le lieutenant-colonel Dlimi, étaient chez lui, dans sa résidence de Fontenay-le-Comte. Le 5 novembre 1966, on arrête Antoine Lopez, chef d'escale d'Air-France à Orly. Le 17 novembre suivant, «l'informateur» Figon, qui ne cesse de monnayer des révélations à la presse, est retrouvé assassiné lors d'une intervention policière «confuse» dans un studio du 17e arrondissement de Paris, rue des Renaudes. Le 26 du même mois, le journaliste Philippe Bernier, avec lequel Ben Barka avait rendez-vous à la brasserie Lipp au jour dit et à l'heure même du rapt, est interpellé.

Un an plus tard, la cour d'assises de Paris condamnera le général Oufkir à perpétuité par contumace. Lopez et Souchon écoperont de huit et six ans de réclusion, six autres inculpés ne déféreront pas devant les juges. Quatre seront acquittés, parmi lesquels Philippe Bernier. Jusqu'à la fin de ses jours, ce journaliste qui ne fait aucun mystère de ses convictions tiers-mondistes aura beaucoup de mal à restaurer son image dans les cercles de gauche parisiens. L'honneur de ce *free lance*, de surcroît malheureux en affaires, est atteint définitivement.

Dans son livre[1], Bernard Violet dresse un portrait succinct. Bernier est un citoyen honorable. À quatorze ans, dans la région toulousaine insoumise, le jeune Philippe rejoint les éléments d'un maquis des Francs-Tireurs et Partisans du Lot. À la Libération, cet esprit délié, intelligent, anticonformiste, suivra des cours d'histoire de l'art à l'École du Louvre, puis sera employé comme rédacteur lors de la sixième session de l'assemblée générale de l'ONU, qui se tient à Paris. Anticolonialiste actif, on lui reproche des amitiés avec les militants nationalistes marocains en 1956, « ceux-là mêmes qui lui présentent un jour l'un des trois principaux dirigeants de l'Istiqlal, Mehdi Ben Barka. Le courant passe immédiatement entre les deux hommes[2] ». En avril 1962, fondateur du bulletin progressiste *L'Union africaine de presse*, Philippe Bernier est recruté comme chargé de mission d'Abderrahman Farès, président de l'exécutif provisoire algérien. Aux pires moments de la répression coloniale, Bernier, proche du FLN, a été condamné et détenu six mois à la prison de Fresnes. Plus tard, rédacteur de bulletins spécialisés à la brève existence, il s'essaie à la réalisation de documentaires destinés à la télévision française. En compagnie de Figon, en août 1965, ce nouveau métier lui permet de prendre langue avec le

1. *L'Affaire Ben Barka*, Fayard, 1991.
2. *Ibid.*

réalisateur Georges Franju. Bernier confie au cinéaste qu'il désire obtenir le concours « de certains leaders de pays en voie de développement, et que c'est la raison pour laquelle il a sollicité Ben Barka ». Le thème du film qu'il projette, *Basta*, traitera de la décolonisation. Mehdi Ben Barka en sera le « conseiller technique ».

On connaît la suite. Recherché et condamné à mort au Maroc en 1963, enlevé en plein Saint-Germain-des-Prés en 1965, Ben Barka ne réapparaîtra jamais. À Paris, où il n'y a jamais de fumée sans feu, Bernier vivra lesté d'une mauvaise réputation.

Raymond Borel se souvient de leur rencontre en 1967 : « Un beau jour, le médecin du centre hospitalier de la prison de Fresnes me rend visite au bureau, à Clichy. À l'entendre, ce Philippe Bernier, détenu en préventive, menait une rude grève de la faim en protestant de son innocence. “Ce type va mourir si on ne fait rien pour lui”, m'expliqua le gars de la pénitentiaire. J'ai réfléchi en journaliste : comment l'organisme du gréviste de la faim réagit-il ? quels sont les enchaînements des dérèglements organiques ? Il n'y avait rien d'autre à faire que d'interviewer ce Bernier qui ne s'alimentait plus depuis des mois, et qui tenait grâce à des injections en série. » C'est ainsi que Philippe Bernier écrira pour *Tonus* plusieurs articles où il relatera, semaine après semaine, l'état de fatigue empirant, son épuisement général, les signes de désagrégation clinique et psychique de son organisme. « Je me suis très vite rendu compte que j'avais affaire à un professionnel, poursuit Raymond Borel. Il écrivait remarquablement, avec rapidité, facilité. Quand il a été lavé de toute accusation, acquitté par la cour d'assises, je l'ai embauché, d'abord comme pigiste, puis bientôt salarié en pied. Il devint mon proche collaborateur. »

C'est ce Philippe Bernier qui publie dans les colonnes de *Tonus*, le 23 novembre 1971, le fameux appel aux médecins que Max Récamier rapporte à ses camarades du Gimcu. Le papier est titré : « Sommes-nous des mercenaires ? » Sur quatre colonnes l'encart est adorné de l'interview d'un médecin témoin du tremblement de terre de Skopje, Yougoslavie. Sous la plume de Bernier, le docteur Lévy évoque l'hôpital mobile américain bloqué à la frontière par les douaniers titistes : coupables d'ingérence, les véhicules lourds des médecins ne pénétreront pas sur le territoire de l'État socialiste, alors que «les gosses de Skopje crevaient dans la rue[1]». Le médecin décrit la pagaille absolue, les blocages administratifs, l'incohérence des décisions bureaucratiques, l'irresponsabilité des autorités. La Croix-Rouge elle-même est empêchée d'agir du fait de son identité diplomatique. «Quand on est sur le tas, explique le docteur Lévy, on mesure l'abîme qui sépare les administrations de la réalité tragique des événements. J'ai vu à quel point les services officiels peuvent être impuissants.» À la question de Bernier : «Le volontariat privé n'est-il pas le moyen idéal, en attendant que l'ONU constitue enfin cette "armée blanche" réclamée depuis dix ans, en vain?», le médecin français rétorque : «Si quelque chose se fait dans ce domaine, j'en serai, soyez sûr. Si on arrivait à mettre sur pied une "force de frappe" médicale solide, pouvant intervenir dans les douze ou vingt-quatre heures, avec des confrères capables de démarrer sans perdre de temps, des jeunes de préférence, alors on sauverait chaque année des milliers de vies humaines à travers le monde[2].»

Alors que les fantassins du Gimcu ruminent leurs désillusions derrière la façade de briques de l'hôpital Beaujon, enrageant après tant de tentatives d'incorporation au sein de la Croix-Rouge, à une portée de fusil, boulevard Victor-Hugo, à Clichy, l'idée d'un corps médical d'urgence éclôt grâce au désir d'un journaliste à la réputation équivoque... Il travaille dans les bureaux d'un hebdomadaire fondé par un ancien de *Détective*, financé et «sponsorisé» par un labora-

1. *Tonus*, 23 novembre 1970.
2. *Ibid.*

toire pharmaceutique américain, au quatorzième étage d'un immeuble récent, occupé par des banques, des compagnies d'assurances et une annexe du ministère de l'Intérieur… Raymond Borel : «Notre idée était simple : plutôt que d'échanger des balles de tennis, ou de faire bronzette sur les plages de l'Estérel, pourquoi de jeunes médecins ne consacreraient-ils pas un peu de leurs vacances à se rendre utiles ?» Bien sûr, mais comment mobiliser les volontés disponibles selon ce postulat rêvé ? Une organisation appropriée semble nécessaire, mais comment la constituer et avec quels moyens? Philippe Bernier a l'intuition géniale. Il rédige l'appel d'un trait : «Après tout, écrit-il, un journal comme *Tonus* peut bien tenter le coup. On verra bien ce que ses lecteurs ont dans le cœur. J'allais dire dans le ventre : les médecins français ne sont pas des mercenaires[1].»

Par un étonnant concours de circonstances, l'hebdomadaire est dans les kiosques au moment même où tombent les premières informations à propos des inondations du Bangladesh, actualisant tragiquement l'appel généreux de *Tonus*.

Le courrier afflue. Les réactions des lecteurs sont inespérées. Lettres d'approbation, propositions de volontariat, chèques de soutien. «Peu d'étudiants en médecine, se souvient Borel, notre hebdo ne les "touche" pas encore, peu de Parisiens : nos lecteurs, les praticiens, sont toujours en retard d'un ou deux numéros, mais un grand nombre de généralistes de banlieue et de province, des hospitaliers, des kinés même, des infirmières avaient lu l'article par-dessus l'épaule de leurs patrons, nos abonnés.» Au fil des semaines, la rédaction de *Tonus* publie d'autres articles mobilisateurs. Les premiers volontaires se présentent au siège, à Clichy. «Par cet engagement, certains cherchaient le moyen de se désintoxiquer de la médecine libérale, des corvées paperassières, des malades "à la manque". Des

1. *Ibid.*

toubibs souhaitaient retrouver au plus profond l'exercice d'une médecine totale. D'autres fuyaient une épouse jalouse, une maîtresse exigeante, ou cherchaient, dans l'enthousiasme de leur jeunesse, à renouer avec l'acte gratuit – au double sens du mot[1]. »

Les fiches de cent cinquante médecins et professionnels de santé sont rédigées. Il faut organiser, structurer, construire une association, la baptiser. L'équipe de *Tonus* opte alors pour Secours médical français. SMF !

« Un jour, se souvient Borel, un jeune type débarque, belle gueule. "Je me présente : Bernard Kouchner, mercenaire de la médecine d'urgence." Comment oublier une telle entrée en matière ? Ce serait difficile. "J'aimerais, me dit-il, m'inscrire au SMF", puis : "J'ai des références, vous savez. J'ai fait le Biafra, je pourrais vous amener beaucoup d'autres collègues." J'étais loin alors de saisir l'importance de cette première visite. » Raymond Borel s'interrompt un instant, son regard se perd, puis il reprend, presque pour lui-même : « J'avais une admiration folle pour ce gamin, intelligent, brillant Il vendait bien sa salade... » Ce que confirmera à sa manière Philippe Bernier dans son ouvrage : « Mèche romantique sur un front en tempête permanente, (...) taille cambrée, mains qui caressent le verbe et sculptent les arguments de façon acrobatique, c'est un roseau qui pense et sait plier. Étourdissant numéro de moues passionnées et dédaigneuses. (...) Le charme opère : d'Artagnan passe sans coup férir son examen d'entrée[2]. »

Tout d'un coup, Raymond Borel me lâche : « Inutile de vous dire que je ne porte pas Bernard dans mon cœur. Je me fous de ses opinions politiques présentes, mais je lui en veux, c'est un tricheur... » La manière est tranchante, définitive. L'entretien change de sens. Borel évoque la

1. Philippe Bernier, *Des médecins sans frontières*, Albin Michel, 1980.
2. *Ibid.*

chronologie des épisodes de l'aventure MSF tels qu'ils se sont imprimés dans sa mémoire : « Bernard était accompagné d'un camarade "biafrais". Un oto-rhino de l'hôpital des Quinze-Vingt : Max Récamier. Belle allure, respectable. Kouchner nous vanta sa réputation : patronyme illustre, professionnel écouté de la Croix-Rouge internationale, médecin volontaire pour le compte de la Croix de Malte. Un type exceptionnel. » Bernier se souviendra d'un « chic type, côté Saint-Ex, côté boy-scout, toujours prêt à s'entremettre pour arranger les coups foireux. D'imperceptibles rides altéraient son sourire, dont l'indulgence très chrétienne attestait qu'il avait vécu et qu'il "savait"[1] ».

À la deuxième rencontre, Kouchner et Récamier sont flanqués d'un troisième « mousquetaire » : Jacques Bérès, alors en stage de spécialisation en chirurgie orthopédique et réparatrice à Boucicaut. « Épaules carrées d'un homme solide, froid, concentré, stratège, note Philippe Bernier à son propos. C'est un joueur, mais d'une passion calme, réfléchie ; en lui tout est précis, tranchant comme le scalpel. Le silence est son arme, et quand il parle, on se prend à l'écouter tant ses interventions sont rares[2]. » Puis, c'est la rencontre avec le Guatémaltèque Minor Hernandez, chirurgien remplaçant des cliniques et hôpitaux de banlieue. « Grosse moustache, bourrades familières, velours sur le paletot et dans l'œil », s'amuse Bernier. Puis Pascal Grellety-Bosviel et surtout Xavier Emmanuelli, « l'ancien communiste et, de surcroît stalinien attardé, qui cherchait à acquérir le pouvoir et qui l'obtint à force de ténacité[3] ». Ce sont encore Vladan Radoman, Jean-Claude Sénéchal, Patrick Aeberhard, Arnaud Marty-Lavauzelle et les autres… « Je l'avoue, d'emblée, nous avons été bluffés par ces baroudeurs, ces aventuriers de la médecine, se souvient

1. *Ibid.*
2. *Ibid.*
3. *Ibid.*

Raymond Borel. Ils en imposaient à nos lecteurs, braves types qui brûlaient de rejoindre l'action, d'imiter ces "mercenaires" de la santé. Ils rêvaient d'en découdre enfin, de redonner du sens à leurs carrières engluées de médecins provinciaux. "Vous avez les bureaux, le secrétariat, les moyens de communication ; nous, nous apportons l'expérience de la médecine d'urgence. Pourquoi ne travaillerions-nous pas de conserve ?" La proposition des "Biafrais" nous enchanta. Et nous, à *Tonus,* nous étions fiers de rallier des professionnels de la qualité de Récamier et Grellety-Bosviel. »

Mais, réciproquement, comment les « Biafrais » considéraient-ils leurs associés ? Bernard Kouchner : « Être financés par des labos américains, ça n'était pas très brillant, j'en conviens, mais nous n'étions pas sectaires. Mieux valait ça que d'être asphyxié dans le mol giron de la Croix-Rouge. Et puis, moi, médecin d'urgence, je ne supportais plus d'être rejeté par la gauche "gauchiste", celle qui sait tout de l'impérialisme et qui accorde rarement sa confiance aux déviants... Au début, nous nous entendions bien avec les gens de *Tonus*, il ne faut pas croire... Borel était un type bien, pas antipathique du tout. Nous le respections. Il rêvait de voir son bouquin, *La garde meurt à Stan Creek*, adapté au cinéma. Il m'avait prié d'en parler à Yves Montand, qu'il imaginait dans le rôle principal. Je m'étais gentiment exécuté, sans résultat. Bernier ? Un renardeau. J'étais au fait de ses tracas judiciaires. L'un de mes premiers papiers dans *L'Événement* – j'en étais alors le rédacteur en chef – portait sur l'affaire Ben Barka. Je travaillais avec mon ami Jacques Derogy, qui écrira plus tard *Ils ont tué Ben Barka.* Bernier était plutôt un écorché vif, sympathique. »

« Travailler en compagnie d'une telle casserole, me dira Jacques Bérès, était pesant, certes, mais Bernier était très actif. Un côté vibrion, fumant clope sur clope, agité, passant sans cesse d'un téléphone à l'autre. Il écrivait facilement les textes et les proclamations, il comprenait toujours ce que nous voulions exprimer. Il était très fort. Il devançait l'expression des choses.»

Affaire conclue : exit le Gimcu, que vive le Secours médical français !

Le 22 décembre 1971, «Biafrais» et «Tonusiens» se réunissent en conclave au siège de l'hebdo. Il s'agit de jeter les bases d'un projet commun. Quelques jours auparavant, en journalistes efficaces, Borel et Bernier ont planché sur la question. «Nous tenions à présenter un truc solide à nos partenaires, se souvient Raymond Borel qui regrette encore les heures de gamberge et les meilleurs whiskies. Une nuit, comme nous divaguions autour de notre Secours médical français, je fais : "Cet intitulé cloche. Si nous voulons intervenir dans nos ex-colonies, ne vaut-il pas mieux éliminer ce *français* qui pourrait chatouiller la susceptibilité des nouveaux dirigeants africains ?" Nous avons ruminé des heures, tourné et retourné en tous sens les initiales SMF. Mais rendons à César ce qui lui revient : MSF, Médecins sans frontières, est sorti du crâne embrumé de Philippe Bernier, mon défunt ami.»

Médecins sans frontières. Le label sonne comme un défi, une affirmation chevaleresque. Le 3 janvier 1972, Bernier publiera l'acte de naissance en «une» de *Tonus*. «La réponse à tous ceux qui doutaient de vous.» «Le 22 décembre 1971 signifiera donc cette mobilisation des volontés déterminées à faire tomber les barrages, toutes les frontières qui se dressent entre ceux qui ont la vocation de sauver, de soigner, et les victimes de la barbarie humaine, de ces dérèglements de la nature, raz-de-marée, tremblements de terre et autres catastrophes qui endeuillent les pays souvent les moins préparés à y faire face.» En haut de page, une photographie rassemble les pères fondateurs au travail. En costume-cravate, assis autour d'une table ovale style Conseil de sécurité des Nations unies. Borel et Bernier, les gestionnaires de *Tonus,* sont flanqués de Reynaud, leur conseiller juridique. Cinq «Biafrais» fringants sont repérables :

le généraliste Pascal Grellety-Bosviel, le chirurgien orthopédiste Jacques Bérès, non loin de Vladan Radoman, chirurgien lui aussi; l'ORL Max Récamier, la conscience du groupe, et un autre pro de la médecine d'urgence, le médecin-colonel de sapeurs-pompiers Gérard Pigeon; à son habitude, Bernard Kouchner anime les débats. Cheveux blancs, lunettes d'écailles, Pigeon a fondé, en 1952, le Groupe aéroporté de la fac de médecine. Ce commando, composé de médecins parachutistes, montait de véritables missions d'interventions d'urgence dans le cadre de l'armée. Le médecin-colonel a répondu à l'appel de *Tonus,* tout comme les chirurgiens Jean Cabrol, Jean-Michel Wild et le chirurgien plastique Gérard Illouz. À l'extrémité de la table de conférence, cigarette entre les doigts, le quinquagénaire Marcel Delcourt, médecin généraliste à Brionne (Eure), «Tonusien» et militant gaulliste.

Cette image dit déjà les rapports de force en présence lors des épousailles. Un peu plus tard, «Biafrais» et «Tonusiens» se déchireront au gré des jeux d'alliances, des manœuvres et des petites trahisons qui émailleront les années soixante-dix. Mais, pour l'heure, l'atmosphère est à l'entente cordiale; les statuts élaborés par Philippe Bernier sont adoptés à l'unanimité. MSF, une association régie par la loi de juillet 1901, a pour objet de «réunir, sans discrimination et sans exclusive, tous les médecins et corps de santé volontaires, pour apporter leur assistance aux populations éprouvées par des cataclysmes, des accidents collectifs ou des situations de belligérance». Pour ce, elle se mettra à disposition «des organismes internationaux, des gouvernements ou autorités constituées des pays éprouvés, ainsi que des organisations publiques ou privées qui, dans ces mêmes pays, lui font appel». Le cas échéant, rien ne l'empêchera de «prendre l'initiative d'envoyer, dans la mesure de ses possibilités, des équipes de secours d'urgence aux populations éprouvées». Administrée par un comité de direction collégiale de sept membres élus pour une année par l'assemblée générale ordinaire des sociétaires parmi les membres fondateurs et adhérents, MSF comptera pour toutes ressources sur les 150 francs de cotisation annuelle versés par ses membres, ainsi que sur les «revenus des biens ou valeurs qu'elle possède, les subventions d'État, des départements, des communes et des établissements publics, de tous organismes privés, et, d'une façon générale, toutes autres autorisées par la loi».

Eu égard à sa contribution dans l'initiative de *Tonus,* Raymond Borel propose que Marcel Delcourt soit porté à la présidence de MSF. Ce médecin généraliste, familier du bocage, ami et voisin de Borel, est également membre actif du comité central du parti gaulliste, l'UDR, ossature de la Ve République. Outre ses attributions de président, Delcourt sera chargé de la fonction de «porte-parole de l'association, chargé des relations extérieures avec les organismes officiels, les organisations publiques ou privées, les gouvernements, la presse et l'opinion». On le voit, «Tonusiens» et «Biafrais» n'éprouvent alors aucune gêne à être gouvernés par l'un de ces «godillots» gaullistes raillés par *Le Canard enchaîné.* Plus tard, Philippe Bernier s'expliquera sur le choix d'un tel président : «Le docteur Marcel Delcourt est un rural, mais il a ses entrées dans les ministères, et ses attaches gaullistes le désignent, nous semble-t-il, pour accréditer notre formation auprès des instances dirigeantes[1]» de l'État. Afin de contrebalancer cette nomination un rien «croix de Lorraine», le «Biafrais» de la Croix-Rouge, Max Récamier, est bombardé à la vice-présidence. Le médecin-colonel Gérard Pigeon et le chirurgien tarbais Jean-Michel Wild assumeront les fonctions respectives de secrétaire général et de trésorier. On le constate : les «Tonusiens» ont la main et les meilleurs contacts avec ce qu'on appelle alors le «Tout-État».

1. *Des médecins sans frontières*, Albin Michel, 1990.

Si cependant on s'en tient au témoignage de Raymond Borel, recueilli trente années plus tard, le feu couvait déjà dans la bergerie avant même la première transhumance. « Dès la création de MSF, une grosse illusion a prévalu. De fait, deux philosophies s'emmêlaient autour de cette table. D'un côté, les "guerriers" trop fiers de leur "vécu" biafrais ; de l'autre, de braves médecins, plus riches de sentiments philosophiques que de compétences de terrain. En somme, les deux groupes reflétaient la coupure qui traversait alors le corps médical : l'aristocratie hospitalière et la piétaille des généralistes de banlieue et de province. L'intelligence les avait rapprochés un moment, mais cela ne signifiait en rien que ces personnalités s'entendraient, que les intérêts des uns et des autres cohabiteraient longtemps. »

L'analyse rétrospective de Bernard Kouchner en 2003 est plus abrupte : « Nous les "Biafrais" savions que nous volerions tôt ou tard de nos propres ailes. Nous n'avions rien à faire avec ces généralistes de province abonnés de *Tonus*. Ils n'étaient pas comme nous. Nous ? Des médecins d'aventure, jamais payés quand nous partions sur le terrain, alors qu'eux étaient dépendants de leurs cabinets, du gain du pain quotidien. Pas notre genre du tout… » Comme je lui confie mon étonnement de voir un responsable gaulliste actif élu à la tête de MSF, Bernard répond sans fard : « J'ai voté pour lui, comme les autres. J'avais tellement peur de l'image que je représentais à leurs propres yeux… Il ne fallait pas que j'apparaisse comme gauchiste ! Je l'avoue : ce vote était de ma part une connerie exceptionnelle. »

« Nous trouvions Marcel Delcourt très décoratif, me confie Jacques Bérès avec une ironie coutumière. Il avait le cheveu neige, un blazer croisé marine et le ruban d'honneur au revers. Ça pouvait toujours être utile… » Kouchner, encore : « Brave type, remarquez. Sa DS, noire, avec chauffeur, comme celle de De Gaulle, nous faisait bien marrer. Le premier déplacement de MSF commença dans sa bagnole : il nous emmenait faire le tour des organisations internationales à Genève. Comme si nous avions besoin de lui ! Nous avions d'excellents contacts internationaux grâce à Max et Pascal, et nous possédions la technique, les idées et l'idéal ! Seulement, imbéciles, nous n'avions ni petit bureau ni secrétaire, voilà tout ! Ce semblant de structure nous convenait, nous utiliserions les "Tonusiens" comme des potiches. Nous construirions la baraque, n'est-ce pas ! Contrairement à eux, nous avions une conscience politique, et cette conscience politique, j'en suis désolé, c'était moi. Et quelques autres... Bérès, Sénéchal, Radoman, Hernandez. Max Récamier n'a jamais rien compris à tout ça, il ne voulait pas savoir, c'était un bon chrétien mû par la charité. Je ne dis pas ça péjorativement, car je lui dois beaucoup, mais il fallait quelqu'un à la manœuvre. Je devais créer Médecins sans frontières, ce serait un grand mouvement politique au sens noble du terme, je le savais. Protéger la vie des hommes, c'est de la politique ! D'ailleurs, lors de cette première réunion, je l'ai dit à l'assemblée : "Vous venez de fonder un prix Nobel de la paix !" Oui, il fallait être malin... »

Si l'on en croit Jacques Bérès, la tactique kouchnérienne l'emporta : le brave Marcel Delcourt disparaîtra assez rapidement dans les oubliettes de l'histoire. « Il est tombé tout seul, en 1973, comme un fruit mûr de sa branche. Un matin, au siège de *Tonus,* nous avons découvert des tracts ornés de sa tronche : Delcourt se présentait à l'élection législative UDR de l'Eure en arguant de sa présidence de MSF... Nous avons eu beau jeu de rappeler alors que cette attitude était incompatible avec les statuts conçus par Philippe Bernier. Ultérieurement Delcourt a tenté sa chance en politique, mais cette carrière n'a pas eu de grand développement. »

L'élaboration de la charte de Médecins sans frontières sera l'élément-clé de l'aventure, puisqu'elle établit les principes auxquels devront souscrire sur l'honneur les médecins et les membres volontaires des corps de santé.

Des souvenirs troublants s'attachent à l'élaboration de cette plate-forme éthique; au fil du temps, des erreurs et, disons-le, des falsifications contribueront à fabriquer un conte à usage médiatique... Contrairement au ressassement de la *vox populi*, Bernard Kouchner n'en est pas le rédacteur. C'est Philippe Bernier. «Cette charte, j'y tiens, écrira-t-il. Je l'ai écrite en dix minutes tant les principes sur lesquels elle repose me paraissaient à la fois évidents et essentiels[1].» Quand je l'interroge, Bernard Kouchner en convient : «Oui. Ce sont eux qui l'ont rédigée...» Philippe Bernier fera lecture de la charte lors de l'assemblée constituante de MSF, le 22 décembre 1971. Il la publiera *in extenso* en «une» de *Tonus*, le 3 janvier 1972.

Modèle du genre, le texte prévaudra jusqu'au début des années quatre-vingt-dix. Il stipule que «les médecins sans frontières apporteront leurs secours à toutes les victimes de catastrophes naturelles, d'accidents collectifs et de situations de belligérance, sans aucune discrimination de race, de politique, de religion ou de philosophie». Il précise qu'«œuvrant dans la plus stricte neutralité et une complète indépendance, s'interdisant toute immixtion dans les affaires intérieures des États, des gouvernements et des partis, sur le territoire desquels ils sont appelés à servir, les médecins sans frontières revendiquent, au nom de sa vocation universelle, la liberté pleine et entière de l'exercice de la fonction médicale». Au chapitre IV, il ajoute, impératif, que les médecins «respectent le secret professionnel et s'abstiennent de porter un jugement ou d'exprimer publiquement une opinion – favorable ou hostile – à l'égard des événements, des forces et des dirigeants qui ont accepté leur concours». Il conclut : «Anonymes et bénévoles, ils n'attendent de l'exercice de leur activité aucune satisfaction personnelle ou collective. Ils mesurent les risques et périls des missions qu'ils accomplissent et ne réclameront pour

1. *Des médecins sans frontières*, Albin Michel, 1980.

eux ou leurs ayants droit aucune compensation autre que celle que l'association sera en mesure de leur fournir. »

Chaque mot compte. « Nous étions d'accord avec son contenu, se souvient Bernard Kouchner, mais, tout de même, j'ai protesté à l'égard du secret professionnel, chapitre IV. Un peu trop conforme à l'esprit de la Croix-Rouge, que nous contestions si fort alors. Mais j'étais minoritaire... Je ne voulais pas me démarquer du groupe et provoquer d'emblée un malaise inutile. » Philippe Bernier, il est vrai, ne cédera rien : « Comment être crédible, acceptable et accepté par tous, si nous ne nous engageons pas à garder le silence, si nous ne refusons pas toute exploitation politique de notre action médicale, humanitaire et universelle[1] ? » Pour celui-ci, la religion du témoignage est incompatible avec la mission que se fixe Médecins sans frontières. Pressentant les désaccords à venir, il rajoute à la hâte l'obligation suivante : « Il est interdit aux membres de l'association de faire des déclarations, communications écrites ou orales en référence à l'association ou relatives aux interventions qu'elle effectue, a effectuées ou effectuera, sauf délégation spéciale du comité de direction collégiale. Toute infraction à cette interdiction sera sanctionnée par une exclusion immédiate » (titre 2, article 8 des statuts).

Les « Biafrais », qui rêvaient d'une rupture du dogme associant témoignage politique et action humanitaire, se soumettent à la règle du mutisme. À quelques jours de la réunion fondatrice du 26 décembre 1971, Gérard Pigeon, secrétaire général de MSF, s'en expliquera dans les colonnes de *L'Est républicain*. À la question : « Un médecin témoin d'atrocités devra-t-il se taire ? », il répond : « Il faut être tout à fait clair : le médecin ne part pas comme témoin. Il ne va pas écrire un roman ou un article de journal, il vient soigner. Le secret médical existe, on doit le respecter. Si les médecins se taisent, on les laissera venir, sinon ils seront

1. *Des médecins sans frontières*, *op. cit.*

refoulés comme les autres. Le silence est la condition de notre efficacité, il n'y a pas à sortir de là. Si les médecins sans frontières respectent et appliquent le secret médical, aucun gouvernement n'osera leur fermer la porte. »

Contrairement à ce que l'histoire officielle prétendra ultérieurement, le « devoir d'ingérence » n'est donc pas à l'ordre du jour, mais le plus surprenant est que Kouchner s'appropriera toute la paternité de la charte inaugurale. Quitte à ironiser sur ses « lâchetés » : « J'ai fait un texte très humaniste pour ne pas que l'on nous reproche notre passé militant[1]. » « J'ai mis ma pratique de gauche au service de l'humanitaire. Dans cette charte, j'ai carrément reproduit le texte de la Croix-Rouge, celui-là même que j'avais enfreint. C'était très politique : j'avais tellement peur d'être dénoncé comme gauchiste que je me planquais derrière l'humanitarisme chrétien de Max Récamier[2]. »

Pour Kouchner, en 1999, l'important est d'effacer la contribution fondamentale des « Tonusiens » à l'élaboration de la charte. Afin que le lien de continuité entre la « geste » biafraise et la naissance de MSF, dont il s'attribue le prestige jusqu'à nos jours, ne soit pas interrompu...

Malgré tout, l'article 4 de la charte sera respecté de longues années. « On était tenus par ce texte à la con, mais je n'étais pas dupe, me confie Kouchner aujourd'hui : je savais que l'on ne pourrait pas garder longtemps le silence sur les dégueulasseries que nous constations sur le terrain. »

1. *Libération*, 16-17 octobre 1989.
2. *L'Express*, 28 avril 1989.

Urgence contre développement

8

« Reconnaissant qu'une campagne de presse a été indispensable lors du lancement de MSF, le comité décide, en conformité avec la charte, qu'une politique de discrétion vis-à-vis de la presse et du public servirait mieux, à partir de ce jour, les intérêts de l'association qu'une publicité tapageuse. » Au-delà du style bureaucratique, on sera étonné d'apprendre que Bernard Kouchner et Max Récamier sont les promoteurs de cette décision du 7 janvier 1972, lors du premier comité de direction collégiale. La priorité de MSF est alors de répondre aux multiples sollicitations des organisations caritatives qui ont grand besoin de Médecins sans frontières pour étoffer les actions qu'elles mènent vers l'international. C'est même la cohue : dès le lendemain de la réunion constitutive de décembre 1971, Max Récamier est contacté par la Croix de Malte. L'organisation allemande recherche des compétences pratiques pour épauler une équipe médicale au Vietnam. Puis, sous les auspices de la Croix-Rouge internationale, Pascal Grellety-Bosviel s'envole pour le Bangladesh, où les épidémies succèdent aux inondations. Il voyagera en compagnie d'Anne-Marie Barbé, pédiatre MSF qui répond à l'appel de l'organisation britannique Save the Children Fund. Elle travaillera un trimestre dans la région de Kulna, avant d'être relayée par sa collègue Michèle Lafay. Appelés à Dacca et à Sharia Kandi par l'association suisse Terre des Hommes, d'autres volontaires suivront. Le 27 février 1972, alors que le fichier de MSF enregistre une cinquante-quatrième adhésion, Frères des Hommes réclame une équipe médico-chirurgicale pour l'hôpital de brousse de Fada N'Gourma, Haute-Volta. Bientôt, une dizaine, puis une vingtaine de volontaires seront en mission sous le label d'organisations «sœurs» qui ont vite compris l'intérêt de ce réservoir de personnel qualifié.

«Ces associations payaient le billet d'avion et le *per diem* du volontaire bénévole, explique Xavier Emmanuelli. Aucun contrat, pas la moindre convention, et, du coup, nous saccagions notre identité, nous perdions notre autonomie : MSF disparaissait purement et simplement.» Cet activisme caritatif est à mille lieues des «commandos d'urgence» dont rêvait MSF. Au contraire, les associations tiers-mondistes consacrent uniquement leurs efforts à des actions d'assistance médicale de longue haleine...

La sous-médicalisation au Sud est une évidence. De par le monde, cinq cents millions d'enfants sont dénutris ou atteints de kwashiorkor. Le docteur Raimbault écrit : «Au Niger, on compte en moyenne un médecin pour 68000 habitants, une sage-femme pour 212000, et un infirmier pour 90000. Mais ces chiffres sont plus alarmants encore si on pense que la majorité de ce personnel travaille dans les hôpitaux, dans les zones urbaines, et n'est donc en contact qu'avec une fraction infime de la population[1].» S'inscrivant dans les stratégies d'aide au développement définies et promues par les agences des Nations unies, Frères des Hommes ou Terre des Hommes n'ont qu'un credo : les

1. *L'enfant en milieu tropical. Revue*, janvier 1973.

actions de longue durée, fondées sur les programmes de promotion communautaire de la santé, sont les seules susceptibles de pallier la carence des soins. « Une santé, développe le docteur Aurenche de Medicus Mundi, qui n'est plus soins, mais éducation à la responsabilité, la révélation progressive que la santé est un facteur de développement, et que réciproquement le développement est indispensable aux progrès sanitaires[1]. »

Cette « médecine aux pieds nus » est donc aux antipodes de l'action d'urgence définie par Médecins sans frontières. D'ailleurs, Bernard Kouchner met les points sur les i lors d'un comité de direction collégiale, le 7 juillet 1972 : « Créée pour faire face à l'urgence, MSF semble de plus en plus sollicitée pour fournir une assistance à moyen et long terme. De fait, elle fonctionne comme un bureau – bénévole – de placement de médecins dans le tiers-monde. Nous nous détournons de notre vocation initiale ! Les contacts distendus entre l'état-major et les “troupes” médicales de MSF ne sont pas satisfaisants. »

Au terme de cette première année d'existence, l'amertume est d'autant plus vive que MSF a évolué dans un monde secoué par de nouvelles guerres – Ouganda, Burundi, Soudan – et par un tremblement de terre en Iran. Or, proteste Kouchner, « il n'est pas une association à qui nous n'ayons vainement proposé notre aide. » Les orgueilleux avaient pensé qu'on les chérirait ; las, leur action d'urgence innovatrice n'intéresse pas grand monde. Comme si l'existence de MSF sur le papier avait suffi pour que les vénérables institutions, installées depuis des lustres dans la gestion bureaucratique et diplomatique des souffrances, en appellent aux idéalistes bardés d'« hypothétiques compétences » !

« Nous devrions peut-être devenir autonomes, afin d'aller là où les autres ne vont pas », ose Kouchner. Certes.

1. *Revue de l'infirmière*, mars 1973.

Mais, pour ce faire, où dénicher les troupes compétentes et formées, le matériel, les ressources financières qui permettraient de mobiliser, d'expédier des équipes d'urgence sur le terrain des crises ? Comment se procurer les médicaments nécessaires, les équipements appropriés ? La trésorerie de MSF n'est pas bien substantielle : quelques dizaines de milliers de francs, fruit des cotisations de cent quarante-cinq adhérents. Si ceux-là prétendent être prêts au départ à la moindre urgence, qui dit que la plupart ne se défileront pas sous prétexte de contraintes professionnelles ou domestiques, quand ils seront au pied du mur ? Le devoir de lucidité est impératif : Médecins sans frontières est une enveloppe vide, une idée à construire.

Les comptes rendus de l'association pour l'année 1972 donnent la mesure des moyens dérisoires déployés dans le seul but d'exister. 27 janvier : « Il est demandé aux laboratoires pharmaceutiques de nous aider à constituer des stocks de première nécessité. Kouchner en dressera la liste type, ainsi que celle des équipements chirurgicaux et des premiers secours de base. » 2 mai : « Une commission technique chargée d'examiner le niveau, la compétence et la qualification des volontaires est constituée. » 7 juillet : « La question du matériel de secours provoque une discussion générale d'où il ressort qu'Hernandez établira un inventaire précis des besoins. Pigeon s'entremettra avec le bureau médical d'Orly pour entreposer le matériel qu'on espère avoir réuni d'ici la fin de l'année. À cet effet, des contacts seront établis avec fabricants et labos pour obtenir les moyens indispensables. »

Bricolage nécessaire, mais bricolage… On imagine les urgentistes sonnant aux portes des labos afin d'obtenir médicaments et trousses, rançonnant les confrères installés, vidant les échantillons gratuits des armoires à pharmacie. Au cœur du mois d'août, Xavier Emmanuelli et Philippe Bernier déménageront un appareil de radiologie du cabinet d'un médecin retraité, pour le livrer au Comité médical d'aide aux populations du Nord-Vietnam. Fidèle à ses impulsions, Jacques Bérès est chargé des déplacements aériens, indispensables moyens du dispositif : «Je me suis pointé à l'Aviation civile, boulevard du Montparnasse : "Bonjour, monsieur le secrétaire d'État. Nous sommes Médecins sans frontières, une jeune organisation recommandable. Nos buts humanitaires sont louables, nous allons là où les autres ne vont pas. Accordez-nous la gratuité des transports." Le type m'a regardé : "C'est une très bonne idée. Revenez me voir dans huit jours." Je suis revenu. Ce monsieur m'a comblé : "D'accord pour la gratuité des vols. Mais ne chargez pas la bête : ne dépassez pas le quota, ne me réclamez pas deux mille titres de transport." Nous avons bénéficié de cet avantage durant deux ans. Nous n'avions qu'à téléphoner : "Air-France ? Ici MSF : on voudrait deux places sur tel vol." Mais il faudra attendre le début de l'année 1973 pour que les autorités, tant à Orly qu'au Bourget, mettent un entrepôt à disposition afin que MSF puisse désormais stocker les médicaments si laborieusement collectés.

Avec l'aide du chirurgien Jean-Michel Wild, Bérès obtiendra de l'administration de Cochin l'introduction d'un cycle de formation à la médecine d'urgence. Il est placé sous la responsabilité du professeur Montsallier, puis du tropicaliste Gentilini, président de la Croix-Rouge française en 2003.

«Nous étions aux balbutiements du Samu[1], raconte Xavier Emmanuelli. La culture de l'urgence, mobilisant la rigueur technique des secours et celle, scientifique, de la médecine, se mettait enfin en place. Son initiateur principal était le professeur Huguenart. J'étais son assistant à l'hôpital Henri-Mondor. Un type formidable. Il quittait son service à onze heures du soir, et il était sur le pont à six heures du matin. Il vivait là, il dormait là. C'était un patron caractériel, qui passait son temps à nous engueuler : "Bon Dieu, la perf,

1. Service d'aide médicale d'urgence, officialisé par une circulaire du ministère de la Santé en date du 19 juillet 1972.

comment l'as-tu mise?" Il avait contraint l'hôpital à oser cette aventure, sans même disposer des fonds nécessaires. "Si ça foire, disait-il, vous m'apporterez des oranges à la Santé." Nous disposions d'une table, d'une chaise et d'un téléphone, nous faisions nous-mêmes les transports d'urgence à bord d'une camionnette transformée en ambulance de réa. Acrobatique... Des responsabilités démentes en regard de ce que nous savions faire, et tout ça bénévolement. Une sacrée aventure : celle dont je rêvais pour MSF, un Samu international, en quelque sorte. J'ai tout fait pour que notre maître rejoigne l'équipe, mais les MSF n'en ont jamais voulu : ils se méfiaient des mandarins... »

À défaut, les séances «recyclage» de Cochin se multiplient. Quinze fidèles planchent sur des thèmes aussi variés que les premiers gestes de secourisme, la théorie d'organisation de la vaccination de groupe, l'usage du matériel de réanimation, l'étude de l'épidémiologie des catastrophes, ou encore la médecine de soins appliquée aux déplacements de populations. À la fin des années soixante-dix, ces cours aboutiront à un enseignement dispensé à la Pitié-Salpêtrière, et même sanctionné du diplôme universitaire «Santé dans le monde».

En 1972, on est très loin de cela...

Un semblant de structuration s'ébauche dans les bureaux de *Tonus,* à Clichy. Sous l'égide de Borel et Bernier, on répertorie les adhérents. «Fichier! Le mot affreux[1]», écrira ce dernier. Une nécessité pourtant, tout comme le questionnaire – âge, situation de famille, spécialisations, expériences acquises, langues parlées, périodes de disponibilité, délais de mise en route, etc. – adressé à chaque volontaire afin de sélectionner au mieux les candidats. «J'ai le sentiment amer et vague d'être dans la peau du sergent-major à la veille de la mobilisation. Comme le vulgaire rond-de-cuir envoie les autres se faire casser la gueule. Il faut bien, pourtant, que

1. *Des médecins sans frontières, op. cit.*

quelqu'un se dévoue pour ce boulot sans gloire, mais indispensable, de l'organisation[1]. » Ces lignes ironiques répondent au mépris que ne cesseront de nourrir les « Biafrais » à l'égard de ces « dérives bureaucratiques inutiles », leur hantise. C'est encore le bureaucrate Philippe Bernier qui proposera et obtiendra les garanties que l'association doit à ses recrues : les MSF adoptent le principe d'une prime d'assurance pour couvrir les risques des volontaires lors de leur mission.

Les efforts déployés ne compensent pas, hélas, le manque cruel d'argent, le nerf de la guerre. D'où la proposition de Xavier Emmanuelli, telle qu'elle apparaît dans le compte rendu de la réunion du 7 juillet 1972. Il est question d'une mission dans le Sud-Est asiatique. « À cette occasion, Emmanuelli a pris contact avec l'ORTF. Igor Barrère est désireux d'accompagner notre équipe et de la filmer. » En d'autres termes, l'initiative, dérogatoire au devoir de discrétion de la charte, permettrait de faire reconnaître MSF aux Français et de sensibiliser une opinion publique que l'on escompte forcément généreuse… Débats. « Le bien-fondé de cette mission et les dangers de la publicité qui pourrait lui être donnée font l'objet d'une vive controverse. Bernier redoute que MSF ne prenne la succession de quelque Bellemare comme support d'une éventuelle campagne à la mode Unicef pour en appeler à la charité publique. » Kouchner, selon le procès-verbal, « craint qu'on ne soit pas en mesure de supporter les "retombées" de l'émission : carence des structures d'accueil, disproportion entre une action modeste, balbutiante, et l'écho qu'aurait une émission de télévision. »

L'initiative d'Emmanuelli fait long feu.

L'année 1972 s'épuise dans la précarité, l'équipe oscillant entre la morosité et la soif d'en découdre. Recourant à la méthode Coué, les médecins sans moyens se donnent l'illusion d'exister. Les premiers clivages apparaissent au sujet de l'orientation du mouvement : médecine d'urgence ou

1. *Ibid.*

médecine de développement ? Les divergences éclateront les 2 et 3 septembre, lors de la première assemblée générale tenue dans l'austère abbaye de Royaumont. Une idée de Kouchner : « La plupart des colloques de gauche s'y tenaient, et je voulais donner à notre première vraie manifestation publique un parfum intello. » Soixante-dix médecins sans frontières sont du rendez-vous, sur un fichier de cent quarante-cinq adhérents. Surprise, les adhérents de province composent plus de la moitié de l'assistance. On verra plus tard l'enjeu que représentent les suffrages provinciaux lors des joutes et des alliances qui se feront et se déferont durant toute la décennie, selon les talents tactiques et les ambitions de chacun. Une fois conclu le bilan de l'activité annuelle sous les voûtes de l'ordre de Citeaux – vingt-cinq missions réalisées pour le compte d'autres organisations, mais pas une seule à caractère d'urgence –, le président Marcel Delcourt procède à la lecture des messages adressés à MSF par les « imposants Himalaya » : Croix-Rouge française, Organisation mondiale de la santé, Unicef et Haut-Commissariat aux réfugiés. Puis il est temps d'aborder le plat de résistance : l'orientation de MSF est-elle bonne ? Peut-on être efficace sans recourir à la professionnalisation de l'action ? Les discussions virent à l'aigre. Deux lignes s'affrontent : la première revendique une médecine de bénévolat mobilisable rapidement pour des missions brèves. Ses supporteurs, essentiellement hospitaliers et médecins exerçant en cabinet de groupe, militent pour des interventions d'urgence lors des catastrophes, séismes et raz-de-marée, ou lors des « coups durs », à savoir les situations de belligérance. La deuxième tendance, soutenue par des volontaires de retour du Bangladesh et de Haute-Volta, défend le principe de l'autre urgence : la sous-médicalisation chronique du tiers-monde. Les adhérents reprennent tout simplement les principes des organisations « sœurs » qui les ont employés. Ils veulent à tout prix former des auxiliaires de santé, des « vaccinateurs » locaux, mettre en œuvre des plannings familiaux, des plans d'hospitalisation à domicile. Ils préconisent des missions MSF de terrain de plusieurs mois, voire d'un an ou deux. «Quelques-uns étaient fort tiers-mondistes, se souvient Jacques Bérès. Des médecins de province vivant des expériences communautaires depuis vingt ans pour certains d'entre eux. Ils rêvaient de transposer leur manière de vivre dans l'humanitaire au bout du monde. Un peu gaucho-curé : on part en Afrique, on observe la situation, on étudie l'idiome vernaculaire la cuisine et ses ustensiles, les coutumes ethniques, les cultes fétiches; on se convertit éventuellement, on épouse une indigène, même. Et enfin seulement, on déballe la trousse médicale. Très bonne approche, docteur Schweitzer. Sans doute. Mais un peu lente tout de même... Voilà ce qui nous est tombé sur la gueule. Ces braves gens nous traitaient de petits cons, on ne comprenait rien aux fameux "problèmes de fond".»

On l'aura compris, le «Biafrais» Bérès était du cartel des urgentistes, qui emporta finalement la majorité. Les «vieux progressistes» syndicalo-libertaires jouent le compromis... Une motion «langue de bois» sera votée, avec pour objet de se pencher à nouveau sur les orientations de MSF en fin d'exercice, à l'occasion de la prochaine assemblée nationale annuelle.

«Managua – capitale Nicaragua – entièrement détruite par séisme – Dizaines de milliers de victimes – Besoin vital de secours – Je répète – Managua...»

Lancé par un radio-émetteur, ce premier message est capté à Miami. À l'aube du samedi 23 décembre 1972, les sismographes révèlent l'ampleur du *terremoto :* sa magnitude oscille entre 7° et 9° sur l'échelle de Richter, une catastrophe comparable à celle du Pérou deux ans plus tôt. Cinquante mille morts.

Une action d'urgence est décidée ce 23 décembre... La première mission de Médecins sans frontières.

«Tout se déroula dans mon salon, avenue Auguste-

Blanqui, rapporte Raymond Borel. Trois MSF débarquent, dont mon cher Kouchner, fort excité. “Pas de mystère, fait-il, il faut absolument appeler Michel Debré, le Premier ministre. Tu permets ? Je prends ton téléphone.” Il a passé toute la nuit à tenter d’obtenir les coordonnées de Debré père. À la sortie, j’ai envoyé la note des PTT à MSF. Je revois Kouchner comme aujourd’hui... “Monsieur le Premier ministre, s’il vous plaît ! Qui est à l’appareil ? Le docteur Kouchner de Médecins sans frontières... Un scandale se prépare, et vous en porterez la responsabilité si vous ne m’obtenez pas le Premier ministre.” Kouchner voulait le feu vert de Debré pour expédier les MSF à Managua à bord d’un avion affrété par le gouvernement. À trois heures du matin, il parvient enfin à joindre “l’amer Michel”, au lit probablement. “Bonjour, Monsieur Debré. Rappelez-vous... Vous m’avez envoyé au Biafra en mai 1968. Oui, l’appel de la Croix-Rouge française... Vous étiez aux Affaires étrangères alors... Vous aviez moins d’hésitations !” »

Et ça marche ! Le feu passe au vert. Le 25 décembre, à dix-huit heures, quatre avions-cargos Transall décollent de la base militaire d’Orléans. À leur bord, une trentaine de médecins de l’Élément militaire d’intervention rapide, l’EMIR, les professionnels de l’intervention médicale aéroportée, prélevés dans les trois corps de l’Armée. Une dizaine de médecins sans frontières se joignent à l’équipe commandée par le médecin militaire Bonnefoy. Qu’à cela ne tienne : la première mission « autonome » de MSF est donc placée sous l’égide du ministère de la Défense nationale ! Fort bien. Mais, en cette veille de réveillon, comment contacter dix volontaires ? On recourt aux grands moyens : la télé, RTL, Europe 1 et RMC diffusent un appel à « tous les médecins sans frontières, tous les praticiens disponibles pour une intervention médicale d’urgence au Nicaragua meurtri ». Résultat à peine croyable : cinq cents coups de fil en trente-six heures ! Déduction faite des « Biafrais », Minor

Hernandez et un Bernard Kouchner fiévreux, victime d'une méchante crise paludéenne contractée à Cayenne, huit volontaires seront retenus. Fidèle à son habitude, Bérès est déjà parti sur un vol Air-France, place offerte : «Le chef de cabine m'a installé en classe affaires : champagne, caviar. Sympa. Un des bons souvenirs de cette mission…» Quant au reste, il est assez laconique : «Compliqué d'intervenir sur un tremblement de terre. C'est pas évident…»

Quand les MSF rentreront de leur mission nicaraguayenne, quinze jours plus tard, *Le Quotidien du Médecin* titrera : «Huit jours de médecine héroïque[1].» En réalité, la première opération d'urgence est un bide !

Quand, le 27 décembre, les équipes débarquent dans la capitale ravagée, elles découvrent, non sans surprise, que les secours américains, mexicains, cubains et vénézuéliens sont à pied d'œuvre depuis soixante-douze heures déjà. Comment intégrer le dispositif ? Tandis que les médecins militaires de l'EMIR déploient l'équipement lourd, installent les tentes dans la proche banlieue de Managua, les MSF se voient attribuer l'hôpital de Bautista, que les médecins mexicains viennent tout juste d'évacuer… Ébranlé par le séisme, le bâtiment lézardé n'abrite qu'une salle d'opération rudimentaire. Jacques Bérès : «Aucun blessé, pas le moindre acte chirurgical à effectuer. On était arrivés trop tard pour secourir ceux qui étaient déjà morts dans les décombres. Notre intervention ? Médecine courante, pédiatrie, infections pulmonaires, on se demandait ce qu'on foutait là… On se dit alors qu'il serait peut-être utile de vacciner les survivants contre le tétanos. On s'y met bravement. Deux à trois cents vaccinés par jour. Un gars me présente son épaule, je tire dedans. Très poliment, il me fait : "Il faut que je revienne combien de fois encore ?" Je lui réponds : "C'est fini, une seule suffit. – Vous êtes sûr ? me réplique-t-il. Car c'est la quatrième fois qu'on me

1. 8 janvier 1973.

vaccine.” Il devait penser que ça ne mangeait pas de pain de se faire tirer gentiment dans l’épaule par ces types en blouse blanche accourus spécialement d’Europe. Ça fait réfléchir, des trucs comme ça, non ? »

Dans la ville en ruine, pillages et représailles se succèdent, les coups de feu claquent. Un beau matin, les MSF ont la joie de recevoir la visite de Mme Somoza, l’épouse du général-dictateur du Nicaragua. La première dame a pris en main la coordination des secours. Elle remercie l’équipe des Français, mais, l’évacuation de la ville ayant été ordonnée, elle les prie de bien vouloir se replier vers l’hôpital de Tijotepe, à quarante kilomètres de la capitale. La rigidité des consignes militaires exclut toute discussion. « C’étaient des bâtiments modernes, se souvient Bérès, intacts, tout ce qu’il y a de bien. Seul ennui : cinquante collègues nicaraguayens géraient les services. Pas de boulot. Le directeur nous prie de patienter quinze jours... Nous décidons alors d’ouvrir une consultation sous tente dans les faubourgs, mais les Ricains sont déjà là, dotés d’un matériel impressionnant. »

Profitant du retour d’un Transall de l’EMIR, les MSF quittent Managua une semaine plus tard. Les médecins militaires continueront de travailler dans les faubourgs surpeuplés.

Le bilan de l’opération d’urgence Nicaragua paraîtra ainsi titré dans le numéro de *Tonus* du 15 janvier 1973 : « Pouvait-on faire mieux ? » L’humeur est en berne. Pour preuve, la critique tout en nuance à l’adresse des « transporteurs » militaires de l’EMIR : « Partis très tôt, nous arrivâmes trop tard en raison de la lenteur des avions militaires que nous employâmes. » Il reste que « la collaboration entre l’armée et les civils fut très bénéfique, et nous remercions les militaires de leur soutien ». Conclusion : « La mission de Médecins sans frontières au Nicaragua nous a semblé répondre au besoin de ce pays, et le travail accompli là-bas, loin d’être négatif, nous permet d’envisager l’avenir avec optimisme. » En bas de page, quelques mots de l’ambassadeur de la dictature somoziste à Paris, Julio C. Quintana · «Messieurs, il m'est particulièrement agréable de vous adresser, au nom de la Junta nacional de Gobierno de Nicaragua, l'expression des remerciements les plus sincères pour l'aide que vous avez été les premiers à nous faire parvenir. Le général Somoza, chef des forces armées en sa qualité de Président du comité de secours, a été extrêmement sensible au fait que la nuit même de Noël quatre avions de l'Armée de l'air nous aient apporté les premiers secours, et a manifesté sa gratitude pour le dévouement sans relâche avec lequel l'équipe des Médecins sans frontières a prodigué les soins, satisfaction et reconnaissance que Mme Somoza elle-même a pu vous manifester personnellement.»

Les conséquences de «l'opération Managua» furent catastrophiques, et cette bérézina faillit avoir raison de MSF...

Tout d'abord, les médecins militaires de l'EMIR conserveront un souvenir exécrable de leur collaboration avec les «amateurs sans frontières», diront-ils. «Ils n'avaient pas une haute opinion de notre travail», reconnaît aujourd'hui Xavier Emmanuelli. Dans la presse, des épithètes peu amènes moquent ces «jeunes gens qui feraient mieux de parfaire leurs études de médecine et de s'installer dans un cabinet prospère, comme tout un chacun», quand ils ne sont pas traités de «gauchistes», «d'aventuriers», de «hippies de la médecine», voire de «prédateurs». Ces piques, inspirées sans doute par d'autres professionnels de la charité organisée voyant d'un mauvais œil l'intrusion des petits jeunes dans leur pré carré, épargnent les militaires français, qui n'avaient pas été plus efficaces... Xavier Emmanuelli : «Nos toubibs avaient été imposés aux militaires, et ceux-ci n'avaient guère apprécié... Ils se sont bien gardés de laisser une place à nos camarades dans leurs équipes. Nous nous sommes donc retrouvés à ne rien faire, privés de matériel, mains dans les poches ou bras ballants.»

Effet boomerang : la Croix-Rouge française, animée par les généraux retraités, prend ses distances à l'égard de ses « poulains ». Ceux-là ruent dans les brancards, mais, non sans diplomatie, le cher Max Récamier est chargé de se rendre rue Quentin-Beauchard afin d'obtenir des explications. Le 29 avril, il rend compte de son ambassade devant le collège MSF : « Nos rapports avec la Croix-Rouge se sont dégradés lors de l'intervention au Nicaragua. Par la suite, notre mission a été l'objet de commentaires malveillants. J'ai accepté les excuses des dirigeants de la Croix-Rouge française, qui garde sa "considération" à l'égard de MSF, mais le délégué pense qu'il ne faut plus compter sur une réelle coopération entre nous. Ils ont des problèmes budgétaires... Dès lors, il est exclu pour eux de prévoir de nouvelles opérations d'envergure. Ils sont vexés que MSF ait forcé les portes pour monter seule l'opération Nicaragua, ils sont vexés que nous ayons vaincu seuls l'inertie administrative sans recourir à leurs bons offices. Ils reconnaissent tout de même que nous avons bien joué. » Qu'en jolis mots la cruauté est rapportée...

MSF est punie pour avoir osé empiéter sur les prérogatives de la respectable Croix-Rouge. Chauvinisme de grande organisation, un mal qui en atteindra d'autres, plus tard. Xavier Emmanuelli : « Je me souviens de mon désespoir quand je compris que la Croix-Rouge ne voulait plus de nous. Je pensais alors : notre aventure sera sans lendemain. Nous n'avions rien dans les mains, il allait falloir se démerder seuls. Je ressentis ce coup dur comme un implacable constat d'échec. »

Une réconciliation, formelle, n'interviendra qu'à la fin de 1973. Invitée lors de la deuxième assemblée générale de MSF, les 8 et 9 décembre à Cochin, la Croix-Rouge a délégué l'un des siens. Le colonel Ithard-Longueville s'adresse à une assistance ravie : « Vous avez pour vous la jeunesse, l'imagination et le sens de la réflexion », déclare-t-il, avant de suggérer aux « sans-frontières » de « travailler avec (*eux*) main dans la main», désormais. Après les admonestations, la diffusion de rumeurs, la réconciliation paternaliste est offerte. Accouru exprès de Genève à la tête d'une délégation du Comité international de la Croix-Rouge, le docteur Reinhardt, une personnalité d'envergure, prend alors le micro. Les plus anciens des participants se souviennent de l'émotion mêlée d'agacement qu'ils ressentirent à l'égard de la mansuétude dont l'important fit preuve : «Il est difficile de défricher la forêt vierge à l'aide d'un cure-dent, lance-t-il, et je crois que c'est un peu l'impression que vous éprouvez ! Vous vous posez cette question d'opportunité : faut-il ou non exister en autonomie ? Si l'on interroge le CICR, je dirais oui. Vraiment, nous considérons l'existence de MSF comme pertinente. Évidemment, le problème des fonds, des moyens est à résoudre. Vous constituez une sorte de milice médicale neutre, recrutable en tous pays, animée d'une pure éthique médicale, ce qui est bien autre chose que le boy-scoutisme. Vous êtes disposés à vous organiser, à vous parfaire en vue d'être disponibles pour répondre rapidement, efficacement, aux appels de la souffrance. Vous vous mettez à la disposition d'États responsables qui gèrent leur crise, à la disposition d'organisations sœurs qui font appel à des concours médicaux désintéressés, et vous savez maintenant qu'il n'est pas facile de recruter le personnel compétent. Pour le Comité international de la Croix-Rouge, l'existence de Médecins sans frontières est une garantie irremplaçable. Nous sommes convaincus que nous devrons maintenir et même renforcer nos relations.»

Discours un rien cauteleux, mais les propos confirment une réalité : MSF demeure «l'agence de placement» à usage des organisations et des États en mal de main-d'œuvre. Pour cette année 1973, pas un des trente-cinq volontaires missionnés au Bangladesh, en Côte-d'Ivoire, au Yémen, en Haute-Volta et en Tunisie n'a travaillé sous la bannière de MSF. Quant à «l'urgence», nada. Ce ne fut pas faute d'avoir tout tenté...

Le 25 octobre précédent, les médias rapportent les échos des combats israélo-arabes au Sinaï; MSF est sur les dents. Le jour même de Kippour, la fête juive du Grand Pardon, les armées arabes ont attaqué l'État d'Israël. À la demande du gouvernement de Damas, une mission de reconnaissance de MSF quitte Paris pour la Syrie. En resteront ces lignes laconiques, portées au compte rendu de la réunion du comité de direction collégiale du 10 novembre : «À l'arrivée de l'équipe, le ministre de la Santé syrien lui a signifié sa nullité... Elle n'était pas attendue. De toute évidence, l'erreur est due au manque de coordination, au défaut d'information entre l'ambassadeur de Syrie à Paris et les autorités syriennes dont il dépend.»

Aux premiers jours de cette même année 1973, au terme de centaines de réunions tenues au Centre international de l'avenue Kléber à Paris, des accords de paix avaient été signés entre le secrétaire d'État américain Henry Kissinger et le représentant d'Hanoi, le négociateur communiste Le Duc Tho. Après dix ans de drames et de destructions massives, le traité prévoit le retrait total des GI du Vietnam.

Le comité de direction de MSF s'est épuisé en réunions dans l'espoir d'obtenir l'envoi d'une mission vers les contrées meurtries. Projet d'envergure, puisque pas moins de dix chirurgiens, anesthésistes, médecins et infirmières volontaires sont prêts à partir. Mais, à la lecture des procès-verbaux, on mesure l'effilochage des conversations, les vains efforts déployés au fil des mois avec les représentants d'Hanoi. Les communistes indochinois, soufflant le chaud et le froid, tergiversent. Le Parti redoute de voir débarquer derrière son «mur de bambou» ces médecins engagés. On comprend pourquoi les vétérans viets roulent ces naïfs dans la farine : à la suite d'un entretien du docteur Delcourt avec un délégué du Nord-Vietnam, on lit ceci dans un rapport daté du 7 janvier : «Hanoi ne peut pas nous recevoir. Il n'y a aucune possibilité d'hébergement. Le gouvernement accepterait cependant une "offre de médicaments". Bernard Kouchner propose donc de lancer un appel à la quête dans *Tonus.*» On évoque le projet de dresser «une liste du matériel nécessaire en vue de la création d'une unité de réanimation de sept lits à Hanoi». Prix total : 100 millions d'anciens francs. Qu'à cela ne tienne, une seconde souscription «tonusienne» sera ouverte ! Les MSF ont tout de même un autre fer au feu : l'ambassadeur pro-américain du Sud-Vietnam à Paris. Le 14 février, les docteurs Laleye et Bérès rapportent le contenu d'une prise de contact avec son consul : ignorant l'existence de MSF, celui-ci transmet l'offre de service à son gouvernement. Les médecins proposent d'intervenir à Saigon, engorgé par le raz-de-marée de réfugiés.

Un procès-verbal du 24 avril évoque un nouvel entretien du comité de direction avec un docteur communiste, Duc, délégué par l'Union des Vietnamiens du Nord en France. C'est un prodige de «langue de bois» : «Nous ne sommes représentatifs d'aucune partie en cause, mais nous tentons d'apporter notre contribution au règlement du conflit. Nous pensons que votre organisation est du type de celles qui pourront aider le Vietnam à retrouver une vie normale.» Rapportant les débats, le compte rendu note que les provinces contrôlées par le Gouvernement révolutionnaire provisoire (GRP) du Sud-Vietnam (sous tutelle du parti communiste de Hanoi) mériteraient et justifieraient une assistance médico-chirurgicale MSF. Pas question, répond le docteur Duc, qui estime au contraire que ces zones n'ont pas besoin de médecins. «D'ailleurs, nous ne pourrons pas assurer leur sécurité», ajoute-t-il. Kouchner déplore ce refus. Le gouvernement "fantoche" de Saigon et son ministère de la Santé et de l'Aide sociale représentent l'unique partie en conflit souhaitant accueillir une mission exploratoire composée de quatre MSF. Les opinions sont partagées quant à l'opportunité d'accepter une telle proposition… 9 mai : «À la question : est-il légitime de mandater deux ou quatre membres de MSF pour une mission d'information au Sud-Vietnam, sur l'invitation d'un ministère du gouvernement Thieu, il est décidé finalement de répondre positivement et de désigner les deux ou quatre MSF qui se rendront à Saigon. Et d'attendre leur rapport au retour afin de donner suite à l'envoi de vingt médecins là-bas.» La question Vietnam est toujours en suspens le 10 juillet. Il faut dire que, suite au rappel de l'interlocuteur de MSF, un nouveau diplomate sud-vietnamien dépose ses valises à la légation.

Le découragement parcourt l'assemblée générale des 8 et 9 décembre 1973. Les échecs sont d'autant plus cruels que MSF n'a recueilli que cent trente-huit nouvelles adhésions depuis un an. Le nombre des cotisants, deux cent quatre-vingt-quatre, est bien en deçà de l'objectif des trois mille. À raison d'une cotisation individuelle de 85 francs, la rentrée financière de 24140 francs est très éloignée des 250000 francs escomptés.

Au mois d'avril 1974, soixante-cinq mille médecins français reçoivent une lettre élaborée et signée par les docteurs Jean-Michel Wild et Xavier Emmanuelli. Titré «Une consultation pour Médecins sans frontières», ce texte rappelle que quarante et un missionnés sont partis sur trois continents au secours du monde en dix-huit mois. «En versant spontanément la valeur du montant d'une consultation en cabinet, vous permettrez à d'autres médecins sans frontières d'intervenir chaque fois que leur présence immédiate peut sauver des vies. Sans discrimination de race, de confession ou d'appartenance politique. Ce devoir de solidarité s'impose à chacun d'entre nous : nombre d'interventions de secours sont trop souvent tardives ou mal organisées. (…) Pour parler net, il nous faut 200000 francs par an pour assurer le fonctionnement des missions, l'acquisition du matériel et la gestion de notre secrétariat. Ce chiffre est un minimum. Ces 200000 francs, vous les avez (il suffirait que chaque médecin français donne 3 francs). Mais le calcul est faux, car certains donneront beaucoup; d'autres, par négligence ou par principe, rien. Nous voudrions renoncer à faire appel à la charité publique ou privée. Ce que nous voulons, mandatés par l'assemblée générale de nos adhérents, c'est que MSF devienne, tant moralement que financièrement, l'affaire de tous ceux qui ne pourraient participer physiquement. À vous de décider.»

En accord avec le bureau collégial de MSF, l'équipe contourne le devoir de réserve qu'elle s'était imposé et tient une conférence de presse où sont conviés les confrères de la presse médicale. Revenant sur l'appel aux médecins français, Bernard Kouchner avoue, trente ans plus tard : «Notre démarche était corporatiste, c'est certain», mais il s'en défausse aussitôt sur *Tonus :* «Les "Tonusiens" l'ont voulue. Je ne leur en veux pas, d'ailleurs, ça donnait du lustre à leur journal, à leur boulot. Cette parade leur permettait de s'implanter un peu plus dans les professions médicales. D'ailleurs, nos divergences sont nées à ce moment : nous n'étions pas corporatistes, mais au service des malades d'abord, pas de "nos" malades comme on le dit dans le métier, mais des malades des autres. À qui appartiennent donc les souffrances ? Au monde !»

Les concurrents de *Tonus* – *Concours médical, Le Quotidien du Médecin, Médecine mondiale, Le Caducée, La Semaine des hôpitaux, La Revue du praticien* – rendront compte de l'appel de MSF. Jusqu'aux trois quotidiens «nationaux», *Le Figaro, Le Monde* et *L'Aurore*.

Hélas, seulement deux cent quatre-vingts médecins répondront. Leur contribution sera de 20000 francs au lieu des 200000 escomptés… «Ce fut une sacrée déception, dit Kouchner, mais qui ne m'étonna pas : je n'avais alors aucune illusion sur le corps médical. Au contraire, je connaissais cette armée de conservateurs. La profession changeait, mais nous étions encore infiniment minoritaires, nous, les oiseaux rares de la médecine.» Certes. Mais l'indifférence des confrères installés n'était-elle pas à mettre en rapport avec l'image détestable que les mêmes titres médicaux avaient dressée un an plus tôt, au retour de la déplorable «opération

Managua» ? Reste que, pour la première fois dans la jeune histoire de MSF, les médias médicaux et les titres d'informations générales feront régulièrement écho à la geste de ces médecins bénévoles de l'humanitaire. Fait étonnant pourtant, aucun des articles n'évoquera la stratégie de l'urgence chère aux «Biafrais». Au contraire, ils insistent tous sur la médecine de développement. «Il est apparu peu à peu aux Médecins sans frontières que les problèmes médicaux les plus importants qui se posent au tiers-monde appartiennent à la chronicité et non à l'urgence[1].» Même tonalité au *Figaro* : «Convaincus aujourd'hui que l'aide ne doit pas s'arrêter à la catastrophe, les Médecins sans frontières veulent dépasser le stade du secours d'urgence et assurer avec les organismes internationaux la part médicale due au tiers-monde[2].»

Ainsi MSF, inventée dans le dessein de «l'urgence aiguë», réintégrait les projets «tiers-mondistes» auxquels croyaient l'opinion publique et nombre de volontaires engagés depuis deux ans. Les «développementalistes» l'emportaient-ils sur les «urgentistes» ?

«Oui. Parmi nous il y avait des médecins partisans de ce type de missions, dit Bernard Kouchner. René Garrigue, du Comité de médecine de développement rural, disait, par exemple : “L'urgence, c'est bien, mais le développement, c'est mieux.” D'accord, ça n'était pas notre truc, mais on n'était pas idiots tout de même, nous savions que ce type de médecine était également utile. En réalité, ces conceptions se complétaient. Mon idée était celle-ci : chaque médecin français devait partir au moins une fois dans sa vie, abandonner cabinet, femme et enfants pour aller à la rencontre de la réalité du monde. C'était une démarche politique, médicale, puisqu'à la ligne “profession” nos passeports portaient l'inscription “médecin”. Que certains, décou-

1. *Tribune médicale,* 13 avril 1974.
1. 12 avril 1974.

vrant les réalités du tiers-monde, décident d'y consacrer plusieurs années de leur vie ne pouvait que me combler. Pour moi, tout ce qui comptait, c'était que les médecins bougent. Nous avons inventé une formidable agence de voyages qui permettait au généraliste de Livry-Gargan de partir, alors qu'il n'aurait jamais quitté son quartier sans nous. Cela dit, partir deux ans, c'est bien, mais c'est déjà un métier… À moins de leur demander de foutre en l'air appartement et mômes. Il fallait donc défrayer ces médecins d'une manière ou d'une autre. Or, je trouvais que cette orientation altérerait inévitablement la philosophie de MSF. Tout le monde bénévole, pour moi c'était ça, faire de la politique ! »

En tout état de cause, celui que l'on surnomme alors le « parachutiste du malheur » participera de cette médecine de développement dans laquelle MSF s'est résolument engagée en 1974. Kouchner s'en explique dans un entretien au *Figaro* : « Nous voulons créer une espèce de vocation dans le corps médical : il deviendrait naturel de passer quelques mois dans le tiers-monde pour y créer la relève nécessaire, tant en éduquant les peuples qu'en formant médecins et infirmières sur place. »

Comment entrevoit-il alors la contribution des volontaires sur un champ d'action occupé par nombre d'organisations ? Il s'en ouvre dans le *Concours médical :* « Afin d'éviter la dispersion des champs d'intervention et leur dilution, il faudrait concentrer nos efforts sur une région particulièrement sous-médicalisée, la prendre totalement en charge. Pour cela, il faut ici et là que nous arrivions à implanter des centres médicaux permanents où se relaieraient des médecins sans frontières. Sur place, nous pourrions revenir à un système proche de celui des officiers de santé et former, en cinq ou six mois, aides médicales et infirmières capables d'exécuter un certain nombre de gestes et d'actes définis[1]. »

1. 6 avril 1974.

C'est le temps des hôpitaux de brousse : Haute-Volta, Congo, Nigeria, Gabon, Yémen et Guinée, sous l'égide incontournable des Frères des Hommes, du CICR, du ministère français de la Coopération et de l'Organisation internationale du service volontaire de Genève. Évacuant pour l'heure la stratégie de « l'urgence », les tacticiens de MSF occupent l'international.

La démarche plaît : « Touristes engagés ou boy-scouts attardés ? Ni l'un ni l'autre[1]. » ; « Médecins sans frontières au service de ceux qui souffrent[2] » ; « Des médecins français s'engagent[3] ». MSF est dans l'air du temps. La période est au malaise de l'homme occidental, immergé dans une civilisation hautement technique ; surconsommateur médicamenteux, le patient est bénéficiaire de soins élaborés, « bordé » de structures de pointe ; il se plaint de n'être qu'un "organe" à soigner et non plus une personne ; au Sud, le monde des pauvres – deux tiers de la population de la planète – est victime d'un dénuement extrême. Un rapport de l'Unicef établit alors que deux cents millions d'enfants sont menacés de mort…

Dès lors, Médecins sans frontières occupe la rubrique « sociétale » des médias. « Mais qui sont donc ces jeunes volontaires sautant les frontières devant la mission universelle de la médecine ? », interroge *Femmes d'aujourd'hui* dans un long reportage intitulé « Soigner, c'est servir[4] ». Dans ces années où les luttes des femmes débordent le machisme, le magazine découvre que nombre des médecins bénévoles sont des filles. Ainsi Martine, installée, au terme de longues études, à Choloma, Honduras, veut « toucher les problèmes de près et, par besoin, faire quelque chose ». Elle avoue la fragilité des schémas occidentaux transmis par la formation qu'elle a reçue : « Nous voulions conseiller

1. *Médecine médicale,* 9 mai 1974.
2. *Ouest-France,* 17 janvier 1974.
3. *Le Figaro,* 6 avril 1974.
4. Avril 1975.

aux gens de ne boire que de l'eau potable. Mais avec quoi l'auraient-ils fait bouillir quand ils ne possédaient pas même une casserole ? Des gosses étaient blessés aux pieds ? Nous leur faisions compresses et pansements. Mais ils n'avaient pas de chaussures. Alors, sitôt dehors, ils allaient dans la boue. Nous n'avions servi à rien. Autant que les soins, il aurait fallu des chaussures. » Même constat de la part d'Agnès : « Grâce à la vaccination, on peut ressentir la satisfaction d'avoir sauvé des centaines de gosses. Mais leur avenir ? Sous des problèmes aigus percent des situations chroniques désespérantes devant lesquelles on éprouve notre impuissance. Il faudrait mener des actions de prévention et d'éducation à long terme, améliorer les conditions d'hygiène, la nourriture. »

Le docteur S. a passé dix-huit mois au Yémen. « Non par charité, dit-il, mais parce que nous sommes des techniciens. Nous mettons notre technique au service de ceux qui en ont besoin. » Pour celui-ci, l'impératif est le polymorphisme : il faut s'ajuster aux circonstances, à cette nécessité de vivre comme l'autre, « pauvre parmi les pauvres ». Il dit l'enrichissement au contact des patients, la confrontation avec d'autres cultures, d'autres philosophies : « Le médecin redécouvre sa relation avec le malade, ce qui n'existe plus guère dans le monde occidental surmédicalisé. Il n'est plus assis dans le bureau d'un cabinet, il est près des gens, il vit au milieu d'eux. Il n'a plus l'impression d'être enfermé dans un système clos. C'est une autre qualité de vie. »

Le docteur M. abonde en ce sens : « Ce n'est pas celui qui vient d'Europe qui fait le cadeau... » Médecin de campagne de quarante-huit ans, il a décidé de servir un an dans un hôpital de brousse de Haute-Volta. Un jeune confrère le remplace auprès de sa clientèle bretonne. Il est parti avec ses deux enfants et sa compagne, enseignante. Elle donne des cours à l'école d'infirmières du petit hôpital. « Ça n'était pas une aventure, confie-t-il, mais un acte efficace, mûrement réfléchi, dans un but précis. » Sur place, il se rend compte que sa formation universitaire ne correspond guère à la réalité du terrain : «Il faut arriver là sans idées toutes faites, abandonner le complexe de supériorité du médecin occidental, armé seulement pour le faire d'une médecine européenne hautement sophistiquée.»

Ceux qu'hier on moquait comme «gauchistes amateurs» sont promus disciples du docteur Schweitzer par les médias. Bernard Kouchner, lyrique, ne pense pas différemment : «Nous voulions aussi – étions-nous si naïfs? – comprendre la pathologie dans son milieu. Et, peut-être, tels les fameux thérapeutes aux pieds nus, trouver des solutions originales de prévention et d'éradication des grandes maladies. Nous étions résolus à profiter autant du tiers-monde que ce que nous lui apportions : nous envisagions les échanges à hauteur d'homme[1].»

Au mitan des années soixante-dix, Évelyne Jacz-Aigrain fut l'une de ces volontaires. Nous avons rendez-vous à la Gare de Passy. Cette brasserie chic, abritée par les platanes de la chaussée de la Muette, a l'avantage d'être proche de l'hôpital où travaille Évelyne. Le docteur Jacz-Aigrain, quarante-neuf ans, chercheuse en pédiatrie, relate le passé à vive allure. «C'était un endroit perdu, perdu vraiment, dit-elle, songeuse. Cette expérience était géniale, à titre personnel bien entendu. L'idée que nous devions exporter notre médecine… Nous étions surtout inconscients.» Les souvenirs s'enchaînent, drôles, colorés, contrastés, esquissant une histoire africaine délirante. Elle raconte : «Éducation stricte, classique, pas marginale pour deux sous, je suis née dans une famille bourgeoise.» En avril 1976, à vingt-deux ans, elle obtient son concours d'internat : «Je n'en pouvais plus. Je me suis dit : Stop! J'arrête. L'envie d'aller voir ailleurs. Mais comment partir, comment voyager? L'humanitaire m'est apparu. Je ne sais plus… Comment ai-

1. *Tonus,* 27 décembre 1977.

je entendu parler de MSF ? » Elle se remémore la scène : elle pousse la porte d'un minuscule bureau du 11e arrondissement, rue Crozatier, où MSF venait d'emménager. Deux pièces jaunâtres, une entrée grande comme ça, une secrétaire dont Évelyne a oublié le nom : « "Je suis interne en médecine, je viens tout juste d'être nommée, j'ai du temps devant moi. Voilà. – Ne bougez pas", répond la secrétaire en ouvrant une porte sans frapper. » Derrière, Xavier Emmanuelli lance, sans même apercevoir la visiteuse : « "Ah ! Justement, on cherche quelqu'un pour le Zaïre. Départ dans dix jours." Il ne m'a même pas demandé mon nom. Rien. Il a poursuivi : "C'est à Kizu, pas très loin de la capitale. T'as de la chance. Il faut que tu sois sur place le 20 juillet." »

Retrouvant l'air printanier, le ciel de Paris, Évelyne hésite : « Tout allait si vite », répète-t-elle en souriant. Elle doute, pourquoi ne rejoindrait-elle pas la Bretagne, pour des vacances ? « Je suis rentrée à la maison, c'est-à-dire chez mes parents, je leur ai dit : "Le 20 juillet, je pars pour le Zaïre." Ils me l'ont dit bien plus tard : ils avaient pensé à un chagrin d'amour. Ils n'ont rien tenté pour me dissuader. Ma mère s'est contentée de m'acheter un trousseau, trois brosses à dents et une radio à transistor. »

Le 19 juillet, ses parents l'accompagnent à Orly. Comme leur fille, ils ignorent tout de la mission qui l'attend à Kinshasa : « Je ne savais rien. Hormis qu'on viendrait m'accueillir à l'aéroport, "un type du CICR se fera reconnaître", avait dit Emmanuelli, sans même me donner son nom... »

Le fameux correspondant est bien au rendez-vous. « Un type tout maigre, étrange, cheveux ras, vêtu non pas d'un treillis, mais de vert kaki, revolver et holster au côté. Du genre barbouze... Je n'étais pas tombée de la dernière pluie. Même un innocent aurait compris ce qu'il était à son allure. En outre ce type était basé à l'ambassade des États-Unis... Il me rendait visite à peu près chaque mois dans mon trou, il m'apportait des cartons de médicaments récupérés je ne sais où... Des médocs aussi merdiques les uns que les autres. Avec le recul, j'en suis convaincue, il s'abritait derrière une façade commode. J'étais le parfait alibi... Je lui permettais de venir fureter dans mon coin paumé de la frontière angolaise, près de l'enclave de Cabinda. Une zone "sensible", avec, de part et d'autre, des combats sporadiques à propos de forages pétroliers. Je croisais des camions chargés d'Africains armés jusqu'aux dents, sur les pistes. Le type était mon unique contact avec le CICR, je n'ai jamais eu affaire à d'autres que lui. Il me rapportait des trucs entassés dans sa jeep blindée, car monsieur CICR se déplaçait en jeep blindée ! Il me prévenait chaque fois : "Mon prochain passage, c'est tel jour." Il tenta de me sauter deux ou trois fois, puis il se tint tranquille... » Évelyne s'interrompt : « Ça m'ennuie de raconter tout ça, j'ai l'impression de dénigrer, cette histoire me paraît d'une telle inconscience aujourd'hui. Mais ça s'est vraiment passé ainsi. » Évelyne gamberge : sa valise disparaît à l'aéroport de Kinshasa. Volée ? « Me voyant tellement paumée, monsieur CICR dit : "Ne vous en faites pas, on la retrouvera, votre valoche ! On reste quatre ou cinq jours à Kin." Il m'a conduite au marché pour que j'achète une paire de baskets et un jean délavé. Finalement, mon bagage réapparut ! Monsieur CICR l'avait récupéré, comme par enchantement. »

Il leur faudra une bonne journée de piste pour atteindre Kizu, au sud de Boma, à l'embouchure du fleuve Zaïre. « Magnifique. Un endroit dans la brousse, isolé, maisons en torchis et deux couvents : l'un, au sommet de la colline, occupé par deux vieux prêtres belges sympas ; l'autre, au pied de la butte, tenu par quatre bonnes sœurs, belges elles aussi, mais un peu dures. Elles étaient en poste bien avant l'indépendance. Moyenne d'âge des missionnaires, je dirais entre soixante et quatre-vingts ans. Ces religieux de sexes opposés étaient à couteaux tirés. Depuis des années, ils ne s'adressaient pas la parole. Comme j'étais une femme, les bonnes sœurs m'ont prise chez elles, elles m'ont offert une cellule. » L'hôpital est un bâtiment du temps des colonies, en béton vieillot, mais fonctionnel. La nuit même de son arrivée à Kizu, Évelyne opère en catastrophe : « Je n'avais jamais pratiqué de césarienne de ma vie... » Peu à peu, elle s'accoutume à ses nouvelles conditions de vie et de travail : « Il y avait un tas d'infirmiers et d'infirmières zaïroises, convertis au catholicisme, la seule condition d'embauche. Ce petit monde était mené rondement par une bonne sœur sévère, non médecin, dévouée, mais elle consacrait une bonne part de son temps à la catéchèse... La religion était au programme de son enseignement. »

La jeune femme est chargée des soins pédiatriques. Soixante gosses rachitiques de Pointe-Noire, où elle se rend deux fois par semaine en jeep, trois quarts d'heure de piste. « Cinq à six mille personnes étaient assez bien installées dans un camp de réfugiés. Je tenais consultation sur la terre battue, sous une grande cahute de paille. » Cent patients quotidiennement, dont certains blessés par balle. « Des trucs simples, car nous n'avions guère de moyens. En fait, je passais quatre heures par jour à faire la bouffe, du riz pour ces gosses en sale état. Une manière superficielle de contrer la sous-alimentation, enfin, ils se sentaient moins abandonnés. » Kizu-Pointe-Noire-Kizu, l'horizon d'Évelyne pendant cinq mois. Elle dérogera à sa mission une seule fois, pour aller voir la mer. La routine couvent-hôpital-couvent, avec une escale au semblant de barpaillote, à la pause. « Les villageois me hélaient : "Hé ! Viens, Docteur !" Et hop, on buvait un coup. Mais Coca et Fanta, ça va quinze jours... Je me suis mise à la bière, je m'en tapais deux à trois par jour. » Elle se souvient de moments de rien avec délectation : « Nous avions tous le même âge, ils me parlaient de choses inconnues, je leur en contais d'autres. Ça se passait vraiment bien. » Évelyne n'a pas vraiment souffert de sa solitude, elle pense même qu'elle l'a aidée à mûrir.

N'ayant aucune nouvelle de Paris, pas le moindre contact, sinon les visites de monsieur CICR, elle tente, au bout de six mois, de joindre la rue Crozatier par téléphone. Échec. Elle compose le numéro de ses parents. «J'ai mis cinq heures avant de les atteindre, mais la communication ne passait que dans un sens, je les entendais, mais eux non. Rigolo.» Si l'on veut... Dans l'espoir d'obtenir des nouvelles de leur fille, les parents, angoissés, confient qu'ils ont appelé MSF à plusieurs reprises. «D'après ce qu'ils me disaient au téléphone, on ne savait même pas qui j'étais à MSF... On m'avait oubliée! J'étais une naufragée dans la brousse, sans un rond... J'en ris maintenant, mais c'était quand même désinvolte, n'est-ce pas? Ces vieux confrères étaient assez fantaisistes, non?»

Un trimestre plus tard, une jeune femme débarque au campement : «Salut. Je suis Véronique, de MSF. Je prends le relais.» Depuis cette époque, les deux filles sont devenues amies. Véronique travaille maintenant en Avignon. «De retour à Paris, je suis allée râler à MSF, dit Évelyne. La secrétaire avait changé, la nouvelle ignorait qui j'étais. Je découvre qu'il n'y a même pas de carte géographique du Zaïre au bureau, aucune carte d'ailleurs, ni fichier, pas même d'archives. J'étais inconnue, j'étais rien du tout, j'étais sortie de la tête d'Emmanuelli. Je découvre alors que les volontaires étaient largués dans la nature sans que personne sache où ils échouaient. Gare au *turn-over* de MSF! J'ai engueulé Emmanuelli, j'étais d'autant plus furieuse que je m'étais donné beaucoup de mal durant cette mission de neuf mois, mais tout le monde s'en foutait à Paris.» Évelyne se reposera deux mois durant : «Je n'ai pas vécu cette mission comme un calvaire, bien au contraire. Comment aurais-je pu atterrir dans un coin pareil sans MSF? Comment aurais-je pu imaginer ces hommes et ces femmes, leur tolérance entière et totale? Pourtant, ça ne devait pas être très évident de voir débarquer des gens comme nous...» Après un moment de silence : «Ce fut une très belle mission humaine, en fait, mais pas une excellente mission médicale.» Elle confie des impuissances insupportables : «Ça m'a permis de remettre la pendule à l'heure… La médecine que je connaissais, la seule que j'appliquais, celle que les maîtres m'avaient enseignée, était une médecine d'outils. À Kizu, des gamins sont morts dans mes bras, alors que j'aurais pu les sauver si j'avais disposé de ces outils-là…»

Elle dit ses frustrations, sa colère devant l'absurdité, les médicaments livrés par conteneurs, en vrac. Les posologies rédigées en caractères chinois, et pas un seul bouquin, ni d'explication pour comprendre les préparations. «Je passais des heures à trier, tentant de deviner ce que ces foutues boîtes contenaient. Je les ouvrais les unes après les autres, dans l'espoir de trouver un mode d'emploi rédigé en anglais. Il a fallu un trimestre pour que je comprenne un peu les correspondances.» Silence. «Les volontaires se sont succédé dans ce coin du Zaïre sans rien changer, nous avons apporté seulement du réconfort à ces gens curieux de nous voir arriver. Nous avons appris le Zaïre, à lire autrement les articles indignes et mensongers des journaux français à propos de Mobutu.»

À la réflexion, l'efficacité médicale n'était pas l'enjeu du MSF de l'époque : «Kouchner nous le rabâchait, d'ailleurs. À l'entendre, ce n'était pas avec la médecine, mais en témoignant dans les médias, en accueillant des journalistes sur le terrain, qu'on changerait le monde. Mais, tout de même, nous étions médecins ! Capables de travailler huit jours sans bouffer, convaincus du travail que nous menions. Alors, les invocations et les plaintes médiatiques de Kouchner dans les journaux… Beaucoup de volontaires totalement investis dans leurs missions ne s'en sont pas relevés. Ce n'est que beaucoup plus tard que les choses ont bougé. Avec l'arrivée des Malhuret, Brauman et Charhon. C'est eux qui ont fait de MSF un acteur de la médecine d'urgence et de la solidarité politique. Mais ça, c'est une autre histoire…»

Règlement de comptes à Crozatier

9

La raréfaction des procès-verbaux du comité de direction collégiale de 1974 en dit long sur la déliquescence de la « maison » MSF. Au 9 juin, je découvre le bilan mitigé de l'opération « Une consultation pour Médecins sans frontières » : « Quatre cents réponses positives seulement sur les cinquante mille médecins touchés. Mais une quinzaine de millions de francs anciens de recettes. Ce qui rend, malgré tout, nos finances assez prospères grâce à la généreuse contribution des Rotary-Club de la région Nord. Un coup de pouce utile dans une région réputée pourtant difficile. »

Puis, c'est un silence de cinq mois, comme si MSF avait sombré dans la léthargie. Jusqu'à ce 12 novembre 1974, où les tensions font éclater l'équipe dirigeante. C'est une mise à nu des rivalités, des oppositions entre les deux groupes incarnés par leurs leaders, le « Biafrais » Bernard Kouchner et le « Tonusien » Philippe Bernier.

Acte premier.

Bernier ouvre les hostilités, d'entrée. Il s'en prend au « mauvais fonctionnement du secrétariat général », autrement dit à Kouchner, élu à ce poste lors de la dernière assemblée générale. Il lui reproche, en violation des dispositions statutaires, de n'avoir convoqué aucune réunion de la direction collégiale depuis cinq mois. Puis, tout de go, il l'accuse, en complicité avec son ami Max Récamier, le président de MSF, d'avoir usé de ses pouvoirs pour prendre des décisions stratégiques à l'insu du collège comptable devant l'assemblée générale des adhérents. De sa propre initiative, le duo est entré en relation avec le «patron» de l'organisation chrétienne tiers-mondiste Medicus Mundi, le professeur Gentilini, pour lui proposer de prendre sous sa houlette la coordination médicale de Médecins sans frontières! Ce qui, pour parler net, équivaut à la décapitation de l'association et, à terme, à sa dissolution pure et simple... Sommés de s'expliquer, les compères arguent de leur bonne foi et rétorquent que cette conversation s'est bornée à «la possibilité d'un enseignement commun de la médecine d'urgence» et à «l'éventualité d'une confrontation des fichiers des volontaires appartenant aux deux associations». Le doute s'est installé. Quelques lignes au style administratif le laissent deviner en filigrane : «Borel et Bernier, prenant acte, demandent que soient produits les statuts de Medicus Mundi et que tout projet de protocole d'accord soit soumis à l'approbation du comité collégial. Emmanuelli déplore qu'il ait fallu une crise telle que celle-ci pour que des informations aussi capitales soient communiquées enfin au collège.»

Trente années plus tard, le docteur Emmanuelli évoque l'épisode : «Cette prise de bec révèle l'esprit de défaitisme qui prévalait. Kouchner et Récamier œuvraient effectivement pour notre absorption par Medicus Mundi; en décembre ils avaient même proposé une motion en ce sens. Elle sera repoussée par l'assemblée générale. Ils ne croyaient plus en MSF; et ils n'étaient pas les seuls : beaucoup pensaient que nous n'avions plus les forces de faire cavalier seul, pour vous dire combien nous nous sentions orphelins.»

Raymond Borel, le patron de *Tonus,* abonde en ce sens : « Combien de fois ai-je entendu Récamier réclamer la dissolution de MSF ! Combien de fois ai-je entendu Kouchner déclarer qu'il préférait travailler seul ! »

Ce dernier, en bon rhétoricien, confirme : « Nous dirigions une entreprise où nous étions étrangers les uns aux autres ; on ne se parlait plus, aucune communication entre nous. Non que les "Tonusiens" fussent méchants, mais qu'avions-nous à nous dire ? Nous avions choisi la médecine d'urgence, alors qu'ils décidaient de départs soudains, genre congrès de laboratoire médical. » Les arguments sont lapidaires, mais ils confirment l'incompréhension, la mésentente viscérale entre les deux noyaux fondateurs.

« Le fond du problème était le suivant, explique aujourd'hui Xavier Emmanuelli : les "Tonusiens" étaient très à droite, alors que les "Biafrais" avaient la culture des "compagnons de route", influencée par les communistes. La fracture n'avait jamais été explicitée, on n'en parlait pas, ce n'était pas un sujet de débats, mais chacun jaugeait l'autre, en silence, la méfiance régnait, réciproque. Elle nourrissait les rancœurs, c'est le moins que l'on puisse dire. » Le plus souvent, les différences s'expriment par le biais des clivages professionnels opposant la culture médicale des uns et des autres. « D'un côté, poursuit Emmanuelli, les spécialistes pratiquant dans un milieu hospitalier clos, hiérarchisé. Kouchner assure alors ses vacations à Cochin, Bérès peaufine une formation de chirurgie réparatrice à Boucicaut, Récamier exerce à l'hôpital de Neuilly-sur-Seine ; quant à moi, je travaille à l'hôpital Henri-Mondor. Par leur nature, les "Biafrais" ne croient qu'aux opérations d'urgence, aux interventions "coup de poing". L'autre clan rassemble les médecins de tous les jours. Forts d'une pratique au contact des patients, ils se targuent de mieux appréhender la médecine de terrain. Pour eux, MSF ne pouvait être uniquement un Samu du tiers-monde. Ils reprochaient aux "Biafrais" de se complaire dans le mythe du médecin-miracle, une sorte de Zorro blanc qui résout tout par sa seule apparition.»

L'incompréhension s'est aggravée au fil du temps. Les «Biafrais» forment une «bande de copains», entretiennent un rien d'aristocratisme, une «baronnie», comme Borel la désigne encore aujourd'hui : «Des réunions privées, restreintes, se tenaient chez Kouchner ou ses acolytes. Par contre, les réunions de bureau, les discussions au siège se résumaient au règlement de questions techniques : qui envoyer sur telle mission, combien libérer d'argent pour cette opération, et durant combien de temps? À l'inverse, je n'ai jamais vu un seul médecin "tonusien" convié par les "barons" : on ne pénétrait pas le "bureau politique" du système "biafrais". Ce climat poisseux se durcit, engendrant des animosités croissantes entre Kouchner le "Biafrais" et Bernier le "Tonusien".»

«Ce type n'a jamais rien fait d'autre que nous foutre des bâtons dans les roues», lance Kouchner quand j'évoque le nom de celui-ci. Ce à quoi Raymond Borel rétorque : «Philippe était suffisamment journaliste pour avoir senti que, parmi les personnalités émergentes, l'une ou l'autre tirerait tôt ou tard la couverture. De fait, Kouchner s'est dévoilé à la vitesse grand V, il ne savait pas se contrôler. C'était plus fort que lui : dès qu'un journaliste se profilait, il bondissait. Il s'auto-mandatait pour se produire dans tel ou tel canard, confondant la promotion de MSF et sa propre image. C'était la même formule chaque fois : "Je vais donner une conférence de presse", ou : "Je vais accorder une interview"... Et Bernier répliquait, imperturbable : "Pas question." Un rituel : il lui mettait l'article 8 des statuts sous le nez, quelques phrases qui interdisaient à quiconque de se produire à la télé ou dans les canards, sauf délégation de la direction collégiale. Kouchner l'a pris en riant la première fois, la deuxième il a ri jaune, puis, à la suivante, il a fait la gueule.» Emmanuelli le confirme : «Kouchner trustait les journalistes, il aimait s'afficher comme le chef naturel de

MSF. Ne l'oublions pas : il avait été journaliste à *L'Astrolabe* naguère, le journal de son papa, puis à *L'Événement*, d'Emmanuel d'Astier de La Vigerie, son mentor. Il s'était patiemment constitué un cénacle d'obligés. »

« Oui, j'ai fait des radios, des télés, s'enflamme encore Bernard Kouchner, et les autres étaient jaloux comme des tigres ! Ça ne pouvait qu'exploser. »

Effectivement. Ça explosera lors d'une réunion collégiale, le 12 novembre 1974. Fameux duel, qui met à nu les conceptions inconciliables des Médecins sans frontières.

Acte deuxième.

Au jour dit, Max Récamier donne la parole à Xavier Emmanuelli. Celui-ci retrace les actions de secours des quatorze médecins envoyés au Honduras, ravagé par l'ouragan Fifi un mois plus tôt. Mission d'importance, puisque décidée, organisée et financée seulement par MSF ; c'est, enfin, la seconde vraie opération depuis celle, catastrophique, au Nicaragua, en 1972.

Tout juste rentré de Choloma, le généraliste bordelais Michel Gillet rapporte une situation cataclysmique : des villes rasées, des villages isolés depuis des semaines, les troupes honduriennes et leurs chiens « mineurs-fouilleurs » empêtrés dans la vase et la boue. Soixante mille morts. Il évoque les MSF intégrés tant bien que mal aux équipes cubaines et vénézuéliennes de la Croix-Rouge. Les consultations et les vaccinations sous les baraques de rien, le nombre des patients enflant jusqu'à deux cents en moins d'une demi-heure, les nuits sans sommeil dans des sacs de couchage gorgés d'humidité. Il dit les opérations héliportées, menées de conserve avec les Américains pour apporter des secours aux populations isolées de Barracuda, de Puerto-Cortes et de Coyamel. La remise en marche, par quatre MSF et les *damnificados* honduriens, du dispensaire de Choloma, transformé en hôpital de transit où l'on sépare les blessés légers des victimes gravement atteintes, dirigées pour elles sur San-Pedro. Ce sont encore les distributions de médicaments réalisées conjointement avec les autorités municipales, les équipes d'urgence du centre SOS de Sorkine. Une mission sans reproche, efficace, une action dont MSF n'aura pas à rougir, enfin. Qui plus est, se félicitent les «Tonusiens» Jean-Michel Wild et Gérard Illouz, il s'est agi d'une mission uniquement composée de «volontaires de base, partis sur le tas», et non d'«urgentistes». Sous-entendu : aucun «Biafrais» n'a participé à l'opération hondurienne. Comme on s'en rendra compte, ceux-ci étaient occupés ailleurs…

Michel Gillet poursuit : «Mon point de vue est qu'une fois l'urgence dépassée la situation risque de devenir plus dramatique en raison du retrait de l'aide internationale. D'autant que les neuf dixièmes d'une économie hondurienne essentiellement rurale sont touchés. Les problèmes de malnutrition vont devenir plus aigus, inéluctablement.» Il préconise donc une mission médicale sur le long terme, réclamée de façon pressante par le gouvernement hondurien. Elle serait composée de deux médecins attachés au dispensaire de Choloma, puis de deux ou trois autres, chargés des missions itinérantes.

C'est alors que Bernard Kouchner monte au créneau. Le rapport de Gillet, prétend-il, va à l'encontre de celui du docteur Sargos. Celui-ci, urgentiste «biafrais», estime qu'il est inutile d'implanter une mission de suivi au Honduras. Philippe Bernier mouche Bernard : «Les fonctions, la spécialité d'anesthésiste-réanimateur de Sargos le qualifient pour apprécier les domaines de l'urgence, mais sûrement pas les actions de moyen terme», lance-t-il. Bernier a compris que la sortie de Sargos illustre la position de Kouchner et de la «baronnie». Le coup porte. Il n'est que de lire la sobriété du procès-verbal pour s'en convaincre : «Un incident violent amène Kouchner à présenter ses excuses à Bernier», puis, sans transition : «Il est décidé à l'unanimité d'envoyer Emmanuelli au Honduras. Muni des pleins pouvoirs, il a pour mission de rapatrier les MSF en cas d'inutilité de leur concours et d'apprécier l'utilité d'une intervention à moyen terme, afin de répondre aux vœux des autorités honduriennes comme à l'estimation des MSF, dont les rapports sont déjà parvenus. » À la fin du deuxième acte, l'avantage est toujours à Bernier.

Au théâtre, un personnage éphémère apparaît souvent au moment de l'intermède. Dans le rôle du bouffon, il occupe le public tandis que les rôles principaux, en coulisses, affûtent leurs rapières. Pierre Trotot sera celui-ci. Il réclame la parole. Il souhaite, dit-il, que le débat s'élargisse à la raison d'être de MSF…

Reprenons le procès-verbal : « Sur une réflexion intempestive de Récamier, qui s'en excuse, mais ne peut le convaincre de rester, Trotot quitte la réunion, non sans déposer le texte d'une nouvelle charte : *Pour une médecine sans frontières.* » Elle figure en annexe du rapport de la réunion du 12 novembre. En voici la synthèse : « *Pour une médecine sans frontières* rassemble des personnes appartenant ou non au corps médical, mais décidées à lutter pour l'accès aux droits de tous à la santé, en combattant les injustices relevant de ce domaine. (…) Nous affirmons notre conviction en ce que la santé est d'abord une façon de prendre en charge son propre corps, que la médecine n'est qu'une science, une technique, au service des personnes qui en ont besoin. (…) Il est bien évident que notre action implique un engagement du côté des opprimés ou des victimes. Les volontaires doivent lutter contre ce qui altère la santé physique ou mentale des personnes : la torture, l'oppression des femmes dans leur corps, les conditions sanitaires des prisonniers ou des travailleurs immigrés, etc. Cette lutte commence bien sûr à l'intérieur de nos frontières, notre premier devoir est de nous informer des faits scandaleux qui ressortissent aux points précédents et d'en témoigner. » L'initiative Trotot restera un vœu pieux.

Xavier Emmanuelli l'évoque, non sans humour : « L'expression "sans frontières" posait problème à certains :

fallait-il l'appréhender dans le sens des frontières juridiques établies sur la planète, ou du point de vue factuel, c'est-à-dire les frontières dans nos têtes ? Dès lors, l'action de MSF devait se déployer vers les bidonvilles, les femmes battues, les homosexuels... La grande majorité des MSF se voulaient des aventuriers de terrain, ils n'étaient guère sensibles à ces "divagations". »

L'intermède conclu, retour au combat des coqs.

Acte troisième.

Philippe Bernier décoche la première flèche. Revenant une fois encore au bilan de la mission hondurienne, il note que, sans les efforts conjugués d'Emmanuelli et de lui-même – ils étaient les seuls à assumer la permanence de la rue Crozatier –, jamais cette excellente opération d'urgence n'aurait vu le jour. Une manière de stigmatiser le dilettantisme des « Biafrais », si prompts à se revendiquer experts en tout. C'est bien le cœur du conflit : si Kouchner, Bérès et Récamier n'ont pas mis la main à la pâte, c'est qu'ils étaient simplement introuvables. En effet, sans demander l'avis du comité directeur, ils crapahutaient sur les plateaux du Kurdistan irakien...

Au printemps, à la suite d'une rencontre au siège de la Croix-Rouge internationale de Genève, Kouchner et Récamier avaient noué des liens avec un certain Ismet Cherif Vanly, représentant en Europe du général Mustafa Barzani, le chef du Parti démocratique kurde. Une révélation. Les amis découvrent que le peuple d'une enclave « libérée » aux confins nord de l'Irak mène une résistance armée contre la dictature de Bagdad. Bernard Kouchner revient aujourd'hui sur l'épisode : « Pour nous, la question ne faisait pas un pli. On s'est dit : mais putain, voilà où MSF se doit d'être ! Voilà le modèle de mission que nous devons accomplir ! » Le concept « enclave libérée » du Kurdistan ne résonnait-il pas comme celui du « Biafra » auparavant ? Mais alors, pourquoi n'en avoir rien dit aux amis de MSF, rue Crozatier ? « Impossible ! s'enflamme Kouchner, laissant percer le ressentiment qu'il portait à ses associés «tonusiens». Bernier se vivait comme le représentant et le défenseur du monde arabe. Pour lui, les Kurdes menaient une politique anti-arabe à l'égard de Bagdad. C'était vrai ! Il faut le dire, Barzani était "influencé" par Henry Kissinger, il était proche des Turcs sur une ligne d'alliance avec Israël. La France, alors, vivait une lune de miel avec les Arabes. Le Premier ministre Chirac préparait son voyage à Bagdad pour y signer le marché du siècle : la fourniture de tonnes d'armes et d'équipements nucléaires... Mais, nous, nous n'en avions rien à cirer, nous revendiquions le franchissement de toutes les frontières, non ? Quelles qu'elles soient ! Le peuple kurde combattait pour son indépendance, notre place était dans le réduit barzaniste. Mais allez expliquer ça aux conservateurs de la rue Crozatier... »

Les trois amis s'envolent donc vers cet Orient sans rien dire. «Nous avons pénétré en territoire irakien en Land-Rover, par l'Iran, tout simplement, rappelle Kouchner. À l'époque, Reza Chah soutenait discrètement la guérilla barzaniste, il n'avait donc aucune raison de s'opposer au transit de trois médecins soucieux de porter assistance aux Kurdes. Ce qui sera beaucoup plus difficile quatre mois plus tard, car, grâce aux bons offices du "démocrate" Boumédiène à Alger, Pahlavi s'était entendu avec le baasiste Saddam Hussein : un cou de poignard dans le dos de la résistance kurde. »

À Paris, au siège de MSF, dans la nuit du samedi 22 septembre 1974, les premières informations du passage de l'ouragan Fifi sur le Honduras tombent sur le télex. Au même moment, les trois «Biafrais» bivouaquent à Kwarki, le camp de base des *peshmergas* de Barzani. «Nous avons découvert un peuple admirable, se souvient Kouchner, des musulmanes en cheveux, sans voile, des guerriers farouches à grosse moustache, pantalons de golf, torse bardé de superbes cartouchières. Jusqu'alors, je n'avais pas idée qu'un peuple de vingt millions d'âmes survivait malgré cinq frontières le divisant. Des gens au moral d'acier; sur le plan de l'organisation sociale, des techniques médicales, rien à redire : ce n'étaient pas des analphabètes, ça n'était pas le tiers-monde. Beaucoup avaient fait des études à l'étranger, ils étaient nombreux à rentrer au pays pour aider Barzani. Ces gens se défonçaient pour leur peuple. Accourus du Moyen-Orient, il y avait les représentants de toutes les minorités opprimées, par exemple Saddem, un évêque syriaque, un chef zoroastrien.» Bernard Kouchner évoque Alexander, un grand gaillard d'Amsterdam, parti pour l'Asie en camping-car. Le Néerlandais s'était arrêté chez les Kurdes : «Il nous dit : "Vous avez besoin de moi? Je suis pédiatre." Nous avons dit oui. Alexander est resté. Il projetait de créer, plus tard, une section MSF en Hollande. Hélas, il est tombé quelques mois plus tard, frappé par une balle irakienne alors qu'il tentait de passer en Turquie avec un groupe de *peshmergas* "lâchés" par Téhéran.»

En cette année 1974, Bernard Kouchner l'avoue, il ignore la cause des Kurdes de Mustafa Barzani. Il ignore la déclaration, onze ans plus tôt, du général de Gaulle, héraut du droit des peuples à disposer d'eux-mêmes, favorable aux revendications nationales kurdes. Il recevra même le général Barzani à l'Élysée. Kouchner ignore encore la revue franciscaine *Frères du monde* qui avait consacré un numéro spécial à l'impossible situation des Kurdes en 1965.

Dix jours durant, les médecins Kouchner, Récamier et Bérès explorent une contrée «libérée» de cent kilomètres de profondeur, jaugeant les besoins sanitaires de deux millions et demi de Kurdes bombardés régulièrement par l'artillerie et la chasse irakiennes. «Militairement, la situation des barzanistes n'était pas brillante; l'armée irakienne, puissante, moderne, ne leur laissait aucun répit. Des colonnes de civils passaient les cols vers l'Iran pour échapper au feu irakien.» Bernard Kouchner, ému, se remémore les heures de pistes malaisées, entassé dans la Land-Rover avec ses compagnons flanqués d'une trentaine de partisans : « Nous voulions étudier la mise en place d'un système de ramassage et d'évacuation des blessés plus efficace. » À l'un des postes jalonnant la piste, il se souvient d'une rencontre avec Kourdo, un jeune médecin : « Il était rentré du Caire, frais émoulu de la fac de médecine. Il n'avait pas vu d'étranger depuis dix mois, et il vivait là, isolé de tout, lisant et relisant les deux livres anglais qu'il possédait en tout et pour tout. Un parfait idéaliste. Quelques jours plus tard, sur le chemin du retour, nous l'avons retrouvé, il se reposait dans un hôtel minable de Sanandadj, côté iranien. Il passait ses journées dans une chambrette enfumée, à écouter une cassette de Franck Sinatra. “Je me repose. C'est mon pays, je dois y retourner”, répétait-il. Grâce à ce séjour, Kourdo échappa à l'une des expéditions irakiennes les plus meurtrières. »

Kouchner se souvient d'une journée où, circulant sur l'unique route desservant la zone libérée, son véhicule fut pris pour cible par l'aviation baasiste. « Nous l'avons échappé belle… » Jacques Bérès garde un souvenir amusé de l'épisode. « Notre voiture était la seule à rouler à des kilomètres à la ronde. Un zingue iranien apparaît, tournoie au-dessus de nous, notre chauffeur pile net, tout le monde saute du véhicule, Kouchner et Récamier compris. Sauf moi, je ne quitte pas mon siège. Je les vois plongeant dans le fossé boueux, c'était la saison de la fonte des neiges. L'avion largua ses bombinettes, elles tombèrent à quelques centaines de mètres du véhicule, puis il disparut au-delà des montagnes. Tout le monde est remonté dans la voiture, dégoulinant de boue. J'ai dit à Bernard : “Ne t'approche surtout pas de moi, nous ne sommes pas du même monde.” Il a très mal pris la vanne, il faut savoir que Bernard était toujours élégant en mission. Alors, il me traite de cinglé, de dingue, il me reproche de prendre des risques inconsidérés. Je lui explique qu'il se trompe : au contraire, seule mon attitude est logique, prudente, car plus on est au centre de la cible visée, moins on risque d'être atteint. C'est bien connu, t'as qu'à voir, lui dis-je, les impacts autour des pipes, sur les stands de tir des fêtes foraines.»

Théorie que le trio aura l'occasion de développer à Paris, quelques jours plus tard, rue Crozatier. L'équipe dirigeante de MSF exige que «l'équipée sauvage» rende des comptes à propos de la tournée imprévue au Kurdistan de Mustafa Barzani.

Le procès-verbal de la réunion du 12 novembre 1974 ne dit rien de l'accueil réservé aux compères : «Bernier fait observer qu'il juge contraire à la charte la mission effectuée chez les Kurdes d'Irak par Récamier, Bérès et Kouchner : à son sens, encore une fois, il était élémentaire de réunir un comité d'urgence. Enfin, le Kurdistan fait partie intégrante de l'État irakien, souverain et reconnu. Il s'agit donc, pense-t-il, d'une immixtion dans les affaires intérieures d'un pays.» Quelques lignes plus bas : «À propos de l'enquête au Kurdistan, Jean-Michel Wild, parlant en son nom et celui de Trotot (*qui vient tout juste de quitter la réunion en claquant la porte, n.d.a.*), constate à son tour qu'elle remet en question l'éthique de MSF.»

La discussion sera orageuse.

Bernard Kouchner : «Le bureau nous accueillait comme si nous étions des traîtres : "Qu'est-ce que vous êtes allés foutre là-bas ?" On n'a pas eu le temps de répliquer que déjà Bernier nous tombait sur le râble : il nous accusait de complot sioniste. À nous, qui avions été les premiers à découvrir les Kurdes ! Un peuple qui mourait, se défendait avec panache, se proclamait pro-palestinien, affirmant qu'il n'avait aucune haine des Arabes, mais qui voulait vivre libre, indépendant sur sa terre ! Une affaire politique géante nous était tombée sur la tête, dans les bras, dans le cœur ! Nous qui étions heureux de ce que nous avions fait ! Et un imbécile nous parlait d'Israël et des Américains !»

Il est question d'une ambulance cédée par les «Biafrais» aux guérilleros barzanistes. «Bernard nous dit ceci, relate Raymond Borel : "Médicalement, les Kurdes n'ont pas besoin de nous, ils ont déjà quatre-vingt-dix médecins, mais en revanche ils manquent cruellement de médocs et de matériel. Alors on a imaginé une manière simple de les aider : une voiture. Une jeep, trouvée sur place, leur sera utile." Je m'insurge alors : "Aider une structure médicalement, fût-elle kurde, est une chose, mais lui offrir une voiture en est une autre!" Philippe Bernier embraye : "Envoyez tous les médecins que vous voudrez, mais pas question d'une jeep, qui est en soi un véhicule militaire."» Jacques Bérès : «Ça a coincé avec Bernier quand on a dit qu'on avait acquis une ambulance pour l'offrir aux Kurdes... L'accrochage fut violent.»

Je questionne Kouchner. «Au total, me répond-il, les barzanistes disposaient de deux ambulances. L'une leur avait été offerte par le Secours populaire français; hélas, ce cache-sexe du Parti communiste suspendit son assistance aux Kurdes dès que les communistes irakiens abandonnèrent leur opposition au régime baasiste pour collaborer avec Saddam Hussein! Politique oblige, la place du Colonel-Fabien virait sa cuti... Oui, n'en déplaise à Bernier et à sa conception étriquée de la neutralité, on leur a refilé notre Land-Rover. D'ailleurs, c'est à son volant que notre copain batave, Alexander, fut abattu par les Irakiens. Mais enfin! Nous avions levé un drapeau de gauche là-bas, progressiste si j'ose dire, alors qu'à MSF nous étions confrontés à une équipe de conservateurs!»

Xavier Emmanuelli se souvient d'une autre altercation à propos d'une lettre que Mustafa Barzani avait confiée à Kouchner à l'attention de François Mitterrand... J'évoque l'incident auprès de Bernard Kouchner : «C'est vrai, nous avons accepté de jouer les facteurs. C'est moi qui ai suggéré l'initiative au chef kurde. Son fils, Idriz, était fort pessimiste sur l'avenir de la résistance : "Nous ne tiendrons pas si l'opinion internationale ne se mobilise pas en notre faveur, nous avait-il expliqué. Personne ne connaît notre lutte, et la France, votre pays, livre des armes à nos bourreaux." Alors j'ai dit : “Votre mouvement est apparenté à l'Internationale socialiste, non ? Pourquoi ne pas envoyer une lettre au chef de l'opposition socialiste en France ?” Séduit, Mustafa Barzani rédigea un mot en anglais ; il devait commencer par quelque chose comme : “Cher camarade, au moment où notre peuple se meurt...” La lettre, passée à François Mitterrand par l'intermédiaire de Didier Motchane, ne fut suivie d'aucune réponse... »

Xavier Emmanuelli évoque enfin l'événement final de la réunion du 12 novembre : « Bernier sous-entendit que les trois zèbres avaient payé leur voyage en piquant du fric dans la caisse de MSF. Max Récamier tenta de calmer le jeu, mais il était trop tard... Kouchner, fou furieux, se jeta sur Philippe Bernier et le gifla. »

Kouchner ne regrette rien : « Il nous avait agressés, il avait manifesté une violence, une bêtise telles qu'il fallait le lui signifier. Une gifle, ça n'est pas bien méchant. Je ne supportais pas son ton : qui donc êtes-vous, les petits jeunes gens, retournez dans vos labos, ça suffit comme ça... »

Épilogue.

Quelques mois plus tard, les 22 et 23 février 1975, la quatrième assemblée générale de MSF se joue dans la salle de conférences des laboratoires Sandoz, à Rueil-Malmaison. Cent quatre-vingts médecins sans frontières doivent procéder à l'élection du nouveau comité de direction collégiale. À la tribune, en rang d'oignons derrière une longue table nappée de rouge, les membres de l'équipe sortante : côte à côte, Kouchner, Emmanuelli, Bérès et Récamier. Les encadrant de part et d'autre, les docteurs Wild, Illouz, Gillet, Robin et Enjoubault. À l'extrémité gauche, les journalistes Philippe Bernier et Raymond Borel.

C'est la consternation : soixante et onze mandats des courriers adressés au bureau par les adhérents empêchés ont disparu. Vieille pratique d'AG étudiante... Dans son livre, Philippe Bernier relate l'épisode : « Dans la plus pure tradition stalinienne, héritée de leur expérience au Parti communiste pour Emmanuelli, à la direction de l'UEC pour Kouchner, je serai accusé d'avoir volé ces mandats. Le plus comique dans l'affaire est que les absents me désignaient tous comme mandataire de leurs votes. Cinq bulletins seulement étaient blancs... Réclamant en vain un jury d'honneur, une enquête administrative, ma sincérité ne faisant aucun doute, le verdict de l'assemblée générale en ma faveur paraissait certain. Soutenus par Emmanuelli, Bérès, Kouchner et Récamier annoncèrent alors qu'ils démissionneraient si j'étais élu. Le coup de force réussit : je n'obtins que trente suffrages contre soixante à l'équipe en place[1]. »

Lors de l'assemblée générale, Bernard Kouchner devra tout de même renoncer à l'intention qu'il avait d'envoyer au *Monde* un texte où il témoignait du « génocide » kurde. La formule est récurrente chez lui. Les délégués de MSF s'y opposent. Il reste que le comité de direction collégiale proclamé par l'assemblée atteste de la victoire des « Biafrais » et alliés sur les « Tonusiens ». Hormis Raymond Borel, qui conserve ses fonctions de trésorier, les élus sont du camp « urgentiste » : Jacques Bérès est président ; Max Récamier et Xavier Emmanuelli, vice-présidents ; Bernard Kouchner, certes, perd son poste de secrétaire général, mais l'un de ses amis fidèles, Jean-Claude Sénéchal, lui aussi « Biafrais », lui succède.

Une ère nouvelle de Médecins sans frontières commence.

Philippe Bernier abandonnera conjointement l'association et le journalisme. Des années plus tard, dans un numéro de *Tonus* consacré aux anciens de MSF, « Que sont devenus ceux de l'époque héroïque ? », il répond par cette pirouette : « Profondément déçu par l'expérience du bénévolat et de l'anonymat, je me suis engagé dans la Croix-Verte pour partir sauver les crapauds-buffles en voie d'extinction au Nigeria. Je me suis retrouvé là avec deux autres mercenaires de l'urgence. Voyant les dangers auxquels nous étions

1. *Des médecins sans frontières,* Albin Michel, 1990.

confrontés, notamment des épineux fort piquants, notre organisation a voulu nous rapatrier. Nous nous sommes concertés immédiatement, et nous avons décidé de rester sur place pour fonder une nouvelle association : les bêtes du monde. Cette organisation a bénéficié d'un succès médiatique foudroyant. Nous en avons tiré une série télévisée remarquable, et désormais j'ai décidé d'abandonner là mes études de vétérinaire pour faire du journalisme. C'est beaucoup plus rentable, au fond. Attendez-vous donc à me voir paraître souvent dans les grands médias télévisés[1]. »

Philippe Bernier, qui ne manquait pas d'entregent auprès de certains cercles, devint « consultant » pour divers États africains, « les moins riches et les moins développés », écrira-t-il dans *Tonus*. « Cela me permet de voyager beaucoup et de déplacer cette motivation qui nous animait, afin de la reporter, non plus sur l'aide médicale, qui n'est en fait qu'un petit aspect du problème, mais sur l'aide économique, le développement et l'alphabétisation. »

1. *Tonus,* 5 avril 1988.

Et Saigon tomba

10

Le 18 janvier 1975, quatre médecins sans frontières, Bernard Kouchner, Jacques Bérès, Xavier Emmanuelli et Jean-Claude Sénéchal, découvrent Tan Son Nhut, l'aéroport de Saigon.

Malgré d'interminables négociations internationales, malgré l'accord de cessez-le-feu signé en 1973 à Paris, les combats au Vietnam n'ont pas cessé. Les forces américaines ayant évacué le Sud et le Centre, c'est l'armée sud-vietnamienne qui poursuit seule le combat contre le Nord et son appendice sudiste, que la presse américaine qualifie de « viet-cong ». Puisant dans l'immense arsenal de matériel américain, bénéficiant du soutien puissant de Washington, le gouvernement de Saigon ne parvient pas à enrayer la progression du Nord sur la ligne du 17ᵉ parallèle. Pis, à l'arrière, les forces sud-vietnamiennes sont attaquées de tous côtés par l'insurrection du peuple en armes. Une application de la fameuse métaphore maoïste du « poisson dans l'eau ». La résistance est légitime ; les « fantoches », non.

Depuis le mois de janvier 1975, les Nordistes ont emporté

d'importants succès en s'emparant des provinces du Sud l'une après l'autre. En mars, quelques semaines avant l'atterrissage des quatre volontaires de MSF, le président Nguyên Van Thieu a décrété la mobilisation générale. Le repli stratégique des provinces montagnardes est engagé ; la chute de Da Nang, formidable base américaine, immense zone portuaire sur la mer de Chine méridionale, signifie le commencement de la fin pour le gouvernement de Saigon. L'effondrement ne fait plus de doute.

Depuis dix ans, l'engagement américain au Vietnam a mobilisé contre lui ce qu'il convient d'appeler le « mouvement mondial de la jeunesse ». On l'a oublié, mais l'impressionnant soulèvement anti-impérialiste international et le soutien apporté à la résistance vietnamienne marqueront l'affaiblissement de l'influence des partis communistes occidentaux, accusés de tiédeur à l'égard d'une « guerre du peuple » jouant habilement du schisme Moscou-Pékin. Dans les métropoles, les heurts violents qui ponctuent l'élan favorable aux Vietnamiens engendreront les mouvements contestataires de 1968.

En découvrant la « Marseille » saïgonnaise, nos quatre toubibs sont bouleversés d'être enfin au cœur du mouvement de libération nationale le plus radical du demi-siècle. À Paris, ils ont partagé deux slogans cousins : « FLN vaincra ! », « Ho-Ho-Ho Chi Minh ! ».

Fraîchement débarquée, la mission MSF a la charge d'étudier les moyens nécessaires aux centaines de milliers de réfugiés du Nord et du Centre qui affluent au Sud, apeurés par la mémoire que le peuple conserve du régime stalinien. La plupart sont catholiques, ou, pis, d'origine chinoise... Quelques jours auparavant, l'Organisation des Nations unies a lancé un appel aux gouvernements : le programme d'assistance humanitaire à l'ancienne Indochine nécessite 100 millions de dollars. Début avril, le gouvernement du président Giscard d'Estaing a mis un Boeing 707 à disposition de la Croix-Rouge, de l'Unicef et de SOS-Fraternité Vietnam. Paris a fait don de 100 millions de francs à l'hôpital Grall de Saigon.

C'est donc cet environnement que découvrent les quatre médecins en mission sous l'égide de l'Association française pour l'aide à l'enfance. « Au-delà de toute option politique », la vocation de celle-ci est de porter secours à l'enfance « sous toutes formes que les circonstances exigent ». En France, les villages SOS rassemblent des enfants, frères et sœurs de sang, des familles recomposées de dix ou douze gamins autour d'une « mère SOS ». Sous l'égide du Kinderdorf international, des villages de ce type ont été créés à Go'van et surtout à Dalat. À MSF, on connaît bien cette association. Depuis 1972, des médecins et des infirmières volontaires se relaient sous sa bannière, en assurant des soins à l'hôpital pédiatrique mobile qu'Aide à l'enfance a créé à Vung Tau, l'ancien Cap Saint-Jacques.

En vérité, le cœur des quatre MSF penche plutôt pour les petits hommes vêtus de noir, partisans clandestins du Front national de libération. Après tout, il appartient à la mission exploratoire d'identifier les « meilleures » zones d'intervention. Aide à l'enfance a laissé à leur discrétion une reconnaissance de toute partie du Vietnam, étant bien entendu que cinq autres volontaires les rejoindront une fois ce bilan établi. Carte blanche, donc...

À l'aéroport, les médecins sont accueillis par la pédiatre MSF Michèle Lafay. Depuis deux ans, elle est en poste à Saigon sous le mandat du CICR. Les retrouvailles avec celle qui fut l'une des tout premiers volontaires au Bangladesh, en 1972, sous le parapluie de Save the Children Fund, sont une grande joie. L'équipe dispose de trois jours pour effectuer l'état des lieux sanitaire de Saigon et de ses environs. Une étrange ambiance règne sur cette métropole qui vit alors un développement exponentiel. Des centaines de milliers de réfugiés peuplent des « villes nouvelles », des bidonvilles, cités champignons des faubourgs. Jacques Bérès évoque des claquements d'armes lourdes au loin.

Saigon est sans cesse traversé de rumeurs contradictoires : en certains points, la capitale encerclée serait atteinte par des tirs de mortier… Pourtant, la panique est jugulée, les administrations fonctionnent encore, mais on doute, on s'inquiète de cet étrange entre-deux. Bérès évoque le moral fluctuant d'un membre de l'équipe : « Xavier Emmanuelli n'allait pas bien du tout. Il déprimait, il ne dormait plus, il n'encaissait pas cette atmosphère délétère. »

Les délégués prennent contact avec la Croix-Rouge vietnamienne, puis visitent l'hôpital Grall, où le médecin-colonel Fourré leur offre son appui. Michèle Lafay provoque un rendez-vous avec François Echegut, le chargé de coopération technique de l'ambassade de France, jeune diplomate basque, grand amoureux du Vietnam. Il sera d'un secours précieux, mettant la mission exploratoire en relation avec le docteur Nhieu, vice-ministre de la Santé. Pour celui-ci, la situation sanitaire et médicale de Saigon est satisfaisante. Autrement préoccupante est celle de quatre cent vingt mille réfugiés répartis en sept « campements », à quelques dizaines de kilomètres de la capitale. Nhieu redoute les épidémies. « L'Institut Pasteur de Saigon dispose de vaccinations anti-tuberculeuses et anti-varioliques en quantités suffisantes, explique-t-il, car les chaînes de fabrication se trouvent en ville. Par contre, la fabrication des anti-typhiques et des anti-cholériques est interrompue pour deux mois au moins à cause de la perte des instituts Pasteur de Nha Trang et de Dalat, deux villes "libérées". Pour ces vaccins essentiels, l'approvisionnement dépend des organisations caritatives, mais il est difficile d'estimer si les stocks seront suffisants. » Nhieu et Echegut proposent leurs moyens aux gens de MSF.

Le lundi 21 avril, Kouchner et les autres entreprennent une tournée des camps de réfugiés dans la province de Bien Hoa, à une quarantaine de kilomètres à l'est de Saigon. « Un hôpital de quatre cent cinquante lits fonctionne presque normalement, écriront-ils dans leur rapport du

25 avril 1975, malgré des arrivées massives de blessés civils accourant du front proche. Quatre chirurgiens, deux salles d'opération, cinquante lits de chirurgie, chacun occupé par plusieurs malades; malgré la surcharge, le directeur de l'hôpital ne fait état d'aucun besoin particulier en personnel.» Puis ils visitent Can Tho, une ville qui comptait trois cent mille habitants, mais, depuis quelques jours, cinq cent mille... Les roquettes s'abattent presque quotidiennement, provoquant des paniques, des victimes et des blessés. «L'hôpital provincial de six cents lits, coefficient d'occupation de l'ordre de 120 %, accueillerait avec empressement des renforts de Médecins sans frontières.» Sur la route de Vung Tau, les MSF se sont arrêtés au camp de réfugiés d'An Loi : «Épouvantable, se souvient Bérès. Plus de quatre-vingt-six mille réfugiés campaient dans les pires conditions sur les pentes d'une colline pelée. Abris improvisés de tôles et de toiles, latrines insuffisantes, l'unique puits fonctionnait par intermittence et, vingt-quatre heures sur vingt-quatre, une colonne de cent mètres stationnait devant. Des masses de réfugiés se pressaient à l'entrée du camp, beaucoup venant du Nord, hagards, au bout du rouleau après des mois de marche, épuisés d'en avoir trop vu. La Croix-Rouge vietnamienne se chargeait seulement des distributions de nourriture. Un médecin de Bien Hoa assurait la consultation du matin : six cents malades. Il hospitalisait les cas les plus graves dans des conditions précaires, avant de les "router" sur Bien Hoa; dix accouchements par jour, au milieu des épidémies de rougeole, des diarrhées et des dermatoses. Et pas grand-chose pour faire face, en dehors de cette consultation dans un local insalubre, abritant quelques brancards.»

Les quatre MSF décident de s'installer à An Loi. «Notre objectif, rappelle Bérès, était de nettoyer, d'assainir, d'isoler le coin du camp où se trouvait le bâtiment que nous allions transformer en dispensaire, une partie consultation, une autre pour les soins et la chirurgie élémentaire. Nous disposions d'un matériel prélevé en partie sur les équipements abandonnés par les Américains. Les médocs nous étaient livrés par nos amis de Villages d'enfants SOS, et le ministère de la Santé sud-vietnamien avait mis un minibus-ambulance à notre disposition.» Christiane Jentille, infirmière d'Air-France, Françoise Feldmann et Caroline Laharouette, infirmières d'Aide à l'enfance, renforcent l'équipe.

«Un jour, raconte Bérès, un vieux sage, chapeau de paille et barbichette, un sosie d'Ho Chi Minh, me tire par le bras : "Viens voir, viens avec moi, je dois te montrer quelque chose." Il m'entraîne en lisière du camp, près des barbelés. De l'autre côté, une petite route, et au-delà encore, les arbres de la jungle, en bataille. Il me désigne la forêt : "Là, derrière les arbres... Sais-tu ce qui se cache? Tu ne vois rien?" Je crois qu'il se fout de ma gueule. Je dis : "Ben oui, y'a des tigres dans la forêt." Il insiste : "Mais qu'y a-t-il d'autre dans la forêt? – Je sais pas. – Eh bien, dans la forêt, il y a des tanks!" C'était alors l'un des grands sujets d'interrogation dans la presse internationale : quels moyens les Congs mobilisent-ils autour de Saigon? Les plus malins spéculaient sur des canons légers, mais personne n'en avait vu jusqu'alors. Alors des tanks! À l'évidence, les Rouges n'en avaient pas... Le vieux poursuit : "Là, dans cette forêt, il y a des chars vietnamiens!" Je fais : "Attends, calme-toi, grand-père, on ne s'énerve pas : redis-moi ça. Lentement..." Lui : "Tu ne me crois pas? Tu verras ce soir, les servants se promènent, puis ils font tourner leurs moteurs..." Une armada de tanks nord-vietnamiens à cent mètres du camp, à vingt-cinq kilomètres de Saigon, et nous, au milieu de quatre-vingt-dix mille réfugiés... Je suis vite allé trouver les potes : "Eh! les mecs, le soir on ne dormira plus ici, OK? On rentrera à Saigon. On reviendra le matin, et pas la peine de s'énerver à propos du fabuleux dispensaire que nous allons construire..."»

Le 30 avril 1975, quarante-huit heures après cette scène, Saigon tombait. «Nous étions encore en ville, se souvient Bérès, nous nous préparions à grimper dans les bagnoles pour rejoindre le camp. Bon Dieu… D'un coup, des milliers de gens entrèrent en ville. C'était l'exode final, une gigantesque marée humaine. Des voitures renversaient les gens, écrasaient les enfants, tentaient de s'extraire de la foule compacte. Ça tiraillait de tous les côtés, des morts jonchaient les trottoirs, c'était le chacun-pour-soi. On n'a jamais revu notre camp environné de tanks nord-vietnamiens… »

Le « gros Minh », le général Duong Van Minh, annonce la reddition sans condition des armées du Sud. C'est la folie en centre-ville ; le dernier hélicoptère patine sur le toit de l'ambassade américaine, tandis qu'à l'aéroport de Tan Son Nhut des millions de liasses de dollars s'échangent… Sauve-qui-peut. Les places à bord des avions valent des fortunes ; les rues de Saigon sont parcourues par des équipes de truands, de voyous. Les *bo-doïs* libérateurs sont encore invisibles. C'est la panique. Les MSF, médecins et infirmières compris, ne sont plus que six : Xavier Emmanuelli a pris le premier avion. Jacques Bérès : « Il n'en pouvait plus. Ça ne nous dérangeait pas, mieux valait ça plutôt que de l'avoir sur les bras, tout patraque. »

Les courageux cherchent à se rendre utiles sans désemparer. Bérès : « On se dit : les bombardements ne vont pas tarder, il faut se trouver un bon hôpital pour bosser. » Les fidèles d'une église adventiste leur proposent alors un établissement proche de l'aéroport, car les toubibs, en grande majorité américains, se sont évanouis dans la nature, tout comme les cadres hospitaliers locaux. Une véritable débandade. Plus tard les MSF noteront : « Des considérations d'ordre politique nous ont fait hésiter à reprendre un hôpital dont le passé "américain" marquait les esprits. C'était également le point de vue de la Coopération technique française. » Honorable décision. Ils choisissent finalement l'hôpital de Gia Dinh, le Neuilly de Saigon, l'un des plus beaux établissements de la ville, un don de l'ambassadeur américain à l'épouse du général Thieu. « C'est Bernard qui l'a déniché ("J'ai trouvé ce qu'il nous faut, tout neuf, électricité, eau chaude...”), se souvient Bérès. Très bien, Bernard, il est formidable, ton hosto, tout en marbre, magnifique. Quel nez, ce docteur Kouchner ! Mais notre snobisme a failli nous perdre : nous avions omis de prendre en compte son environnement... L'hosto était mitoyen de la caserne des parachutistes de la garde présidentielle fantoche ! Autrement dit, un bastion qui se battrait jusqu'à la mort, cessez-le-feu ou non ! Ces mecs n'avaient rien à espérer du Vietcong. Nous étions dans l'œil du cyclone ! On entendait déjà les clameurs de Saigon se libérant, alors que nous étions près de l'enfer... »

Deux jours et deux nuits de bombardements, de mitraillages ininterrompus. Les blessés affluent par centaines. Derrière les murs de l'hôpital, ils ne sont que trois chirurgiens sur les sept que comptait l'établissement auparavant : un Vietnamien, Bérès et Sénéchal, aidés d'une poignée d'infirmières et de quelques étudiants. « On a bossé comme des fous ! Monstrueux. On opérait sans répit, en slip sous des tabliers de plastique blanc, du genre équarrisseur, galopant d'une salle à l'autre, pieds nus dans le sang. »

Les autres copains « trient ». Les cas nécessitant une intervention trop lourde sont écartés, priorité est donnée à ceux qui présentent de grosses sections vasculaires, « il suffit de boucher la fuite ». Les asphyxiés ensuite, les « récupérables, à qui nous posions un drain, sur qui nous réalisions une trachéotomie ». Autour des tables, où se pressent les familles en larmes, les infirmiers « préparent » les blessés, ouvrent les ventres que les chirurgiens opèrent en série. Malgré l'ordre des « trieurs », les chirurgiens s'occupent des enfants condamnés. Pour essayer quand même. Réinsuffler la vie. « Jean-Claude Sénéchal a craqué, il voulait sauver une petite fille, mais elle est morte sur la table d'opération. Il a rendu le corps à sa mère sans avoir même le temps de refermer le ventre de l'enfant. Une demi-heure plus tard, elle était dans le couloir, où s'amoncelaient morts et blessés, recousant la petite avec du fil et une aiguille. » À bout de nerfs, parfois le chirurgien vietnamien s'assoit à même le sol : «Ils vont me liquider, ils vont me tuer!» répète-t-il, anéanti. Dans son livre[1], Bernard Kouchner écrira que ce praticien sera l'un des premiers *boat people* recueillis au large de Poulo-Bidong par le cargo *Île de Lumière* qu'il avait affrété. Le courageux chirurgien fuyait sa nation «libérée»...

La canonnade cesse à l'aube du 1er mai. «Des chars sont entrés dans la cour de l'hôpital, dit Jacques Bérès, puis un camion chargé de jeunes filles en uniforme, bandeau noir au bras, la "troisième force" de madame Binh, "l'héroïne" des négociations de Paris. On ne les verra jamais plus par la suite.» Un médecin militaire, colonel nord-vietnamien, relèvera enfin l'équipe. Le lendemain, après une nuit comateuse, les MSF retournent à leur hôpital de Gia Dinh. Ils se rendent compte que «leur» établissement est désormais réservé aux seules urgences. «On» se passera de leurs services, la nouvelle administration ayant lancé aussitôt le recensement des personnels de santé provinciaux. Deux jours plus tard, l'équipe est convoquée par le médecin général Huong, le président du Comité militaire provisoire de gestion des affaires de santé. Le gradé les remercie au nom du peuple vietnamien : «Ils avaient déjà fait les comptes : nous avions opéré cinq cent vingt-cinq blessés de guerre.» Forts d'un indéniable courant de sympathie, les MSF réitèrent leur offre d'assistance médicale, comme ils l'avaient fait auprès des représentants du GRP de la rue Leverrier, à Paris. Mais ils comprennent très vite que le nouveau Vietnam n'a que faire de leurs compétences : «Après une tentative infructueuse à la Fondation de chirurgie plastique Barsky, dont le comité révolutionnaire nous refusa d'ailleurs l'accès, on nous proposa gentiment d'effectuer des visites quotidiennes à l'orphelinat et au centre gériatrique de Phu My. Dès lors, nous n'avions plus qu'à prendre le premier avion pour Paris», conclut Jacques Bérès.

1. *Île de Lumière*, éditions Ramsay, 1980.

Ils devront attendre près d'un mois que l'aéroport soit rouvert. «Depuis quinze ans, nous espérions la victoire du FNL à Saigon. Mais, en observant les manifestations de masse célébrant la libération et la réunification des deux Vietnam dans les cinq ans à venir, nous avons commencé à comprendre... Les inscriptions à la craie sur les trottoirs, les mots d'ordre couvrant les façades et les vitrines, les mecs armés de flingues partout. Puis le défilé de soldats hurlant devant madame Binh, la grande figure du Gouvernement révolutionnaire provisoire : "Ho-Ho-Ho Chi Minh !" Le mot d'ordre des Parisiens que nous étions. Mais, là, il était adressé comme une provocation au nez de madame Binh et de ses amis, les "idiots utiles" du mouvement démocratique vietnamien... »

À Paris, la mission boucle son rapport : «Sans préjuger de l'orientation politique des nouvelles autorités du Sud-Vietnam en matière de coopération, il nous semble, selon l'impression que nous avons retirée de l'accueil à nos offres de service par les plus hauts niveaux, que la collaboration entre MSF et les nouvelles autorités de santé n'est nullement exclue... Ce protocole est prévu : nous adresserons nos propositions aux représentants qualifiés du GRP à Paris, qui devraient les transmettre alors au ministère de la Santé à Saigon.»

Il n'y aura pas de suite. Pas celle-ci, en tout cas...

Enfants de pub

11

La soixantaine prospère, installé nonchalamment dans un fauteuil, jambes croisées derrière un vaste bureau high-tech, une élégante chemise bleutée à rayures fines, cravate ton sur ton, Jean-Pierre Audour, conseiller marketing de l'agence Ecom, est l'incarnation du fils de pub. La pièce est vaste, claire, les murs sont blancs, la moquette aussi. Décor sobre et luxueux où s'épanouit une carrière accomplie. Par la fenêtre, j'aperçois la colonne Vendôme et, dans l'angle, le Ritz, qui, pour moi, évoque toujours la figure de son « libérateur » de 1944, Ernest Hemingway.

Vingt-sept ans avant ce mois de mars 2002 où je le rencontre, Jean-Pierre Audour inventa la « communication sociale », aujourd'hui appelée « publicité institutionnelle ». D'une pierre deux coups, il créait un concept et l'image de Médecins sans frontières.

« Le métier de la publicité, c'est de convaincre, de délivrer un message. Pour convaincre, il faut trouver les motivations dans le cœur des individus, les motivations cachées, s'entend. Le publicitaire malin devance ces motivations. Il les découvre avant les autres. Celui qui isolera la meilleure fera tilt, partie gagnée ! » Jean-Pierre Audour s'exprime dans la *nov-langue* publicitaire. Il affiche la distance cynique de celui qui comprend les « comportements sociétaux », et il en joue, habile. « La publicité est l'affect des sociétés de masse. Elle répond au besoin immédiat de communiquer, elle sert au désir que les masses éprouvent à l'égard de l'achat des produits de masse. Je crois, toutefois, que cette technique de communication peut être mise à disposition d'un autre type de campagne. Non pas destinée à susciter le réflexe d'achat d'un produit, mais en exaltant, par exemple, les affects communautaires. En un mot : au service du bien public. Exemples : la campagne anti-tabac, la Sécurité routière, ou bien celle de la SNCF appelant au civisme de ses clients. »

MSF, c'est Audour. L'homme d'une histoire où s'imbriquèrent pour la première fois les pièces d'un attelage singulier : la publicité humanitaire.

La décennie soixante-dix fut marquée au fer rouge par l'explosion de la publicité. Son chiffre d'affaires atteint alors 2 milliards de centimes par an ; depuis 1968, le total des messages publicitaires télévisés est passé de deux à dix-huit minutes par jour. La publicité devient l'outil des pouvoirs économiques, elle remplit sa fonction d'accélérateur de la consommation de masse. C'est le temps des envolées lyriques, des « magiciens » qui font croire à leur mère qu'ils sont pianistes de bordel. Pour les uns, le fond de la déliquescence ; pour d'autres, dont Serge July, le directeur de *Libération,* le « nouvel art ». Jean-Pierre Audour n'est pas de ces esthètes : « Foutaises ! Je ne crée rien, je réalise des ventes. Je suis chargé de convaincre les cibles pour le compte du client qui me rétribue dans le cadre d'un accord publicitaire défini. Point final. »

En 1976, rue des Graviers, à Neuilly-sur-Seine, le jeune Audour réfléchit. Il est déjà patron d'Ecom-International, mais il a un rêve : démontrer que la publicité peut servir d'autres fins que le seul profit. S'il trouvait la formule, l'ambitieux retrouverait un peu de prestige auprès d'une opinion toujours publiphobe. Jean-Pierre Audour va gagner. Les trente années suivantes démontreront que la « communication », entendue hier comme manipulation, envahit désormais la sphère sociale. Il invente une agence de type nouveau, car les créatifs de demain se distingueront des classiques. Audour veut réaliser un gros coup, mais il doit identifier « le client qui porterait ce nouveau concept ». « Il me fallait un thème fort, une expérience sociale avancée, qui puisse marquer les esprits, et qui, du coup, fasse parler de mon agence, la propulse sur le marché. »

Tandis qu'Audour élabore, loin de lui, un autre homme réfléchit dans des sphères plus honorables. Celui-ci s'intéresse aux enjeux de la publicité, justement. Ange Casta est réalisateur, c'est un documentariste de notoriété. Professionnel sourcilleux, ce grand reporter a travaillé pour « Cinq colonnes à la une », l'émission-culte de Pierre Lazareff, Igor Barrère et Pierre Desgraupes. Comme beaucoup de ses confrères, Ange Casta a été liquidé lors de la « grande épuration » gaulliste de l'ORTF post-68. Ce baroudeur de l'image et du sens a couvert le Vietnam en guerre, le Cambodge et le Laos déstabilisés. Pour l'heure, il prépare un sujet, un film sur la publicité qui lui a été commandé par Armand Jammot pour ses « Dossiers de l'écran », une autre émission-phare de la télévision des années soixante-dix.

Matois, Casta prétend « ne pas savoir grand-chose de la pub » alors, mais il se pose beaucoup de questions : la publicité joue-t-elle vraiment un rôle dans l'acte de consommation ? Le citoyen consommateur paie-t-il de sa poche le prix du message contenu dans le produit auquel il a cédé ? La publicité est-elle l'un des éléments constitutifs du stock d'emplois créés par le secteur industriel et marchand ? S'adresse-t-elle plus à l'émotion qu'à l'intelligence ? Faut-il la craindre, ou au contraire l'étudier comme moyen de reproduction du système capitaliste ? Peut-elle « vendre » autre chose que des objets ? La collectivité devra-t-elle y recourir ? Autant d'interrogations qui amènent le réalisateur à fréquenter les «fils de pub» du moment : le rocardien Claude Marti, Jacques Séguéla, Jean Feldman et ce Philippe Michel, qui, en 1981, deviendra célèbre pour la promesse de cette fille affichée sur les murs de Paris : «Le 4 septembre, j'enlève le bas.» Bien entendu, Casta prend langue avec Bernard Brochant, alors PDG de la holding de Havas qui justement emploie Jean-Pierre Audour, alors inconnu. Brochant capte l'instant : «Ça tombe formidablement bien. Une de mes sociétés s'intéresse à la publicité non commerciale. Nous pourrions associer nos talents peut-être, afin de démontrer ce dont notre profession est capable.»

«J'ai tout de suite pensé à MSF, se souvient Ange Casta. Nos amis médecins ramaient sérieusement.» Il se trouve que notre réalisateur connaît bien les «Biafrais», qu'il a rencontrés avant même la création de l'association en 1971, quand ils n'étaient alors que le Gimcu. «J'avais croisé Xavier Emmanuelli d'une manière tout à fait accidentelle : il quittait le bureau de Desgraupes, rue de Montessuy. Pierre s'exclame : "Ange ! C'est toi ! Viens, je te présente un de tes compatriotes." Je suis corse, comme Xavier Emmanuelli, on échange quelques gentillesses. Je découvre que, médecin, il travaille dans "l'urgence médicale".» Ainsi commence la relation amicale de deux natifs de l'île de Beauté. «Je l'intéressais, se souvient Ange Casta. Jeune médecin, je le sentais soucieux, alors que moi j'étais un vieux routier de la télé. Xav' venait tout juste de terminer ses études universitaires, et il n'avait aucune envie de devenir l'un de ces mandarins que mai 1968 avait justement bousculés. Son propre père était généraliste de quartier. "Je l'aime, me disait-il, mais je n'envisage pas un tel exercice de la médecine." Il ne tenait pas à "s'installer", de plus l'hôpital ne lui disait rien. Par contre, il était fasciné par l'urgence médicale, le Samu que venait d'inventer Huguenart, son maître.»

Un beau jour, Emmanuelli propose à Casta d'assister à une réunion des «Biafrais». «"Je vais te faire connaître un type brillant", me dit-il.»

Ange Casta dépeint la grande table du local de l'hôpital de la Croix-Rouge du 13e arrondissement, près de la porte d'Italie. « J'étais à côté de Xavier, Kouchner nous faisait face. Il prenait la parole à tout bout de champ, il parlait haut et fort, il s'imposait, il avait toujours raison. »

Le temps passe. C'est l'appel aux médecins de *Tonus,* puis la création de MSF. Entre deux avions toujours, Casta parcourt l'Indochine en guerre. Entre 1972 et 1973, les relations Ange-Xavier se distendent un peu, jusqu'à l'ouragan Fifi de 1974. Coup de fil : « "Ange, as-tu vu l'effroyable typhon du Honduras ? Au bureau, on vient tout juste de décider d'envoyer une équipe, notre première grande opération MSF. Si tu partais avec nous pour la télé ? Ça serait bien, non ?" Pourquoi pas, en effet ? J'ai réussi à vendre le projet à Roger Pic pour son "Magazine du grand reporter". »

Ange Casta réalisera deux films : un long métrage pour MSF, *Typhon sur le Honduras* (sa copie sera égarée par les médecins), puis une version courte de trente minutes, diffusée sur le petit écran.

Fin juillet 1976, alors qu'il se trouve dans le bureau de Bernard Brochant, Ange Casta songe à ses amis de MSF. Idée évidente : « Bernard, avez-vous entendu parler de Médecins sans frontières ? Ces types mènent une aventure extraordinaire, voilà une cause digne d'être défendue. » MSF ? Le publicitaire connaît, il a le souvenir d'un article du *Monde* à propos des courageux médecins français sans grands moyens, retranchés dans un quartier de Beyrouth, tentant de soulager les souffrances engendrées par une guerre fratricide.

Depuis le début de l'année, des dizaines de volontaires MSF travaillent à Nabaa, un quartier à l'est de la rivière de Beyrouth. L'organisation a répondu à l'appel du Comité des déshérités inspiré par le Croissant-Rouge palestinien et les chiites de l'imam Moussa Sadr, leur chef spirituel. L'enclave chiite est isolée en territoire chrétien, à deux kilomètres de la ligne de feu qui traverse la ville. Cent mille musulmans et Palestiniens encerclés sont coupés du monde extérieur. Un réduit, encore...[1] La mission des MSF est complexe, tant les obstacles à surmonter sont éprouvants. D'abord, il a fallu trouver une maison capable de tenir lieu de centre hospitalier. Le choix s'est porté sur le siège du Comité des déshérités, un minuscule rez-de-chaussée qui accueillera parfois une quinzaine d'interventions chirurgicales par jour. Entre les «rounds» combattants, les chiites trouveront le moyen d'agrandir la salle d'opération en lui adjoignant un étage auquel on accède par un escalier si étroit que les brancardiers doivent se livrer à d'invraisemblables contorsions pour monter les blessés; les vingt lits obligent de procéder à un roulement rapide des hospitalisés, car, les jours d'affluence, trente grands blessés sont réceptionnés. En cinq minutes seulement, pris sous le feu d'un bombardement, le marché de Nabaa nécessite la mobilisation d'une équipe composée d'un chirurgien, d'un anesthésiste et de deux infirmiers. Quarante morts. Cent cinquante blessés.

L'action se poursuit dans un grand dénuement technique : aucun appareil de radiographie, pas d'électricité, souvent pas d'eau. Pendant les trêves, le personnel médical, aidé des Arméniens chrétiens, neutres dans le conflit, ratisse les rues à la recherche de médicaments, à la merci des francs-tireurs. Les Kataëb et leurs alliés, maîtres du terrain, ne tolèrent aucun transport sanitaire.

Bernard Brochant avait lu *Le Monde* du 19 avril. Le papier de l'envoyé spécial à Beyrouth, James Sarazin, était titré : «Médecins dans la tourmente.» Tout naturellement,

1. Cette intervention de MSF sera jugée sévèrement par les Libanais chrétiens et certains milieux de la gauche française. On reprochera à MSF de faillir à son devoir de neutralité. Bernard Kouchner justifiera l'attitude de l'organisation en arguant qu'aucun appel à l'aide n'avait été lancé par les chrétiens libanais.

le reporter a reproduit les propos du responsable de MSF sur les lieux, le docteur Bernard Kouchner : «Nous sommes la seule organisation médicale au monde à travailler à Beyrouth dans ces conditions, dit ce dernier, mais trouvera-t-on assez de suicidaires pour faire fonctionner cet hôpital ?» Le médecin ne cache pas que MSF s'interroge quant à la poursuite éventuelle de l'expérience.

Pour la première fois, transgressant le «secret professionnel» imposé par la Charte, MSF a décidé de rompre le silence. Aujourd'hui, aucun des acteurs interrogés n'a souvenir que ce tournant historique ait suscité le moindre débat dans l'organisation. Comme si la nécessité de s'exprimer était allée de soi. Le retrait de Philippe Bernier le permettait sans doute. Le fameux «témoignage», cette singularité de Médecins sans frontières, est donc une première. Le 14 juin 1976, *Tonus* le cautionne d'un long article : «On soignait sous le feu des tireurs d'élite.» Chapeau du papier : «Pour une fois, les Médecins sans frontières rompent le silence qui entoure leur mission. L'un d'eux a vu la folie des hommes se déchaîner dans un Liban déchiré et veut en porter témoignage. *Tonus* lui ouvre ses colonnes.» Le docteur Fain relate sa mission et conclut : «À présent, plus personne ne sait pourquoi il se bat : les notions de droite et de gauche n'existent pas, les notions religieuses même (chrétiens et musulmans) ne sont plus. (...) Un point est acquis : en ce qui concerne le mode de gouvernement libanais, c'est la fin d'un monde de commandement féodal. Le problème palestinien en a été le détonateur. Mais, la paix revenue demain, que fera-t-on des "snipers" de tous les camps ? Du jour au lendemain, ces hommes oublieront-ils le goût et l'habitude du massacre ? Dans toute la ville, on se le demande. Avec angoisse...»

«Excellente idée ! s'écrie Brochant à la suggestion d'Ange Casta. Nous allons faire la pub de MSF. Une grande campagne !»

« L'idée, se souvient le réalisateur, était de lancer la campagne de pub le jour même de la programmation de mon film aux "Dossiers de l'écran". C'était une opportunité formidable, car alors l'émission touchait des millions de téléspectateurs. » Casta transmet à Xavier Emmanuelli : « Cette campagne ne vous coûterait rien, ça vous intéresse ? » Quelques jours plus tard, coup de fil de Xavier : « Ces cons du bureau de MSF ne veulent pas, jamais on n'aura la majorité nécessaire. » Casta se souvient d'une réunion, rue Crozatier : « Kouchner ne voulait rien entendre : "Pas question ! On ne va pas se laisser vendre comme une vulgaire lessive." Ce à quoi Audour réplique vertement : "Il faut savoir ce que vous voulez. Avez-vous besoin d'argent pour mener vos actions ? Pour ça, il faut vous faire connaître, et nous sommes ici pour ça. Nous nous occupons de tout." »

Bernard Kouchner confirme cette version : « Au départ, je n'étais pas très pour, c'est vrai. Nous n'étions pas des "professionnels de la charité" : nous refusions les quêtes, nous prétendions agir pour l'avenir, contre les sectarismes médicaux et tant d'autres choses encore. La campagne publicitaire serait-elle comprise ? »

Fin 1976, MSF file un mauvais coton. L'année précédente, les combats d'Indochine se sont tus, mais les guerres civiles du Liban et d'Angola éclatent, sans oublier les séismes de Turquie et du Guatemala. Le rapport d'activité de MSF rappelle que ce fut « l'occasion d'affirmer une position ». Certes, mais l'organisation est au bord du gouffre : déficit de volontaires, manque de moyens logistiques et, par-dessus tout, d'argent. Les cotisations des huit cents adhérents ne suffisent pas, et malgré des efforts continus, les appels à contribution adressés aux professions médicales tombent aux oubliettes. Pour le seul fonctionnement des missions et du secrétariat, MSF se doit de réunir environ 200 000 francs par an. « Notre développement nous contraignait à prendre de l'ampleur, confie Kouchner. Voilà pourquoi j'ai changé d'avis sur la pub. Nous devions nous tourner vers le public, comme hier j'avais décidé d'aller à la rencontre des victimes, sans me préoccuper de la "profession" médicale, ce vilain mot. Nous n'avions sollicité aucune campagne de pub dite de notoriété, mais cette proposition tombait à point. Le souffle nous faisait défaut.»

À Neuilly, Audour se met aussitôt à la tâche : «Rien à voir avec une quelconque entreprise philanthropique, l'enjeu était d'importance. J'avais, je l'avoue, un objectif utilitaire : imposer ma boîte sur le marché publicitaire. Sinon je risquais ma tête, à terme.» Il rassemble une équipe réduite : Yves Teilhac, concepteur, François Lecardonnel, directeur artistique, et Daniel Colé à la coordination. Jean-Pierre Audour a identifié trois «bons». Il vante encore leur «vivacité, un esprit de synthèse combiné à un humanisme capable d'éprouver, de ressentir. Sobriété et concision, des valeurs reposant sur un regard lucide, compte tenu du sujet à traiter». L'équipe planche deux mois : «Nous avions opté pour l'affichage, la plus élémentaire des accroches.» Mais comment capter l'œil du passant, de l'automobiliste, de la ménagère pressée, sans tomber dans le cliché simplificateur, tapageur? Audour est intarissable à ce sujet. Cette première campagne «sociale» sera un moment important de sa vie.

Les débats avec l'équipe de MSF se multiplient. Ange Casta a filmé la première réunion dans les bureaux spacieux d'Ecom, rue des Graviers. Face à Jean-Pierre Audour et à ses acolytes, Kouchner et Récamier. Col roulé noir, Kouchner, provocant, s'apprête à répondre à Yves Teilhac qui le questionne : «Voulez-vous que l'un des objectifs de la campagne porte sur la notion de secours? En termes publicitaires, si on veut obtenir de l'argent...»

Kouchner l'interrompt : «On ne veut pas d'argent, enfin... On ne peut pas dire qu'on n'en veut pas.»

Récamier précise : «On ne veut pas tendre la sébille, car on ne veut pas que les gens pensent : ça y est, c'est terminé, on a donné trois sous...»

Teilhac : « Vous ne refusez pas l'argent, mais vous ne voulez pas que l'objectif soit de... »

Kouchner, de nouveau : « Non seulement nous ne le refusons pas, mais nous en avons besoin. Seulement, nous nous en méfions terriblement : nous ne serions pas les premiers à nous noyer dans un bonheur bureaucratique confortable... »

Jean-Pierre Audour intervient alors : « Si, à ce point de la discussion, on tente de résumer, nous avons deux façons possibles de saisir votre problème au plan de la communication : la première est de montrer une valeur d'exemple en affichant un message fraternel, la deuxième, concrète, est de trouver des moyens; alors, pourquoi ne pas communiquer franchement ? »

Bernard Kouchner : « Pour nous, le premier axe est essentiel, le second accessoire. »

Audour : « Pourrait-on dire, par exemple : "Les Français vivent au-dessus de leurs moyens, alors que deux milliards d'hommes meurent juste à la mesure de leurs moyens ?" C'est l'idée, non ? Ils meurent parce qu'ils n'ont pas de moyens, alors que nous vivons un peu trop bien, parce qu'on en a trop. On peut faire passer ça publicitairement, vous savez[1]. »

Etc., etc.

Au mois de janvier 1977, un visage de quatre mètres sur trois orne les murs des villes de plus de vingt mille habitants; celui d'un enfant à la peau sombre, derrière deux barreaux – ceux d'un lit ou d'un cachot ? Ses yeux écarquillés sont immenses, interloqués. Surplombant l'image, angoisse et tendresse mêlées, ces mots, en lettres blanches sur fond noir : « Médecins sans frontières. Dans leur salle d'attente, deux milliards d'hommes. » L'affiche tranche sur les placards mitoyens, tous en quadrichromie.

1. Extraits du film « La Pub », réalisé par Ange Casta.

« C'était un message romantique, politique, humain : c'était médical », résume Kouchner. Pour Audour, on croit à « ce visage d'enfant. Pour une fois, il ne provoque ni superlatif, ni certitudes racoleuses, rien du mensonge, de l'attrape-nigaud que le public échaudé flaire ». Il rappelle qu'elle a été choisie dans la série d'un reportage réalisé au Vietnam par John Griffith, de l'agence Magnum. Sur le cliché primitif, les mains de l'enfant étaient recouvertes d'un bandage. « Nous les avons supprimées. Pour un tel sujet, il fallait à tout prix éviter la facilité. Refuser les ficelles de l'horreur. »

Sur fond coloré, de simples placards typographiques accompagnent l'affiche : « Le monde est à tout le monde, même quand il n'est pas beau. »

« Ce début de phrase, se souvient Audour, était la reprise d'un slogan récurrent, excellent d'ailleurs, d'une agence de voyages. Sans insister, la chute rappelait que la réalité n'était pas seulement bornée de couchers de soleil photogéniques. On peut voyager en Inde pour autre chose que la beauté des saris. Nous avions choisi l'elliptique, l'allusif, c'était notre parti pris. L'intention était de ne pas trop en faire ; il fallait ne pas trop en dire, contourner l'écueil du message insupportable, à l'inverse des donneurs de leçons aux visages compassés. »

Cet affichage – quatre mille emplacements – était le complément d'une impressionnante diffusion de messages de presse et de radio. « Havas, gros acheteur d'espaces, précise Audour, mobilisa de puissants moyens. Les patrons des journaux – magazines, postes périphériques, quotidiens nationaux et régionaux – acceptèrent de nous faire ce plaisir. Ils offrirent les espaces gratuitement. » Les lecteurs de quasiment tous les imprimés français, de *Télérama* à *Moto Journal,* de *La Dépêche du Midi* au *Nouvel Obs,* de *Paris-Match* à *La Marseillaise,* d'*Ici Paris* au *Monde,* découvrent les pleines pages dédiées aux Médecins sans frontières dont ils ignorent encore l'existence. « Il y a des choses insupportables qu'on supporte très bien quand elles se passent un peu plus loin. De l'horreur, on passe vite à l'indifférence. C'est une question de kilomètres. Et ce n'est pas scandaleux. C'est normal. S'il fallait penser à tout, comparer, regarder comment on vit, autour de soi, la vie ne serait pas viable. Des hommes souffrent, ont faim, s'entretuent, meurent. C'est bien malheureux. Mais ce n'est pas notre faute. Pas toujours. Mais cette bonne raison n'est pas une bonne raison. En 1976, le monde est à tout le monde. Même quand il n'est pas beau. Et le malheur reste le malheur. Même à 10000 km. C'est ce que pensent en tout cas les médecins sans frontières qui ont choisi d'être sans frontières. Librement, bénévolement. La maladie est partout. Et ils essayent de faire leur métier. Sans beaucoup d'illusions. Et sans être dupes.» Ou bien : «Les journaux, la radio, la télévision, c'est très bien. On sait tout, tout de suite. Le monde est servi à domicile. Tout chaud. On sait. Mais la réalité est toujours pire. Les cris, l'odeur, l'horrible silence qui succède à tous les désastres, rien jamais ne rendra cela. Il faut imaginer. Il faudrait y aller. Les médecins sans frontières y vont. Huit cents médecins, chirurgiens, infirmières, volontaires et bénévoles, essaient de faire leur métier là où on a besoin d'eux. Partout. La tâche est immense. Leurs moyens sont infimes. Ils ne sont pas fous. Ils sont médecins, chirurgiens, infirmiers…»

Au bas de chaque encart, l'adresse parisienne de MSF. Et en petits caractères : «Cette annonce a été réalisée bénévolement à l'initiative d'Ecom-International.» La campagne coûtera cinq millions de francs à la filiale de Havas, sans parler des trois millions investis dans le travail des créatifs. Un budget considérable pour l'époque. «Mais nous avions atteint notre objectif. Haut la main! Inconnue sur le marché, notre agence fut propulsée à l'avant-scène, d'un coup. On ne parlait que de nous dans la profession.»

Pourtant, un grain de sable s'est glissé dans les rouages de la campagne : le film d'Ange Casta sera déprogrammé des «Dossiers de l'écran». Ironie de l'histoire : jugeant ce documentaire trop critique à l'égard des professions, l'inénarrable Régie française de publicité fera pression sur la direction de la chaîne; le film de Casta sera relégué quatre années dans les tiroirs. Mais, parfois, les interdits produisent l'effet contraire... «Cette censure ne fit que stimuler un peu plus l'impact du "coup" publicitaire. La polémique qui s'ensuivit sera un formidable tremplin pour Ecom, et bien sûr pour MSF, dit Jean-Pierre Audour. Ces toubibs faisaient un truc bien, leur engagement méritait que nous risquions cinq millions. Les avons-nous aidés suffisamment? Sans doute, le décalage était énorme entre la puissance de cette image et l'existence réelle de MSF. Le sens dégagé était plus symbolique qu'opérationnel. Sans rien leur demander, nous leur donnions un bon coup de main alors que leur histoire commençait. De toute façon, ils n'auraient pas pu payer, ils n'avaient pas un rond.»

Cette campagne inédite sera effectivement comme une deuxième naissance. En moins de deux mois, le nombre des adhérents de MSF passe de huit cents à mille deux cent cinquante-six. Des centaines de lettres et de dons individuels arrivent rue Crozatier. Soixante mille francs de chèques postés : «Un pognon colossal, eu égard à ce que nous attendions, se souvient Kouchner, on était sauvés.» Pour leur part, les médias comprennent très vite le bénéfice des images et des récits qu'ils pourraient publier en accompagnant les MSF en mission. Du *Quotidien du Médecin* au *Matin de Paris,* de *La Gazette médicale* à *Match,* du *Généraliste* à *Elle*, les reportages s'enchaînent; les héros des «papiers» ne sont pas les victimes secourues, mais les secouristes de MSF.

«J'ai été généraliste en Côte-d'Ivoire», «MSF : les médecins français doivent sortir de leurs cabinets», «Médecins sans frontières : une certaine façon de vivre». Leurs actions «héroïques» fascinent; l'après-68 est encore d'actualité. Qui sont donc ces «moutons noirs» d'une médecine officielle que les Français méprisent ? Le corps médical, droitier, bourgeois, est soumis à un ordre des médecins qui n'a toujours pas fustigé la collaboration des aînés à l'épuration antisémite programmée par les lois vichystes. La corporation est en général hostile à la contraception, au Planning familial ; elle condamne l'interruption de grossesse et vit royalement à l'écart des mutations culturelles et sociales. Les MSF vont rapprocher ce métier des réalités de son temps. C'est l'époque où les citoyens découvrent des médecins fils du gauchisme, acteurs du Mouvement de lutte et d'action pour la contraception (MLAC). Ces praticiens d'un type nouveau réalisent des avortements selon la méthode d'aspiration Karman. Et voilà qu'entrent en scène des médecins volontaires au service des peuples meurtris. Les patients s'interrogent : ce médecin de famille qui soigne depuis vingt ans, ce chirurgien du CHU de Strasbourg, cette infirmière active qui fait crisser les pneus de sa 4L, sont-ils de ces médecins sans frontières affrontant la cruauté du monde ? L'action de MSF s'inscrit dans les évolutions d'une société qui rêve de changer la vie avec la gauche. Xavier Emmanuelli écrira : « Nous sommes tous médecins sans frontières depuis notre serment, le jour de notre soutenance de thèse. Nous les médecins, nous sommes tous concernés par ce qui arrive à nos frères humains de par le monde[1]. »

Avant même les parisiens, les médias régionaux capteront cette mutation. *La Nouvelle République du Centre-Ouest* dresse des portraits de sans-frontiéristes. Ainsi Ghislaine Marti-Boissier, 26 ans, infirmière montpelliéraine de retour d'une mission de six mois à Beyrouth, élevée dans un milieu protestant strict, surprotégé : « J'étouffais. Avec le sentiment de vivre à huis clos. Besoin d'évasion. Au début, il ne s'agit que de conversations entre copains, on parle, on rêve. Le moment venu, on hésite à "couper le cordon ombilical". Puis on écrit, on attend, et le

1. *Impact Médecin,* janvier 1977.

télégramme tombe. J'ai réagi instantanément : mon passeport, un sac où je fourre un jean et deux pulls, et je débarque à Paris le lendemain[1]. »

C'est encore Geneviève Fouchet, trente ans, pédiatre : « Jupe de flanelle grise, collier de perles sur chemisier de soie, elle aurait pu mener la vie bourgeoise d'une femme médecin. Elle quitte tout pour passer un an dans un village du Gabon. » « Par goût de l'aventure peut-être, dit-elle. En fait, par peur de m'installer dans une vie linéaire, tracée à l'avance. Partir ! N'importe où, mais partir ! » C'est Michel Meignan, cinquante ans, père de cinq enfants âgés de dix-sept à vingt-quatre ans, vingt-trois années d'exercice de médecine de campagne, « fils de paysan qui rêvait, enfant, d'aller manger des cacahuètes et des bananes là où elles poussaient ». Comment ce professionnel peut-il décider de tout abandonner et de partir ? « Parce que c'était absolument nécessaire. J'en avais assez de mon rôle de notable, de “trieur”, de station-service[2]. »

François Missen, grand reporter au *Provençal,* questionne cet autre quinquagénaire, Serge Fabre, professeur à l'hôpital nîmois, marié, père de sept enfants, « honoré, salué bas et considéré dans sa ville comme un fleuron de l'establishment local ». « Boy-scout, hippy de la médecine ? » Réponse du Gardois, qui revient d'une mission de trois semaines au Honduras : « Non, c'est plus simple. Je me sens bien, je suis fidèle à l'idée que j'ai de la médecine. J'essaie d'aider les gens à se débarrasser de leurs maux. Est-ce ma faute si des maladies sévissent ailleurs qu'en France ? Les gens ne comprennent pas, parfois, qu'on ait une vie différente de la leur. J'écoute Brassens : “La musique qui marche au pas, cela ne m'intéresse pas.” »

L'émotion des toubibs remplit les colonnes des journaux. La France découvre que ses médecins ont bien

1. 16 février 1977.
2. *Le Généraliste,* 18 mars 1977.

meilleure mine. Bien entendu, les rédacteurs ont trouvé un excellent médiateur en la personne du président de MSF, le jeune et séduisant docteur Bernard Kouchner. Il n'est pas pour rien dans l'identité nouvelle d'une profession qui en avait fort besoin. Son lyrisme trouve à s'employer partout. « Pourquoi médecins sans frontières ? Neutralité, bénévolat, volontariat et médecine, nous sommes les bons Samaritains de la catastrophe, les nobles cautères des jambes de bois, les plus fringants des infirmiers du malheur. Pourquoi le cacher ? Nous aimerions changer le monde. Nous ne sommes pas les seuls[1]. »

L'homme de l'année est photographié plus que de raison : costume-cravate, assis derrière un bureau, blouson de cuir d'aviateur parmi des réfugiés latinos, en bras de chemise sur le tarmac d'un aéroport, cheveux au vent, le regard perdu dans l'infini. Au point que pour l'opinion publique sa seule personne incarne une démarche collective. Mais, après tout, n'est-il pas le président de Médecins sans frontières ? Il a le goût des phrases claquantes : « C'est le dialogue qui s'instaure. C'est la reconnaissance de l'Autre. Un dialogue à hauteur d'homme. Médecins sans frontières, c'est une façon de vivre[2]. » C'est un fait, Bernard Kouchner n'est pas indemne de la campagne d'Ecom-International. En 1997, Xavier Emmanuelli, l'instigateur de la démarche publicitaire, reviendra sur cette « offensive médiatique », à l'occasion du vingtième anniversaire de MSF. Président d'honneur de l'association, il écrit : « Nous comprîmes tout le bénéfice que nous pourrions tirer de cette médiatisation. Et parmi nous, il s'en trouva qui comprirent également tout l'intérêt qu'ils auraient à focaliser l'attention sur eux-mêmes. Il en résulta des conflits internes, quelques méditations sur les miroirs et les pouvoirs, le pouvoir des miroirs ; mais se créa surtout un

1. *Le Monde,* 29 décembre 1976.
2. *Gazette médicale,* 4 février 1977.

attelage média-humanitaire devenu, comme l'on dit, "incontournable" pour qui veut accomplir une action d'assistance. Un attelage qui fonctionne sur l'axiome : sans image pas de don, sans argent pas d'action. (...) Malgré ses défauts et grâce aux médias, l'humanitaire moderne a pu se manifester ainsi, exister, devenir efficace, se renforcer. Au prix de certains débordements même, il a permis des sauvetages sans nombre depuis vingt ans. (...) Il faut se résigner. Le destin de toute action moderne digne de ce nom est d'être livrée au public. Cela s'appelle communiquer[1]. »

La publicité de 1977 consacrera donc l'existence de Médecins sans frontières.

Le 7 mai, lors de l'assemblée générale du mouvement, une visiteuse inattendue se présente au PLM Saint-Jacques : Simone Veil, ministre de la Santé, est venue de sa propre initiative. « Par plaisir, comme ça », pour dire du fond du cœur tout le bien qu'elle pense de ces médecins-là.

« Vous cherchez à réparer ce que les hommes eux-mêmes détruisent souvent. Vous n'agissez pas au nom d'une doctrine, mais pour manifester la solidarité humaine. Dans une époque où les passions, les discriminations s'exacerbent, une telle action est exemplaire, exaltante. (...) Vous faites revivre les traditions françaises de défense des libertés, de tolérance. » Et de conclure par cette paradoxale mise en garde ministérielle : « Restez jeunes et indépendants. Méfiez-vous des structures. De tout ce qui est officiel. »

Les MSF franchissaient l'étape de la reconnaissance officielle des pouvoirs. Président sortant, Bernard Kouchner conclura ainsi son rapport moral : « Nous voilà passés de l'utopie à la réalité. »

---

1. *Le Quotidien du Médecin,* 12 mai 1997.

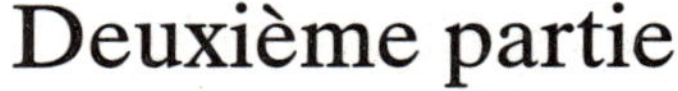

Deuxième partie

Routine

1

La rue Daviel est une voie étroite du 13ᵉ arrondissement de Paris. Les médecins y ont élu domicile en 1977, dans un local de 30 m^2, au n° 19. Une cour macadamisée, un escalier à vis, puis, au premier étage, une porte vitrée sur laquelle le sigle MSF est tracé au crayon-feutre, à la va-vite. On trébuche sur la moquette rouge, mal tendue ; aux murs, un planisphère d'Air-France, des affiches touristiques de la Thaïlande et du Proche-Orient et des télex punaisés des quatre coins de la planète. À Genève, le docteur Russbach réclame une équipe chirurgicale pour le Liban ; des combattants érythréens recherchent de toute urgence des anesthésistes afin de « préparer » les victimes des guérillas du Front patriotique ; les médecins disponibles sont invités à rejoindre un camp de réfugiés du Zaïre.

Une « caricature de *local militant* », se souvient Bernard Kouchner. Il évoque le bazar de médicaments, les cartes IGN en vrac sur la table de la salle d'attente.

Ghislaine, secrétaire à tout faire, est l'unique salariée à temps complet. Elle répond, seule, à quarante lettres quotidiennes et accueille vingt visiteurs par jour, des curieux ou bien des candidats potentiels à une mission. On défile beaucoup, rue Daviel. Ghislaine gère encore les chéquiers, se débattant dans une bureaucratie diffuse, décrochant toutes les deux minutes l'un des trois combinés téléphoniques à sa disposition.

Selon Xavier Emmanuelli, «les élus du comité de direction avaient l'obligation d'être disponibles et présents un après-midi par semaine au moins. On se faisait un devoir de passer tous les jours, à tour de rôle, grappillant sur nos heures de boulot à l'hôpital. Il y avait tout à faire : dégoter les stocks de médicaments nécessaires à telle mission, c'est-à-dire faire la tournée des labos, convaincre les gens d'Air-France de nous filer des vols gratuits pour les hommes et les colis, *débriefer* les volontaires de retour de mission, accueillir les nouveaux candidats au départ. Des entretiens échevelés, où nous procédions au pif, au *feeling*. Il suffisait qu'un type referme la porte derrière lui et murmure : “J'aimerais partir pour MSF”, on lui répondait : “OK. T'es libre quand ? Voilà ton billet d'avion, au revoir. Et sois bon sur le terrain.” Ils partaient comme ça, aucun de nous ne doutait qu'ils s'adapteraient aux situations. On s'est plantés parfois, on a connu des tragédies. Ainsi une sage-femme déboussolée, envoyée en mission au Honduras. Plus ou moins mise en quarantaine par l'équipe de terrain, elle s'est pendue… MSF cahotait. C'est bien plus tard que la rigueur intervint.»

L'état de l'association est plutôt navrant : impécuniosité, inexistence des moyens logistiques, aucun stock de matériel. «Pour trouver des ronds, nous faisions appel à la charité grâce à Europe 1, les auditeurs vidaient leurs pharmacies domestiques. Nous devions gérer les monceaux de médicaments que les bénévoles acheminaient jusqu'à l'entrepôt que nous avions loué porte d'Italie. Le problème, c'est qu'il fallait trier, lire les posologies, les dates de péremption, jeter ! Des heures et des heures, tous les jours. Un cauchemar.»

Mais alors, comment se définissaient les choix des missions ? «En écoutant la radio ! se rappelle Évelyne Jacz-

Aigrain. Une info importante sur les ondes, et le soir, après l'hôpital ou l'infirmerie, tout le monde était rue Daviel, et on discutait.» Jacques Bérès est bien plus prosaïque : «Il suffisait que deux ou trois "bons" délégués soient présents au bureau, à l'instant top, pour que la décision s'impose : ils contactaient vaguement les autres si nécessaire, au téléphone.» Xavier Emmanuelli corrige : «Le scénario le plus fréquent? Kouchner se pointait : "Ah! J'ai reçu un bien intéressant coup de fil hier : on doit absolument aller au Guatemala! On a des volontaires? Il nous les faut, c'est impératif!" Comme nous n'avions jamais personne, Kouchner s'envolait avec deux de ses copains : entre nous soit dit, ces trois-là étaient dans la confidence depuis quelques heures…»

Les copains, la bande, c'est le mode de socialisation de Bernard Kouchner. Au fond, l'improvisation, le foutoir l'arrangent, car le délitement offre certaines libertés de manœuvre. À la direction des affaires depuis 1972, les «Biafrais» sont comptables de cette «légèreté» bureaucratique. À trois, par rotation, ils gèrent les présidences successives : Max Récamier de 1972 à 1974, Jacques Bérès de 1974 à 1975, Récamier encore de 1975 à 1976, et Bernard Kouchner de 1976 à 1977… En mai de cette année-là, l'assemblée générale accorde un nouveau mandat d'un an à l'increvable Bérès. Rêve-t-on d'un meilleur mode de fonctionnement à MSF? Pas du tout. Faudrait-il stabiliser l'ONG en recourant à l'embauche de permanents salariés? Pas question : les MSF resteront volontaires et bénévoles. Le salariat symboliserait, horreur, la professionnalisation de l'humanitaire. Désigner une structure exécutive, chargée des tâches concrètes? À bas la bureaucratie! Alors, comment ne pas redouter le collapsus, les gros pépins inévitables? Comment éviter que la machine ne se grippe, qu'elle ne devienne ingouvernable?

Le comité collégial trouve une parade lors de l'assemblée générale de 1977 : le girondisme – on dirait aujourd'hui la régionalisation – est «la» solution. Motion adoptée. Dès lors, les bénévoles des noyaux actifs de province pourront assumer leur financement et monter leurs propres missions. En clair, c'est l'autonomie. Si, au retour d'une mission à l'étranger, le volontaire décide d'installer une antenne MSF dans sa ville natale, c'est à lui qu'il appartiendra de générer le recrutement de médecins hospitaliers, de généralistes, de pharmaciens et d'infirmières prêts à s'engager. Cette autonomie financière et organisationnelle dépend des mœurs médicalo-hospitalières de province. Les MSF locaux organisent des galas de patronage, des soirées d'information au palace de la préfecture; on copine avec les Rotary-Club et les Lion's Club, où les confrères viennent en nombre, on séduit les journalistes du cru. MSF-Aquitaine, MSF-Poitou, MSF-Touraine, MSF-Provence-Languedoc : chaque antenne initie sa mission autonome : qui en Haïti, qui dans la vallée de la Bédoué camerounaise, qui sur l'altiplano andin ou dans un camp de réfugiés du désert somalien.

Une philosophie parcourt alors organisations et institutions : la médecine occidentale préconisée et appliquée jusqu'à présent aux populations des ex-empires coloniaux par l'Organisation mondiale de la santé est un échec. Les trois quarts de l'humanité ne disposent d'aucun accès aux soins, si rudimentaires soient-ils, dans les années soixante-dix. Excepté la variole, aucune des épidémies qui ravagent l'« autre monde » n'est en régression. Paludismes et maladies sexuellement transmissibles gagnent du terrain. Les moyens manquent pour les enrayer, d'autant que parasites et microbes deviennent résistants aux systèmes curatifs; quant à l'éducation et à la prévention, elles sont balbutiantes. Halfdan Mahler, directeur de l'OMS, écrit : « Il semble même très improbable que les pays les moins développés puissent rêver d'avoir un jour le personnel nécessaire à l'application des méthodes classiques. Il faut donc trouver des solutions originales[1]. » C'est-à-dire organiser, gérer le

1. *Le Monde*, 26 juin 1978.

potentiel médical local, recourir aux guérisseurs, aux *medecine-men*, aux matrones, sages-femmes traditionnelles, féticheurs, herboristes et sorciers, « moyennant un "recyclage", au cours duquel ils seront initiés aux notions élémentaires de l'asepsie et de l'hygiène du milieu ».

Hélas, il y a loin de la coupe aux lèvres. Les réalités sont plus fortes que les souhaits culturalistes.

De retour des brousses ivoiriennes, le médecin angevin Michel Meignan tire un bilan désenchanté de sa mission MSF, dans les colonnes d'une revue praticienne[2]. Chargé localement d'appliquer les orientations combinées de l'OMS et du ministère ivoirien de la Santé, il évoque les « visites d'éducation sanitaire » destinées à initier les gens aux précautions d'hygiène minimum : « L'impact de ces visites, imposées et prises en charge par le gouvernement ivoirien, était nul. Le cours d'éducation ne durait pas plus de cinq minutes, car le problème des traductions en plusieurs dialectes était entier ! Pour cinq minutes de conseils, la traduction durait un quart d'heure. Par contre, la médecine préventive des femmes enceintes et des enfants de moins de cinq ans marchait mieux : les femmes amenaient leurs petits, car elles savaient qu'elles recevraient des médicaments en cadeau. »

Qu'à cela ne tienne, les volontaires des antennes provinciales de MSF sillonnent les continents, bricolant à partir des stratégies sanitaires de l'OMS. Le terrain l'emporte sur toute autre considération.

En France, les provinciaux reprochent aux Parisiens – litanie – de les exclure des prises de décision sur le destin de MSF. Aux réunions du comité de direction, chaque fin de mois, les provinciaux se plaignent de leur rôle d'observateurs passifs. Rue Daviel, on moque les bonnes gens très « Croix-Rouge » des antennes régionales, quand on ne jure pas contre les roitelets locaux, si imbus d'eux-mêmes qu'ils ne supportent même pas les « judicieux conseils » de Paris.

1. *Le Généraliste*, 5 février 1977.

Bernard Kouchner : « Nous étions naïfs : il était évident qu'une structure diversifiée génère des appendices réclamant leur existence propre ; en fait, chacun voulait voler de ses propres ailes. Alors, comment gérer cette carte de France éclatée qui peu à peu se mettait en place ? Difficile. » Ces autonomies régionales, conjuguées au refus ferme des Parisiens de favoriser de nouvelles structures fédérales, engendrent un puzzle de fiefs et de baronnies. Jacobins contre girondins, ce vieux débat français ne dissimule plus l'âpreté d'enjeux qui se résoudront au terme de crises ultérieures.

Pour l'heure, les uns comme les autres y trouvent leur compte. Les militants des antennes régionales puisent leur légitimité dans les missions d'Afrique et d'Amérique latine. De retour à Lyon ou à Strasbourg, ils relatent publiquement leurs aventures médicales, et affermissent leurs réseaux d'influence grâce au soutien des quotidiens régionaux. Quant au bureau de Paris, il est trop content de s'être débarrassé des candides missions de pédagogie sanitaire qui le rebutent tant elles sont aux antipodes des projets initiaux des « Biafrais ». Mais le plan-planisphère de la rue Daviel, recouvert de punaises colorées figurant les « missions-boulets », bénéficie tout de même au prestige et au sérieux de l'entreprise et de ses chefs… MSF conquiert le monde ! Bernard Kouchner, lyrique : « Nos volontaires allongent le pas sous tous les horizons[1]. »

Activistes de l'urgence, les Parisiens cogitent d'audacieux projets. « Dans les mois qui viennent, l'hôpital sans frontières offert à MSF par le Rotary-Club de France, uni à ce projet, devrait être opérationnel[2]. » Il s'agit d'équipements de campagne aéroportés sur les lieux des catastrophes ou des crises sanitaires par les Transall de l'armée française ! « Acheminer, parachuter un hôpital de campagne

1. *Tonus*, 8 janvier 1977.
2. *Ibid.*

modulable complet dans les deux jours, n'importe où, après un appel de détresse, n'était pas un principe idiot, confie aujourd'hui Jacques Bérès, qui était alors président de MSF. Tout y était : matériel médical, chirurgical, moyens de réanimation, de laboratoire, tentes gonflables, lits, couvertures, épurateurs d'eau, groupes électrogènes, réfrigérateurs et bloc cuisine. Très bonne idée, effectivement. Fort en avance pour l'époque. Mais il y avait un hic… De tels moyens dissimulaient des trucs qui nous plaisaient moyennement…» Ainsi le docteur Bérès évoque-t-il la personnalité plutôt contrastée du partenaire rotarien de MSF, Tony de Graaf : «Il avait travaillé à la Croix-Rouge lors de l'ouverture des camps de déportés, à la fin de la guerre, il avait œuvré dans l'Europe entière lors des transferts de réfugiés. Ce drôle de type collectionnait les infarctus du myocarde, il en avait eu une huitaine au moins. Les trois premiers l'avaient salement secoué, mais il s'était adapté. Ça le prenait au fin fond de l'Afrique, comme ça, au téléphone : “Attendez ! Je crois que je fais un infarctus… – Voulez-vous qu'on vous rapatrie ? – Non, non. Je vais me débrouiller… Ça va aller.”» Bien plus embarrassant : ses activités professionnelles. «C'était un ami personnel du président Valéry Giscard d'Estaing et de Jean-Luc Lagardère, le commercial de Matra. Graaf était un marchand tout ce qu'il y avait d'officiel : dans son bureau parisien, des missiles, des appareils de chasse miniatures étaient exposés sur des consoles, à la parade, bien rangés. De telle sorte que MSF devenait tout simplement un partenaire du service après-vente des armes Matra…»

Jacques Bérès avait tort de s'inquiéter de cette évidente collusion : l'hôpital volant démontable restera stocké deux ans durant sous forme de ballots et de caisses, bouclés dans un hangar de la zone hors-fret de Garonor, Aéroports de Paris. Pas un gouvernement du tiers-monde, informé de ce patrimoine sanitaire par les humanitaires parisiens, ne voudra voir débarquer cet hôpital de campagne douteux… Une fois, par exemple, un Transall est prêt à décoller, quand l'ambassadeur de l'Inde à Paris sursoit inopinément à l'expédition. Rien n'est perdu : l'avion s'envole alors pour le Liban, mais, en désaccord tardif, les autorités de Beyrouth exigent, bien peu diplomatiquement, que MSF rapporte le matériel Matra et le Transall militaire à Villacoublay. D'autres tentatives seront effectuées en Turquie, au Bangladesh et en Érythrée, qui se solderont par des annulations de vol ou des refus purs et simples. Le ménage MSF-Matra est décidément bien mal perçu par les « bureaucraties émergentes ».

Il faudra attendre 1979 pour que « l'hôpital sans frontières » fasse, brièvement, ses preuves au Zaïre, à l'occasion d'une mission officielle chapeautée par le Haut-Commissariat aux réfugiés, non sans l'accord conjoint du gouvernement du général Mobutu. MSF doit secourir les populations réfugiées de la province du Shaba, massées à la frontière zambienne. Dans d'épouvantables situations sanitaires, les errants sont invités à regagner leurs villages.

Les militaires français connaissent la région. En 1977, deux ans plus tôt, le gouvernement, à la demande de Kinshasa, avait déjà établi un « pont aérien » entre Rabat et Kolwezi afin d'acheminer des troupes marocaines d'appui vers cette province en rébellion. Autrefois appelé Katanga, le Shaba était embrasé par un soulèvement d'anciens « gendarmes » opposants au président du Zaïre, Mobutu Sese Seko. Le 26 mai, les sécessionnistes, conduits par Moïse Tschombé, furent finalement défaits, grâce à l'intervention française du 2e régiment étranger de parachutistes. L'année suivante, Paris intercédera une nouvelle fois au Shaba. Six cents paras sautent sur Kolwezi afin d'exfiltrer deux mille sept cents ressortissants européens menacés par des mutins. Finalement, la paix armée reviendra sur l'ex-Katanga, premier producteur de diamants au monde, sixième fournisseur d'un riche minerai de cuivre exploité par Gécomines, l'une des plus puissantes sociétés de la planète…

En mars 1979, « l'hôpital sans frontières » stationnera donc cinq mois à Sandoa, où MSF prend en charge les milliers de réfugiés zaïrois revenant de Zambie. Mission réussie, selon *Le Quotidien du Médecin* : « Les MSF ont mené une action préventive et curative à la fois. Six mille vaccinations ont été effectuées contre la rougeole, puis une campagne contre la tuberculose s'est déployée, sans compter les soins apportés aux maladies couramment rencontrées, gale, paludisme, vers intestinaux, maladies urinaires, bilharziose[1]. » La réalité est beaucoup moins glorieuse. « Ce n'était un hôpital que de nom, prétend Xavier Emmanuelli, alors président de Médecins sans frontières. Les tentes n'étaient pas "tropicalisées", c'est-à-dire qu'elles ne comportaient aucun système d'aération ; le premier jour, il a donc fallu relever les murs de toile, mais la couverture de toit était encore de trop... La chaleur était si vive qu'elle risquait d'achever les malades ; quant à l'équipe, elle ne pouvait pas travailler. Les perfusions approchaient du point d'ébullition, le générateur d'électricité ne pouvait pas produire d'énergie au-delà d'une température ambiante de trente degrés. Il était hors d'usage en une poignée d'heures... Les aiguilles ne s'adaptaient pas aux seringues, pas plus que les embouts oculaires aux microscopes, mais, dans l'équipement, nous avions une réserve de trois mille sondes gastriques – pour quoi faire, bon Dieu ? –, alors que nous manquions des médicaments de base, indispensables. »

Qu'importe. Au retour, sur la base militaire de Villacoublay, le Transall, l'hôpital volant et son équipe médicale seront accueillis très officiellement par le ministre de la Défense Yvon Bourges, flanqué du général Fleury, chef d'état-major de l'Armée de l'air, de Zitu Neukoti, ambassadeur du Zaïre en France, et de Tony de Graaf, affublé – lapsus du rédacteur du *Quotidien du Médecin* – du titre de président de Médecins sans frontières... Dans une allocution, l'associé Matra-Rotarien de MSF démontre la parfaite gestion de la mission « humanitaire » au Zaïre. Au nom du

1. 6 septembre 1979.

gouvernement giscardien, le ministre Bourges se félicite du total succès d'une opération «qui répond pleinement à ce que doit être la vocation naturelle de la France». Fournisseuse à la fois d'armes de guerre, de munitions et d'antalgiques, la France gérera longtemps de cette belle manière le «pré carré africain».

La candeur, pour ne pas dire le cynisme, de MSF laisse rêveur, mais, rue Daviel, le recours aux moyens logistiques de l'État pour collaborer à des causes pour le moins ambiguës est alors considéré comme le fruit d'une complémentarité harmonieuse. À l'évidence, le débat sur l'humanitaro-militaire n'est pas entamé, c'est le moins que l'on puisse dire!

Le temps passant, les briscards se fatiguent : alors, la direction collégiale appelle les provinces à préparer les relèves nécessaires. «Nous sommes seuls, écrit Bernard Kouchner. Le noyau fondateur de MSF demeure à la direction. C'est un échec, puisque aucun nouveau volontaire n'a voulu accéder à nombre de postes de responsabilité[1].» Jacques Bérès confirme : «On le disait souvent entre nous : le premier jeune pêchu qui se pointe, on le bombarde président.»

Mais des forces autrement radicales sont à l'œuvre, et, rue Daviel, qui soupçonnerait que la routine de Médecins sans frontières, son organisation, sa pensée seront bientôt régénérées de fond en comble ? À des milliers de kilomètres de là, en Asie du Sud-Est, un jeune médecin ignore encore qu'il sera bientôt de cette relève...

1. «Prendre son horizon en charge», in *Tonus*, 8 janvier 1977.

Au Cambodge

2

Livré aux trafics, aux contrebandes, aux incursions vietcongs, retombées de la folie meurtrière cambodgienne de la guerre américano-vietnamienne et du putsch du général Lon Nol d'octobre 1970, le paisible bourg frontalier thaïlandais d'Aranya-Prathet est bouleversé une nouvelle fois par l'un des contrecoups de l'interminable conflit indochinois.

En cette année 1977, la vie semble s'être retirée de ce cul-de-sac oublié du monde, à six heures de route de Bangkok. À l'écart du centre-ville endormi se tient un espace édifié depuis peu, vaste comme un stade, mais clos de barbelés. Un décor de baraques sur pilotis, comme les images de la guerre du Pacifique sur les écrans américains. Le long des «rues», sous les cases alignées, les familles cambodgiennes meurtries, abandonnées, attendent. Sept mille réfugiés en tout. Aux vantaux des masures collectives, des centaines de morceaux de papier, *dazibaos* recouverts d'écriture khmère, scotchés, punaisés, ornés de photos d'identité quelquefois. Appels pour la recherche d'un père, d'un frère, par des familles sans nouvelle. Nomenclature de patronymes, de faibles indices réunis au dernier endroit où ce proche s'est évanoui…

Au centre du camp, un baraquement de planches équipé de ventilateurs chinois sur pied, pour écarter les moustiques. C'est l'hôpital. À deux pas de là, assailli par une nuée d'enfants, un petit dispensaire et un médecin français de MSF. Dressées sur le camp, les silhouettes des miradors – en fait, des réservoirs d'eau potable. Les réfugiés quasi enfermés vont et viennent. Qui se préoccuperait des histoires que racontent ces Cambodgiens ?

D'ailleurs, que sait-on du Cambodge, ce Kampuchéa qu'ils ont fui ? Rien, ou presque rien depuis que les combattants khmers rouges, revêtus de noir, sont entrés dans Phnom Penh le 17 avril 1975, libérant le peuple de « la dictature fasciste de Lon Nol, créature de l'impérialisme US ». Telle était la phraséologie pathétique dont usaient alors les reporters des hebdomadaires de gauche et de *L'Humanité* et de *Libération* réunis.

L'offensive « révolutionnaire » avait été déclenchée trois mois et demi plus tôt, dans la nuit de la Saint-Sylvestre 1974, à une heure du matin. À Phnom Penh, ce 1er janvier, les généraux de l'état-major gouvernemental pro-US festoient, grisés par les libations d'un réveillon à l'occidentale. Mauvaise année ! Bientôt, le canon tonne simultanément aux quatre points cardinaux. Le siège de Phnom Penh commence.

Malgré le recours aux moyens aériens, l'artillerie gouvernementale piétine, l'étau se resserre chaque jour un peu plus, implacable. Des semaines de siège. Les Khmers rouges s'installent d'abord sur la rive opposée du Mékong, devant la capitale, puis occupent les berges du fleuve, en aval, tranchant le cordon des voies de communication qui ravitaillent la capitale. Le 14 avril, les Khmers rouges prennent le contrôle de la route reliant l'aéroport à Phnom Penh, à moins d'une douzaine de kilomètres. Le couvre-feu est imposé. En vain : des dizaines de milliers d'habitants des faubourgs nord se débandent dans les avenues du centre-ville. La terrible nuit du 14 avril est troublée par le sifflement intense du feu régulier des roquettes et des obus. Le bombardement s'interrompra à l'aube du 15, laissant place à un calme étrange. Les réfugiés des banlieues continuent d'affluer, et parmi ceux-là, des milliers de déserteurs de l'armée officielle. « On ne rencontre plus d'unités organisées, même au niveau de la compagnie, écrit Patrice de Beer dans *Le Monde.* Ce ne sont que soldats rentrant en ville, seuls ou par petits groupes[1]. » Dans l'après-midi, le même jour, les villageois du sud de Phnom Penh affluent à leur tour, encombrés de leurs maigres biens. Ils campent sur les trottoirs des boulevards, provoquant l'angoisse dans la ville surpeuplée. Au crépuscule, des flammes, des volutes de fumée assombrissent l'horizon : les forces de libération ont dynamité les deux dépôts de carburant aux portes de la capitale. C'est l'affolement. Déjà les rumeurs vont bon train : « Ils sont au sud, au kilomètre 6... Ils ont franchi le pont Monivong, à l'ouest... Ils sont déjà à la hauteur de l'hôpital des bonzes. » Aux lisières de la ville, donc. Une dépêche de l'agence japonaise Kyodo indique que des réfugiés ont pu parler aux miliciens khmers : ceux-ci ne s'en prennent pas à la population, au contraire, ils conseillent aux gens de rester à l'abri. « Ils se montrent humains avec les troupes gouvernementales, et quand ils capturent des soldats, ils les laissent aller en liberté. » Au petit jour du 17 avril, le flot humain se tarit. Un silence plombé tombe. Alors, surgissant des portes nord, sud et ouest, les fantassins juchés sur les blindés pris à l'ennemi entrent en ville. La masse de ces derniers, des adolescents d'une quinzaine d'années, est coiffée de la casquette chinoise, chaussée des sandales Ho Chi Minh, armée du fameux fusil d'assaut chinois AK 47, poitrine bardée de grenades et de chargeurs.

1. 16 avril 1975.

Les combattants noirs progressent, les visages sont silencieux, ternes, les corps au bord de l'épuisement. À 9h30, la radiodiffusion – interrompue depuis la veille – émet de la musique militaire. Une demi-heure plus tard, Samdech Huot That, le patriarche bouddhiste, s'adresse aux auditeurs : «La guerre est finie, nous sommes entre frères, restez tranquilles dans vos maisons.» Le message est suivi de l'appel d'un *speaker* : «Ici, le Front uni national du Kampuchéa démocratique. Nous sommes au ministère de l'Information. Les avant-gardes des fronts nord, sud, est et ouest et du Monatio se sont serré la main au centre de Phnom Penh. Nous avons vaincu par les armes, non par des négociations. Se trouvent à nos côtés le vénérable patriarche de la communauté bouddhiste, Samdech Sang, et le général Lon Nol : nous ordonnons à tous les ministres, à tous les généraux de se porter immédiatement au ministère de l'Information, afin d'organiser le pays. Vive les Forces armées populaires de libération nationale khmère, très courageuses, très extraordinaires! Vive l'extraordinaire révolution du Kampuchéa!»

Aux dires du correspondant du *Monde,* c'est la liesse : «L'enthousiasme populaire est évident, écrit-il, la foule brandit drapeaux et banderoles, et crie : "Longue vie aux forces de libération!" Les milliers de réfugiés accourus les jours précédents s'en retournent joyeux vers leurs maisons, qu'ils avaient abandonnées par crainte des combats. Des groupes se forment autour des maquisards, porteurs d'armes américaines souvent, jeunes, heureux, surpris de leur succès facile.» Au quotidien *Libération,* à Paris, c'est l'enthousiasme : «Phnom Penh est tombé comme un fruit mûr, sans combats violents. Le "bain de sang" prédit par certains, souhaité par d'autres, n'a pas eu lieu. Bien au contraire, la protection des civils est apparue comme la préoccupation principale des forces de libération. Les mercenaires de Phnom Penh se sont effondrés en quelques heures après le départ des Américains, et ce malgré la poursuite des parachutages de vivres et de munitions par les avions américains venus de Bangkok.»

Ce 17 avril 1975, la «victoire» des Khmers rouges consacre quarante-cinq années de luttes anticoloniales.

Pour chasser la France coloniale et installer un régime socialiste, Ho Chi Minh fonde le Parti communiste indochinois le 3 février 1930. Au parti d'avant-garde est adjointe une section cambodgienne, composée essentiellement de ressortissants vietnamiens et chinois résidant au Cambodge, mais sans liaison véritable avec les Khmers. Les premiers révolutionnaires cambodgiens surgiront après la Seconde Guerre mondiale, quinze ans plus tard, quand le Vietminh d'Ho Chi Minh, bénéficiant du soutien anglo-américain contre l'occupant japonais, lancera l'offensive contre les Français libres, insoucieux du droit des peuples coloniaux à disposer d'eux-mêmes.

Les Khmers radicaux vivent en Cochinchine, cette partie du territoire cambodgien détachée de la mère-patrie et rattachée au Vietnam «français». Pour la plupart, il s'agit d'intellectuels formés à l'occidentale, issus de familles de propriétaires terriens qui envoient leur progéniture poursuivre ses études au royaume du Cambodge. Parmi ceux qui ont fréquenté le lycée Sisowath de Phnom Penh, alors administré par des enseignants français depuis les années quarante, nombre de jeunes élèves – Ieng Sary, In Sokan, Tanch Phoeun, Ok Sakoun, Hou Youn, Shau Seng – deviendront les révolutionnaires khmers de 1975. Tandis qu'ils effectuent leur scolarité secondaire, le Cambodge vit ses heures sombres : le 9 mars 1945, les Japonais fondent sur Phnom Penh et internent les ressortissants français. Quelques jours plus tard, le jeune roi Norodom Sihanouk, installé quatre ans plus tôt sur le trône par la France coloniale, proclame l'indépendance du royaume. Les parachutistes du général Leclerc obtiennent la capitulation nippone en octobre 1945. La France, généreuse, octroie au

Cambodge libéré un «statut d'État autonome au sein de l'Union française», tandis que les «Khmers libres», partisans, eux, de l'indépendance totale et immédiate, s'enfoncent dans les zones forestières.

Les élèves du lycée de Phnom Penh suivent les événements avec passion. Sous la domination des Français, la coutume des familles indochinoises lettrées consistait à envoyer les plus brillants de leurs rejetons poursuivre des études à Hanoi, faute d'établissement supérieur au royaume; or, sous l'occupation japonaise et, plus tard, lors de l'agitation anticoloniale menée par le Vietminh, la tutelle décide de former les futures élites locales en France. À Paris, le gros des étudiants khmers est accueilli à la Maison d'Indochine, et forcément, ces jeunes fondent très vite une Association des étudiants khmers (AEK). Toutes les subtilités politiques, qu'elles soient trotskistes, socialistes, léninistes, bouddhistes, antimonarchistes ou nationalistes, s'y mêlent en un foyer bruissant qui promeut l'indépendance totale du Cambodge, tant et si bien qu'en 1953 un Conseil des ministres de la IVe République dissout l'AEK. Elle renaît trois ans plus tard dans une Union des étudiants khmers (UEK), d'obédience marxiste révolutionnaire. In Sokan, son président, achèvera ses études de médecine et épousera une assistante sociale française; docteur en droit et sciences économiques, Hou Youn soutiendra sa thèse, «La paysannerie du Cambodge et ses projets de modernisation», en 1955; Khieu Samphân obtient le même diplôme doctorant avec une thèse consacrée à «L'économie du Cambodge et ses problèmes d'industrialisation»; Son Sen réussira sa propédeutique de lettres, mais il subira un échec au concours d'entrée à l'École normale supérieure (déçu, il rentrera au Cambodge); Saloth Sâr n'obtiendra aucun diplôme, mais ce passionné de littérature française étudie l'œuvre de Karl Marx; Ieng Sary réussira ses deux baccalauréats, mais n'ira pas plus avant : essentiellement préoccupé de politique, il occupe son temps en lectures dans l'appartement qu'il partage avec Khieu Thirith, au 28 rue Saint-André-des-Arts. Il reproche à ses compatriotes de ne penser qu'à l'obtention de leurs chers diplômes ; or, dit-il, « ce ne sont pas les intellectuels qui dirigeront et feront la révolution ». Il va se tromper lourdement. Pour l'heure, ce représentant de l'UEK au sein de la « section coloniale » du Parti communiste français vénère Staline et les méthodes thermidoriennes qui l'ont propulsé puis maintenu au soviet suprême du Parti communiste d'URSS.

Pendant ce temps, à Saigon, un noyau de révolutionnaires khmers – ils sont pour la plupart inconnus alors – a créé un Front national unifié, engagé aux côtés du Vietminh dans les combats contre la France. Ces « Khmers vietminhs » ont pour mission politico-militaire d'affaiblir les flux économique et industriel de la colonie ; ils excellent dans le sabotage des voies de communication des régions frontalières, qu'ils connaissent admirablement. Il reste que ce Front bénéficie d'une audience fort réduite auprès des Cambodgiens, qui, pour la plupart, considèrent la guerre française comme l'affaire des seuls Vietnamiens. D'ailleurs, en juillet 1954, lors des négociations de Genève entre les belligérants d'Indochine, le roi Sihanouk, présent, est considéré comme l'unique représentant légal du royaume.

Après la victoire vietnamienne de Dien Bien Phu, une bonne moitié des cinq mille « Khmers viets » militarisés rejoindra Hanoi, l'autre s'installant, clandestinement, au Cambodge.

Leurs études achevées, les étudiants parisiens regagnent Phnom Penh. Au sein de l'UEK, deux tendances se sont cristallisées : les « durs », avec Ieng Sary et Son Sen, pensent que le prince Norodom Sihanouk, ennemi principal du peuple khmer, est l'obstacle à balayer afin que la révolution s'accomplisse (une seule option donc : abattre la monarchie en recourant à la lutte armée) ; l'autre tendance, plus souple, animée par Khieu Samphân, Hou Youn et Shau Seng, estime au contraire qu'il est impératif de collaborer avec le monarque, qui se démarque de l'impérialisme américain (leur option : travailler avec acharnement afin d'accéder aux postes de commandement au sein des structures de gouvernement du royaume, la révolution devant s'accomplir par le haut, en recourant, s'il était nécessaire, à un soulèvement armé final).

Au début des années soixante, le prince Sihanouk, «le plus ancien des abonnés cambodgiens du *Canard enchaîné*», aime-t-il dire, prend ombrage de ce groupe d'intellectuels, la plupart enseignants au lycée privé Kamputh Both, qui critiquent ouvertement son mode de gouvernement, la corruption du régime, le renforcement d'une bourgeoisie capitaliste et marchande sans principes. Afin de désamorcer cette opposition, il propose à Hou Youn et Shau Seng d'entrer au cabinet qu'il préside... Quelques mois plus tard, le premier sera congédié : il a refusé un pot-de-vin, une Mercedes neuve en échange de son blanc-seing pour la constitution d'un trafic de carcasses de boucherie. Il retournera à l'enseignement et à l'action politique discrète. Chargé successivement des ministères de l'Éducation nationale, de l'Agriculture et de l'Économie, le second placera ses affidés dans les appareils administratifs. Il amassera une belle fortune en prélevant son dû lors de malversations qu'il préserve des rigueurs de la loi.

Octobre 1966. Violant sa propre Constitution, Sihanouk se décharge d'une épineuse responsabilité : ce sera désormais au peuple de choisir le président du Conseil. Le prince se fait alors le héraut de la ligne patriotique : «Vous êtes les seuls représentants du peuple khmer, dit-il en substance lors de l'ouverture de la sixième législature. Deux dangers menacent le Cambodge : l'Ouest, avec l'impérialisme thaïlandais soutenu par Washington, et l'Est, avec l'impérialisme vietnamien.» Chef du cabinet Sihanouk, Shau Seng établit seul la composition d'un cabinet homogène qu'il présente à l'Assemblée nationale. La droite parlementaire proteste, tant et si bien que le général Lon Nol, son leader, est élu avec soixante suffrages sur quatre-vingts. Cinq jours durant, il tente vainement de constituer un cabinet. La nuit du 23 octobre 1966, le monarque quitte l'hôpital Calmette où il est hospitalisé, afin de présider, en pyjama, la séance plénière destinée à ratifier la composition du premier gouvernement Lon Nol. C'est le début d'un imbroglio tragique. Le 24 octobre au matin, Norodom Sihanouk, chef de l'État, annonce la formation d'un « contre-gouvernement » chargé de contrôler celui de Lon Nol, qu'il rejette. Hou Youn y tient le ministère de l'Intérieur, Hu Nin celui du Commerce, Kieu Samphân et diverses personnalités de gauche reçoivent les portefeuilles du *shadow cabinet*. Le prince tire toutes les ficelles de cette équipe, ayant pris soin d'y placer des hommes à sa dévotion, et notamment Kouroun, chef de la police, dont la mission est de contrôler les radicaux du contre-gouvernement.

Au même moment, en Chine populaire, Mao Zedong lance des millions de Gardes rouges contre les « révisionnistes » de l'appareil. Étudiants et enseignants cambodgiens expatriés suivent, fascinés, les aléas de cette révolution dans la révolution. À un point tel que le prince dissout l'Association d'amitié Chine-Cambodge, suspectée d'alimenter une subversion intérieure... Bientôt, il fera pourchasser ceux qu'il a baptisés les « Khmers rouges », en s'appuyant, girouette, sur le général Lon Nol ! Accusé d'avoir fomenté une tentative de coup d'État, Shau Seng est contraint à l'exil, des enseignants radicalisés abandonnent la capitale et les villes, disparaissant dans les campagnes en se consacrant à l'éveil politique des masses paysannes. Les plus radicaux s'en vont poursuivre des formations politico-militaires à Hanoi, où les Vietnamiens les considéreront bientôt comme des fanatiques ; d'autres, en Chine, se mêlent au déploiement de la Révolution culturelle et s'imprègnent des thèses cruelles de la « lutte ininterrompue contre les déviances bourgeoises ». Dorénavant, l'influence « Garde rouge » l'emportera chez ces

Khmers qui «fourbiront» leur révolution radicale selon les conditions concrètes du Cambodge...

Au Vietnam, la guerre américaine fait rage. Usant des multiples liens de communication de la piste Ho Chi Minh, vietminhs du Nord et vietcongs du Sud s'installent, subrepticement, en territoire khmer, malgré la promesse formelle de Hanoi – cautionnée par Pékin – de ne jamais perturber l'état des forces au Cambodge. Délivrant pots-de-vin aux officiers khmers, aux entourages corrompus de la Cour, les Vietnamiens établissent des bases-refuges aux confins du Cambodge et lancent des attaques vers le Sud-Vietnam occupé par les Américains. Bien qu'il prétende le contraire, Sihanouk lui-même autorise le passage des convois d'armements sur les routes de son royaume. Mais ce monarque habile s'inquiète tout de même des implantations vietnamiennes, sans cesse plus nombreuses ! L'état de l'économie cambodgienne – grevée par un conflit déchaîné, par les exigences d'une droite parlementaire vindicative et travaillée par les lobbies US – le contraint à solliciter l'aide américaine ! En 1969, des relations diplomatiques sont nouées avec Washington et, comme pour desserrer le nœud gordien, les sihanoukistes fournissent des informations logistiques sur l'implantation des bases vietcongs au Cambodge. Les bombardements américains meurtriers seront plus précis, désormais. Bien entendu, sur les ondes de Radio Phnom Penh, Sihanouk crie à l'ingérence, dénonce l'agression américaine contre la nation. Mais personne n'est dupe dans les chancelleries.

Face à des difficultés croissantes, le prince remanie son gouvernement par deux fois, puis, lassé par les échecs répétés, harassé par des critiques acerbes contre son auguste personne, il s'en va prendre les eaux en France, à Vichy, au début du printemps 1970. Le général Lon Nol l'a précédé à Paris quelques semaines plus tôt, abandonnant la totalité du pouvoir aux mains du prince Sisowath Sirik Matak, Vice-Premier ministre.

Le 8 mars, des manifestations « spontanées » éclatent à Svay Rieng, au cours desquelles les ambassades du FNL et de Hanoi sont mises à sac. Dix jours plus tard, à l'instigation du Vice-Premier ministre, épaulé solidement par le Pentagone, le Parlement prononce la destitution de Sihanouk. Les troupes vietnamiennes stationnées dans les bases-refuges frontalières du Cambodge reçoivent l'ordre de quitter le pays sous quarante-huit heures. Elles s'exécuteront. Pourtant, de forts noyaux armés se disséminent dans les campagnes, selon les principes chinois de la guerre révolutionnaire. Profitant du trouble causé par la destitution du prince Sihanouk, ces Vietnamiens « internationalistes », alliés aux guérillas khmères, soulèveront bientôt les paysans des provinces frontalières, qui marcheront sur Phnom Penh pour abattre le régime Lon Nol.

Le 29 mars 1970, quarante mille paysans khmers, chams et montagnards des minorités, déferlent sur Kompong Cham, saccagent les maisons, incendient le palais de justice, massacrent deux députés mandés afin de calmer l'agitation populaire. Ils encerclent la préfecture, puis réquisitionnent les plus humbles moyens de transport afin de préparer une marche sur la capitale. Privée de directive, l'armée ne réagit pas. Tous les véhicules disponibles, chargés de paysans, parviennent dans la nuit aux abords de Phnom Penh. À Koki, au sud, ils sont stoppés par le feu du canon; au nord, à moins de six kilomètres de la capitale royale, les convois reçoivent le même accueil. Le 30 mars, l'aviation nationale mitraille une caravane populaire près de Skun, faisant une quarantaine de morts. Même scénario à Kompong Cham : soixante morts. Un massacre…

À la faveur de ces troubles, vietcongs et Nord-Vietnamiens envahissent alors les deux tiers du Cambodge. Au revers de leur veste sont épinglés des macarons à l'effigie d'un Sihanouk déchu dont ils jurent de restaurer l'autorité. Équipés de magnétophones, ils diffusent partout l'appel à la révolte lancé par le prince sur les ondes de Radio-Pékin.

Émues, les administrations des provinces basculent les unes après les autres du côté des libérateurs du «pays frère». Les officiels se débandent; fonctionnaires, instituteurs, étudiants, tous «intellectuels» tenus pour coupables de la destitution du roi, sont pourchassés et exécutés impitoyablement. Mais, à Phnom Penh, le régime militaire attise la haine ancestrale des Khmers contre leurs voisins. C'est le temps des pogroms : tout Vietnamien résidant au Cambodge est soupçonné d'être communiste, si bien que, les quinze premiers jours d'avril, des milliers de corps assassinés flottent sur les eaux du Mékong. Le gouvernement pro-américain décrète la mobilisation générale : des milliers de jeunes s'enrôlent contre l'ennemi héréditaire. Les cercles ultras promettent même la reconquête de la Cochinchine... Rentré au pays, le général Lon Nol peut maintenant compter sur le soutien américain. L'armée américano-sud-vietnamienne se livre à des incursions de «nettoyage» sur quarante kilomètres de profondeur à l'intérieur du Cambodge. Mais la réalité s'impose : les forces de Lon Nol sont incapables d'avancer. Les défaites se succèdent, les Cambodgiens meurent par milliers, le gouvernement fantoche se délite en d'infinies querelles intestines, la corruption explose. Les Nord-Vietnamiens quadrillent les zones qu'ils ont «libérées», plaçant les ressortissants vietnamiens du Cambodge aux postes-clés, puis raflent les jeunes Khmers pour les former à la guerre révolutionnaire. Disséminés depuis 1954 dans les profondeurs du pays, les cadres «khmers-vietminhs» réapparaissent au grand jour; les autres, ceux formés à la stratégie de la guerre du peuple à Hanoi comme à Pékin, réintègrent rapidement la patrie. Enfin, réalisme politique oblige, une fois les campagnes organisées et encadrées, les Vietnamiens se retirent progressivement du royaume, non sans avoir confié l'organisation administrative des zones «libérées» aux «Khmers rouges».

Les «révolutionnaires» cambodgiens font preuve d'une efficacité croissante : le 26 mars 1970, Khieu Samphân, Hou

Youn et Hu Nim signent une déclaration de «soutien sans réserve» au prince Sihanouk. Le 5 mai, toujours exilé à Pékin, le prince forme le Gouvernement royal d'union nationale du Kampuchéa. Sans désemparer, le Grunk offrira sans cesse plus de latitude aux révolutionnaires de l'intérieur qui nomment bientôt leurs propres ministres, éliminant sans coup férir les partisans sihanoukistes.

Dès 1973, les observateurs font part de mutations profondes du camp «révolutionnaire» : il y a les «Khmers rouges», d'obédience communiste, et les «Khmers rumdâs», partisans du prince. Officiellement, ces deux groupes pratiquent l'union sacrée, mais les dissensions sont perceptibles, autant dans les maquis intérieurs qu'à Pékin, où les Khmers se répartissent deux bastions. Le monarque et une quarantaine de familiers composant la cour logent à la Cité impériale, alors que le groupe khmer rouge occupe l'hôtel de l'Amitié sino-khmère, «dissoute» auparavant par le monarque…

Les événements se précipitent après les révélations des accords noués à Paris entre Washington et Hanoi. Voulant à tout prix rétablir la paix et l'ordre au Cambodge, les Américains avancent alors l'idée d'un gouvernement de coalition Sihanouk-Khmers rouges, formé après négociations entre les deux parties. Proposée à Sihanouk, l'hypothèse reste sans écho. L'aviation américaine poursuit néanmoins son travail de «nettoyage» : du 7 mars au 15 août 1973, quarante mille tonnes de bombes larguées sur le Cambodge provoquent deux cent mille victimes. Après un ultime appel priant le prince de rentrer à Phnom Penh, l'Amérique se retire du Cambodge le 11 avril 1975.

Le 12 avril, l'ambassadeur américain se hisse à bord d'un hélicoptère, serrant sous son bras la bannière étoilée. Les combattants khmers rouges entrent dans Phnom Penh cinq jours plus tard.

C'est à Pékin que Norodom Sihanouk fête l'événement, le soir du 17 avril 1975 : «Quand la joie et le bonheur sont si profonds, on ne peut plus rien dire.» Confirmant, enflammé, qu'il reste chef de l'État, symbole de l'unité nationale retrouvée dans un Cambodge libéré, il poursuit : «Nous ouvrons une grande brèche dans le rempart de l'impérialisme américain, et de cette brèche sortiront d'autres victoires pour le tiers-monde.»

Comme la presse française doute que Sihanouk revienne jamais, le prince réserve la primeur de ses nouvelles déclarations dans un télégramme expédié de la Cité interdite au journal *Libération*. Le tout jeune quotidien parisien, grisé par un tel «scoop», fête l'événement à la une de son numéro du 24 avril 1975 : «Ce geste d'envoyer de sa propre initiative un télégramme à *Libération*, au lieu de passer par les circuits traditionnels des institutions, traduit de manière extraordinaire une façon d'être joyeuse, spontanée, irrespectueuse des conventions, qui a toujours été sienne. D'une certaine manière, c'est un souffle d'air dans une classe politique qui semble avoir perdu le sens de la camaraderie.»

Le prince justifie ainsi son retour sans cesse retardé : «Sa Majesté ma mère est mourante et intransportable.» Il ajoute : «En dépit des moqueries des Français réactionnaires et pro-impérialistes, je dois préciser encore une fois au monde libre que ma seule passion est l'indépendance du Cambodge. En luttant aux côtés des Khmers rouges pendant cinq ans, je ne leur ai jamais parlé de mon avenir politique. Je n'ai demandé qu'une seule chose : chasser les impérialistes américains de chez nous et restaurer l'indépendance et le non-alignement de notre Kampuchéa bien-aimé.»

L'avenir s'annonce radieux dans le meilleur des mondes. À Paris, cependant, on ne sait rien de Phnom Penh, isolé, coupé de toute communication. Les journalistes présents sont bloqués entre les murs de l'ambassade de France. Une rumeur court les salles de rédaction : il est question d'un ordre d'évacuation de la ville lancé par les nouvelles autorités. À Pékin, le cabinet Sihanouk dément : les autorités révolutionnaires s'efforceraient seulement de remettre un peu d'ordre dans la capitale libérée. Évacuation ? Réorganisation ? La polémique fait rage dans les médias parisiens selon la famille politique à laquelle chacun appartient. Pour Patrice de Beer, du *Monde,* « des dizaines de milliers de réfugiés ont repris spontanément le chemin de leurs villages ». *Libération* surenchérit : « Ces mêmes réfugiés partis, la capitale reste un "gros morceau" pour le FUNK : l'administration d'une ville de cette taille pose des problèmes de sécurité, de ravitaillement, de services publics et de politique (...). Il faudra donc plusieurs jours, sinon plusieurs semaines aux autorités révolutionnaires pour normaliser la situation dans la capitale, et le désengorgement de la ville par évacuation peut avoir pour but d'accélérer le processus[1]. » Le *Figaro* avance une autre version des faits. Pour le quotidien de la rue du Louvre, cette évacuation ne laisse aucun doute sur la véritable nature du nouveau régime ; tout ça n'est rien d'autre qu'une déportation de masse : « Vidée de sa population, Phnom Penh, capitale du Cambodge, perle du Sud-Est asiatique aux larges avenues ombragées, est devenue ville-fantôme. » Brutalités, cruautés, exactions, telles sont les méthodes khmères rouges, selon des informations clandestines transmises par « Voix de la nation future », radio établie à la frontière thaï. Les rumeurs de massacres deviennent plausibles : vingt et un ressortissants étrangers, dont plusieurs journalistes, ont été exécutés... Mais le spécialiste du Sud-Est asiatique à *Libération,* Patrick Ruel, s'insurge : « Calomniez, calomniez, il en restera toujours quelque chose », écrit-il sous le titre « Vérités et mensonges[2] ». Alors prochinois, ce rédacteur poursuit : « La "grande presse" et les radios n'hésitent pas à se faire le haut-parleur des services de guerre psychologiques américains pour discréditer et isoler le pouvoir populaire qui se met en place à Phnom

1. *Libération,* 21 avril 1975.
2. 28 avril 1975.

Penh. Depuis la libération de la capitale, chaque matin amène sa dose de rumeurs : paniques, exécutions sommaires des dirigeants de l'ancien régime, déportation de la population de la capitale remplacée par des paysans, destruction systématique des symboles de la civilisation occidentale. Tout y est : sur arrière-fond de racisme anti-jaune, c'est la mise à sac de Rome par les hordes barbares; le spectre de Gengis Khan plane sur les chaumières... » Évoquant le black-out des autorités révolutionnaires, le rédacteur poursuit : « Un monde change de bases, y compris administratives, économiques et politiques, mille et un problèmes ont la priorité du point de vue du FUNK qui n'a de toute façon aucun compte à rendre à une presse qui n'a jamais fait preuve de sympathie, ni même de grande honnêteté à leur égard. »

Deux ans plus tard, rescapés de ce qu'on appellera un « ethnocide de classe », sept mille survivants cambodgiens croupissent, oubliés, dans le camp d'Aranya-Prathet, à la frontière thaïlandaise.

Parmi eux, un volontaire français de Médecins sans frontières. C'est Xavier Emmanuelli, à Paris, qui a décidé du sort de celui-ci : « L'organisation américaine International Rescue Comittee nous avait sollicités. Ses animateurs cherchaient un médecin de terrain, s'exprimant en français, prêt à rejoindre la frontière cambodgienne pour six mois minimum. Personne ne s'était proposé pour cette mission, j'ai donc feuilleté le fichier des volontaires. C'est comme ça que j'ai recruté Claude Malhuret. »

AU CAMP D'ARANYA-PRATHET

3

Printemps 2003. Claude Malhuret m'avait prévenue : de passage à Paris pour quelques heures, avant de regagner Vichy, ville dont il est le maire depuis deux mandats, notre entretien serait bref. Nous nous étions donné rendez-vous au siège de Médecins sans frontières, rue Saint-Sabin, dans le quartier de Bastille. Une table, trois chaises, quelques classeurs, beaucoup de livres dans un bureau libre du rez-de-chaussée.

En lâchant derrière moi la porte vitrée du bel immeuble d'architecture contemporaine, je n'ai pas reconnu Claude Malhuret, seul dans le vaste hall de l'entrée. J'avais en mémoire l'image d'un homme frêle, le cheveu rare, le visage anguleux, mangé par des bacchantes rouquines et fournies. L'homme au costume de velours côtelé qui m'attend n'a plus de moustache. Le visage s'est arrondi, apaisé. Il n'a plus rien du rhéteur revêche, de l'implacable débatteur qui a tant marqué les volontaires qui le côtoyèrent naguère. Ainsi de ses talents de tribun. «C'est vrai, dit-il en souriant, j'apprécie les salles de cinq cents à mille personnes, j'aime convaincre. C'est en 1968 que j'ai découvert ce penchant. J'ai cru alors que ma voie était la politique, mais je me trompais; maintenant je le sais, je ne suis pas fait pour la dureté. » Silence. « Bernard Kouchner se défendait bien devant un micro, aussi. Mais nous n'étions pas les seuls : chez les post-soixante-huitards, il y avait souvent de très bons orateurs. » Le ton est amusé, calme. Claude Malhuret semble avoir longuement médité les aléas de l'existence, éliminant ce qui relève du dérisoire. Le timbre est pudique, le regard bienveillant, parfois aigu. Je ne peux m'empêcher de penser, une fois encore, que Claude Malhuret est aux antipodes de Bernard Kouchner, son vieux rival : modestie orgueilleuse pour le premier, orgueil démesuré pour le second.

Contrairement à Kouchner, son aîné de huit années, Malhuret tient à son passé : « J'étais un soixante-huitard. » Il est de cette génération qui révolutionnera Médecins sans frontières en balayant les « Biafrais », progressistes des années cinquante.

La conscience sociale de Claude Malhuret s'éveillera en 1968. Alors âgé de dix-huit ans, il amorce des études de médecine en même temps qu'il adhère au Parti socialiste unifié, tendance Gauche ouvrière et paysanne, dont il anime bientôt la section du CHU Cochin. Fils naturel du Parti socialiste autonome (PSA), le PSU naît le 3 avril 1960, fruit d'une fusion de l'Union de la gauche socialiste, des Comités d'action socialistes, de Tribune du communisme, du regroupement de transfuges de la SFIO et du PCF, de non-conformistes indépendants du système des partis et, bien sûr, de cette frange majoritaire de syndicalistes, souvent chrétiens. Il n'est pas sans intérêt de rappeler que le « vieux » social-démocrate Édouard Depreux, mais aussi Charles Hernu, le syndicaliste Pierre Bérégovoy, l'étudiant SFIO Michel Rocard et Claude Heurgon seront tous du PSU... Une auberge espagnole, imprégnée de l'expérience mendésiste, peuplée de militants en recherche d'un socialisme réaliste, néo-trotskiste, accordant tous une grande importance aux luttes sociales. Ce rassemblement hétéroclite se réclame du marxisme et s'avouera même partisan de la dictature du prolétariat lors de son congrès post-68 de Dijon. Parti mouvementiste, il prônera la rupture avec le capitalisme avant de s'intégrer, pour finir, dans le Parti socialiste d'Épinay, lors des Assises du socialisme…

« Cochin n'était pas une fac comme les autres, se rappelle Francis Charhon, qui suivra son copain Malhuret au PSU d'abord, puis à Médecins sans frontières en 1978. Les récents centres hospitalo-universitaires, répartis autour des hôpitaux centraux Necker et la Pitié-Salpêtrière, essuyaient les plâtres d'une réforme longtemps désirée. Les bâtiments du CHU Cochin n'étaient pas encore achevés, trois cents étudiants se serraient dans un seul amphi. Cette promiscuité avait du bon, on se connaissait tous, des liens solides s'établirent là. Nous allions vite former un noyau de copains : Bollini, Charpentier, Terville, Diaz, future base active de Médecins sans frontières. Des types bien. »

Le groupe PSU participe à l'agitation générale, mais c'est sous l'impulsion de Malhuret que le CHU Cochin entre dans la grève de septembre 1968 ; c'est lui encore qui forme la section de l'UNEF. Francis Charhon : « Nous avions monté une coopérative où les étudiants se procuraient les cours polycopiés. C'était malin : il fallait passer d'abord par la case UNEF pour en bénéficier. Ce qui fait que lors des congrès nationaux notre section de Cochin recueillait de trois à quatre cents voix lors de chaque élection. » Véritable chantier de jeunesse, ces années de faculté permettront à Malhuret et aux siens de s'initier aux batailles d'appareil, savoir-faire qui se révélera fort utile plus tard…

Après les événements de 1968, l'équipe des copains poursuit de front études universitaires et actions militantes, sans pour autant rejoindre les groupuscules gauchistes, le plus souvent marxistes-léninistes, qui s'épanouissent sur le terrain vague des reflux libertaires de mai. En faculté de médecine, Malhuret et ses amis sont de toutes les commissions mixtes qui éclosent en vue de réformer l'appareil de santé : pour une médecine démocratique, contre une médecine ségrégative à deux vitesses. « Il y avait toujours quelque chose à faire, dit Francis Charhon, et pendant trois à quatre ans, nous mettions la fac en grève chaque année. » Nos futurs médecins vivent en « commune » dans une villa flanquée d'un jardin et d'une basse-cour, à Meudon. Les événements du Biafra ? Ces gauchistes ne manifestent guère d'enthousiasme à l'égard d'un conflit difficile à décoder, sinon que le pétrole est l'enjeu d'une sécession qui intéresse au plus haut point les pays du Nord mobilisés dans l'opposition des blocs. L'engagement humanitaire des médecins missionnés par la Croix-Rouge du côté ibo ? Des apolitiques aux consciences vaines, pétris de sentiments démocrates-chrétiens.

À la fin de 1972, après son internat, et bien qu'il doive encore accomplir deux années d'études, Claude Malhuret est appelé sous les drapeaux. « Je ne voulais pas faire mon service en France, comme un con, il restait donc la coopération. Les médecins appelés disposaient alors de trois options : le Maghreb, l'Afrique et le reste du monde. J'ai choisi le reste du monde, l'autorité militaire m'expédie au Maroc... Un an et demi d'action médicale parmi les pauvres. Passionnant. Et cette évidence irréfragable : ma vie de médecin s'accomplira loin de l'Hexagone, non par compassion, mais pour agir sur les terrains concrets du tiers-monde, dans un partage de possibilités et de potentialités incomparables. »

Claude Malhuret est tiers-mondiste. Il partage une certitude commune, produit de la vulgate marxiste contemporaine : les vraies révolutions se jouent dans le tiers-monde. « On était pro-Palestinien comme on était pro-MPLA en Angola coloniale, ou pro-Vietcong au Vietnam. » Le maire de Vichy n'oublie rien de l'émergence des « nouveaux fronts » de l'espace social des années soixante-dix. « Aucune coïncidence : MSF naît en 1971, mais le premier mouvement écologiste aussi, avec les Amis de la Terre, et l'Agence de presse Libération, qui deviendra le quotidien de notre génération, *Libé.* Trois ans après mai, ceux qui n'étaient pas trop cons s'interrogeaient : "OK, c'est le reflux. Que va-t-on faire maintenant ?" Chacun s'est réinvesti dans son domaine propre : les littéraires, les journalistes créaient des journaux différents ; les toubibs et les infirmières, Médecins sans frontières. De retour de mon équipée médicale au Maroc, j'étais convaincu : je venais de vivre la forme de médecine que j'aimais, un engagement utile aux autres et à moi. C'était ça, la vie. »

C'est en 1974 que le coopérant démobilisé entend parler pour la première fois de Médecins sans frontières. « J'allume l'autoradio dans un embouteillage. Le speaker parle d'un tremblement de terre au Honduras : "Médecins sans frontières recherche des volontaires et des médicaments." Suivait un numéro de téléphone que j'ai mémorisé. Je n'avais jamais entendu parler de MSF, mais l'intitulé m'a tout de suite emballé, il sonnait "Mai 68". Médecins sans frontières ! Qui donc était le génie qui avait inventé cette appellation superbe ? J'ai pensé : voilà ce qu'il me faut, j'en suis. »

De retour chez lui, Malhuret décroche son téléphone : « J'ai dû appeler vingt fois, jamais personne ne décrochait. Une voix me répond enfin : "Pour le moment, on a besoin de monde pour trier des médocs à l'entrepôt." Je m'y précipite. »

Avec une poignée d'inconnus, Claude Malhuret s'enfouit sous des monceaux de boîtes et de flacons de médicaments, des tonnes de chaussures et même des soutiens-gorges. « On ne savait plus où donner de la tête, et comme les dons domestiques arrivaient chaque jour en quantités gigantesques, on a tout envoyé en vrac au Honduras, dans des containers. Plus tard, j'ai appris que des étudiants honduriens, bénévoles comme nous, avaient tout brûlé… Inutilisable. » Dans l'entrepôt de l'avenue d'Italie, Claude rencontre son premier « vrai » MSF : Xavier Emmanuelli. Après quelques banalités, le postulant évoque son intention de s'engager réellement. Il laisse son numéro de téléphone. «Comme le siège ne me rappelait pas, je suis parti en Inde pour le compte de l'OMS. Une mission d'éradication de la variole.» Courant 75, à son retour, Claude Malhuret reprend le chemin du CHU, non sans l'espoir d'un appel téléphonique, qu'il recevra au début de 1976 : «C'était Xavier Emmanuelli. Il cherchait quelqu'un parlant un peu d'arabe, pour une mission dans un camp de réfugiés saharaouis, au Sahara espagnol. J'avais passé plus d'un an au Maroc. J'étais donc son homme.» Deux jours avant le départ, l'opération est suspendue : le secrétaire général du Front Polisario vient d'être assassiné, il n'est donc pas question d'acheminer des étrangers sur le terrain.

Deux mois plus tard, nouvel appel d'Emmanuelli : «Un engagement dans un camp de réfugiés cambodgiens de Thaïlande avec l'IRC, une structure américaine, ça te dit?» Malhuret réfléchit : tant d'attente pour se voir proposer un job empoisonné : «Pour moi, il était évident que les réfugiés cambodgiens appartenaient à la bourgeoisie compradore, aux chefferies militaires, aux corps des fonctionnaires de l'administration pro-américaine, bref, les corrompus qui avaient soutenu les GI dans la sale guerre. Ces propriétaires vaincus, exploiteurs et ennemis de la révolution, se tiraient en lieu sûr, attendant que la tempête révolutionnaire s'apaise. Les Khmers rouges n'étaient-ils pas les libérateurs du peuple cambodgien? Je lisais ça tous les matins dans *Libé,* mon journal préféré.» La presse «réactionnaire» avait beau jeu de publier les récits de massacres perpétrés par les cadres de l'Angkar : désinformation! Les terrifiantes images recueillies clandestinement par les reporters-photographes interdits de séjour, le nettoyage de Phnom Penh par le vide, la désertion humaine des villages cambodgiens? Manipulations de droite! L'effacement depuis mars 1976 du prince Sihanouk, «haute personnalité patriote... ambassadeur n° 1 du Kampuchéa démocratique»? Relayant l'intox des Khmers rouges de

Paris, les anciens sorbonnards, les journalistes progressistes affirmaient que le prince rédigeait ses mémoires et que, bien entendu, il était consulté régulièrement à propos des grandes questions de la politique nationale révolutionnaire. « Monseigneur Papa » – Sihanouk s'affublait lui-même de ce sobriquet – n'avait-il pas déclaré : « Je resterai éternellement reconnaissant envers le peuple du Kampuchéa, ses héros et ses héroïnes, son Angkar révolutionnaire qui m'ont lavé de toute cette boue et m'ont complètement réhabilité aux yeux du monde et de l'Histoire » ?

« Comme tant et tant d'autres, je n'avais rien compris au film », dit Claude Malhuret. Il se remémore encore ses hésitations : « Que diantre MSF faisait dans ce guêpier, et de surcroît aux basques d'une organisation américaine ? » Mais refuser cette mission, c'était courir le risque de rompre définitivement avec Médecins sans frontières. Claude Malhuret partira donc vers le camp inconnu, sur le fil de la frontière entre la Thaïlande et le Cambodge.

Il n'imagine pas encore que son existence va basculer…

« Il n'y avait aucun bourgeois dans le misérable camp d'Aranya-Prathet, aucun affreux contre-révolutionnaire, et pour cause : cette classe avait été rayée du monde des vivants depuis belle lurette. Assassinats de masse ! Au camp, rien que d'humbles paysans apeurés, ceux qui avaient eu le cran de marcher vers la frontière thaïlandaise. J'ai vu ces hommes, ces femmes et leurs gosses, et, les écoutant, j'ai compris peu à peu l'étendue de l'horreur qui se jouait là-bas, côté khmer rouge… Des survivants traqués, visages hagards, membres enflés, gonflés par le béribéri, il fallait leur arracher les mots. La plupart, terrorisés, s'effondraient en sanglots à la moindre question. J'avais l'impression d'être face à des milliers d'aliénés. »

Le médecin comprend que ces réfugiés ont survécu cinq ans durant dans les poches « libérées » par les actions vietnamiennes. Ils cultivaient le riz sec en clairière, fabriquaient des charrettes, spécialité de leur groupe ethnique, mais ils étaient partis, ne pouvant plus vivre dans la terreur des combats constants : «Nous serions morts tôt ou tard», répétaient-ils. Depuis la victoire khmère rouge du 17 avril 1975, ils étaient condamnés à disparaître, traîtres, «ennemis» du Kampuchéa révolutionnaire. Jour après jour, Claude Malhuret est confronté à l'inconcevable : il découvre les déplacements forcés, la réquisition des moindres réserves de riz et de légumineuses, les villages incendiés pour contraindre leurs habitants à la fuite, la suspicion entretenue contre les *koulaks* contre-révolutionnaires, dénoncés comme ennemis de ce «peuple nouveau» promu par le service spécial khmer rouge, l'Angkar redouté. Le médecin comprend qu'une population entière est livrée à une sorte de Guépéou cannibale des corps et des âmes. La terreur est partout. Être suspecté d'appartenir au «sous-peuple» – concept maoïste local désignant les rétifs à la société en gestation – vaut élimination. Il découvre, par bribes, le sens de la propagande radiodiffusée, des réunions collectives, des séances de critique et d'autocritique quotidiennes, et de l'antienne rabâchée : «Nous avons vaincu les impérialistes américains et leurs valets, nos ennemis de l'extérieur; à présent nous devons abattre les ennemis de l'intérieur. Ils sont plus nombreux.»

«Nous nous étions misérablement fourvoyés, dit Claude Malhuret. Au Cambodge, l'incarnation de la révolution paysanne en marche n'était qu'une boucherie, un abattoir géant. Les "libérateurs" khmers rouges étaient des tortionnaires, les exécutants d'un maoïsme de guerre pénétré des bréviaires de la Terreur révolutionnaire de 1793. Ce régime dément exterminait des secteurs entiers du peuple au nom d'une voie communiste rénovée. Il ne s'agissait pas d'une dérive circonstancielle, d'une stratégie mal goupillée, non, l'explication résidait dans le marxisme-léninisme lui-même, qu'il soit européen, caraïbe ou tropical. Ces jours-là, j'ai réalisé qu'il n'y avait plus rien, vraiment plus rien, désormais. »

Claude Malhuret travaillera près d'un an à Aranya-Prathet. Présence dérisoire en cet espace confiné, quasi oublié, privé de tout soutien extérieur. Un champ opératoire inédit, vierge de toute connaissance épidémiologique et clinique, où il fallait tout inventer. « Les livraisons de médicaments étaient insuffisantes. Nous manquions de tout, et les jours passaient. J'attendais mes commandes de tétracyne, d'hévaparine. Et les gens mouraient. » Peu de blessés chez les réfugiés, dont la plupart sont morts dans les forêts, errant vers l'hypothétique zone-frontière. La malaria résistante est un fléau. L'augmentation des doses de quinine ne parvient plus à calmer les crises. Auprès des spécialistes de l'OMS et des fonctionnaires thaïs du ministère de la Santé, à Bangkok, le médecin a fait part des dilemmes auxquels il est confronté. En vain. Une quarantaine de cas de tuberculose sont préoccupants, qu'il faut prendre en charge en priorité afin d'enrayer la contamination. « Pour être efficace, le traitement dont je disposais exigeait d'être administré quotidiennement durant un an et demi... Compte tenu de la précarité du camp, c'était aberrant. Nous étions pris en étau entre les fréquentes incursions armées des Khmers rouges, les menaces d'une administration thaïe qui rêvait de refouler ces réfugiés qui compromettaient les relations de bon voisinage avec le Kampuchéa "démocratique". La prise de rifampicine aurait permis de réduire la durée du traitement à un seul semestre, mais ce médicament récent était introuvable à Bangkok ! »

Bravant les obstacles, des dizaines de réfugiés au bout du rouleau, dévorés par les moustiques et les sangsues, arrivent chaque jour à Aranya-Prathet. Ils ont erré des semaines dans les forêts, à la merci des patrouilles de miliciens et des détachements khmers rouges, se nourrissant de tubercules et de feuilles. « Pour enrayer l'exode, les Khmers terrorisaient les populations. Ils disaient que la frontière était minée, qu'un milicien était en faction tous les cinq mètres. Ils affirmaient exercer leur contrôle sur la province thaïe de Chantaburi : il était donc vain d'espérer atteindre la Thaïlande. Mensonges... »

Malhuret est confronté à une réalité pathétique : le camp est un univers clos où sept mille réfugiés contraints à une effarante promiscuité périssent dans leurs propres déchets, écrasés par une touffeur tropicale oppressante, mêlée d'épouvantables relents de fruits gâtés et d'excréments. Énergie vitale et poisons bactériologiques confondus. Comment empêcher la décimation? La nappe phréatique polluée entraîne épidémies de dysenteries et infections. Comment éliminer les eaux usées dans une région humide, soumise aux pluies perpétuelles et aux ruissellements des moussons? Comment convaincre ces paysans des forêts de collaborer à des travaux de terrassement, à l'organisation d'un système de latrines? Et qui entretiendra le camp, quelle autorité légitime pourrait faire observer les tours de garde? Le médecin se transforme en éboueur, il veille à l'approvisionnement d'eau potable en mobilisant les moins désespérés. Où capter les sources, comment vérifier leur qualité bactériologique et parasitologique? Combien de litres par jour pour l'alimentation et l'hygiène de chacun? Où se procurer les céréales? Comment fixer la teneur calorique et vitaminique du bol alimentaire destiné à des organismes exsangues? Enfants et malades doivent-ils bénéficier de rations supplémentaires?

Notre toubib doit appliquer dix décisions concrètes par jour. Il doit, tâtonnant, affronter des pathologies relevant à la fois de la médecine de masse et d'une autre, plus spécifique; réfléchir à la conjonction de la pathologie générale et de son application en termes de médecine tropicale, qu'il maîtrise mal; maintenir des rapports courtois avec les autorités provinciales thaïlandaises, se garder de déplaire, obtenir la bienveillance des rares médecins de la région, peu empressés d'assister un Occidental dévoué aux

Cambodgiens, peuple que les Thaïs méprisent depuis des siècles. Il lui faut composer avec les forces militaires spéciales chargées du contrôle de cette région sensible, des soldats qui rançonnent et prélèvent bakchichs sur une population miséreuse. « Les réfugiés les plus vifs tentaient de trouver de petits travaux à l'extérieur du camp, mais les Thaïlandais refoulaient cette main-d'œuvre politiquement compromettante... Des employeurs sans scrupule profitaient tout de même des bras vacants en accordant des salaires de misère, et rien le plus souvent. »

Combien de fois Malhuret se collettera-t-il avec les internationaux du Haut-Commissariat aux réfugiés, incapables d'assumer l'existence d'un camp dont pourtant ils ont la charge ? Il proteste : on lui répond qu'à court de crédits l'ONU prévoit de diminuer le versement de l'allocation journalière accordée au gouvernement de Bangkok de huit à quatre baths par crâne de réfugié... New York envisage même de suspendre son aide ! L'inertie criminelle des fonctionnaires des Nations unies révolte le médecin Malhuret, mais une crainte le ronge : qui défendra la cause des réfugiés si le gouvernement thaïlandais envisage de les refouler dans l'enfer cambodgien ?

« Claude en a vraiment bavé, dit Christiane Gesquières, sa compagne d'alors. Il était comme un con, démuni de l'essentiel, coupé d'information, décroché de tout, sans le moindre contact avec MSF. » Christiane a été embauchée par le Comité national d'entraide dépendant de l'État français. Elle est chargée d'enseigner les rudiments du Français aux réfugiés khmers, première étape de l'obtention d'un hypothétique visa pour la France. Au côté de son ami, elle se démène comme elle peut. « Les Cambodgiens étaient sans espoir, raconte-t-elle, ils vivaient dans le drame, ressassant les horreurs dont ils avaient été témoins et victimes. Ils rêvaient de regagner leur patrie, mais ils étaient terrifiés : ceux d'entre eux qui avaient franchi la frontière du Cambodge dans ce sens avaient tous été liquidés. Partir ?

Pour l'Europe ou les États-Unis, qu'importe, c'était là leur seul salut. » Depuis la fin de l'année 1975, l'organisme qui emploie Christiane collabore avec l'Immigration Service, une structure américaine équivalente. Ces agences ont la mission de pré-sélectionner les aspirants à l'exil qui seront ensuite entendus par des fonctionnaires internationaux en poste à Bangkok. Sur la base de quels critères ? Les services rendus à la France, la maîtrise de la langue, la réunion des familles séparées quand elles ne sont pas trop « lourdes »... Cette assistance aux réfugiés est peu habituelle, mais chaque Indochinois ne constitue-t-il pas un reproche vivant pour l'État français, effet des « sales guerres » françaises comme américaines dans la région ? Le conseiller politique de l'ambassadeur de France à Bangkok l'avoue rudement : « La nation française ne se lave pas les mains de ce qui s'est passé depuis trente ans en Indochine. » À Paris, le préfet Barbier complète le propos : « Les réfugiés indochinois, à la différence des travailleurs migrants qui viennent seulement vendre leur force de travail en France, s'installeront définitivement dans notre pays. Leurs enfants seront français, ils représentent donc un investissement d'autant plus justifié que notre taux de natalité n'atteint pas les sommets[1]. »

Aux premiers jours d'avril 1977, Xavier Emmanuelli débarque sans crier gare au camp de réfugiés d'Aranya-Prathet. Le Parisien avait été bombardé coordinateur de la mission thaïlandaise de MSF lors d'une réunion, rue Daviel. Il découvre le jeune Malhuret : « La première fois que je vins au camp, il n'était pas à son poste. Il discutait, pantalon retroussé, pieds dans la boue, charriant une brouette de voirie, tâchant de stimuler une équipe de réfugiés pour qu'elle l'assiste avec plus de conviction. Il curait un canal d'écoulement des eaux usées[2]. » Impressionné par l'omnipraticien au sens le plus littéral du terme, qui manie sans

1. *Nord-Éclair*, 19 juillet 1978.
2. *Les Prédateurs de l'action humanitaire*, Albin Michel, 1991.

désemparer la seringue et la pioche, l'anesthésiste-réanimateur, habitué des salles de soins intensifs, est stupéfait par la complexité de l'univers dans lequel se débat Claude Malhuret : «Personne alors ne connaissait vraiment les camps de réfugiés. Il n'existait aucun corps de doctrine médicale à ce sujet, aucune littérature, aucune définition sur laquelle s'appuyer.» Tandis que Claude lui dresse la nomenclature des questions auxquelles il a dû répondre et des solutions concrètes improvisées, Emmanuelli réalise l'extraordinaire champ d'action qui s'ouvre alors à la future médecine d'urgence : «Nous avions débusqué notre dragon. Notre combat médical devenait porteur de sens, d'un sens nouveau, écrira-t-il plus tard. Nous sortions des schémas flous du tiers-mondisme et des rêves utopiques de formation médicale qui n'ont jamais marché[1].»

Claude Malhuret conserve un souvenir plus prosaïque de cette visite inopinée. «Xavier Emmanuelli m'a demandé de quoi j'avais besoin. De tout, ai-je répondu : quinoform, quinomax, tétracyne, hévaparine, mais rifampicine surtout. Il fallait qu'il m'en expédie de toute urgence; à lui de se démerder auprès des labos pour me fournir les stocks nécessaires au traitement semestriel des tuberculeux.» Le soir, tout près de cette frontière des ténèbres, les deux hommes bavardent. Prochaine assemblée générale oblige, Emmanuelli évoque l'atmosphère survoltée de la rue Daviel, les rumeurs de couloirs et de bistrots à propos des éventuels candidats au bureau de l'association. «Trouvant sans doute que je faisais du bon boulot dans ce bout du monde, Emmanuelli me proposa d'être candidat à l'élection. Pourquoi pas? lui dis-je, le prévenant néanmoins que je n'avais nulle envie de rester plus d'un trimestre à Paris. Bosser dans le tiers-monde, les mains dans le cambouis ou la merde, m'intéressait davantage. "Qu'à cela ne tienne, répond-il, l'un n'empêche pas l'autre. On verra bien."»

---

1. *Ibid.*

«BIAFRAIS» CONTRE «SOIXANTE-HUITARDS»

4

Claude Malhuret n'assistera pas à l'assemblée générale de MSF les 30 avril et 1er mai 1977, au PLM Saint-Jacques. Le travail le retient au camp d'Aranya-Prathet. En revanche, Christiane Gesquières, sa compagne, rentrée une semaine plus tôt à Paris, est dans l'assistance. De cette «grand-messe», sa première, la jeune femme conserve le souvenir d'une salle recueillie, attentive au rapport moral du président sortant, Bernard Kouchner, debout à la tribune. Speech interminable, lyrique, dit-elle, où il insiste sur l'impérieuse nécessité d'un retour aux sources profondes du projet Médecins sans frontières, unique organisation ne péchant pas par excès de bureaucratie, où le bénévole, doté du matériel minimum, se doit de faire face aux situations. Il réitère le projet éminemment politique, au contact du réel, puisque cette médecine du geste improvisé, inventé, n'est pas encore admise par l'enseignement universitaire. «Il a terminé ainsi : "On oublie souvent celles et ceux qui ont eu le courage d'accompagner leur parent, leur mari ou leur ami dans la grande aventure MSF." Et, m'ayant repérée dans la salle, il lance : "J'ai la chance de vous présenter aujourd'hui l'une de ces compagnes héroïques."» Christiane se remémore la scène, les regards braqués sur sa frêle personne : «Je n'ai quasi rien dit, juste : "N'exagérons rien. J'étais au côté de Malhuret à Aranya-Prathet, c'est vrai, mais je me suis contentée de l'observer, de l'aider quand il en avait besoin. Pas plus." J'ai même oublié de présenter sa candidature à l'élection du nouveau bureau.» Mais Bernard Kouchner s'en chargera : «Pour une fois, nous avons la chance d'avoir un homme de base, présent sur le terrain, l'un de ces médecins incarnant la conception de l'engagement auquel nous aspirons. Notre camarade sera bientôt de retour pour nous en parler lui-même. Mais, en attendant, votez pour Claude Malhuret, le bureau a besoin d'hommes de sa trempe.»

Inconnu de l'assemblée générale, y compris de son propre laudateur, le candidat d'Aranya-Prathet sera élu au bureau à l'unanimité et par acclamations.

«Malhuret a débarqué excellemment à MSF, me confirmera Jacques Bérès, non sans admiration. Soutenir un camp de réfugiés quasiment seul, un an durant, il fallait le faire. Un vrai bosseur, digne de respect.» Hommage inattendu de la part du «Biafrais», quand on sait les antagonismes virulents qui, un peu plus tard, opposeront le leader et ami Kouchner à l'«homme de la base» : Brutus avait été propulsé par César au centre du forum.

L'hommage rétrospectif du baroudeur Bérès (promu d'ailleurs président de MSF par l'assemblée générale de 1977) est un peu tardif. Au lendemain du congrès et de l'intronisation du «Thaïlandais» Claude Malhuret dans l'état-major de la rue Daviel, on fera peu de cas du suivi qu'on s'était promis d'apporter au «héros» d'Aranya-Prathet. Malhuret demeure solitaire, abandonné à son sort, oublié, au même titre que les sept mille Cambodgiens agglutinés sous les tôles des cases à pilotis. «J'ai attendu six mois durant les commandes de médicaments que j'avais confiées à Xavier Emmanuelli, raconte-t-il. Rien. Nada, pas de câble, ni même un coup de téléphone. Aucune nouvelle. Il m'est arrivé de faire l'aller-retour à Bangkok deux fois dans la même semaine, douze heures de pistes pourries, dans l'espoir vain de joindre MSF au téléphone. Des dizaines de tentatives, mais jamais personne au bout de la ligne. Le désert. J'en devenais fou.» Finalement, il recevra un stock de rifampicine nécessaire au traitement de «ses» tuberculeux grâce à la courtoisie de journalistes japonais, de passage à Aranya-Prathet et fort respectueux de leur promesse. Un peu d'honneur, enfin.

Il n'a rien oublié. Quand, de retour à Paris, lors de l'été 1977, il passe la porte du 19, rue Daviel, il est littéralement enragé. «L'équipe était au complet. Borel, Kouchner, Emmanuelli, Bérès et les autres. L'aréopage me souhaita la bienvenue : "Raconte-nous ta mission par le menu." J'ai tout déballé, en commençant ainsi : "Vous êtes des assassins. Votre MSF est un machin vide, une fiction, du vent, du bidon, un flot de mousse, mais pas de savon!" Hormis Xavier Emmanuelli, je ne connaissais personne. Alors il a tout pris dans la gueule. Je l'ai mis plus bas que terre. J'ignorais tout des rapports de force qui régissaient les relations subtiles de la maison : "Biafrais", "Tonusiens", tout ça m'était inconnu, étranger. J'ai compris que Kouchner se sentait personnellement agressé par ma sortie; la noirceur de son regard exposait sa pensée profonde : "C'est qui, ce petit con? Pour qui se prend-il, ce morveux?" Une engueulade monstre suivit mon introduction. Emmanuelli rugissait : "Puisque c'est comme ça, je me barre!" Alors il s'empare du dossier *Thaïlande* que j'avais déposé sur la table. Je lui lance : "Casse-toi, si tu veux! Mais sans le dossier, la Thaïlande ne t'appartient pas." Il me balance, très corse : "Tu n'as qu'à me suivre dehors!" Et il se tire, claquant la porte derrière lui.»

La nuit fera son œuvre. Le lendemain matin, Claude Malhuret reçoit un coup de fil. Emmanuelli : «Ce qui s'est passé hier est déplorable. On n'est plus des petits garçons.

Faut qu'on se voie.» «Il m'a convié à déjeuner, et nous avons quitté la table du restaurant à six heures, le soir. On s'est tout dit. "Vous vous gourez complètement, lui ai-je expliqué. Vous voulez faire de la médecine de guerre? Courage physique, baroud d'honneur, charge de cavalerie? OK! Mais le monde d'aujourd'hui, et celui de demain, sera celui des réfugiés. MSF devra donner à ses volontaires les moyens efficaces d'affronter techniquement cette réalité nouvelle. D'abord, pourquoi devrait-on travailler indéfiniment au sein d'organisations caritatives aux méthodes et aux enjeux si différents des nôtres? MSF doit évoluer : nous devons disposer d'une machine parfaite, d'une structure solide, dotée de moyens, de nos matériels, avec nos logiques d'action d'urgence." Emmanuelli m'a entendu.»

Comment ce pionnier de l'urgentisme, formé à l'école du Samu, ce technicien prompt à raisonner par *check-lists* à l'égal des militaires, ce type convaincu que l'établissement de diagnostics et de bilans permet seul d'appliquer le protocole du sauvetage approprié, comment n'aurait-il pas été remué par les arguments de Malhuret?

Mais il reste à convaincre les vieux routiers de la médecine de commando, Bernard Kouchner en premier lieu...

Claude Malhuret saisit vite que les rouages de la rue Daviel sont entre les mains de celui qui ne jure pour l'heure que par la situation libanaise, «où les bombes tombent au rythme d'une par seconde sur le ghetto chrétien de Beyrouth[1]». Qu'un micro se tende, le docteur Kouchner confie son indignation : «Et si cela ne s'appelle pas un génocide, alors, sauf à Buchenwald, il n'y a jamais eu de génocide[2].» Les téléphones de la rue Daviel sonnent sans cesse, les journalistes veulent des interviews : «Nous allons une fois de plus envoyer une équipe pour faire le compte des vivants et des morts, répond l'inlassable docteur.

1. *Quotidien Rhône-Alpes*, 29 août 1978.
2. *Ibid.*

Opérer en catastrophe ceux qui peuvent survivre. Les médecins qui soignent et les bombes qui tuent, cela va durer jusqu'à quand ? Il n'est pas possible que l'ordre du monde se résume à cela [1].»

Claude Malhuret comprend qu'il est hors jeu. La structuration de MSF, l'implantation d'équipes médicales durables sur le terrain, la mise en place de plans sanitaires, comme il l'a timidement suggéré à plusieurs reprises, lors des réunions de bureau, ne sont pas dans l'ordre des choses ! De huit ans cadet du grand frère, il sera novice à vie. L'urgentiste des «conflits chauds» est aux antipodes de la conception d'urgence médicale appliquée au terrain thaïlandais de Malhuret. Pour Kouchner, un commando de deux ou trois personnes, si compétentes soient-elles, ne peut rien dans des ruines où les êtres meurent par centaines. La structuration de MSF est donc une illusion : elle ne changerait en rien les actions de vive urgence. Pour celui-ci, seul compte le témoignage humano-médical à usage médiatique, et bien entendu la force de MSF réside dans son informalité. Kouchner se veut publiciste, agitateur d'urgence, témoin de son temps, amplificateur d'échos. Selon lui, une équipe mobile de médecins entreprenants a le devoir de s'installer là où les journalistes n'ont pas accès. Témoigner, attraper un avion au vol, crapahuter au péril de sa vie, muni d'une simple trousse d'urgence, rentrer à Paris pour rendre compte de l'injustice, remuer l'opinion, c'est cela la vocation des Médecins sans frontières.

Au contraire, Claude Malhuret prétend, lui, que les missions symboliques ne peuvent suffire désormais : «Nous avions développé jusqu'aux limites notre fonction originelle : médecine de catastrophe, médecine de guerre, avec nos chirurgiens, nos anesthésistes-réanimateurs et nos infirmières panseuses. Nous devions créer la seconde phase de notre spécialisation : santé publique et hygiène nécessitaient

---

1. *Ibid.*

l'appel de volontaires d'un nouveau genre (médecins, infirmières, hygiénistes, nutritionnistes et pédiatres). Enfin, nous devions nous doter d'une structure indépendante efficace. Elle nous permettrait d'agir au service des réfugiés, elle nous rendrait autonomes des organismes d'accueil qui nous bridaient, nous empêchaient d'agir selon nos principes. »

Kouchner ne veut pas entendre parler de ce qu'il estime être une Croix-Rouge bis : « Nous ne sommes pas des bureaucrates de la misère, ni des technocrates de la charité ! » Pour lui, sans la révolte de MSF à son retour du Liban, sans les interviews qu'il a accordées, comment l'opinion publique internationale se serait-elle jamais sentie concernée et comptable des massacres libanais ? Telle est l'action de MSF, son rôle malrucien d'éveilleur de consciences, d'amplificateur compassionnel. MSF braque l'objectif grossissant sur les victimes, elle est l'éclaireuse du gouvernement médiatique qui s'installe, elle est la pionnière récoltant l'information sur les lieux mêmes du désastre. C'est ainsi que l'on contraint les appareils inter-étatiques au mouvement, à l'action.

Dès lors, l'affrontement ne cessera de s'exacerber entre le « Biafrais », partisan d'une conception provocatrice de l'humanitaire étatique, et le « soixante-huitard » nouveau venu, privilégiant l'action concrète et autonome.

« Les six premiers mois, Claude Malhuret se retrancha dans l'humilité. Il était d'une discrétion peu courante de la part d'un membre fraîchement élu par l'assemblée générale », se souvient Raymond Borel, qui ne dissimule pas son admiration et son affection à l'égard de l'intelligence qu'il côtoie alors rue Daviel. « Il était incroyable : "Puis-je vous emprunter ce dossier ?... Pensez-vous qu'il faille répondre à ce courrier en ces termes ?... Serait-il judicieux de téléphoner au docteur Untel ?..." Claude était courtois, aimable, jamais un mot plus haut que l'autre, un parfait élu démocratique du peuple. Premier arrivé au bureau le matin, dernier parti le soir, et bosseur de surcroît. Très au fait de ses dossiers, ce qui n'était pas le cas de tous. Il prenait son temps, observant, écoutant, prenant calmement la mesure des rapports de force. Il a occupé l'espace peu à peu, et sa présence naturelle s'est imposée, il fit bientôt partie des meubles. Ensuite, il prit le temps nécessaire pour démontrer qu'il était à la hauteur intellectuelle des "anciens". Distances établies, faiblesses de l'adversaire analysées, il passa enfin à l'action. J'ai senti qu'il attendait le moment propice. Bientôt, il se dévoila à l'occasion d'une ou deux discussions où il s'exprima plus longuement que de coutume.»

Les réunions mensuelles du comité de direction seront le théâtre de ce grand jeu mené sans quartier. Non plus entre «Biafrais» et «Tonusiens», mais entre les «anciens» – Kouchner, Bérès, Sénéchal, Aeberhardt, Fyot, Deloche, Sargos – et la «nouvelle génération». Car Malhuret n'est plus seul : il a battu le rappel des copains de Cochin. Les Charhon, Bollini, Charpentier, Terville, Diaz, ont investi le local du 13e arrondissement. Ceux-là se souviennent d'affrontements féroces sous la lueur des néons enfumés, autour de la table de réunion. «Quelques heures auparavant, les clans respectifs se retrouvaient dans leur resto habituel. Ils affûtaient les coutelas, raconte Francis Charhon. J'y allais la peur au ventre, car je savais que ça castagnerait toute la soirée. Horrible ! Nous avions passé alliance avec quelques "Tonusiens", mais nombre d'entre eux flottaient, comme Michel Gillet de l'antenne MSF-Aquitaine. Nous devions louvoyer pour rallier les indécis à notre stratégie. Emmanuelli ? Il allait d'un bord à l'autre selon la température et la force du courant du moment, mais nous connaissions son point faible : la déchirure, toujours aussi brûlante, que ses "amis" de la première heure lui avaient infligée, quand en 1971 ils l'exclurent de l'assemblée fondatrice de MSF.»

«Dans l'attente des réunions nocturnes, Malhuret angoissait toute la sainte journée, confie Christiane Gesquières. "Ça va être terrible", disait-il. Kouchner l'attendait devant la porte, rue Daviel : “Pénétrons dans l’arène”, lançait-il, provocateur. Ils étaient les deux seuls à s’exprimer, arc-boutés sur leurs convictions respectives, nous autres nous écoutions jusqu’au petit matin. Nous comptions les points.»

«Nous sommes médecins, et c’est en nous organisant médicalement que nous serons utiles. Donnons-nous les moyens d’être une véritable organisation médicale, assenait Claude. – Comme le Comité international de la Croix-Rouge qui savait tout des camps nazis et ne fit jamais rien ! s’emportait Kouchner. Nous sommes des humanitaires politiques, notre action doit donc être médiatique ! C’est en popularisant nos missions que les autres, ceux qui en ont les moyens, les États et les politiques, interviendront et agiront ensuite. – De l’esbroufe, toujours de l’esbroufe ! rétorquait Malhuret. C’est de médicaments dont nous avons besoin !» Dialogue de sourds.

Alors secrétaire générale du bureau de MSF, Évelyne Jacz-Aigrain conserve un souvenir frappant de ces duels oratoires : «Nous n’étions pas plus d’une quinzaine, entassés dans une pièce minuscule, une moitié kouchnérienne, une moitié malhurienne, deux clans, face à face. Une fois, ils s’affrontèrent à propos d’une mission, je ne me souviens plus laquelle. Kouchner voulait convoquer la presse. C’était son truc : passer une info à l’AFP, ou bien au flash d’Europe 1. Du genre : MSF envoie trois personnes à Pétaouchnok. “De la pub ! Encore de la pub !” s’écria Malhuret. Ensuite, ils entamèrent la joute, une de ces joutes comme nous les aimions, campés sur leurs positions, argumentant pied à pied. Extraordinaire, vraiment.» Rodé aux affrontements, Raymond Borel, l’ancien combattant de la guerre de Corée, en est nostalgique trente ans plus tard : «Kouchner avait tout : la séduction – les femmes étaient à ses pieds, et il en jouait –, le verbe flamboyant, métaphorique, et cette façon qu’il a toujours de prendre la posture du marquis. S’emportant en de vastes envolées exaltées, hugoliennes, ou bien tempétueuses, orageuses. Des invectives furieuses, accompagnées de grands gestes toujours. Malhuret était à l'opposé. Frêle, chauve, et cette moustache qui lui amputait le bas du visage… combien de fois, en vain, lui ai-je conseillé de la raser ? Mais, enfin, c'était une intelligence à l'état pur, dotée d'une maîtrise de soi-même impressionnante. Aux emportements de l'adversaire, il opposait un calme froid ; aux discours enflammés, il répliquait par des faits, des analyses, des arguments clairs, objectifs, indubitables. Au plus fort des tempêtes, et Dieu sait si nous en avons essuyé, je n'ai jamais vu tressaillir un seul muscle de son visage. Véritable maître du jeu, il restait de marbre.»

Claude Malhuret n'oublie rien : «Bon nombre d'amis ne comprenaient pas ce qui se jouait. Alors ils s'inquiétaient : comment des humanitaires peuvent-ils s'étriper à ce point-là ? Il ne s'agissait pas de rivalités égotistes, mais d'un combat stratégique, politique, pour l'avenir de MSF. Kouchner et moi défendions bec et ongles des points de vue opposés. Nos divergences étaient profondes, inconciliables. L'un de nous était de trop.»

L'ex-gauchiste de l'UNEF et ses fantassins maîtrisent fort bien cet art d'arrière-cuisine, appris sur le tas lors des batailles d'amphi de Cochin. Les antennes régionales de MSF sont l'objet de multiples gestes de sollicitude de la part des Parisiens : il s'agit de «faire les élections». Autrement dit, travailler chacun des délégués de province qui, lors de l'assemblée générale, disposent d'autant de mandats supplémentaires qu'ils représentent d'adhérents, selon les statuts. La bataille des votes est donc l'enjeu de «la juste cause».

«Des intrigants ! dit Kouchner aujourd'hui encore. Très politiques, pour le coup ! Des amis nous prévinrent : Malhuret, Charhon et compagnie se livrent à des jeux bizarres, ils descendent trop souvent dans nos provinces. Ils nous invitent : "Confiez-nous vos bulletins, nous vous représenterons plus efficacement à l'AG." "Ne préparent-ils pas un coup ?" nous confiaient nos collègues provinciaux. Mais moi je me foutais de ces manœuvres d'appareil : j'en avais suffisamment essuyé dans mon existence militante.» Ce dédain pour les méthodes groupusculaires par un représentant de l'ex-oppositionnel de l'Union des étudiants communistes n'est guère convaincant.

«Ce fut une belle campagne, quelque chose de Mai... confie Claude Malhuret, et loin d'être gagnée d'avance. Kouchner et les siens avaient quelques avantages : l'âge d'abord, puisqu'une bonne dizaine d'années nous séparait. C'était un handicap non négligeable, car, en regard de l'expérience des aînés, nous étions considérés comme des blancs-becs par la base. De surcroît, la plupart des "pères fondateurs" de MSF se prévalaient d'une indiscutable légitimité. Oser s'attaquer de front à ces statures n'était pas forcément de bon aloi pour les adhérents.»

Fait étrange, aucun des protagonistes interrogés ne conserve le moindre souvenir de l'assemblée générale de 1978. Ils la confondent avec celle de 1979, autrement traumatisante certes, puisqu'elle sera marquée par l'implosion de Médecins sans frontières. Pourtant les débats de 1978 engendreront l'un des événements-clés de l'histoire de MSF : depuis la navrante prestation du gaulliste Marcel Delcourt, imposé par un coup de force «tonusien» à la présidence de l'association, le pouvoir échappe aux «Biafrais» pour la première fois. C'est une défaite en rase campagne, puisque le décompte des votes démontre qu'une majorité écrasante s'est portée sur le nom de Claude Malhuret, élu nouveau président de MSF. Bel afflux de sang neuf, souhaité depuis si longtemps par les vieux briscards kouchnériens... Les «soixante-huitards» gagnent donc la première manche.

La consultation des articles de presse démontre que les affrontements se poursuivent tout au long de l'année 1978. Les uns comme les autres impriment leurs orientations par journaux interposés. Les points de vue nuancés ne dissimulent rien des antagonismes entre deux conceptions divergentes de la médecine sans frontières. Mais on remarque la discrétion de Claude Malhuret, récent président. À l'opposé de Kouchner, il s'affiche peu dans les médias; c'est son vice-président, Xavier Emmanuelli, qui est le plus souvent à l'avant-scène. Commentant les conflits récents, les catastrophes naturelles, celui-ci développe patiemment l'argumentation-clé de la nouvelle administration à propos du drame singulier de cette fin de siècle : la multiplication, l'essaimage des camps de réfugiés partout sur la planète. «On n'a pas idée du nombre d'enfants, de femmes, d'hommes en transit qu'il faut aider par une présence médicale. C'est là précisément l'un de nos nouveaux objectifs[1] », déclare-t-il lors d'un reportage télévisé sur la première chaîne, où transparaît le débat interne de MSF. Faut-il mettre l'accent sur les missions d'urgence, de courte durée, ou bien alors s'installer durablement dans des pays tels que la Thaïlande? Depuis l'été 1978, les équipes se déploient dans une quinzaine de camps, du Zaïre au Bangladesh en passant par Djibouti et sur le flanc thaï de la frontière du Kampuchéa. Les *news* magazines décrivent les actions d'Aranya-Prathet, celles de la province mong de Nam Yao, des réduits vietnamiens de Songkia. Les médecins à tout faire s'occupent moins de perfusions et de bistouris que de techniques de captage de l'eau, de campagnes de désinfection, de dératisation et d'assainissement. Le porte-parole Emmanuelli déclare à l'envi : «L'assistance médicale ne fait plus partie des bonnes œuvres charitables ou politiques. C'est une technique qu'il faut apprendre. (...) Les médecins sans frontières ne se veulent ni des Samaritains des catastrophes, ni des apôtres de la charité, mais des spécialistes hautement entraînés pour faire véritablement œuvre médicale là où l'urgence prime.[2]» S'exprime ici la philosophie de Claude Malhuret et d'une majorité de volontaires : il s'agit d'offrir aux praticiens des moyens d'un type nouveau, d'assurer leurs transports par une logistique aérienne rapide, de

1. *Télé 7 Jours*, 2 septembre 1978.
2. *Télérama*, 2 septembre 1978.

fournir sur place moyens de subsistance, hébergements adaptés, véhicules, médicaments et matériels médicaux.

Pour la première fois dans l'histoire de MSF, un concept tabou ébranle la règle du bénévolat proclamé : le mot « dédommagement » est avancé. Xavier Emmanuelli : « Avec l'expérience, nous avons décidé que ceux d'entre nous qui restaient attachés plus de deux mois à une situation logistique devaient être payés. Nous avons enfin compris que, séparés de leurs attachements familiaux ou domestiques, ils devaient bénéficier de droits minimum, comme tout salarié. Par ailleurs, intervenir dans des nations où les médecins locaux sont rétribués sans l'être nous-mêmes s'apparente au néo-colonialisme ou à l'action caritative[1]. »

Efficacité, pragmatisme, professionnalisation, les maîtres-mots de l'équipage Malhuret. « L'objectif est de créer une association parallèle à la Croix-Rouge, mais plus légère, sans les impératifs auxquels, par sa nature, celle-ci est obligée de se soumettre[2]. » On ne saurait être plus clair.

Bernard Kouchner représente la tendance inverse, celle du franc-tireur solitaire, médecin du désespoir, aventurier des bonnes causes : « La peur est partout présente, confie-t-il lors d'une interview-fleuve[3]. On se regarde avoir peur, et un jour, on se regarde n'avoir plus peur. On s'étonne. On s'habitue. Méfiance. (...) Les moments les plus durs ? Physiquement, le Biafra, le Tibesti. Les grandes peurs ? L'hôpital de Gia Dinh envahi par les rangers de Thieu, le Liban, les tireurs au fusil infrarouge payés à la tête descendue. » Au rédacteur qui lui demande s'il n'a jamais éprouvé la tentation de se fixer dans l'un de ces pays de bourlingue, à l'image d'un docteur Schweitzer nouveau style, il répond : « C'est une image respectable, mais qui appartient plus au domaine de la charité qu'à celui de la médecine. Pourtant, si un médecin

1. *Télérama*, 2 septembre 1978.
2. *Ibid.*
3. *France-Soir*, 3 octobre 1978.

sans frontières regarde jusqu'au fond de lui-même, il rencontrera certainement le désir secret d'être le bon Samaritain. Jésus-Christ, peut-être.»

À la désespérance, au temps immobile et infini des camps de réfugiés, celui qui se targue de n'avoir manqué aucun des grands rendez-vous de l'Histoire depuis dix ans préfère les maquis érythréens résistant aux offensives éthiopiennes, et dont «on se demande s'ils ne seront pas le Vietnam de la fin des années soixante-dix[1]». «Approcher la réalité des mouvements de libération au ras de l'aventure quotidienne, n'est-ce pas le privilège irremplaçable des médecins que leur engagement conduit à pratiquer leur métier au milieu des maquisards, parmi les proscrits d'un jour ou de toujours ? Ils peuvent apprécier mieux que quiconque ce que valent les proclamations et les objectifs héroïques, l'oppression dissimulée dans les plis de la lutte contre l'oppression[2].» Quant à la résistance érythréenne : «Bien évidemment, on ne se rend jamais vraiment compte en quelques semaines, mais traversant l'Érythrée, j'ai eu le sentiment continuel que ces maquisards menaient un combat populaire. Oppression ? Contraintes ? Il y a longtemps que je n'ai plus d'illusion, mais ces gens n'ont pas l'air d'assassins ou de fusilleurs en puissance. Leur évidente liaison avec le peuple les rend décontractés.» En homme d'expérience, il ajoute : «La rencontre avec le FPLE fait choc. Leurs médecins m'ont fait songer aux Biafrais d'il y a dix ans, intelligents, adaptables, inventifs, pleins d'humour.»

Tel est Bernard Kouchner, moins médecin que porte-parole des combats politico-militaires du monde, car, n'est-ce pas, «accepter l'oppression est impossible, et parfois il faut se battre[3]». Il ajoute : «Je n'ai que le droit du regard[4].»

1. *Libération*, 29 juin 1978.
2. *Ibid.*
3. *France-Soir*, 3 octobre 1978.
4. *Ibid.*

Qu'est donc la réalité concrète de Médecins sans frontières, alors ?

Les effets de la campagne de communication de 1977 retombés, le niveau d'étiage financier s'est effondré, malgré l'écho amplifié des médias relatant généreusement l'action internationale des MSF. Ne disposant d'aucune subvention gouvernementale – gage d'indépendance –, réfractaire au recours à la générosité publique, l'association godille, avec pour toute ressource le fruit des cotisations des adhérents, passés de mille deux cents à mille cinq cents depuis 1976... L'appel annuel aux professions médicales n'est guère probant : 80000 francs pour 1977. Manne inespérée : un chèque de 300000 francs, offert par une heureuse gagnante du Loto au mois de septembre, permettra de boucler les 730000 francs du budget de l'année. Ce don sera d'ailleurs l'objet d'une prise de bec entre Malhuret et Kouchner, ce dernier considérant indigne ce cadeau d'un jeu de hasard...

Hormis le secrétariat de la rue Daviel, constitué de deux seuls permanents salariés – dont un à mi-temps –, le fonctionnement de la machine repose sur une dizaine de bénévoles qui se relaient tant bien que mal. En moins d'un an, les missions sont passées de sept à dix-sept, dont quinze dites « d'assistance à moyen ou long cours », en *deal* avec de respectables organisations qui prennent à leur charge les frais logistiques et assurent le défraiement mensuel de 5000 francs des missionnés de MSF qu'elles emploient. Il reste que le recrutement demeure aléatoire. En principe, le secrétariat peut compter sur un fichier de trois cents volontaires : des internes en fin de formation, des spécialistes hospitaliers et des médecins généralistes. Encore faut-il qu'ils soient disponibles pour des missions de six à douze mois, voire dix-huit, et que les expériences correspondent un tant soit peu à l'efficacité requise. Pour le reste, que les volontaires se revendiquent de droite ou de gauche, qu'ils s'expatrient par esprit boy-scout ou pour pratiquer une autre forme de médecine, peu importe, pourvu que ces engagements n'influent pas sur l'action de terrain. «Pourquoi partez-vous? Nous ne posions jamais la question. Pour nous, il n'y avait pas de bonnes ou de mauvaises motivations, se rappelle Xavier Emmanuelli. C'est au résultat qu'on juge, et j'ai été confronté au meilleur comme au pire. Hors du terroir national, des gens noblement motivés se sont révélés dépassés, égoïstes, incapables de comprendre autrui; au contraire, d'autres, fuyant une crise amoureuse, une grande douleur, s'adaptaient parfaitement. Ils étaient efficaces, extraordinaires le plus souvent.» Une seule angoisse, les rêveurs et les paumés. Et les gauchistes, aurait-il pu ajouter…

AUX FRONTIÈRES

5

Ce lundi de mai 1978, Xavier Emmanuelli est de permanence rue Daviel. Les candidats sont nombreux : un appel à volontaires pour la mission en Thaïlande a été publié la veille au soir dans la rubrique « Annonces internationales » du *Monde*.

Un médecin de vingt-huit ans se présente. Excellent curriculum vitae. Ce diplômé de médecine tropicale s'exprime aisément en anglais et, bonus, il est prêt à partir sur-le-champ, sans durée déterminée, pour n'importe quelle destination. Qui plus est, le candidat a effectué des mois de mission pour le compte de Medicus Mundi au Bénin et, de sa propre initiative, une deuxième expérience à Djibouti. Pourtant, il s'en faudra de peu pour qu'il ne soit recalé : « Visiblement, ma tête ne revenait pas au recruteur, se souvient-il, amusé. J'ai compris plus tard que, tout communiste repenti qu'il fût, Xavier Emmanuelli conservait intacte la hargne que les staliniens portaient à l'encontre des gauchistes, "l'ennemi héréditaire". Pour lui, j'en étais. C'est clair. » Il se trouve que ce volontaire s'est déjà fait retoquer par le même Emmanuelli deux ans plus tôt. Pour les mêmes motifs : «J'affichais le genre erratique, alors... Un peu cradingue, crins sur les épaules, sans véritable domicile fixe, sans quittance d'électricité. Il m'avait dédaigneusement éconduit : "Laisse ton adresse. On t'écrira." J'étais resté campé huit jours près du téléphone, jusqu'à ce que je comprenne que le facteur ne passerait jamais. Recalé, j'avais conçu le plus vif mépris pour ces imbéciles de MSF. Je m'étais convaincu que je n'avais rien à foutre avec eux. Mais, comme il n'y avait pas trente-six manières de partir, j'ai ravalé rancœur et blessure d'amour-propre : je suis remonté à la charge, je m'étais même fait couper les cheveux. Je ne sais si Emmanuelli a bonne mémoire, mais il m'a remercié une nouvelle fois : "Ton profil est intéressant. Mais il y a déjà beaucoup de monde sur les rangs. Je ne suis pas sûr que tu sois retenu."»

Finalement, Rony Brauman – puisque c'est de lui dont il s'agit – est «repêché» par Claude Malhuret, qui était présent rue Daviel au même moment. Ces deux-là se connaissent : dix ans plus tôt, ils se sont côtoyés dans les amphis de Cochin. «Nous n'étions pas du même lit : pour moi, les militants du PSU n'étaient que des petits-bourgeois de droite, mais, celui-là, je l'aimais bien quand même. Lui aussi, je crois. J'ai dit : "Si vous voulez bien de moi, je suis sur les rangs..." Il a paru hésiter, puis, vaguement perplexe, il m'a dit : "T'es toujours mao?" Tout ça était si vieux. J'ai éclaté de rire.»

Quand j'entrepris ce travail sur Médecins sans frontières, il m'apparut d'emblée que je ne pouvais mener ma tâche à bien sans la participation de Rony Brauman. C'était une évidence. Il avait présidé aux destinées de MSF durant une douzaine d'années, de 1982 à 1994. Plongé au cœur d'un mouvement fonctionnant pour l'essentiel sur de courtes périodes de bénévolat – des gens de passage, donc –, et où la mémoire orale prévaut sur les documents écrits, qui mieux que lui aurait pu restituer pour moi les épisodes, les erreurs, les enjeux, les crises, l'histoire vivante de MSF ? En outre, Rony Brauman occupe une position singulière dans le débat français. Avec les moyens qui sont les siens – prises de parole, réflexions écrites –, il poursuit, se débattant avec les ambiguïtés et les contradictions du temps, une analyse sur les évaluations et invaluations stratégiques de l'humanitaire. Il demeure le « veilleur » de Médecins sans frontières. Quels que soient les terrains d'opération de ses interventions, son prestige repose sur une rigueur critique à l'égard des idées nouvelles.

J'hésitai longtemps avant de me manifester. Accepterait-il de se livrer, d'évoquer par le menu les étapes de MSF, et donc sa propre histoire ? Un jour de juin 2002, alors que j'étais enfouie depuis huit mois sous les archives de la rue Saint-Sabin, je me décidai à prendre contact avec lui. Nous convînmes d'un déjeuner dans un restaurant thaïlandais du quartier de la Bastille. Il m'écouta sans mot dire, dubitatif sûrement : réalisais-je l'ampleur et la complexité d'un tel projet ? Me posant quelques questions à propos de la méthode, il ne m'en dissuada pourtant pas. Que dut-il penser en m'entendant revendiquer le rôle de Candide ?

Du lycée Lakanal de Sceaux, où il fit les quatre cents coups dans les années soixante, à sa première mission de Médecins sans frontières en Asie, l'itinéraire de Rony Brauman est celui d'un homme de sa génération. Dans un article du *Messager européen*[1], il dit être né à Jérusalem en 1950 dans une famille juive originaire de Pologne, exilée d'abord en France où son père, résistant antinazi, émigra en 1948 pour rejoindre les activistes de la Haganah[2]. Rony Brauman a vécu dans la culture de l'extermination et de ses résurgences toujours possibles. « Comme tous les enfants, très tôt, je me suis demandé : "pourquoi ?" Pourquoi cet

1. « L'Angélisme mystificateur », in *Le Messager européen*, Gallimard, 1994.

2. Organisation juive d'autodéfense, embryon de la future armée israélienne.

acharnement dans la cruauté, pourquoi une telle obstination ? Une question amenant l'autre, je me suis tout naturellement interrogé : pourquoi les juifs avaient-ils répondu aux convocations des policiers, pourquoi avaient-ils accepté de coudre l'étoile jaune sur eux, pourquoi s'étaient-ils aidés les uns les autres à grimper dans les autobus et les trains ? »

Faisant référence à la lancinante question du procureur de l'État d'Israël aux témoins du procès Eichmann, « Pourquoi ne vous êtes-vous pas révoltés ? », il écrit : « Cette interrogation, toujours entière, je le sais, restera définitivement ouverte. Mais peu à peu, une autre interrogation, moins métaphysique, sans doute plus pressante, puisque chargée d'implications décisives, s'est imposée : comment cela a-t-il été possible ? (...) Ce fut possible, parce que la volonté de composer avec le Mal, d'en atténuer les manifestations immédiates, a dominé, remplacé l'exigence de l'affrontement. Autrement dit, à l'urgence et aux nécessités de la révolte s'est substituée la « politique du moindre mal », pour paraphraser Hannah Arendt. Tout n'est pas dit dans cette formule aussi carrée, certes, mais là réside le bout du fil qui m'a amené au militantisme politique radical, puis, pressé par d'autres questions et d'autres contradictions, à l'engagement dans l'action humanitaire. Résister, donc. Se fixer la limite au-delà de laquelle atermoiement signifie abdication, compromis, compromission. »

C'est au lycée Lakanal que Rony Brauman amorce cet apprentissage. L'intensification de la guerre américaine au Vietnam, les raids massifs sur les digues du Nord-Tonkin soulèvent les adolescents du baby-boom. « Au hasard des amitiés de lycée, je m'oriente vers les Comités Vietnam de base, alors animés par les pro-Chinois, sans rien comprendre des conflits qui opposent les CVB aux Comités Vietnam national des oppositionnels trotskistes à la ligne stalinienne du PCF. » Baccalauréat en poche, il s'inscrit en 1967 à la faculté des sciences d'Orsay. Rony Brauman sera médecin. « Un rêve d'enfance, le désir peut-être, ou le fantasme de diagnostiquer et guérir.» Une année d'ennui, une latence que le jeune homme comble en flânant à l'extrême gauche : manifestations du 1er mai, diffusions de tracts dénonçant l'impérialisme et ses laquais. Il se mêle un temps aux réunions du groupe Bakounine lié à la Fédération anarchiste, mais sans grande conviction : «Les anars me semblaient éthérés, très intellectuels, acharnés à l'étude des divers mouvements ouvriers de l'histoire, nostalgie de la guerre d'Espagne, des Brigades, ressassant ce passé glorieux sans dégager les moyens d'affronter nos temps.»

«La France s'ennuie.» Ainsi était titré l'éditorial de Pierre Viansson-Ponté, du *Monde.* Illumination. L'humaniste ne le sait pas encore, mais bientôt cette France lasse va s'ébrouer, se débonder. Adhérent de l'UNEF, Rony défile à chaque appel syndical, quels qu'en soient les mots d'ordre. «Les buts? Je n'en comprenais pas le sens. L'important était de manifester, de protester, d'être dans la rue, ensemble.» Occupation du secrétariat administratif de la faculté de Nanterre, occupation de la Sorbonne, cycles manif-répression-contre-manif, solidarité étudiante : la spirale s'enclenche. Une révolte contre l'ordre banal, incarné symétriquement par Charles de Gaulle et Waldeck-Rochet, le secrétaire général du PCF. La jeunesse radicalisée découvre le visage plein de pétulance d'un Daniel Cohn-Bendit. Il est insaisissable et libertaire, comme le Mouvement du 22-Mars qu'il anime, développant une tactique de harcèlement des autorités universitaires, de l'État, des caciques staliniens et des sociaux-coloniaux de la vieille SFIO. On ne veut pas du pouvoir, on en veut au pouvoir, à tous les pouvoirs. La contestation gagne, les grèves s'étendent, emportant les barrières d'un PCF qui ne sait pas encore qu'il vient de franchir la frontière invisible de son inéluctable désagrégation.

Rony s'abandonne avec délices à l'aimable tourmente de mai 1968. Elle rassemble les jeunes et les vieux, les anciennes et les nouvelles générations, ouvriers, étudiants, professeurs, immigrés, urbains comme ruraux. L'imagination est-elle vraiment au pouvoir ? « Je ne suis sans doute pas suffisamment romantique. Je ne parviens pas, alors, à me défaire d'une sourde angoisse : cette conviction absolue d'être l'incarnation du vrai, du juste et du bien travaille notre génération. Je sens qu'un goût féroce du pouvoir est déjà à l'œuvre. Je discerne les modernes Torquemada sous les tignasses ébouriffées des grandes gueules sympas, apparemment libertaires[1]. »

Le 30 mai, garant de l'ordre, le général de Gaulle l'emporte, mais la volonté de poursuivre la lutte se maintient au sein du mouvement de la jeunesse. Brauman se mêle à la Gauche prolétarienne, à l'action spontanée, largement inspirée des récits de la révolution culturelle chinoise. La GP est une nébuleuse constituée d'un noyau « pensant » animé par quelques normaliens de l'Union des jeunesses communistes marxistes-léninistes, eux-mêmes « éclairés » par les avancées théoriques du philosophe Louis Althusser et les pratiques libertaires du 22-Mars. « Je trouvais les maos plus attirants, plus sympas, plus dingues que les autres. Leur radicalisme m'intéressait – guerre populaire prolongée, révolte permanente de la base contre le sommet, feu sur les états-majors, bureaucrates et petits chefs –, mais leur côté bordélique me plaisait plus encore. » Trois longues années de rage militante, d'actions exemplaires, c'est-à-dire de coups de main et de cassages de gueules. « J'ai fait mes classes à Montrouge, à la Compagnie des compteurs Schlumberger. Puis en banlieue sud, Choisy, Évry, Orly. On se pointait aux grilles des boîtes à six heures du mat', pour vendre *La Cause du peuple*, avec en bandeau les gueules de Marx, Engels, Lénine, Staline, Mao... Au début, on accrochait pas mal, Mai 68 entretenait une germination rebelle. Il y avait toujours de jeunes ouvriers pour discuter le bout de gras, mais des vieux aussi, résistants antinazis, des syndicalistes de "lutte de classe", dégoûtés par

1. « L'Angélisme mystificateur », *op. cit.*

les bureaucrates du PC, les bonzes syndicaux collant aux chefs d'atelier, à la maîtrise des usines. »

Qui a vécu ces temps regrettera l'exaltation des batailles contre l'oppression. « J'apprends vite qu'entre le "Paix au Vietnam" des staliniens et notre "FNL vaincra !" s'inscrit la ligne de partage entre le compromis bourgeois et le prolétariat combattant, le mensonge pacifiste, ce compromis stalinien, et la nécessité du combat armé. Mais je ne suis jamais parvenu à désosser les différences entre la "révolution ininterrompue par étapes", que nous défendions, et la "révolution permanente", chère aux trotskistes et qui, nous le répétions, était la risée du prolétariat mondial... »

Celui qui prône aujourd'hui la méfiance à l'égard des idées se repend d'avoir renoncé alors à l'usage de l'esprit critique : « La langue de bois nous permettait d'évacuer toutes les contradictions, de refuser la complexité du monde, enveloppés que nous étions dans les lois de l'Histoire se faisant. Par la seule force des sortilèges, pour qui y adhérait, cette *novlangue* pouvait transformer un coup d'État en révolution démocratique, une répression sauvage en victoire des forces populaires, un échec piteux en triomphe historique, un bureaucrate en leader révolutionnaire[1]. »

Révolutionnaire professionnel, Rony Brauman n'a toutefois pas le cran d'interrompre ses études de médecine, « une faiblesse idéologique, une lâcheté que je me reprocherais, honteux... J'avais abandonné les cours, je mettais rarement les pieds à la fac, mais j'y étais, pour les grèves, pour voir les copains. » Par chance, le CHU Cochin, où il est inscrit depuis 1969, est tenu par des professeurs « rouges », les Minkowski, Dreyfus et Chapira. Trois années de suite – il l'apprendra plus tard –, Rony sera repêché à l'issue d'examens difficiles, grâce à leur bienveillante complicité. Le reste du temps, dehors, les cognes se succèdent, avec la CGT parfois, et le PC le plus souvent. Les « révisionnistes »

1. « L'Angélisme mystificateur », *op. cit.*

interdisent l'accès de leur fief aux «révolutionnaires», qu'ils chassent des portes des usines ou des marchés de banlieue, le dimanche au petit matin. Les maos osent se révolter contre la police, les groupuscules «ossifiés» et les néo-nazis du groupe Occident. «Période tendue, intense. Des actions chaque jour. Qu'il s'agisse d'attaquer un car de flics aux abords de la prison de la Santé, ou un commissariat du 7e arrondissement. Nos chefs, les Pierre Victor, Serge July, Alain Geismar ou encore André Glucksmann, nous avaient concocté un délire clos, absolu : la bourgeoisie était à mesurer à l'aune d'un envahisseur, les flics étaient leur bras armé, une force d'occupation militaire. Le peuple – les cadres disaient "les masses" – était le vivier des bases multiples de la nouvelle "résistance" contre cette invasion. J'ai du mal à relater ça aujourd'hui, tout est si... énorme. Nos dirigeants étaient en quelque sorte "les gens du château", nous autres étions écrasés par leur supériorité intellectuelle et stratégique. Ils étaient en prise directe avec le futur, ils connaissaient la théorie, alors que nous n'étions que piétaille.»

Bientôt, le rythme physique, exténuant, devient insupportable. «La part sombre de mon engagement militant était d'abord morale, psychologique. La culpabilité intime de n'être pas suffisamment déterminé, car je pétais de trouille avant de monter à la baston, en grimpant les escaliers des bouches de métro, en avançant en formation sur les grands boulevards. Je me faisais violence pour être violent. "Vous avez de la boue dans la tête", lançaient les petits chefs qui observaient nos castagnes de loin, car, n'est-ce pas, les "cadres" ne devaient pas tomber aux mains des flics. Bref, nous ressentions douloureusement notre état de "merde petite-bourgeoise". L'expression me traumatisait, car, si je n'étais pas déterminé physiquement, cela signifiait que je ne l'étais pas idéologiquement...»

Comme d'autres, un jour Rony Brauman n'adhère plus au délire. «Par habitude, on continuait d'être "guépiste", moins par goût que par élégance, mais nous étions au bout du rouleau. Ça ne fonctionnait plus. »

La Gauche prolétarienne, moribonde, s'éteindra par son autodissolution, décidée en 1973, lors d'un stage épique dans les murs d'un séminaire catholique d'Issy-les-Moulineaux. Ultime lucidité, l'organisation au bout de sa logique comprend qu'elle a édifié l'enceinte de la prison où elle s'est enclose. « À mes yeux, la fin de la GP est encore auréolée du mérite d'avoir exprimé la révolte, et mis un terme à sa propre existence, plutôt que de sombrer dans le terrorisme[1]. » Les souvenirs demeurent. « Autant les relations verticales avec les cadres étaient exécrables, autant les relations horizontales étaient chaleureuses. J'ai connu des gens formidables à la GP, des loubards, des profs paumés entamant des auto-analyses, des lycéens algériens sortis des bidonvilles, et qui lisaient plus Camus que *La Cause du peuple.* » Quand le jeune Pierre Overney est abattu à bout portant par le chef des vigiles de la Régie Renault, la Gauche prolétarienne n'est déjà plus.

Quant à Rony Brauman, il retourne à l'hôpital... « Les stages d'externat ? Le bonheur... Ils m'ont permis de reprendre appui sur le monde réel, de régénérer mon désir d'être médecin. Pour moi, l'univers hospitalier reste à l'opposé du monde de la souffrance ; c'est un lieu de paix, de réalisation humaine, et d'action. J'avais une blouse blanche, j'examinais des patients, je me sentais socialement utile, alors que mon apparence crado et mon cuir heurtaient quand j'arrivais le matin, cheveux sur les épaules. Je zonais pas mal, à l'époque, mais je bossais ; s'il fallait être présent dès l'aube, j'étais là, s'il fallait rester jusqu'au lendemain matin, j'en étais. Je me trouvais bien au contact des malades, du corps médical, des services hospitaliers. »

Rony Brauman réfléchit à l'exercice d'une pratique médicale cohérente avec ses convictions. Finalement, la fascination pour les lieux où se fait l'Histoire l'emporte. « Il

1. « L'Angélisme mystificateur », *op. cit.*

fallait partir, bouger, aller vers ce tiers-monde dont nous parlions tant, sans rien en savoir. Non pas bonne sœur, mais pour des mobiles intellectuels et politiques, les deux étant la même chose pour moi.»

MSF prépare son quatrième anniversaire. Brauman a vaguement entendu parler de leurs missions d'urgence dans le tiers-monde, mais ce qui l'intéresse surtout, c'est le refus incarné du romantisme missionnaire de ces médecins d'un genre nouveau. En 1976, docteur diplômé de pathologie tropicale, il frappe à la porte de MSF, qui recherche des volontaires prêts à partir au Liban. Hélas, comme on l'a vu plus haut, le «gaucho» a la malchance d'être accueilli par l'ex-coco Emmanuelli. «Hormis le caritatif religieux, qui ne m'inspirait guère, il n'y avait pas d'autre moyen pour partir que les missions de coopération du gouvernement français, mais la seule idée de recourir aux circuits officiels me hérissait.» En désespoir de cause, il partira vers le Bénin, avec l'association catholique de gauche, Medicus Mundi. Un trimestre entier, il sera le seul praticien d'un hôpital d'une centaine de lits. Médecine générale, chirurgie, dentisterie, vaccination, toutes pratiques mêlées. «Je pensais être confronté à la détresse absolue, or j'ai découvert une société où les êtres vivaient dans un mélange de joies et de malheurs confondus, comme partout ailleurs.» Et le côté «mouvement d'émancipation des peuples en lutte contre l'impérialisme»? «Le Bénin était dirigé par le colonel Kérékou, adepte du socialisme scientifique. Il abreuvait le pays de discours-fleuves, où il n'était question que de masses résolues, avançant vers l'horizon radieux de la révolution. C'était surréaliste, vu de mon poste de brousse, où le culte local était plutôt vaudou... Pas une nuit sans que ne résonne le choc sourd des tam-tam appelant aux cérémonies, interdites par ailleurs. À l'hôpital, le personnel béninois refusait d'approcher les patients considérés comme envoûtés : pas une semaine sans qu'un coma ou un syndrome infectieux grave ne soit qualifié de “possession”.»

Autre révélation : dans ce poste reculé, Rony découvre les atrocités de l'utopie en marche au Cambodge, grâce au livre du père Ponchaud, *Cambodge année zéro*, qu'il a emporté dans ses bagages : «Moi le mao, j'avais crié victoire à l'entrée des Khmers rouges dans Phnom Penh, en 1975. J'avais manifesté tant de fois pour soutenir leur combat héroïque et celui des Vietnamiens. La lecture de ce livre a signé la fin de mon radicalisme, la rupture définitive avec le communisme.» Rony Brauman écrira dans *L'Angélisme mystificateur*[1] : «De cette période, je conserve une immunité définitive contre l'utopie d'un monde moral et toutes les langues de bois qui la soutiennent. Ni les forceps de la violence révolutionnaire, ni le travail du savoir en marche ne peuvent accoucher d'un monde nouveau d'où Hitler et Pol Pot seraient bannis, d'où la possibilité du crime majeur serait miraculeusement évacuée.» Effondrement des idéaux de transformation radicale, effacement du «sens du sens». Les deux années suivantes seront erratiques : «J'allais, je venais, sans bien savoir quoi faire ni où le faire. Avec l'envie de continuer sur le vaste monde. Une étape à Djibouti, en compagnie d'un copain, médecin militaire appelé, des voyages en Europe, la Pologne, retrouver les copains. J'étais un déclassé, sans une thune, flottant. Histoire de survivre, d'obtenir ma pitance, j'ai travaillé sur un bateau-câblier qui installait des lignes téléphoniques.»

Ce lundi de fin mai 1978 sera le bon. Médecins sans frontières accepte le «crado». Le temps d'obtenir un visa, Rony Brauman découvre la frontière thaïlandaise quarante-huit heures plus tard. Enchaînant différentes missions, il y restera plus d'un an. Ce seront ces réfugiés qui lui ouvriront les perspectives de la vie qui sera sienne, désormais. Brauman choisit l'action immédiate. L'engagement humanitaire au nom de la morale de solidarité, dont il n'aura de cesse de définir contours et principes. Au gré des situations d'urgence

1. *Op. cit.*

qui le mettront au contact d'une humanité improbable, partout où l'Histoire s'accélère.

L'initiation thaïlandaise débute au Nord.

Frontière du Laos, un camp de quinze mille réfugiés mongs, où le médecin sans frontières est employé par l'YMCA, l'organisation adventiste américaine. Il remplace un médecin pour deux mois dans un hôpital de campagne géré par les Maddox, un couple de vieux missionnaires. «Ils devaient totaliser les cent cinquante ans d'âge à eux deux, dont un demi-siècle de missionnariat. Ils avaient commencé en 1930, en Ouganda, puis ils avaient "fait" la Chine, vécu la Révolution de 1949. Après la victoire de la Longue Marche, ils étaient passés au Laos, où ils étaient restés jusqu'en 1975, avant d'en être chassés, après la chute du régime, pour échouer au milieu des réfugiés lao... Deux beaux vieillards aux cheveux blancs, grands, minces, d'une courtoisie irréprochable, le genre haute société, invraisemblable dans cet univers.» Le camp? Des maisonnettes de bambou et de paille sur pilotis, rassemblées autour d'un marché et d'un dispensaire, devant un décor de montagnes vertes, blanchies par des torrents vigoureux. Au bas d'une colline, à l'écart, l'hôpital de l'YMCA. «Très beau, très esthétique. Côté ambiance, l'épouvante! Une organisation aux protocoles rigoristes, aux règlements d'une austérité d'un autre âge. Qu'y a-t-il de pire qu'un hôpital tenu par des protestants? Et pas d'autre choix que de se soumettre à ce carcan, puisqu'ils m'avaient recruté. Mais j'ai beaucoup appris, finalement.»

Ceci, notamment : un volontaire MSF s'installant dans une structure autre que la sienne se met dans la position du bernard-l'hermite. Cette situation engendre frustrations, colères et découragements pour qui veut agir en étant maître de son destin. De cette expérience, Rony Brauman tirera la même conviction que Claude Malhuret : la liberté d'initiative nécessite l'organisation autonome de MSF. Seule l'indépendance garantit l'application de méthodes et de logiques nouvelles.

Contrat laotien bouclé, Brauman rejoint l'association Terre des Hommes. Un courrier adressé de Bangkok le requiert pour organiser l'équipe médicale d'un regroupement de réfugiés cambodgiens qui se développe dans la province de Surin. « Un camp de bric et de broc, paumé, au bout du monde. Mais, fait inattendu, je dispose d'une totale liberté d'action. Je me suis retrouvé à la fois médecin, administrateur et logisticien, une aventure aussi exaltante qu'artisanale. Médecine basique, simple, proche des origines, c'est-à-dire au contact direct des malades. Et des relations fortes que nous avions oubliées en France. J'exerce avec peu de moyens, je me débrouille avec un stock de médicaments aléatoire, mais nous obtenons des résultats spectaculaires grâce aux antibiotiques et aux antipaludéens. On examinait les gens, on établissait un diagnostic, on soignait, et ça marchait. La plupart des réfugiés arrivaient dans des états catastrophiques, ils venaient de l'enfer, mais, paradoxalement, ils puisaient en eux une force inaccoutumée, leur soif de vivre bousculait tout. Et cet espoir tenace, indéfectible, de rentrer au Cambodge, chez eux. Un jour. »

Sans grand contact avec le monde, sinon, parfois, un exemplaire du *Bangkok Post* atterri on ne sait comment dans cette solitude, Rony Brauman travaille. Loin, très loin de la rue Daviel. La communication avec Paris est réduite au mandat de 5000 francs expédié chaque mois au médecin bénévole. Grâce à cette petite fortune, Rony Brauman acquiert les provisions de médicaments, le matériel sanitaire, les équipements nécessaires au fonctionnement du dispensaire qu'il a construit, puis il assure ses frais de carburant et sa propre subsistance. Quand, hélas, au quatrième mois, les envois cessent… « Je me suis retrouvé sans un rond, au cul du monde, attendant désespérément ce virement qui ne venait pas. J'ai dû vivre trois semaines aux crochets des réfugiés, qui m'ont accueilli et nourri. Comme il ne se passait rien, j'en ai eu marre : j'ai liquidé mon dernier plein d'essence pour effectuer les six cents kilomètres qui me séparaient de Bangkok. Là, j'ai validé mon retour avion, et je suis rentré à Paris pour aller chercher du fric, et repartir en Thaïlande... »

On imagine la surprise de Malhuret et des MSF voyant débarquer l'oublié de Surin. La surprise vire à la consternation, puis à la colère : le siège révélait une fois encore son incapacité à gérer les hommes et les missions. Comment aurait-il pu en aller autrement ? La structure opérationnelle reposait sur la seule volonté des bénévoles, occupés par ailleurs à d'autres activités professionnelles. Les responsabilités ? Diluées. Comment une poignée de médecins fatigués, débarquant à sept heures du soir au local, auraient-ils trouvé l'énergie de penser à effectuer un virement postal régulier à un type perdu dans la province de Surin ? Le cas Brauman fait le tour de la maison, ravivant les flammes entre « organisationnistes » et « empiristes ». Pas de structure efficace sans permanents salariés ! C'est une évidence à laquelle se refusent les « barons », inconditionnels du bénévolat, arc-boutés sur une médecine des antipodes dégagée de toutes les contingences comptables et bureaucratiques... « Au siège, l'ambiance était épouvantable. Ce n'étaient qu'insultes, hurlements, coups de gueule. Dans cette foire d'empoigne, ma préférence allait vers un Malhuret concret, précis, au fait des problèmes à résoudre, des orientations à donner. Pour les quelques dizaines de volontaires de terrain, l'enjeu était caricatural : travailler ou discutailler, progresser ou gesticuler, se payer de mots ou agir. »

Rony Brauman écrira dans *L'Angélisme mystificateur :* « Du côté des amis de Bernard Kouchner, pourtant, le refus de devenir des "bureaucrates de la misère, technocrates de la charité", sonnait juste et fort. Ce danger-là est bien réel, il est toujours présent, nous suivant comme notre ombre, resurgissant dès lors que la logique de l'organisation l'emporte sur celle de l'action. » Mais il ajoute, cruel : « Lorsque l'action se dégrade en activisme, lorsque l'exigence de l'immédiateté et le goût du mouvement rendent aveugle aux contradictions et sourd au rappel des principes, alors l'humanitaire peut devenir inhumain.» Allusion transparente à un Kouchner à qui la plupart reprochent d'en faire trop, au risque de «sacrifier une belle ambition éthique à sa soif de gloire, réduisant ses appels à la vigilance à d'heureuses formules desséchées en slogans».

Rony Brauman ne fera pas de vieux os rue Daviel. Il lui faut trouver les ressources nécessaires pour regagner les réfugiés de Surin. Grâce au concours de Philippe Sergent, un médecin, et de son épouse Marie, infirmière, «de vieux cathos sociaux adorables, infatigables militants de l'humanitaire», il donnera une série de conférences-collectes, organisées dans les provinces par la fédération régionale de Terre des Hommes. Un tour de France de dix jours lui permettra de recueillir près de 200000 francs. «Un miracle, comparé à mon état précédent. De quoi tenir pas mal de temps à la frontière thaïlandaise.»

Sans plus attendre, il s'envole pour Bangkok.

Trois mois plus tard, Médecins sans frontières allait voler en éclats à propos de la tragédie des *boat people* du Sud-Vietnam.

Le schisme

6

8 novembre 1978. Au journal de 20 heures, l'image d'un caboteur en rade, ligne de flottaison au ras de la houle. Le *Hai Hong* menace de chavirer sous le poids de ses passagers agglutinés, entassés sur le pont. Ce *Radeau de la Méduse* transporte 2564 Vietnamiens. Le commentaire off apprend aux téléspectateurs que le cargo dérive depuis deux jours, moteur en panne. Maintenant, il est ancré à une douzaine de milles au large de Port Kiang, sous bonne garde de la marine côtière malaise. Le gouvernement de Kuala Lumpur interdit à ses passagers épuisés, qualifiés d'immigrants illégaux, de débarquer, au risque de voir les flots de la mer de Chine engloutir ces naufragés manquant de vivres et d'eau. L'odyssée de ce nouvel *Exodus*, épisode ultime de la tragédie dont la péninsule indochinoise est le théâtre depuis trois années, émeut le monde.

Avril 1975. La conjonction de l'insurrection nationaliste du Sud-Vietnam et de l'avancée des troupes nord-vietnamiennes renverse ce qu'il reste de l'armée pro-américaine à Saigon, des troupes pourtant réputées invincibles en raison du formidable soutien logistique et technologique américain dont elles bénéficient. Les armées du despote, le général Thieu, se sont effondrées en quelques semaines. À Danang, officiers et troupes se sont dispersés dans ce port stratégique si proche du 17e parallèle qui tranche le Vietnam en deux depuis les accords avortés de Genève de 1954. Quinze jours après la défaite, ou la victoire, selon le point de vue d'où l'on se place, les télés du monde entier diffusent ces images ahurissantes : des centaines d'embarcations grouillantes de fuyards s'échouent sur les côtes méridionales du Vietnam. Les envoyés spéciaux constatent que les militaires sudistes fuient l'inéluctable offensive des *bodoïs* de Hanoi.

Trois années plus tard, le *Hai Hong,* malheureux caboteur surchargé d'hommes et de femmes, ajoute un nouvel épisode au drame vietnamien : loin de s'être tari, le flux des soldats fuyards s'est transformé en un gigantesque exode civil vers les côtes malaises, en mer de Chine. En dix mois, quarante mille *boat people* ont trouvé refuge dans les camps installés précipitamment sur les plages de l'île de Poulo-Bidong. Dix-sept mille d'entre eux ont échoué là au cours des seuls mois d'octobre et de novembre 1978. Ceux-là, comme les misérables naufragés du *Hai Hong,* sont des Vietnamiens d'origine chinoise. Ils fuient au moment même où Hanoi conclut un traité de coopération et d'amitié avec l'Union soviétique, un acte diplomatique lourd de conséquences à l'égard de la Chine communiste, l'énorme voisin du Nord… Les Vietnamiens de souche chinoise savent qu'une nouvelle période historique commence : le Vietnam s'en prendra inévitablement aux Chinois résidant majoritairement au Sud «libéré». Ils ont raison : qualifiés désormais de «cinquième colonne» du régime maoïste, c'est sur eux que s'abattent la défiance, puis la répression du Parti. «Réunifié» de fait, le nouveau Vietnam doit s'écarter de la Chine, son ennemi pluriséculaire, comme le veut l'adage : mieux vaut la lointaine Moscou que le chauvinisme vindicatif de Pékin, aux frontières. Commencent alors les épisodes d'une véritable guerre intérieure, où se réveillent les penchants xénophobes des Vietnamiens à l'égard des «fils du ciel». Selon les experts du Département d'État américain, cent quatre-vingt mille Vietnamiens d'ascendance chinoise ont déjà pris la route de la Chine du Sud depuis la reddition de Saigon en raison de l'ostracisme dont ils sont victimes. D'autre part, des dizaines de milliers de réfugiés s'entassent dans des camps improvisés le long de la frontière thaïlandaise. Même chose sur la mer : chaque jour, sept cents embarcations appareillent, et deux mille huit cents réfugiés accostent chaque semaine sur les rivages malais.

«Le pays tout entier est concerné par cet afflux d'immigrants qui affecte tout le monde, de l'humble pêcheur au Premier ministre de chacun des treize États de la Fédération», déclare le porte-parole du gouvernement de Kuala Lumpur. Décision est donc prise de refouler ces indésirables vers le large…

Le *Hai Hong* occupe les écrans du monde, amplifiant jour après jour l'émotion d'une opinion occidentale horrifiée par les conditions sanitaires désastreuses que ses passagers subissent. Ébranlé par les protestations du Haut-Commissariat aux réfugiés de l'ONU, Kuala Lumpur accepte le 17 novembre d'approvisionner les otages du caboteur. Mais le gouvernement malais demeure inflexible : le *Hai Hong* doit quitter ses eaux territoriales et reprendre son voyage en quête d'un autre asile.

Les politiciens français s'indignent. Le 18 novembre, Olivier Stirn, le secrétaire d'État aux Affaires étrangères, fait cette déclaration devant la représentation nationale : «La France est prête à accueillir tous ceux du *Hai Hong* qui voudraient venir dans notre pays.» Le ministre rappelle que, depuis trois ans, trente mille Vietnamiens sur deux cent cinquante mille ayant fui le régime de Hanoi ont été accueillis : «Nous avons le sentiment que nous respectons par là, non seulement notre Constitution et notre tradition, qui est d'être une terre d'asile, mais encore le génie et le cœur même de la France.»

Les démocraties ne sont pas en reste : avec une célérité

peu commune, États-Unis, Canada, Belgique, Allemagne fédérale, Grande-Bretagne, Suisse et Hollande font accueil aux naufragés du *Hai Hong*. Les médias rendent compte du ballet diplomatique qui se joue auprès des autorités malaises, mais celles-ci n'en démordent pas : elles refusent aux observateurs et aux représentants des pays candidats à l'accueil de rejoindre ce rafiot en quarantaine tant qu'elles n'auront pas obtenu l'engagement ferme et catégorique que tous ses passagers sans aucune exception quitteront la Malaisie dans les quarante-huit heures suivant leur recensement. Des tractations intenses s'engagent entre les ambassadeurs réunis sous l'égide du HCR : ils doivent s'accorder sur la répartition des 2564 passagers du *Hai Hong*. La France en accueillera mille, les États-Unis, sept cent cinquante, le Canada, six cents, la Belgique, cent cinquante. Ces négociations aboutissent le 21 novembre 1978. Mais, alors même que commence, sous l'œil des caméras, le transfert des naufragés, les médias révèlent qu'une barque de dix-neuf mètres, chargée de deux cent cinquante *boat people*, a chaviré à trois cents mètres des quais du port de Kuala Trengganu, sur la côte est de Malaisie. Empêchée d'accoster, l'embarcation avait mis le cap sur l'île de Bidong quand, faisant fausse route par mer violente, la coque heurta un banc de sable avant de s'abîmer corps et biens. Les forces côtières repêcheront cinquante-quatre survivants et onze corps noyés... L'opinion publique occidentale réalise alors que l'histoire du caboteur n'est qu'un des chapitres d'une tragédie bien pire encore... Pour un bateau secouru, combien de dizaines d'autres ont-ils sombré ou disparaîtront à leur tour, soumis aux typhons saisonniers qui déferlent sur la mer de Chine et le golfe de Siam ? Quand les malheureux fuyards ne sont pas dépouillés, maltraités, violentés ou éliminés par les pirates qui sévissent depuis toujours dans les eaux dangereuses du golfe de Thaïlande.

C'est précisément ce 21 novembre que le journal *Le Monde* publie l'appel du comité « Un Bateau pour le

Vietnam» : «Les 2564 réfugiés du *Hai Hong* sont sortis du Vietnam au péril de leur vie. Chaque jour, des embarcations improvisées affrontent les tempêtes en mer de Chine. En s'échappant, des milliers de Vietnamiens tentent de vivre. La moitié se noie, tous sont rançonnés, subissent l'assaut des pirates. Trouvons donc en Europe, en Amérique, en Asie, en Australie des pays d'accueil, mais faisons plus encore : allons chercher les fugitifs. Un bateau en mer de Chine doit en permanence rechercher, repêcher les Vietnamiens qui ont pris le risque de quitter leur pays. Les gouvernements ne sont pas seuls en cause, et certains sont actifs, mais c'est notre affaire d'organiser les premiers secours. L'urgence : un bateau, un équipage, de l'argent. Une bouée, un refuge. Ensuite, des pays d'accueil.»

L'initiative est présentée plus avant par ses organisateurs au cours d'une conférence de presse, le lendemain. «Il n'est pas possible de laisser le peuple vietnamien devenir le nouveau peuple juif du XXe siècle, lancent-ils en préambule. Il est absolument odieux pour des gens qui se noient d'entendre évoquer des quotas. Lorsqu'un Vietnamien risque la noyade, et qu'il entend : "Le quota est celui-ci pour le moment, vous n'avez aucun espoir de vous en sortir", c'est insupportable ! Le seul créneau que nous ayons trouvé, c'était la seule chose qui n'existait pas : un bateau[1].» Ses promoteurs lancent un appel de fonds afin d'affréter en deux semaines le navire qui permettrait de recueillir en mer de Chine les occupants des embarcations en limite des eaux territoriales malaises. «Nous n'en avons pas seulement le droit, nous en avons le devoir, diront-ils, puisque nous respectons l'article 12 de la Convention de Genève de 1958 sur l'obligation d'aller au secours des gens en péril en mer[2].» L'embarcation la plus apte à effectuer la mission serait un roulier ou un bétaillier d'environ cent mètres, dont les ponts,

1. *Le Quotidien du Médecin*, 23 novembre 1978.
2. *Le Monde*, 24 novembre 1978.

en nombre, offriraient la plus vaste superficie transformable et habitable à peu de frais. « Plusieurs bateaux de ce type sont disponibles dans les ports du Sud-Est asiatique. Le choix est confié à Michel Gautier, capitaine de la Marine marchande, qui s'est offert pour en assurer le commandement. » Ensuite, il suffira d'acheminer les personnels nécessaires sur les lieux : quarante et un volontaires, comprenant l'équipage de conduite, des spécialistes du sauvetage et l'antenne médicale, précisent les organisateurs, seront pris en charge par Médecins sans frontières. Le coût de l'opération est estimé à un million de francs, mais pour l'heure le Comité ne dispose que de 2100 francs... D'où cet appel international sans exclusive, sinon celle des partis et des formations politiques, insistent les comitards.

L'audace de l'initiative fait sensation, provoquant des élans d'enthousiasme ici et là : « Grâce aux Français, un bateau pourrait bientôt sillonner la mer de Chine afin de recueillir les réfugiés fuyant le Vietnam[1]. » « Les animateurs d'un Bateau pour le Vietnam ont raison : on n'aurait pas dû attendre l'affaire du *Hai Hong* pour s'intéresser au sort des réfugiés vietnamiens qui fuient au rythme de cinquante-cinq par heure[2]. » « L'important, pour l'honneur de la France et au nom de la pitié, c'est que le Bateau pour le Vietnam prenne la mer très vite et vogue vers le malheur, avec au mât son pavillon aux couleurs de l'espérance. Demain, un Bateau pour le Vietnam reviendra en France chargé de vies innocentes sauvées. Cela seul importe[3] ! »

Autant que le projet, la personnalité des initiateurs cristallise l'attention des médias. Une photographie de *France-Soir* montre, assis côte à côte, l'essayiste « de droite » Raymond Aron, Alain Geismar, l'ancien directeur de *La Cause du Peuple* maoïste, le « nouveau philosophe » Bernard-Henri Lévy, l'ex-« compagnon de route » Yves Montand, le

1. *France-Soir*, 24 novembre 1978.
2. *Le Quotidien du Médecin*, 24 novembre 1978.
3. *La Dépêche du Midi*, 23 novembre 1978.

chanteur «libéral» Guy Béart et Bernard Kouchner, «fondateur» de Médecins sans frontières. D'autres intellectuels sont signataires de l'appel : Roland Barthes, Jean-Marie Benoist, François Châtelet, Dominique et Jean-Toussaint Desanti, Jean-Marie Domenach, Michel Foucault, Marek Halter, Simone Signoret, Jean Lacouture, Simone de Beauvoir, Emmanuel Leroy-Ladurie, Claude Mauriac, Edgar Morin, Jean d'Ormesson, André Glucksmann, Jean-François Revel, Claude Roy, Bernard Stasi, Olivier Todd, Claudie et Jacques Broyelle. Une partie de l'intelligentsia parisienne se mobilise pour le Bateau. C'est un événement : pour la première fois depuis la guerre froide et les lendemains chagrins de Mai 68, d'anciens alliés de la révolution vietnamienne, ex-staliniens ou ex-maoïstes, côtoient les militants «réactionnaires» du CIEL[1], pourtant ex-«hommes de gauche», tel Jean-François Revel. Tous ensemble, ils accusent leur camp de n'avoir jamais compris que «Churchill était bien plus à gauche que Staline». Tous se réunissent désormais autour de la cause «humanitaire». Encore plus sensationnel : «Pour la première fois, lance Bernard-Henri Lévy à la tribune, Raymond Aron et Jean-Paul Sartre ont signé un texte commun!» Après trente années d'affrontements idéologiques et pamphlétaires, les deux figures emblématiques du peuple intellectuel se retrouvent sous la même bannière. Pour les journaux unanimes, c'en est fini des querelles partisanes.

Présentée depuis lors comme l'un des tournants historiques du sans-frontiérisme, avec le surgissement de la «morale de l'urgence», concept nouveau, l'opération «Un Bateau pour le Vietnam» apparaît comme la victoire de son plus ardent militant, Bernard Kouchner, intronisé «monsieur Bons offices» à l'époque des clivages idéologiques fanés.

Paradoxalement, cette opération humanitaire inédite ouvrira pourtant la plus grave des crises que MSF ait jamais

1. Comité des intellectuels pour l'Europe des Libertés.

vécues jusqu'alors. En mai 1979, elle provoquera même une rupture définitive entre la majorité de ses initiateurs, les « Biafrais », et la génération des soixante-huitards, alors au pouvoir rue Daviel. Une histoire à rebondissements et guère conforme à la mémoire officielle...

Contacté par son vieil ami André Glucksmann, c'est tout naturellement, comme il me le confiera lui-même, que Bernard Kouchner se rallie, dès les premières heures, au groupe qui esquissera l'idée du Bateau pour le Vietnam. Les deux hommes se sont connus en 1966 à l'Union des étudiants communistes. Dans l'après-68, le professeur de philosophie communiste du lycée lyonnais Juliette-Récamier a rejoint la Gauche prolétarienne des maos, avant de rompre définitivement avec le marxisme en 1975, année où il publie *La Cuisinière et le Mangeur d'hommes*. Les promoteurs du Bateau pour le Vietnam ont fort besoin d'un homme d'action disposant d'un savoir-faire certain en matière d'organisation logistique. Qui mieux que Kouchner, parfait agitateur d'opinion, l'un des « historiques » de MSF, pouvait incarner cette opération humanitaire ? « Nous étions huit, dit-il, les Broyelle, Geismar, Jacques Miquel, Mario Bettati, François Gautier, Glucksmann et moi, réunis pour la circonstance, tous affichés à gauche, tous engagés pour la paix et la liberté en Indochine. Nous eûmes cette idée, qui n'était pas originale, de lancer l'entreprise "Un Bateau pour le Vietnam". (...) L'ambiguïté de la situation là-bas ne permettait pas plus, même si elle nous déchirait[1]. »

Comment donner à la genèse de l'opération son plus grand éclat ? Comment hisser le témoignage à la hauteur de l'événement projeté ? On s'entretient, on réfléchit. Et l'idée vient : quelles que soient les opinions des uns et des autres, il faut embarquer dans l'opération le Tout-Paris intellectuel et médiatique, démontrant ainsi spectaculairement qu'il n'est pas nécessaire de partager la même analyse de l'impéria-

1. *Le Monde*, 30 décembre 1978.

lisme ou de la politique mondiale pour monter une action relevant de la simple humanité. « Venir en aide aux “boat people”, quelles que soient leurs colorations politiques, me paraît évident, pour moi médecin, explique Kouchner qui apparaît bientôt comme le porte-parole le plus ardent de cette initiative. Il faut être du côté de la victime, c’est clair, et qu’importe son identité politique. Le seul choix sur lequel on ne peut pas se tromper, c’est d’être de ce côté-là, partout et en tout temps[1]. » Engagé aux côtés de la plupart des maquis armés émancipateurs de son temps, Kouchner, qui contestait jusqu’alors les actions d’assistance d’urgence de MSF auprès des réfugiés vietnamiens et cambodgiens des camps en Thaïlande, s’ébroue enfin. Il avouera ne pas s’être assez intéressé à la question auparavant, « jusqu’à ce que le phénomène du *Hai Hong*, amplifié par les médias, ne permette aux gens de prendre conscience de cette situation nouvelle. (…) L’ABC est d’aider les gens au moment où ils en ont besoin. (…) Qu’ils soient vietnamiens ou majoritairement chinois fuyant le Vietnam pour éviter de se battre contre la Chine m’importe peu. Le trou qu’ils font dans l’eau est le même. (…) Ces vies pèsent du même poids dans l’histoire des souffrances de l’humanité[2]. »

Dès lors, Bernard Kouchner se dépensera sans compter : « En fait, ce comité n’en était pas un, c’était un faux truc, un assemblage de personnes se réunissant les unes chez les autres, une à deux fois par semaine, me confie-t-il. Sans compter les coups de fil incessants. Une occupation extrême du temps. Car on n’employait personne, tout était bénévole, tout était contrôlé par tout le monde, et jamais aucune magouille. Ah ça ! on était loin de l’atmosphère pourrie qui prévalait depuis deux ans à MSF ! » Kouchner plonge tout entier dans la mêlée, se revendiquant, selon la demande, ancien dirigeant des Étudiants communistes, médecin,

1. *Libération*, 23 avril 1979.
2. *Libération*, 23 avril 1979.

écrivain, membre de MSF et du comité Un Bateau pour le Vietnam. En quête du million de francs nécessaire, il est de tous les fronts, rameutant personnalités de gauche, gauchistes et députés UDF, qui affluent bientôt, vaincus par ses assauts répétés. Sa fameuse « loi du tapage » résonne dans les micros des radios, sur les écrans, au point que vingt-cinq ans plus tard il apparaît comme l'unique initiateur de l'opération. Le Bateau pour le Vietnam, c'est Kouchner ! La campagne médiatique est couronnée de succès : quelques jours suffiront à rassembler cent vingt-neuf signatures. L'initiative saute les frontières, suscitant comités et messages de soutien belges, australiens et japonais. De son siège d'Atlanta, aux États-Unis, la firme Coca-Cola offre même de prendre en charge le financement de l'équipage du bateau français. L'aide est déclinée, car la multinationale limonadière exige en contrepartie que sa marque orne les tee-shirts des volontaires de mer de Chine...

À Paris, seuls les communistes et l'aile gauche du Parti socialiste condamneront une opération « visant à discréditer le régime de Hanoi », tandis qu'à droite Robert Hersant, bête noire de la gauche, interdit l'appel du comité dans les colonnes du *Figaro*. Cet ancien député « mitterrandien » de la Fédération de la gauche démocrate et socialiste ira jusqu'à déclarer : « Je refuse de mêler mes journaux à ceux qui furent complices, des années durant, des agresseurs du Vietnam. » L'infatigable Kouchner intitulera « Les Naufrageurs » une tribune indignée qu'il donne au *Monde :* « Hurlez, agitez-vous, professionnels de l'enterrement politique, croque-morts qui choisissez vos cadavres ! Quand vous les aurez toutes sélectionnées, vos victimes, je vous souhaite d'être en paix et de n'avoir besoin ni de Croix-Rouge, ni de Comité, ni de signatures ou de décorations face à la seule mort qui vous importe : la vôtre. »

Belle bataille, qui sonne comme une revanche pour le promoteur des causes humanitaires : « Pour la première fois après dix années de traversée du désert, j'avais les intellectuels avec moi, me confiera-t-il. Le retentissement de l'appel signé par Aron et Sartre était, pour l'ensemble des Français, le commencement de la fin de la guerre froide, sous les crânes tout au moins. Il ne s'agissait plus de comptabiliser les morts, les atrocités commises au service du peuple ou contre le peuple, au nom de la démocratie ou de la révolution, de différencier les bonnes atrocités des mauvaises, commises ou non contre les combats de libération nationale. Enfin, nous n'allions plus nous poser ces questions. Mais tendre simplement la main à ceux qui se noyaient, c'était ça, l'extrême urgence. »

Démarche salutaire, certes. Mais qui, alors, aurait pu imaginer que le débordement de victimisation et de sentiments compassionnels nécessiterait, des années plus tard, de réinjecter une réflexion politique à l'humanitaire ? Nous n'en sommes pas là encore.

Bernard Kouchner se doutait-il qu'il aurait à affronter ses plus farouches adversaires au sein même de Médecins sans frontières ?

« On n'a pas vu le coup venir, se souvient Jacques Bérès, alors fidèle lieutenant de Bernard. Ce bateau était d'une telle évidence que nous pensions tout naturellement que l'engagement de MSF à bord ne se discuterait pas, et que les volontaires se bousculeraient même pour en être. Ça a été une énorme surprise de s'entendre traiter de vieux cons de droite, rue Daviel. En plein délire, Claude Malhuret nous reprochait de vouloir porter assistance à d'affreux bourgeois sino-vietnamiens, qui avaient soixante-quatre dents en or par mâchoire et des économies cousues sur les testicules. » On a peine à croire à de tels arguments alors que le président de MSF en exercice, Claude Malhuret, depuis son retour du camp d'Aranya-Prathet, démontrait qu'il n'avait pas attendu le quasi-naufrage du *Hai Hong* pour se confronter à la réalité des « oubliés » cambodgiens, vietnamiens ou sino-vietnamiens des camps des frontières thaïlandaises. Les convictions de celui-ci à l'égard des communismes indochinois ne l'avaient-elles pas amené à témoigner des crimes « révolutionnaires » dès son retour de mission, en 1977 ? Il se souvient d'ailleurs de la tempête qui avait suivi : « Le lendemain de mon intervention sur la première chaîne, nous avons reçu deux mille lettres à MSF… Elles nous accusaient ni plus ni moins d'être des salopards et des menteurs, des propagandistes stipendiés de la CIA, et autres gracieusetés. »

Qu'importe, la version brutale des faits ainsi rapportés par Jacques Bérès fera date : Malhuret était contre le bateau. L'épisode sera inscrit de cette manière dans le corpus de la mémoire médiatique globale. Les titres des journaux s'en feront l'écho constant au fil du temps. Ainsi, en 1999, à l'occasion des articles rétrospectifs publiés pour saluer le prix Nobel de la paix de MSF. Deux exemples parmi d'autres : « Kouchner et les siens sont accusés, entre autres par Emmanuelli et Malhuret, de virer à droite, en cherchant à sauver les "riches bourgeois" chinois qui veulent fuir le régime communiste vietnamien[1]. » « Bernard Kouchner milite pour acheter un bateau et aller recueillir en mer ceux que l'on appellera les "boat people". À l'intérieur de MSF, on hésite. Kouchner passe en force. Il arrive même à convaincre deux intellectuels opposés, Aron et Sartre, d'aller plaider la cause de *L'Île de Lumière* à l'Élysée, occupé alors par Valéry Giscard d'Estaing. L'image est forte, elle divise. Qu'importe, le bateau voit le jour. Mais au prix d'une scission. Kouchner, mis en minorité, claque la porte[2]. »

Jacques Bérès, prolixe, relate une réunion du comité de direction collégiale : « Un monsieur très distingué arrive en uniforme de la marine française, genre portier d'hôtel, galonné de partout. Personne ne se souvient d'avoir invité ce monsieur. Malhuret fait les présentations : "Voici le contre-amiral Machin." Le type claque les talons et nous fait : "Les p'tits gars, vous n'avez pas servi en mer de Chine.

1. *Journal du dimanche*, 17 octobre 1999.
2. *Libération*, 17 octobre 1999.

Moi si. Votre bateau est voué à l'échec. Y'a des creux de trois à six mètres, vous ne verrez même pas vos réfugiés là-dedans, ils vont tous crever. Au revoir, les p'tits gars." Et le type se tire. Vachement intéressant comme intervention ! » Cette anecdote fournira une version ultime, retenue par l'histoire « officielle » : MSF se désengagea de l'opération « Un Bateau pour le Vietnam », car l'équipe dirigeante jugeait la mission techniquement impraticable...

La vérité est infiniment plus complexe.

Que Malhuret se soit enquis de l'opérationnalité de la mission, le doute n'est pas permis, d'autant qu'il le revendique : « Mon rôle de président de MSF n'était-il pas de me préoccuper de sa mise en œuvre ? Il fallait évaluer la situation concrètement, ne serait-ce que pour déterminer les besoins et les compétences nécessaires, les matériels, sans ignorer les risques courus par les volontaires. N'était-ce pas la moindre des choses ? » Rony Brauman confirme : « Lors de mon passage-éclair à Paris, avant de regagner le camp de Thaïlande, se souvenant que j'avais travaillé naguère à bord d'un navire-câblier, Malhuret me chargea de me renseigner sur la faisabilité d'un repêchage des réfugiés en mer, puisqu'au départ il s'agissait d'abord de ça. Les officiers de marine contactés me répétèrent la même chose : la mer de Chine est vaste, ce coin du golfe est encombré d'une multitude de chaloupes et de bateaux de pêche dont les signaux-radars sont identiques à ceux émis par les embarcations de réfugiés. Le temps nécessaire pour se porter auprès des embarcations rendait les repêchages d'urgence illusoires. » Ces doutes se confirmeront.

Reste que, contrairement à la version communément établie, Claude Malhuret et l'association répondirent favorablement à la proposition de Kouchner : MSF fournira les médecins, les infirmières volontaires nécessaires à la mission médicale et sanitaire du Bateau. La charge symbolique contenue dans l'initiative du comité du Bateau a bien entendu emporté les convictions de Claude Malhuret. Pour le président de MSF, le ralliement de Jean-Paul Sartre à l'initiative rejoint ses propres constats. La cause est entendue : la démarche sartrienne signifie la reddition idéologique de cette partie de l'intelligentsia, bercée par la rhétorique stalinienne depuis toujours. Claude Malhuret est en accord avec cette lucidité retrouvée. «Tout d'un coup, me dit-il en 2003, la gauche admettait les messages des dissidents de l'Est à propos du "socialisme réel": un socialisme qui ne combinait ni liberté ni dictature du prolétariat, mais nomenklatura et goulag, selon la formule cruelle et juste d'Edgar Morin.» Un séisme qui fut précédé, quatre ans plus tôt, en avril 1974, par l'événement de la publication de *L'Archipel du Goulag*, manuscrit de paperoles qu'Alexandre Soljenitsyne avait fait passer d'Union soviétique en Occident[1].

À la lecture de ce récit de colère et d'ironie amère, l'opinion occidentale bascule. Le monde sinistre des camps cernés de barbelés, des bureaux policiers et des chambres de torture, des wagons Stolypine bondés de *zeks*, allait même ruiner à jamais les tentatives de «socialisme à visage humain» vanté par les eurocommunistes de l'Ouest. Joseph Staline n'était pas moins criminel qu'Adolf Hitler. Pareille mise à plat relevait alors du blasphème, aussi quelques «grandes signatures» invoquèrent-elles des «manœuvres fascistes». Une bataille de chiens s'engagea. *L'Archipel du Goulag* avait de quoi exaspérer le dogmatisme communiste, effaroucher une social-démocratie qui tentait d'élaborer à Paris un «Programme commun de gouvernement» avec le PCF du guignolesque Georges Marchais. De la même manière, la droite française vacille : réalisme économique aidant, les liens financiers et diplomatiques sans principe, que les gouvernements post-gaullistes entretenaient avec les bureaucrates des

1. Prix Nobel de littérature, en cette année 1974, Alexandre Soljenitsyne sera, en février, le deuxième citoyen soviétique de l'histoire expulsé d'URSS depuis Léon Trotsky.

«démocraties populaires», la gênent aux entournures; cette droite raisonnable s'est toujours montrée respectueuse des pouvoirs «stables» de l'Est. Les théories aroniennes des années soixante à propos des «convergences» entre sociétés capitalistes et socialistes, tout comme les ritournelles sartriennes – «ne jamais désespérer Billancourt» –, ne survivront pas à la puissance de *L'Archipel du Goulag.* Les premiers effets s'en feront sentir dès 1975, avec la parution de l'ouvrage d'André Glucksmann, *La Cuisinière et le Mangeur d'hommes,* suivi bientôt des *Maîtres Penseurs* et de l'opus de Bernard-Henri Lévy, *La Barbarie à visage humain.* La contre-révolution est baptisée alors «nouvelle philosophie» par l'éditrice Françoise Verny.

«Sur le terrain de nos missions, se souvient Claude Malhuret, nous étions confrontés aux mêmes effets, aux ravages des marxismes totalitaires. À Paris, nous nous connaissions tous, Bernard-Henri Lévy, Glucksmann et tant d'autres encore. Nous nous rencontrions, nous discutions souvent et nous évoluions de la même façon. Nos amis appuyaient leurs réflexions, dévoilaient les livres qu'ils préparaient sur les faits, les analyses que nous rapportions du Vietnam et du Cambodge; à MSF, nous développions nos options politiques et philosophiques sur les leurs. En France, aux États-Unis, en Angleterre, deux cents personnes évoluaient de la même manière. Les combats, les multiples raisons d'affrontements politiques avec la gauche para- ou pro-communiste, y compris le Parti socialiste, se multipliaient. On s'engueulait régulièrement avec Lionel Jospin. Celui-ci refusait de nous suivre. En trotskiste contempteur de la "bureaucratie dégénérée", il refusait d'affronter les effets du communisme réel : "Ce n'est pas vrai, s'enflammait-il, ces réfugiés vietnamiens ou cambodgiens sont des menteurs, des bourgeois déclassés, chassés, et c'est normal : ils ont été les exploiteurs du peuple." Nous : "Exploiteurs ? Tu rigoles ! On est sur place, dans les camps de réfugiés, les bourgeois n'y sont pas, ils ont tous été assassinés. Les réfugiés ne sont que de pauvres péquenots qui ont réussi à passer la frontière dont leurs villages étaient proches." »

Pour Malhuret, les retrouvailles Sartre-Aron, célébrées par Bernard Kouchner comme un consensus autour de l'action humanitaire, signifient d'abord la défaite de Sartre, la désintégration des illusions relevant des révolutions possibles du tiers-monde... Rony Brauman va plus loin encore : « L'interprétation donnée aux retrouvailles de ces deux hommes est l'une des principales mystifications sur lesquelles repose la désidéologisation de l'histoire même de MSF. Cette action humanitaire est, en fait, éminemment symbolique du point de vue politique : c'est le point d'orgue du basculement des gauchistes marxistes vers l'anti-totalitarisme, la dénonciation du marxisme d'État devant le spectacle de la péninsule indochinoise, où, après s'être emparé du pouvoir, un régime socialiste, loin de réaliser les espérances révolutionnaires, opprime le peuple. N'en déplaise à Bernard Kouchner, le Bateau pour le Vietnam ne s'apprêtait pas à sauver n'importe quelles victimes, mais précisément celles du régime communiste vietnamien. Ce n'était pas les droits de l'homme qui étaient en cause ici, mais le droit des Vietnamiens à la vie. C'est sur eux que se firent les retrouvailles de Sartre et Aron, pas sur une "humanité" en général, mais sur l'oppression du peuple au Vietnam. »

Raymond Aron n'écrit pas autre chose : « L'opération revêtait-elle une signification politique ? Oui, bien sûr. C'était un régime soi-disant socialiste qui poussait des milliers d'hommes, de femmes et d'enfants à risquer leur vie dans une mer peuplée de pirates, sur des barques ou des chaloupes, en quête de liberté[1]. »

En fait, l'idée originelle du « Bateau pour le Vietnam » naquit des préoccupations d'Olivier Todd et de Jean-François Revel, alors respectivement grand reporter et directeur de *L'Express*.

1. *Mémoires*, Julliard, 1983.

Normalien, agrégé de philosophie, Revel fut l'un de ces grands professeurs dévoués à l'enseignement en Algérie et au sein des Instituts français de Mexico et de Florence, puis à Lille et à Paris. Il s'en prend aux « vaches sacrées » de l'Université dans deux livres qui déchaînent l'intelligentsia : *Pourquoi des philosophes ?* (1957) et *La Cabale des dévots* (1962). Pour cet esprit critique, « la plupart des intellectuels qui se rangent politiquement à gauche sont, aujourd'hui en France, intellectuellement réactionnaires ». Une singularité nationale, selon lui, propice à la diffusion de la pensée totalitaire. Revel est indiscutablement un démocrate. Celui qui se réclame de la gauche démocratique s'en est pris, dès 1959, à la « dérive médiatique » du gaullisme, qui asservit l'information au seul bénéfice du fondateur de la Ve République. Il usera même de termes redoutables pour fustiger la « présidentocratie » française, cet absolutisme, et la « monarchie bananière » gaulliste. Considéré mécaniquement comme penseur de droite par une gauche progressiste qui n'est jamais allée au bout de sa compréhension du phénomène totalitaire, Revel sera l'un des pivots des débats qui feront rage lors de la parution de *L'Archipel du Goulag.*

Longtemps au *Nouvel Observateur,* Olivier Todd rejoindra Revel à *L'Express.* Durant la guerre américaine au Vietnam, le journaliste aura été de ces grands reporters français, propagandistes fascinés par la « justesse » de la lutte des Vietnamiens. Sans ménager son identité, il avouera un peu plus tard l'effroi, la culpabilité qu'il éprouve à l'égard des victimes du communisme nord-vietnamien. C'est donc en transfuge du progressisme qu'il abandonne *Le Nouvel Observateur* et rejoint *L'Express,* perçu encore comme l'hebdo du courriériste François Mauriac, hostile à l'Algérie française et dénonciateur de la « sale guerre ».

Dans les années soixante-dix, *L'Express* ouvre ses colonnes à ceux qu'on appelle alors les « dissidents » : Leonid Pliouchtch, Vladimir Boukowsky et Jürgen Fuchs, prophètes des libertés, que le Soviet suprême a autorisés à émigrer vers l'Occident, mais en les bannissant, en les privant de leur citoyenneté soviétique sitôt les frontières franchies. *L'Express* mène une inlassable campagne en faveur du physicien Andreï Sakharov, «déporté intérieur» en Sibérie, couronné du prix Nobel de la paix en 1975. *L'Express* soutient encore les signataires de la Charte 77, ce manifeste des intellectuels et militants tchécoslovaques qui ont participé au Printemps de Prague de 1968, ceux qui prirent le risque de s'attirer les foudres des services en invitant les gouvernants post-staliniens à respecter à la lettre les accords Est-Ouest paraphés en août 1975 à Helsinki.

C'est André Glucksmann qui aura le talent de réunir Raymond Aron, l'éditorialiste de *L'Express* – il a fréquenté son séminaire de philosophie de 1966 à 1967 –, et Jean-Paul Sartre, qu'il a rencontré bien avant la fondation de la Gauche prolétarienne, puisqu'une parente, philosophe elle aussi, Jeannette Colombel, militante active du réseau Jeanson avec Jean, son époux, au temps du soutien au FLN algérien, est sartrienne des débuts.

Pour l'anecdote, l'idée du «Bateau pour le Vietnam» est la résurgence d'une initiative avortée de militants anti-impérialistes en 1965… Il s'agissait alors d'organiser le recrutement de volontaires dans des sortes de brigades internationales de soutien au combat des Vietnamiens. Plus prosaïquement, ceux-ci collecteront des fonds, du matériel, en particulier des bicyclettes, dont les *bodoïs* combattants avaient grand besoin pour suivre les méandres et les réseaux de la piste Ho Chi Minh. En 1978, il ne s'agit plus de soutenir «les héroïques combattants de l'armée populaire[1]», mais de se porter au secours de leurs dizaines de milliers de victimes en mer de Chine…

«Rien dans le texte de l'appel du Comité ne contient la

1. Le terme vietcong, définition commode inventée par le Département d'État et les médias américains, était alors proscrit chez les gauchistes.

moindre critique du régime vietnamien[1]», affirme alors Bernard Kouchner. Historiquement, cette action apparaît comme le triomphe du consensus humanitaire sur les clivages idéologiques du moment. Aujourd'hui, le point de vue de Rony Brauman est contraire : pour lui, l'initiative du «Bateau» était «une critique flottante du totalitarisme voguant au-devant des naufragés Vietnam[2].»

Les communistes français ne s'y trompaient pas, d'ailleurs. Dénonçant «une campagne de calomnies qui viserait le PCF à travers le Vietnam», *L'Humanité* se livre à un exercice périlleux : sur un mois, le quotidien s'adonne au recensement des minutes consacrées par les médias à la catastrophe humaine provoquée par l'exode des fuyards de mer de Chine. Constat : «Le temps d'antenne consacré aux réfugiés d'Indochine a atteint quinze heures et quatre minutes, soit plus d'une demi-heure par jour. Pour les réfugiés du Nicaragua[3], il tombe à quarante-cinq minutes, soit moins de deux minutes quotidiennes. Il a été question à deux cent six reprises des premiers, à cinquante-six reprises des seconds. Les éditorialistes ont tourné dix fois leur regard vers l'Asie du Sud-Est, une seule fois vers l'Amérique latine. Il y a eu soixante-douze interventions et appels diffusés pour le premier cas, trois pour le second. Huit grandes émissions ont retenu l'attention sur les "boat people" d'Extrême-Orient, zéro sur les victimes de la guerre américaine.» Et de conclure : «En réalité, il y a, pour les grands moyens d'informations, de bons réfugiés quand il faut accabler un peuple et un État, le Vietnam, qui a battu la super-puissance américaine, et de mauvais réfugiés quand il s'agit de "couvrir" le chef de file de l'Occident des droits de l'homme[4].»

1. *Le Monde*, 30 décembre 1978.
2. *L'Action humanitaire*, Flammarion, 1996.
3. La République sandiniste est alors en guerre avec les Contras, forces armées mercenaires financées par les États-Unis à partir du territoire hondurien.
4. *L'Humanité*, 14 juillet 1979.

Qui se souvient encore de la virulence des polémiques ? Comme ce 28 novembre 1978, lors du magazine d'actualité « Question de temps » sur Antenne 2, consacré aux *boat people*. Le pugilat entre André Glucksmann et René Andrieu, rédacteur en chef de *L'Huma*, sera évité de peu, mais le second, blême, en rage, quittera le plateau en lançant les insultes habituelles à l'encontre du « nouveau philosophe » : « Flic ! Provocateur ! Triste personnage ! »

L'enjeu politique ne pouvait pas laisser indifférents les soixante-huitards de Médecins sans frontières et Claude Malhuret, leur président. « Notre place sur le Bateau était l'évidence, c'était même l'occasion de politiser MSF en usant du symbole de la démocratie contre les conséquences du totalitarisme. » C'est donc au nom de ces convictions qu'il est présent lors de la conférence de presse du Comité, le 22 novembre 1978. Le cliché photographique publié par *France-Soir* l'atteste : Claude Malhuret apparaît à l'extrémité du groupe, à gauche, en limite du champ de prise de vue. Mais, loi du genre, à l'avant-scène, Bernard Kouchner marquera cette action inédite de son sceau. Il précisera même l'engagement de MSF dans l'aventure.

« Pour tout dire, me confie Claude Malhuret, je me suis invité d'autorité à la conférence de presse, forçant même le barrage, car “on” ne m'y avait pas convié. »

Tout entier engagé dans le comité où il s'impose comme porte-parole, Bernard Kouchner ne quittera plus l'estrade, apparaissant même comme le représentant de Médecins sans frontières ! Au point d'incarner bientôt l'un et l'autre. « Ce n'était pas tant, comme le dit l'histoire, la médiatisation de Kouchner qui nous agaçait, que les malentendus engendrés par son attitude, précise Claude Malhuret. Se prévalant de MSF, Kouchner agissait de son propre chef, en cavalier seul, sans jamais nous aviser des initiatives qu'il allait prendre. Nous les découvrions dans la presse du lendemain, comme tout le monde. »

« J'en avais marre des conflits internes, de l'attentisme, des rivalités de MSF, se justifie aujourd'hui Kouchner, l'urgence l'imposait : il fallait agir, et vite. » Ce à quoi Malhuret rétorque : « Sans doute, mais la confusion de ses prises de position était devenue telle que MSF et ce qui sera *L'Île de Lumière* ne formeront bientôt qu'une seule entité. Dans l'histoire, nous perdions notre autonomie, voire notre identité singulière. » D'où cette mise au point de l'Agence France-Presse du 28 novembre : « L'organisation Médecins sans frontières précise qu'elle ne fait pas partie du comité "Un Bateau pour le Vietnam", qu'elle a simplement répondu à la demande qui lui a été faite de fournir du personnel médical si la situation sanitaire à bord le nécessitait, et qu'il n'est pas dans les possibilités statutaires de MSF de cautionner ou de ne pas cautionner les objectifs du comité. »

Les événements s'envenimeront d'étrange façon.

Le 4 décembre suivant, une « tribune libre », titrée « Un bateau pour Saint-Germain-des-Prés », paraît dans *Le Quotidien du Médecin*. L'auteur, précise ce journal médical, s'exprime en son nom propre. Il se livre à une attaque en règle de l'opération « Un Bateau pour le Vietnam ». Un rappel éthique est posé tout d'abord : « Comment, profitant du créneau journalistique offert par le malheureux bateau *Hai Hong*, peut-on immédiatement proposer une aventure semblable avec un nouveau bateau ? Se peut-il que l'on profite du malheur de ces gens pour offrir en spectacle l'exhibition d'intellectuels parisiens découvrant tout à coup un drame qui dure depuis plus de trois ans ? (...) Il a donc fallu que les projecteurs de l'actualité soient braqués sur ce fait précis pour que les grandes consciences s'émeuvent ? Dans les camps vietnamiens de Thaïlande, de petits *Hai Hong* chargés de vingt à soixante personnes arrivent tous les jours ; six cents par mois. » Le texte s'en prend ensuite aux aspects techniques de l'opération : « La mer de Chine est grande, et il est illusoire, faisant naviguer un tel bateau, de penser récupérer les réfugiés si un rendez-vous précis n'a pas été fixé. Il doit exister des réseaux d'évasion, avec ou sans la complicité des autorités vietnamiennes. La première démarche eût été de les connaître et d'élaborer des filières possibles pour des rendez-vous. Mais cela exige une longue préparation et une clandestinité absolue. Si l'on espère pêcher au hasard, c'est une folie.» Le troisième axe de la contestation vise la volonté du Comité d'exercer une pression sur les gouvernements pour les contraindre à offrir un refuge, un accueil aux exilés : «La Thaïlande, la Malaisie, les Philippines le font, estime l'auteur, elles qui ont la fatalité géographique d'être voisines, et elles le font bien, car les problèmes d'intégration sont difficiles : problèmes raciaux, politiques, économiques et culturels, bien que les organisations caritatives, surtout celles de l'ONU, fassent un effort sans précédent pour les aider. Le poids de ces réfugiés est considérable. Pour qui connaît et apprécie les efforts des pays limitrophes, c'est une insulte de vouloir leur donner des leçons d'hospitalité.» Quant à trouver de lointaines terres d'asile, l'auteur admet la nécessité d'une concertation internationale. «La France est le pays au monde qui reçoit, comparativement au nombre de ses habitants, le plus grand nombre de ces réfugiés. Demander à notre pays, qui accueille mille réfugiés vietnamiens par mois depuis trois ans, d'augmenter son quota est un peu léger.» L'auteur assène enfin : «J'avoue ne pas comprendre cette opération. Il ne s'agit pas de remplir un bateau, mais de le vider... Le problème posé à notre siècle par les déplacements de populations ne peut se résoudre que globalement, et non par une opération ponctuelle. Qui parle des réfugiés de l'Angola au Zaïre, et de ceux du Zaïre en Angola? Qui parle des réfugiés érythréens, somaliens, ou de ceux de Djibouti? Ils existent pourtant... Et ceux de Rhodésie, que l'on massacre dans leurs camps pour ainsi dire? Ceux du Cambodge? Les minorités du Laos? Et qu'en est-il des exilés qui fuient un peu partout des dictatures fascistes ou prétendues marxistes, en Union soviétique ou en Amérique du Sud? Les réfugiés qui fuient Cuba sont-ils plus déplaisants ? Où sont donc vos bateaux, grandes consciences ?» Et de conclure, non sans virulence : «Si ce bateau voit le jour, il porte en lui des germes de mort... Ceux qui vont couler en tentant de le rejoindre. Si ce bateau est un brûlot, une idée, alors longue vie à ce bateau imaginaire qui devra croiser sur toutes les mers du monde, sur les océans de notre culpabilité, afin de recueillir les cris des déshérités de tous les pays où l'on opprime les hommes parce qu'ils veulent être dignes et libres. Mais ne le rendez pas fonctionnel et aussi ponctuel. Qu'il reste un symbole de notre fin de siècle... D'un dérisoire petit bateau qui n'arrivera jamais.»

Cette opinion est signée du docteur Xavier Emmanuelli.

«Le texte aura l'effet d'une bombe, y compris rue Daviel, se souvient Claude Malhuret. Si incroyable que cela puisse paraître, nous ignorions tout de cette initiative. Emmanuelli l'a prise dans son coin, incognito, n'engageant que lui-même, et sans l'évoquer avec quiconque. C'est par le coup de fil d'un journaliste du *Monde,* le matin même de sa publication, que j'ai appris l'existence de cette opinion dans *Le Quotidien du Médecin.* Le rédacteur me demanda si j'avais des commentaires. Je suis resté sans voix, ne comprenant strictement pas de quoi il était question.»

Quand j'évoquerai l'affaire devant Xavier Emmanuelli, il sera laconique : «Affréter un bateau qui serait le pendant du *Hai Hong,* recueillir les réfugiés, mais pour les amener où ?» Puis, lapidaire : «Seule l'action comptait pour Kouchner : il avait décidé d'agir seul, au nom de MSF, sans même prendre la peine de consulter le comité de direction collégiale. Il a cru pouvoir mettre les dirigeants de MSF devant le fait accompli, du genre : "JE suis MSF et vous n'êtes que des connards !" »

Amertume d'avoir été longtemps humilié par celui-là même par qui il avait souhaité naguère être adoubé ? Nombreux sont ceux qui le pensent parmi les anciens compagnons. Alors, volonté mûrement réfléchie de forcer le cours des choses pour provoquer une fois pour toutes une rupture entre modernes et anciens de MSF? Aucun doute. Ex-communiste, rodé aux mécanismes d'appareil, Xavier Emmanuelli, alors vice-président de MSF, savait que cette torpille lancée à titre personnel serait comprise par Kouchner comme un nouveau coup manigancé par ses opposants. Et ceux-là ne feront rien pour lever l'équivoque...

Trente ans plus tard, Rony Brauman confirme l'impression sous-jacente : «Quoi qu'on en pense sur le fond et les mobiles, cet article moquant le bateau germanopratin était une bonne idée. LA bonne idée! Une chance : elle nous permettait de nous libérer enfin de l'entrave Kouchner qui pesait depuis deux ans.» Francis Charhon ajoute : «Une affaire assez compliquée à gérer : comment expliquer qu'on n'était pas d'accord avec le texte d'Emmanuelli tout en l'étant? Une de nos plus belles actions de mauvaise foi!»

MSF ne sera donc pas de l'aventure «Un Bateau pour le Vietnam»; malgré tout, neuf médecins, chirurgiens et infirmières embarqueront, mais en leur nom propre et selon leur seule initiative. Parmi ceux-là, Bernard Kouchner et Jacques Bérès.

Après tant de dissensions, quatre mois plus tard, le 7 mai 1979, la crise aboutit à un processus de rupture définitive entre deux générations, lors de la septième assemblée générale de l'association, qui s'ouvre à l'hôtel Intercontinental.

Cent cinquante personnes sont présentes dans la salle chauffée à blanc. Bernard Kouchner est là, accompagné de ses amis du comité «Un Bateau pour le Vietnam». Il est décidé à faire de la question du désengagement de MSF l'enjeu de la rupture, et compte obtenir l'éviction de ceux qui ont publiquement critiqué l'opération. Comme de coutume, les débats s'ouvrent sur la lecture du rapport moral du président sortant, Claude Malhuret.

Raymond Borel en est un spectateur fasciné : «Il a dit son texte de mémoire, sans élever la voix, l'air détaché.

Délibérément pragmatique, insouciant de l'atmosphère électrique qui figeait l'assistance, il s'en est tenu à l'énoncé du bilan des dix-sept missions – dont sept d'urgence – menées par les volontaires au cours de l'exercice écoulé. Puis, point par point, il a rappelé chacun des arguments, inlassablement répétés depuis deux ans, à propos de l'absolue nécessité de doter MSF d'une organisation efficace, afin d'apporter une action cohérente au service de ceux qui avaient besoin d'aide. Revenant sur sa volonté de dédommager financièrement les médecins et les infirmières engagés pour six mois de mission, il précise alors : “Le temps du docteur Schweitzer est révolu”, avant de lâcher : “On ne peut pas faire seulement des coups spectaculaires, seuls.” Il insiste sur le strict respect du paragraphe de la charte spécifiant le caractère anonyme des missions. C'est l'unique allusion qu'il se permettra à propos de “l'affaire du Bateau” et du caractère, disons, si expansif de Bernard Kouchner, en l'occurrence. »

Celui-ci, à son tour, prend place à la tribune. Rony Brauman, alors en mission en Thaïlande, relate cet épisode, qu'il connaît par ouï-dire : « Il était si énervé qu'il avait l'air défoncé. La légende prétend d'ailleurs qu'il avait fumé un pétard sans le savoir… Il aurait demandé un clope à l'un des assistants qui s'était préroulé deux ou trois sticks dans son paquet de Gitanes. Bernard en aurait tiré un par mégarde ! Alors, me dit-on, il se lance dans l'un des discours dont il a le secret, solennel, émouvant, lyrique : “Né en 1971, parvenu à son apogée quelques années plus tard, MSF est mort, tué en plein vol par les bureaucrates de la charité, les technocrates de l'assistance.” Le fond n'était pas idiot : les bureaucrates de l'assistance humanitaire existent, c'est même le principal risque qui guette les institutions spécialisées, mais son discours était si outrancier qu'il décrédibilisait toute sa réflexion. Il tuait l'expérience de Kouchner, il annulait ses justes préventions vis-à-vis des dérives possibles de MSF. »

Raymond Borel poursuit à son tour : « Alors, dans la salle, un grand type s'est levé. Immense, énorme, barbe fournie, tee-shirt et blue-jean. On ne pouvait pas le rater. J'ai su, par la suite, qu'il s'agissait de Klébaner, un ancien de Cochin, psychiatre à Grenoble. Il s'est adressé à la tribune : "Tu as sans doute raison, Bernard. Alors merci, papa ! Au revoir, papa !" Une vague de rires parcourut la salle. Dans ces conditions, il était vain de rattraper l'assemblée générale ! Kouchner est descendu de la tribune. Il n'a pas dit : "Qui m'aime me suive", mais huit ou dix personnes se sont levées et lui ont emboîté le pas avant de claquer la porte. Une grosse bêtise de sa part, mais une chance pour nous : il laissait le champ libre à Claude Malhuret, qui n'eut aucun mal à faire élire la nouvelle équipe de soixante-huitards... »

Jacques Bérès accuse : « L'assemblée générale était prédéterminée. À 80 % la salle était d'accord avec nous, comme d'habitude, mais, au moment des votes, Malhuret et Charhon sont arrivés avec des piles de procurations : "Je représente quarante-deux adhérents", "Moi, vingt-sept"... C'était loupé : on a été balayés. » Le camp adverse ne nie pas la manipulation. Rony Brauman : « Les antennes régionales avaient été labourées, travaillées par le tandem Malhuret-Charhon, à la façon des pros des partis politiques. Les questions de juridisme des inscriptions, des mandats, des cartes d'adhérents, des soutiens acquis d'avance, c'était la routine pour ces deux anciens du PSU. Ils avaient monté la dissidence, ou plutôt la révolte des provinces contre les Parisiens ; une protestation à la fois juste et poujadiste contre le clinquant, les belles phrases, l'esbroufe, tout ce que les provinciaux reprochent à juste titre aux Parisiens parfois. Mais à bon compte aussi, car la médiocrité parisienne ne dit rien de la médiocrité provinciale. Il y eut un vote à main levée, et Kouchner fut mis en minorité. »

« Je dirais plutôt que Kouchner ne mena pas le combat, dit aujourd'hui Claude Malhuret. Peut-être en avait-il ras le bol, je n'en sais rien. À moins que, fort de sa notoriété médiatique, il ait pensé : “Je suis légitime, j'ai toute légitimité, on verra bien à l'assemblée générale.” Il manquait de clairvoyance. Ce fut sa faute : le degré d'irritation des gens à son égard avait atteint un sommet au sein d'un MSF peuplé de volontaires attachés à leur charte, aux missions collectives et anonymes. La grosse majorité n'appréciait pas qu'un individu puisse se mettre ainsi en avant parmi les autres. »

Le rapport moral du président sortant est approuvé par quatre-vingt-dix voix contre trente, et vingt abstentions. Tout comme Francis Charhon, Claude Malhuret est réélu secrétaire général, la nouvelle présidence échouant au rallié, Xavier Emmanuelli.

S'écartant définitivement du vaisseau MSF, Bernard Kouchner créera Médecins du Monde en janvier 1980. Il avancera trois objectifs : « Aller où les autres ne vont pas, témoigner de l'intolérable, travailler bénévolement. » Élu « Médecin de l'année 1979 » lors d'un concours-sondage organisé par le magazine *Impact-Médecin*, il fera don des 10000 francs du prix à la nouvelle association qu'il préside.

L'Île de Lumière sera un beau bateau. Affrété en janvier 1979 à Nouméa, il restera amarré trois mois à Singapour, temps nécessaire pour obtenir ses autorisations de navigation et mener la transformation d'un cargo de quatre-vingt-dix mètres en hôpital flottant. Les travaux sont impressionnants : salles de réanimation, salles chirurgicales, espaces dévolus aux consultations, à la radiologie, enfin cent quinze lits d'hospitalisation, sans omettre les services annexes, labos, biberonnerie, sanitaires, douches et cuisine pour les malades et leurs familles.

Fort d'un équipage de seize matelots et d'un intendant vietnamien, le navire prend le large le 14 avril 1979. « Il était temps, écrira Bernard Kouchner. De retards en difficultés, de problèmes en fatigue, nous avions bien failli ne plus y croire, à cette ambulance pour les réfugiés vietnamiens perdus en mer de Chine[1]. » L'expédition maritime ainsi rapportée ne sera pas exactement celle que l'on avait imaginée auparavant. *L'Île de Lumière* ne naviguera pas en quête des *boat people* en perdition, mais le navire-hôpital restera ancré un trimestre à quatre cents mètres de l'île de Poulo-Bidong, au service des cent infirmières et soixante-dix médecins, toutes spécialités confondues, qui assurent, à terre, la prise en charge et la gestion sanitaire du « bidonville de trente-cinq mille habitants croupissant sur 1,2 km^2 ». « Hospitalisation, hygiène du camp, vaccination et radiographie systématique seront notre tâche », écrit Kouchner dans *L'Express*. Louable mission, mais bien différente du projet initial de vaisseau d'extrême urgence dévolu au sauvetage des naufragés... Le médecin volontaire Patrick Laburthe notera dans son *Journal de bord* : « Les autorités malaises sont plutôt satisfaites de l'arrivée de notre navire-hôpital, car elles ne voyaient pas d'un bon œil les réfugiés malades affluer vers l'hôpital de Trengganu. Seule condition : que *L'Île de Lumière* reste ancré près de Bidong et n'aille pas à la pêche aux réfugiés[2]. »

Kouchner évoque « les remarquables délégués du Haut-Commissariat des Nations unies pour les réfugiés, qui alimentent, entretiennent, protègent les exilés, en liaison avec le Croissant-Rouge malais : à ce jour, la Malaisie a officiellement accueilli 78144 réfugiés, dont 25224 sont partis pour des terres d'accueil[3] ». Par là même, il rend hommage aux efforts des organisations onusiennes et des autorités malaises, qui font face à l'insensé flot des exilés. Que les unes et les autres soient toujours à hauteur de leur mission, certes non. Patrick Laburthe décrit ainsi « l'horrible gare de triage, où l'officier d'immigration récuse ou accepte les demandes de ceux qui espèrent partir pour une terre

1. « Un bateau pour le Vietnam », *L'Express*, 11 mai 1979.
2. *Libération*, 10 juillet 1979.
3. « Un bateau pour le Vietnam », *L'Express*, 11 mai 1979.

d'asile». Il dénonce «la police pourrie jusqu'au trognon», «le vol systématique, l'or confisqué, le racket des Malais qui ne laissent débarquer sur l'île que ceux qui peuvent encore payer»; «la moitié des rations de survie qui n'arriveront jamais à Bidong, en dépit des dix millions de dollars US versés annuellement par le HCR à la Malaisie, et que gère, à sa manière, le Croissant-Rouge». Il relate ses tournées de consultations l'après-midi, «trois heures dans la fournaise, et un nourrisson de dix jours qui meurt sous mes yeux : déshydratation terminale»; les malades sont victimes d'épidémies de typhoïde, de sévères diarrhées, de tuberculoses, de méningites et de pneumopathies. Des réalités aussi intolérables que les camps de Thaïlande où, depuis deux ans, les volontaires de MSF agissent sans désemparer, en dépit des contestations de Bernard Kouchner et des «Biafrais»... Ainsi va l'histoire.

Les *boat people* accostent sans cesse à Bidong. Au crépuscule, les carcasses d'esquifs échoués sur les plages pendant la nuit en témoignent. Les autorités navales malaises contraignent les bateaux à l'accostage de Poulo-Bidong, qui devient une ville de réfugiés... En organisant ce flux, les Malais satisfont aux réclamations de l'aide internationale. À ce propos, Patrick Laburthe précise : «J'apprends que la Malaisie veut tout concentrer à Bidong (on peut en mettre cent mille, disent-ils). C'est que les Malais ont peur : après s'être ralenti en janvier et février, le flot des *boat people* a repris de plus belle en mars et avril (huit mille arrivés en Malaisie, sans doute, rien que pour le mois d'avril). (...) De fait, on voit défiler toute la journée des rafiots bourrés de réfugiés, récupérés dans des camps sauvages sur les îles voisines, et qui ont transité durant des semaines sous d'immondes baraquements de tôle, cernés de barbelés et de mitraillettes aux alentours de Kuala Trengganu[1].» Il évoque ainsi la barcasse qui aborde *L'Île de*

1. «Journal de bord», Patrick Laburthe, in *Libération*, 10 juillet 1979.

Lumière à midi le 30 avril, « entre fromage et dessert ». « Ils sont quarante-deux à bord, dix-huit enfants et trois femmes épuisées, elles n'ont rien pu avaler pendant les huit jours de traversée… Le mal de mer. Une heure avant d'arriver sur *L'Île de Lumière,* ils se sont fait attaquer par les cow-boys de l'armée malaise. » Routine de l'horreur, mais grand déploiement d'énergie aussi. Le médecin raconte un minuscule *boat,* « tellement petit (à peine cinq mètres) qu'il n'a jamais été piraté. Ils sont dix-neuf, ça fait cinq jours qu'ils écopent à tour de bras pour ne pas couler. Au ras de l'eau, on ne les a pas vus ». Ou celui qui, « contrairement aux autres, file directement sur Bidong, au culot, à toute vitesse. Un beau bateau qui n'a mis que trois jours. La police se met sous le coude la somme incroyable de près de dix millions de nos francs. Des tubes de bambou pleins de diamants, de vieilles batteries d'autos bourrées de plaquettes d'or[1] ».

Les embarcations échouent souvent sur la plage dite des « contrebandiers », à l'une des extrémités de l'île. Ainsi vingt et un rescapés, après dix-sept jours de mer, gisent, quasi enfouis dans le sable, aux limites de l'épuisement mortel, duquel deux n'ont pas réchappé. « Il faudra deux jours de réanimation avant que les autres reprennent souffle. » Parfois récupérés à bord du bâtiment du Croissant-Rouge malais, voire par une vedette de la marine nationale, Patrick Laburthe évoque comment les naufragés sont transportés directement à bord de *L'Île de Lumière,* à charge pour l'équipe médicale de les remettre sur pied. Puis, « recensée par la police, sur le wharf, la petite troupe passe la barrière de la digue, un par un, et se perd dans la foule massée là ».

Au soir du 25 avril, le médecin note encore que *L'Île de Lumière* est abordé par un VT 367, un frêle esquif occupé par huit adultes et dix enfants : « Six jours de mer depuis le cap Saint-Jacques. Herbelin, le commandant, ne les prend pas à bord, ayant obtenu l'assurance des flics malais quant à

1. *Ibid.*

leur réception. » Impression trouble d'une certaine collaboration avec les autorités malaises, bien éloignée du repêchage des *boat people* en mer de Chine…

Après trois mois, le 5 juillet 1979, le navire-hôpital *L'Île de Lumière* débarque ses derniers malades à terre ; il doit lever l'ancre dans quelques heures : « La situation sanitaire étant à peu près rétablie à Poulo-Bidong, écrit Laburthe, il faut aller voir ce qui se passe vers d'autres îles de la mer de Chine, des îles de haute mer, plus lointaines, où il est probable que des Vietnamiens ont trouvé refuge et vivent dans des conditions difficiles. »

Envoyé spécial de *Libération* à bord de *L'Île de Lumière*, le regretté Gilles Bresson écrira : « Chaleur moite. Au centre de la plage, sous les cocotiers, un bâtiment de bois de deux étages. L'hôpital, face à la jetée. Et des milliers de personnes serrées les unes contre les autres, agrippées aux marches, à la moindre planche, agitant leurs bras. Et la force d'un cri d'adieu qui se tait et reprend, enveloppant *L'Île de Lumière* qui s'éloigne de Poulo-Bidong. Il est 12 h 45. À chaque cri audible au large répond la sirène du navire-hôpital. Visages brouillés. Intensité et abandon. À en pleurer sa propre décadence [1]. »

Avec modestie et lucidité, Patrick Laburthe conclut ainsi son *Journal* : « Ce que nous faisons est une goutte dans l'océan. Mais ce bateau est un symbole, une idée – peut-être aidera-t-il à faire prendre conscience du problème. »

Des centaines de milliers d'autres Vietnamiens abandonneront leur pays. En dix ans, de 1979 à 1989, un million six cent mille exilés seront accueillis dans les pays occidentaux, principalement aux États-Unis. Ce traitement exceptionnel s'inscrivait alors dans l'exaspération des tensions Est-Ouest. Dans leur malheur, ces *freedom fighters*, victimes emblématiques du totalitarisme, des pirates et des dangers de la mer de Chine, bénéficieront d'une attention rare en Occident.

---

1. « L'adieu à Poulo-Bidong », *Libération*, 7 juillet 1979.

Symbolique d'une ère ouverte par le retrait américain du Vietnam, l'aventure des *boat people* se refermera avec la mise à bas du mur de Berlin.

13 juin 1989. À Genève, cinquante-cinq États tiennent conférence. Comment décourager les dizaines de milliers de Vietnamiens qui affluent chaque année par terre ou par mer vers les côtes de Thaïlande ou des Philippines ? La petite colonie britannique de Hong-Kong en a recueilli 44500 au cours de la seule année 1988. Ces Vietnamiens ont un seul souhait, chevillé à l'âme : partir, mais ce rêve, jusque-là compris comme un hymne à la liberté, est désormais perçu en Occident comme une aspiration à un meilleur niveau de vie... Le temps est révolu où les démocraties considéraient l'errance des réfugiés d'un œil bienveillant; désormais, ils sont une menace démographique et politique. Que faire des *boat people* ? Les nations occidentales et les pays de premier asile n'en peuvent mais. Alors, à Genève, la communauté internationale trouve la parade : tout Vietnamien candidat à l'exil comparaîtra devant une commission qui décidera s'il doit ou non obtenir un statut de réfugié. Les premiers seront accueillis; les autres, immigrés illégaux, seront renvoyés «chez eux», au Vietnam !

Le 12 mai 1992, la sino-britannique Hong-Kong et le Vietnam communiste signent un accord prévoyant le retour, par la force si nécessaire, de tous les *boat people*, désormais considérés comme des migrants illégaux à l'aune des lois en vigueur dans la colonie. Cet accord anglo-vietnamien marque la fin sans gloire d'un chapitre symbolique de la *pax americana* en Asie du Sud-est.

La guerre froide s'éloigne, le «syndrome vietnamien» s'estompe, l'émotion se dissout. Les *boat people* perdent de leur épaisseur politique, leur «visibilité» médiatique s'atténue. Ils sont renvoyés à leur destin de réfugiés, ces laissés-pour-compte des conflits mondiaux.

Une génération « indochinoise »

7

Le président Malhuret ne croyait pas si bien dire : 1979 est saluée comme l'année de l'avancée de la démocratie avec l'éviction quasi simultanée de cinq tyrans – Bokassa, Amin Dada, Somoza, Pol Pot et le schah d'Iran –, mais les années quatre-vingt s'annoncent d'ores et déjà sous le signe des « camps de réfugiés » qui vont se multiplier en Amérique centrale, en Asie, en Afrique, et dessiner en creux la carte des guerres sous-tendant l'affrontement Est-Ouest. Derrière la politique dite de « détente », le monde assiste à un durcissement des rapports entre blocs, avec la soudaine offensive soviétique, concrétisée, en Europe, par « l'affaire des euromissiles[1] ». Mais le théâtre des grandes manœuvres se déplace vers le tiers-monde. Profitant à la fois du repli après la défaite américaine au Vietnam en 1975, et de l'instabilité créée au sud et à l'est du continent africain par les luttes d'indépendance de nations soumises à l'empire portugais et

1. Au début des années quatre-vingt, les Soviétiques installent sur le territoire d'Europe centrale des batteries de missiles SS 20 dirigés vers l'Europe occidentale. L'Alliance atlantique riposte par l'implantation de missiles américains Pershing en Allemagne et en Italie.

par le renversement du Négus éthiopien, l'Union soviétique étend son influence dans les pays du tiers-monde. Cette expansion alimente un certain nombre de conflits entre régimes pro-soviétiques et guérillas contre-révolutionnaires en Angola et au Mozambique, ainsi que dans la Corne de l'Afrique, entre Éthiopie et Somalie. Exit les rêves de Bandung d'un tiers-monde uni et non aligné ; c'est le temps des guerres civiles inter-étatiques, ethniques, des coups d'État, des vagues de sécheresse entraînant famines et conflits de « basse intensité » fomentés ou alimentés par les deux Grands, décidés à asseoir un leadership sur des contrées qui font l'expérience de l'indépendance.

Un recensement effectué en 1983 par le Haut-Commissariat aux réfugiés chiffre à onze millions le nombre des civils, hommes, femmes et enfants, jetés sur les routes cette année-là, contre trois millions en 1977. « Réfugiés », « déplacés », « migrants », « combattants de la liberté », « rebelles » de tous bords se retrouvent sur les pistes, fuyant la violence, l'oppression ou simplement la misère et le malheur. Leurs lieux de destination, où peu à peu s'organise l'aide internationale – tout au long de la décennie, la mobilisation humanitaire sera comparable à celle déployée dans l'Europe d'après-guerre –, seront les laboratoires de la nouvelle génération des médecins sans frontières. Les lieux où, sous l'impulsion de l'équipe pionnière, s'échafauderont les fondements organisationnels et politiques du MSF moderne.

En 1979, l'aventure prend son élan en Asie du Sud-Est, où les situations se cristallisent, empirent, exacerbant les tensions entre super-puissances. La pieuse représentation des « contextes » conflictuels tels qu'ils étaient appréhendés jusqu'alors par les volontaires humanitaires se fracasse. Divisé entre le monde de la violence et de l'arbitraire, et celui de la détresse des populations civiles, victimes innocentes des prédateurs, l'univers progressiste se fractionne. L'émergence de cette dichotomie ouvrira une crise grave au sein de MSF, manquant de balayer l'équipe dirigeante fraîchement installée.

4 janvier 1979. Images de chars lancés à grande vitesse dans les provinces montagneuses et boisées du Nord-Est cambodgien, aux limites du Vietnam. 8 janvier, 17 h 12 : Radio-Moscou annonce l'entrée à Phnom Penh des insurgés d'un énigmatique Front uni de salut national khmer (FUNSK). La capitale fantôme du Kampuchéa démocratique est libérée de la dictature des Khmers rouges. À Hanoi et à Moscou, on célèbre un triomphe de l'humanité. Qui regretterait Pol Pot, accusé du meurtre de centaines de milliers de Cambodgiens ? Mais personne n'est dupe. Cette nouvelle « libération » des Khmers – la troisième en moins de dix ans – est la conclusion d'une guerre-éclair lancée par l'armée vietnamienne, la mieux formée du continent asiatique. Non pour des « raisons humanitaires », comme le prétendent les dépêches d'agences hanoiennes, mais en vue de parvenir (selon la terminologie des communistes vietnamiens) à la constitution, avec le Laos voisin, d'un ensemble politique, économique et militaire régional, seule garantie du développement harmonieux des trois pays de la péninsule. Un ensemble indochinois qui serait, bien évidemment, irrigué par le « grand frère » vietnamien, ami des Soviétiques. Les hommes du Kampuchéa retournent à la guérilla, réquisitionnant les chars à bœufs des campagnes. Les troupes khmères rouges débandées embarquent les stocks de riz razzié et se replient avec leurs familles vers les forêts de l'Ouest. Le Cambodge est le champ de bataille de la première guerre chaude marxiste-léniniste. Vietnamiens et Khmers rouges se combattent sous les encouragements respectifs de Moscou et de Pékin. De « résistance » en « libération », du « communisme intégral » sinisant à la marche soviétique « vers le socialisme », le peuple khmer est traqué, terrorisé. En l'espace de sept mois, les réfugiés affluent à la frontière thaïlandaise ; trente-cinq mille d'entre eux rejoignent les quarante mille d'une première vague qui

a fui les charniers du précédent régime khmer rouge. Les camps – une quinzaine en juillet – s'égrènent du nord au sud. Ils sont placés sous la responsabilité du Haut-Commissariat aux réfugiés des Nations unies. Si celui-ci construit et approvisionne les camps, il rencontre d'énormes difficultés à recruter un personnel médical compétent.

Une poignée de médecins et d'infirmières sans frontières assurent l'assistance médicale des trois « anciens » sites d'Aranya-Prathet, Nam Yao et Surin.

La première mission d'Esméralda Luciolli, qui en sera marquée à jamais, dit-elle, commence là.

Âgée de vingt-cinq ans, elle vient tout juste de terminer des études de médecine, parachevées par douze mois de formation à la médecine tropicale dans le service du professeur Gentilini, à La Pitié-Salpêtrière. En mai 1979, elle pousse la porte de la rue Daviel. « On m'a proposé cette mission en Thaïlande, je l'ai acceptée sans hésiter, aussitôt. Je n'aspirais qu'à partir. Le fait, sans doute, d'avoir bourlingué, enfant ; mon père étant diplomate, la Thaïlande ne m'était pas totalement inconnue. Lors de ma quatrième année de médecine, j'avais eu l'opportunité de travailler un semestre dans une léproserie de la région de Chen Yang, pour le compte d'une association confessionnelle allemande. Une mission particulière, à l'ancienne, avec deux médecins australiens, des toqués à la docteur Schweitzer, des lépreux isolés, écartés, reclus sur une île. Cette expérience avait ancré mes désirs de sortir des sentiers battus. »

Ce sera donc le camp des réfugiés cambodgiens de Surin, à l'extrémité sud-est de la frontière thaïlandaise, où, l'a-t-on prévenue, elle prendra la suite du médecin Rony Brauman. « Il était là avec Daniel Ramet, médecin, et Véronique Taine, infirmière, qui, plus tard, sera des premiers permanents de MSF à Paris, chargée de l'organisation du recrutement. Ils sont restés quelques jours, histoire de m'aider à prendre pied. Puis, un matin, Rony m'a tendu une enveloppe marron, il m'a dit : "Tiens, voilà les comptes. À toi d'assurer le relais", et ils sont partis. L'enveloppe contenait des coupures du *Bangkok Post*, des débris de serviettes en papier griffonnés "Essence, 30 balles", "Riz, 50 balles". La comptabilité MSF! Il y avait une sombre histoire de bagnole d'occasion que Rony avait échangée contre des sacs de riz... Folklo! Mais il me laissait le petit hôpital en dur, en pleine rizière, qu'il avait fait construire grâce aux défraiements de Terre des Hommes, à mille cinq cents mètres du camp. Je disposais d'un bon stock d'antipaludéens et d'antibiotiques, d'un matériel permettant quelques examens de laboratoire. Pour le reste, il fallait se débrouiller avec les moyens du bord. »

Suivent des mois de grande confusion, avoue-t-elle. « D'un côté, une façon extraordinaire d'exercer la médecine, que je ne retrouverais jamais par la suite. Une médecine simple, basique, sans autre instrument que mes dix doigts, mes yeux et mes oreilles, loin de l'enseignement de la fac d'aujourd'hui, où les outils d'investigation se sont substitués à l'examen diagnostique, sans contact direct avec les patients, et ne permettent plus d'appréhender le corps, rendu à une somme d'images, de chiffres. J'examinais les gens, je diagnostiquais, je soignais en puisant dans ma panoplie; on était loin des deux mille trois cents médicaments disponibles en France. Et ça marchait! » Esméralda dit comment son expérience de la médecine d'urgence au Samu de Paris l'a aidée à moins paniquer dans les situations extrêmes.

Mais comment appréhender ce gigantesque organisme vivant que constitue un camp de dix mille réfugiés? « Effrayante densité... Le manque d'hygiène posait de gros problèmes, les épidémies menaçaient. Maladies nutritionnelles, diarrhées, rougeole, paludisme, affections respiratoires aiguës constituaient autant de fléaux. » Elle réalise que son certificat de médecine tropicale, certes utile au diagnostic et au traitement, lui apporte peu dans le domaine crucial de l'identification préventive des facteurs de risques, la fameuse approche épidémiologique dont elle ignore le B.A.-BA. Comment mesurer, évaluer l'état de santé d'une population, déceler une épidémie ? Comment juger la stabilité, l'amélioration ou l'aggravation d'une situation sanitaire ? Comment agir sur les causes du mal, afin de prévenir les pathologies graves ? Il est possible de recenser les cas de paludisme, de tuberculose, mais à quoi bon si ce n'est pour limiter au mieux la survenue du désastre ? Quelle méthode choisir afin d'adapter au plus près les réponses aux besoins ? Vaccination de masse contre la rougeole, mise en place d'un programme contre les maladies diarrhéiques ? Esméralda ignore tout des protocoles de santé publique, l'épidémiologie n'étant alors guère enseignée dans les facultés de médecine. Dévalorisée aux yeux des cliniciens et des chercheurs fondamentalistes, la spécialité est pulvérisée en nombreuses chapelles territorialisées. L'école de Rennes, la seule institution qui s'en réclame, tente de fédérer administratifs et médecins de la branche, sans grand succès. Pourtant, cette tradition d'enquête et de veille sanitaire est un domaine où la France fut un précurseur, grâce à sa médecine militaire coloniale. Le docteur Jamot, entre 1915 et 1937, au Cameroun puis en Côte-d'Ivoire, Haute-Volta, Niger, Soudan et Guinée, initia les « principes » et la mise en œuvre d'une méthode contre les endémies – maladie du sommeil, lèpre, paludisme, trachome –, sur le terrain des zones rurales, dépourvues de moyens de communication et d'hôpitaux. Une médecine fondée sur l'extrême mobilité des praticiens, exigeant de ceux-là une connaissance parfaite de la géographie régionale et le contact suivi des populations isolées. Une méthode étayée de statistiques et de protocoles de surveillance systématique des cas (nombre, moment et lieu de leur apparition) afin de comprendre les progrès de la maladie pour la traiter. Une méthode qui, dès les débuts du siècle, permit de contrôler, sinon d'éradiquer la maladie du sommeil, l'un des fléaux traditionnels de l'Empire colonial, qui reviendra avec le temps des indépendances et des grandes migrations.

À l'orée des années quatre-vingt, les médecins humanitaires reprendront le flambeau des médecins militaires, orphelins de missions et de territoires. De retour, en 1982, Esméralda Luciolli n'aura de cesse qu'elle n'ait acquis les connaissances qui lui avaient cruellement fait défaut à Surin. « La discipline étant quasi inconnue en France, j'ai obtenu, par le biais de la commission franco-américaine d'échange universitaire, une bourse aux États-Unis. Un an plus tard, je revins de Baltimore avec un mastère de santé publique et les idées claires. » Beaucoup d'autres MSF engagés en Thaïlande la suivront. Tulen, Hopkins et Harvard accueilleront ces « étudiants » français pas vraiment dans l'air du temps. Ces individus auront une action déterminante sur l'évolution ultérieure de l'organisation et révolutionneront ses pratiques médicales sur le terrain.

À Surin, pour l'heure, Esméralda Luciolli n'a pas le choix : elle fait l'expérience du réel, malgré les incertitudes. Une école de raisonnement, finalement. « Notre chance fut d'être confrontés aux situations avec les moyens conceptuels de la décrire, afin d'agir en pragmatique. » Livrée à elle-même, elle s'accroche aux consignes, aux méthodes accumulées au fil des mois par son prédécesseur, Rony Brauman. Dans son sillage, elle applique les mesures prophylactiques élémentaires à l'aide de médicaments, en compagnie des réfugiés auxiliaires, aides-soignants, infirmiers, instituteurs, formés sur le tas. Sans eux, elle le réalisera vite, rien n'aurait été possible à Surin. « Ils assuraient l'encadrement sanitaire du camp, recensaient les nouveaux malades, dirigeaient les plus atteints sur l'hôpital. Ces sentinelles de l'hygiène réunissaient, organisaient les équipes de ramasseurs d'ordures, ils apprenaient aux femmes à faire bouillir l'eau, aux enfants à se servir des latrines. »

Les communications avec l'extérieur ? « Pas de téléphone, sourit Esméralda, encore moins de fax. Seulement une boîte postale dans le bled voisin, où, en volontaire disciplinée, je glissais chaque trimestre mon rapport d'activité que personne ne devait lire, rue Daviel, car je n'ai jamais reçu la moindre réponse en retour. Aucun *feedback...* » On le mesure, les protocoles n'ont guère changé depuis le passage de Malhuret à Aranya-Prathet...

Seul ancrage tangible : le bureau du « correspondant » MSF, Gilles Ress, à Bangkok, où Esméralda se rend chaque trimestre. « Un drôle de type, élégant, mondain, pas vraiment dans l'esprit de la maison. Ce chargé des relations avec le service des réfugiés de l'ambassade de France nous avait proposé gracieusement de faciliter nos relations avec les responsables du HCR et les ministères thaïlandais. Nous ne le voyions jamais sur le terrain, mais nous pouvions compter sur lui pour régler les formalités administratives auxquelles nous ne comprenions rien. » Ce personnage singulier préfigure, sans le savoir, la fonction future du « coordinateur de capitale », l'homme-orchestre qui accompagne, de nos jours, chaque mission MSF. Son rôle, fondamental, est d'entretenir l'harmonie entre équipes de terrain et partenaires locaux. « À Bangkok, son bureau était notre point d'attache, le lien unique qui nous reliait les uns et les autres à Paris. Le lieu, pourvu que nous nous y croisions, où nous pouvions discuter, échanger nos expériences, nous tenir au courant des événements, enfin. » C'est ainsi qu'en juin 1979 Esméralda apprend l'arrivée en urgence d'une nouvelle équipe de volontaires à Mayrut, à l'extrême pointe sud-est du pays. « En huit jours, ce petit camp de huit cents Khmers avait vu sa population atteindre cinq mille trois cents réfugiés, transférés là, dans d'effroyables conditions, du camp de Ban Laem. En vingt-quatre heures, la mission-éclair des MSF installe un hôpital de campagne avec médecins et infirmières, médicaments et matériels. »

La situation est confuse. Des rumeurs effrayantes circulent sur les conditions dans lesquelles des milliers de nouveaux transfuges du Cambodge sont impitoyablement refoulés par l'armée thaïe à la frontière. Comme à Non Chan, Ta Phraya, Wat Koh. À Preah Viehar, dit-on, vingt mille réfugiés, épuisés après des jours de marche, ont été repoussés sur un plateau où ils sont morts de faim, ou bien déchiquetés par les mines antipersonnel en tentant de rebrousser chemin. « À Surin, occupés que nous étions à diagnostiquer, à secourir nos malades, nous ne saisissions pas grand-chose, se souvient Esméralda Luciolli, nous étions dépassés, nous ne comprenions pas les événements, nous n'arrivions pas à leur donner du sens. » Que fuient ces gens, au risque de pareilles souffrances ? Que se passe-t-il donc au Kampuchéa pour provoquer cet exode meurtrier ? Peu d'éléments de réponse en dehors des témoignages colportés de camp en camp : pistes et forêts jonchées de cadavres, bourgs rasés, terres abandonnées, cheptel anéanti, survivants en haillons, pieds nus, se terrant dans la jungle. Les réfugiés expliquent que les Vietnamiens pillent et rançonnent. Partout les *bodoïs* détruisent les récoltes, incendient les stocks de grains, minent les rizières, interdisent, sous peine d'exécution, les moissons et les labours.

À Paris, les informations de terrain remontent rue Daviel depuis des mois. L'affaire est entendue : « Notre représentation des Vietnamiens et du pouvoir de Hun Sen installé à Phnom Penh n'était pas celle qui prévalait en France alors, raconte Rony Brauman, qui a rejoint l'équipe parisienne. L'intervention vietnamienne, y compris à droite, apparaissait comme une délivrance par rapport à l'enfer que les Khmers avaient enduré pendant quatre ans. Or, Hun Sen lui-même n'était qu'un ex-Khmer rouge qui avait participé à toutes les horreurs commises entre 1975 et 1978 avant de changer de crémerie, en rejoignant la faction pro-vietnamienne. Pour nous, les Vietnamiens n'apparaissaient donc pas comme des libérateurs, mais comme des occupants, et les Cambodgiens qu'ils avaient mis au pouvoir étaient leurs collabos. Les exactions, la famine organisée dans le but, sans doute, de réduire les débris khmers rouges encore actifs, équivalaient ni plus ni moins à l'extinction lente d'une population saignée à blanc sous le joug de Pol Pot. Car famine il y avait, nous en étions convaincus. Comment aurait-il pu en aller autrement dans ce pays anéanti par le précédent régime? Je pense aux canaux d'irrigation dynamités, aux ponts et aux routes détruits, aux structures économiques démantelées, aux populations déplacées, brassées d'un bout à l'autre du territoire.»

La rue Daviel n'est pas seule à envisager le pire. En juillet, les observateurs occidentaux de l'Unicef et du CICR ont obtenu l'autorisation de se rendre dans le pays, à l'occasion d'une visite strictement contrôlée par les nouveaux maîtres de Phnom Penh. Ils n'ont vu que ruines et décombres. «Au cours des prochains mois, plus de deux millions de personnes vont mourir de faim», concluent-ils, de retour de mission.

Combien de Khmers reste-t-il au Cambodge? s'interroge *Libération*, qui se livre à de sinistres évaluations, fondées sur le nombre des victimes attribuées à la dictature khmère rouge. Le régime avoue dix mille morts; un million, estime le père Ponchaud[1], le grand spécialiste du Cambodge; trois millions, affirment les Vietnamiens «libérateurs». Le quotidien retient finalement le chiffre de 2,5 millions de morts[2] sur une population estimée à sept millions en 1970. Encore faut-il y ajouter le million de victimes de la guerre provoquée, de 1970 à 1975, par le régime Lon Nol. Sans compter les dizaines de milliers de Khmers qui ont fui leur pays depuis quatre ans. Les Vietnamiens auraient donc «libéré» une population réduite à 3,5 millions d'âmes. 3,5 millions de vivants en sursis, soumis à la politique de la terre brûlée, pratiquée par les «libérateurs».

«Le pire est au-delà de tout ce qu'on a vu. Bien plus que les *boat people* vietnamiens, déclare le secrétaire général de

1. *Cambodge, année zéro*, rééd. Kailash, 2001.
2. Bilan que l'on estime aujourd'hui à 800000 morts.

MSF, Claude Malhuret, lors d'une conférence de presse. Le pire, c'est la mort lente, sournoise, qui, sous le couvert des forêts impénétrables, au creux des régions montagneuses de la frontière entre Cambodge et Thaïlande, guette inexorablement des dizaines de milliers de réfugiés menacés par la faim. La population du Cambodge est en danger de mort. Si l'on n'intervient pas à temps, c'est à l'élimination physique de ce qui reste d'une population déjà décimée par les Khmers rouges que nous assisterons dans les semaines, les mois qui viennent[1].»

Mais comment intervenir ? Hormis l'URSS, ses satellites et ses alliés, la communauté internationale refuse de reconnaître le nouveau régime de Phnom Penh, arrivé dans les fourgons de l'armée vietnamienne. Le gouvernement Hun Sen ne dispose donc d'aucune légation diplomatique, le siège du Cambodge à l'ONU restant occupé par le délégué des Khmers rouges en fuite… C'est une situation inédite dans l'Histoire : en effet, le pays «légal» s'est volatilisé dans les profondeurs des jungles, tandis que le pays «réel» n'a pas d'existence officielle, ni internationale, bien entendu. À défaut, l'ambassade du Vietnam à Paris représente désormais le Cambodge. Mais obtenir un visa auprès d'elle est une autre paire de manches. Pour ce faire, il est nécessaire, au préalable, de passer par le filtre du Comité d'aide médicale et sanitaire à la population cambodgienne, une émanation du PCF, qui donne ou pas son accord ! Par chance, l'un de ses principaux responsables, Jean-Yves Follezou, chef de clinique à la Pitié-Salpêtrière, est une vieille connaissance de Claude Malhuret et de Francis Charhon, à l'époque où ces internes des Hôpitaux de Paris se prêtèrent main-forte pour «prendre» le comité de l'internat à «la droite», coup d'État PSU-PC. Encore faudrait-il convaincre Follezou, pro-vietnamien inconditionnel, de dominer les divergences qui l'opposent à ses

1. *Le Figaro*, 20 juillet 1979.

anciens « amis » à propos de l'appréciation politique des événements du Cambodge... D'âpres discussions aboutissent enfin, aux derniers jours d'août. Le MSF Jean-Marc Lubrano, accompagné d'un second volontaire, embarque, avec quarante tonnes de médicaments et de matériel, à bord du « premier avion de la solidarité » affrété par le Comité d'aide au Cambodge. Deux délégations de la Cimade, fameuse organisation protestante, et du Comité catholique contre la faim et pour le développement (CCFD) sont également du voyage. La mission des deux médecins est de parcourir le pays afin d'évaluer les besoins sanitaires, alimentaires et humains, sans oublier de poser les jalons avec les instances politiques, seules décideuses de l'installation d'équipes médicales dans le pays qu'elles contrôlent. « Lubrano ne reste que trois jours à Phnom Penh, alors que la délégation avait obtenu des visas pour trois semaines, se souvient Xavier Emmanuelli. Trois jours bloqués dans un hôtel. On venait le prendre en charge pour le trimballer lors de visites soigneusement organisées par les Viets. Un orphelinat ici, un hôpital là. C'est tout. Lubrano est rentré à Paris sans rien voir... » Xavier Emmanuelli a oublié que les « missionnés » de MSF étaient deux. Rony Brauman se souvient de l'autre, « un type bizarre, ophtalmo le matin, avocat l'après-midi. Par la suite, nous avons appris que ce mec avait travaillé au cabinet de Tixier-Vignancourt. Nous avions recruté, sans le savoir, un type d'extrême droite ! » Ce qui ne devait pas simplifier le travail de la mission exploratoire.

Il reste que le docteur Jean-Marc Lubrano ne rentre pas tout à fait bredouille de son périple : dans ses bagages, il rapporte une lettre de Mme Chey-Kanya, vice-ministre de la Santé de la République du Kampuchéa. Celle-ci rappelle les souffrances et les besoins de son peuple et souhaite vivement que « Médecins sans frontières apporte son assistance médicale au pays dans un proche avenir ». Quant au diagnostic du bref séjour de Lubrano à Phnom Penh, il rejoint ceux du Comité d'aide communiste et des deux délégations chrétiennes. « La situation au Cambodge est telle qu'un quart de la population est désormais condamné, déclare le médecin au *Monde*, mais une aide massive est absolument nécessaire pour tenter de sauver les autres habitants. La disparition quasi totale des enfants de moins de cinq ans et la stérilité quasi générale, due à la malnutrition ou à des causes psychologiques, posera un grave problème démographique au Cambodge dans les quinze années à venir. »

Les experts des organisations internationales ne disent pas autre chose. Ceux-là estiment que de huit à neuf cents Cambodgiens meurent chaque jour. Pour l'Unicef, le peuple khmer ne compterait plus d'enfants de moins de cinq ans. « Les autres crèvent par milliers, chaque jour, note *Libération*. Quand les portes s'ouvriront, le monde incrédule découvrira trop tard cette contrée inimaginable : le pays dont les enfants sont des cadavres[1]. »

Rue Daviel, on s'attelle sans tarder à l'élaboration d'un plan d'assistance médicale d'envergure. Dès la fin septembre, les grandes lignes en sont présentées à l'ambassadeur du Kampuchéa à Hanoi par le président, Xavier Emmanuelli. Outre l'acheminement d'importantes quantités de riz et de lait en poudre, MSF propose de fournir médicaments, matériel médico-chirurgical de première nécessité, et de mettre à disposition sur place des équipes médicales chargées non seulement des soins, mais aussi d'une campagne de prévention et de formation d'auxiliaires et de médecins. Il n'y a qu'à attendre le feu vert des autorités.

Mais, entre-temps, les relations entre le bureau de MSF et le Comité d'aide au Cambodge se dégradent. Décidément, les communistes ne partagent pas la vision des humanitaires d'urgence sur les causes mêmes du drame au Cambodge. La rue Daviel est sûre de son fait : les Vietnamiens organisent

1. 30 septembre 1979.

le génocide des Khmers en préparant une famine dans le but de coloniser le pays. Il n'est qu'à écouter les réfugiés pour s'en convaincre. Au contraire, répliquent Follezou et son collègue Bérézia, le génocide a eu lieu : il s'est déroulé en direct, sous nos yeux, pendant cinq ans, avant d'être stoppé par l'armée vietnamienne. Les Vietnamiens ont fait cesser le massacre. La communauté internationale doit reconnaître et soutenir le nouveau régime de Phnom Penh comme seul représentant du Cambodge, indispensable à la réhabilitation du pays meurtri. Une manière de cautionner de nouveaux oppresseurs…

« Les témoignages des réfugiés concordaient, il y avait mainmise vietnamienne sur le pays, se souvient Rony Brauman. Initialement confiés à des Khmers, les postes de l'administration locale passaient de plus en plus souvent aux mains d'ex-Khmers vietminhs, formés depuis des lustres à Hanoi, voire à des Vietnamiens pur jus. Les réfugiés citaient des cas nombreux de limogeages de cadres khmers trop indépendants. Selon les témoignages recueillis par le père Ponchaud, certains étaient emprisonnés en camp de rééducation, tel celui de Kantoy Kor. Ponchaud révélait également les exactions des soldats vietnamiens, vols, viols, et la volonté d'assimilation du peuple khmer à la nation vietnamienne se manifestait par l'installation de colonies de peuplement à la frontière khméro-vietnamienne. » Les faits sont là : martyrisée depuis cinq ans, la population est bel et bien tombée sous le talon de fer d'une nouvelle barbarie.

« Après ce qu'on a vu, comment peut-on mettre en cause le nouveau gouvernement de Phnom Penh ? s'insurge, en substance, le Comité d'aide communiste. Nous avons été reçus au Cambodge, nous avons vu un peuple infirme se remettre lentement sur ses pieds grâce au grand frère vietnamien. »

« Alors, pourquoi des centaines de milliers de Cambodgiens se pressent-ils à la frontière ? riposte-t-on, rue Daviel. Quoi qu'en dise le PCF, ces gens ne fuient pas leur pays sans raison. Quand des familles juives abandonnaient l'Allemagne dans les années trente, ça n'était pas par plaisir... Rappelez-vous le cortège des naïfs, de ces aveugles volontaires, ces faux témoins professionnels qui juraient le cœur sur la main qu'il ne pouvait y avoir de camps de concentration en Union soviétique.»

«On ne pouvait pas se contenter de soigner en fermant les yeux, explique Claude Malhuret; au bureau, cela dit, nous n'étions pas unanimes à penser ainsi. Certains, dont Raymond Borel, notre trésorier, disaient : "On fait de l'humanitaire, pas de la politique", et nous rétorquions : "C'est de la politique au bon sens du terme. Des types crèvent de faim au Cambodge, et on ne peut pas intervenir. Si vous aviez su Auschwitz, auriez-vous fait l'autruche? Maintenant, on sait, alors on fonce."» L'argument est fort, mais le point de vue adverse aussi, trente ans plus tard : «Ce n'est pas à nous de contester la réalité politique; allons là-bas, nous ne sommes que des médecins.»

Comment dépêtrer l'humanitaire de la politique? Le 8 août, le Département d'État américain a lancé un appel à la communauté internationale afin d'organiser une assistance alimentaire d'urgence massive au Cambodge. Mais le gouvernement pro-vietnamien Hun Sen exige que toute assistance passe exclusivement par son canal et sa seule tutelle. Se revendiquant unique représentant légitime du peuple khmer, réclamant d'être reconnu comme tel par l'Organisation des Nations unies, il refuse la proposition de mise en œuvre d'un pont routier à partir de la Thaïlande destiné à secourir les populations en péril dans les régions frontalières, sous contrôle khmer rouge. Il considérerait ce *forcing* comme un *casus belli.* D'ailleurs, des opérations de secours suédoises ont échoué, un mois plus tôt, sur cet écueil. Ce n'est qu'après des semaines de tractations que les dirigeants de Phnom Penh et les Vietnamiens, administrant le pays de fait, acceptent finalement l'opération «Survie Cambodge» lancée par le CICR et l'Unicef. Il s'agit d'acheminer sur six mois 165 000 tonnes de secours – un minimum pour assurer la survie de 2,5 millions de Cambodgiens – jusqu'à Kompong Som, unique port en eau profonde du Cambodge, contrôlé, bien entendu, par les régiments vietnamiens. De nombreux organismes humanitaires privés ont obtenu la confiance des Vietnamiens ; sympathisants ou proches des divers partis communistes, ils ont obtenu le « privilège » d'acheminer des secours à Phnom Penh, telle l'organisation britannique Oxfam, dont la barge supportant 1 500 tonnes de marchandises est arrivée à Kompong Som en septembre.

« Notre mission exploratoire rentrée de Phnom Penh nous avait convaincus que l'aide ne parvenait pas à la population, explique Rony Brauman. Elle passait directement sous le contrôle des autorités vietnamiennes. En tout état de cause, il n'était pas question que nous aidions aveuglément ce régime. Toute action accomplie sous son autorité nous apparaissait comme un faux-semblant destiné à améliorer d'abord son image extérieure, tout en renforçant à l'intérieur son contrôle politique sur la population. L'ostracisme, les conditions draconiennes imposées aux organisations de secours nous empêchaient d'acheminer une aide digne de ce nom à ceux qui en avaient besoin. Bref, nous voulions entrer, agir par nous-mêmes, accompagner nos convois, rendre compte de leur usage… »

Dès lors, on comprend pourquoi les visas tardent… « On était complètement grillés, dit Brauman, notre hostilité envers ce régime croupion devenait par trop évidente. » Claude Malhuret ajoute : « Il faut dire que Rony et moi ne pensions qu'au totalitarisme communiste, nous n'avions qu'une tâche : le combat des nôtres, celui de nos parents mené contre le nazisme ; notre tâche était la même, mais ce totalitarisme avait pour nom communisme. Étions-nous trop militants ? Mais c'est ainsi. » Rony Brauman : « Je me rappelle une discussion avec Claude, je lui disais : "Regardons les choses en face : les Soviétiques envahissent l'Afrique, l'Afghanistan, nous ne sommes engagés que dans les camps de réfugiés, neuf exilés sur dix ont fui des régimes communistes. Ce qu'on appelle 'détente' ne recouvre qu'une énorme offensive soviétique dans le tiers-monde, et notamment en Amérique centrale. MSF doit affirmer son engagement anticommuniste." L'objectif était désigné : l'humanitaire, sous sa forme de citoyens associés se portant au-delà des frontières, se fondait dans l'idéal démocratique. Aujourd'hui, je pense que cet engagement relève plutôt de l'idéal libertaire, qui sur certains points peut s'opposer à l'approche démocratique, mais, à l'époque, je ne faisais pas la différence. Humanitaire et démocratie, un même combat contre le totalitarisme. Anticommuniste comme une bête, Malhuret était aux anges quand il m'entendait parler ainsi. Nous étions sur la même longueur d'ondes. »

Les informations circulent, plus hallucinantes les unes que les autres : « Cambodge, enfer de squelettes vivants, visage de la tragédie, titre *Libération*. Presque toute la population est sur les routes. On croise sans arrêt de longues cohortes de gens décharnés, en haillons, qui n'ont qu'une idée en tête : retrouver leur lieu d'origine, d'où ils avaient été déportés par les Khmers rouges[1]. » Les Vietnamiens auraient regroupé plusieurs centaines de milliers de personnes autour de Phnom Penh, dans des camps « qui ne sont que de vastes asiles au sol de ciment, protégé du vent et de la pluie par des branchages, où les gens peuvent se reposer vingt-quatre ou quarante-huit heures, où on leur donne quelques maigres rations de riz. »

Le Monde cite le correspondant de la *Far Eastern Economic Review*, qui relate un périple du Vietnam à Phnom Penh, parcourant des zones solidement tenues par les Vietnamiens : il n'a pas vu une seule rizière plantée. Des

1. 6 septembre 1979.

informations confirmées par des observations satellitaires révèlent que de 15 à 20 % des rizières seulement sont en culture. « La situation est d'autant plus angoissante, lit-on dans *Le Figaro*, que la maladie ajoute ses ravages à la malnutrition. Beaucoup de malheureux étant condamnés, pour survivre, à manger des cadavres d'animaux contaminés, le charbon – après la tuberculose, le paludisme, le choléra et même la lèpre – a fait sa réapparition[1]. » « Quoi qu'on fasse, des centaines de milliers de personnes vont mourir de faim au Cambodge », s'alarme le journal, tandis que *Le Quotidien du Médecin* surenchérit *:* « Si on ne fait rien, les morts se compteront par millions[2]. »

À MSF, on ne se fait plus d'illusion sur la réponse des services de l'ambassade du Vietnam à Paris. Visas, protocole d'accord : à quoi bon espérer un quelconque bon vouloir ? Décision est prise alors d'envoyer Rony Brauman à Bangkok pour tenter de débloquer la situation. Les ambassades d'Inde ou de Cuba, voire le bureau de l'Unicef ou de quelque autre organisation internationale, seront peut-être plus coopératifs. « C'était la mi-octobre, se souvient Brauman. À Bangkok, l'ambiance était tendue. Des rumeurs, invérifiables, circulaient sur la présence de l'autre côté de la frontière de groupes de réfugiés en très mauvais état. L'ambassade des États-Unis faisait le forcing auprès des autorités thaïlandaises pour obtenir d'entrer au Cambodge. Tout le monde se préparait à déployer des dispositifs d'accueil. Comme j'étais un peu au fait des problèmes nutritionnels en situation d'urgence, j'ai proposé de travailler avec l'Unicef pour élaborer un schéma type de ration alimentaire, mélange de soja et de blé, pour faire face à un afflux éventuel de réfugiés. »

Une nuit – le 28 octobre 1979 précisément –, Brauman est tiré du sommeil par la sonnerie du téléphone. Pierre

1. 17 décembre 1979.
2. 20 décembre 1979.

Paringaux, correspondant du *Monde* et ami, est au bout du fil. « Ça y est, Rony, les réfugiés sont passés, lui lance-t-il, je viens d'avoir un coup de fil du ministère de l'Intérieur. Je fonce… Tu viens ? » C'est ainsi, dit Brauman, que le journaliste et le médecin sans frontières auront « le privilège traumatisant d'être les premiers à découvrir l'indescriptible ».

« Nous étions à l'approche de la frontière au petit matin, vers Ta Prik, au nord. Là, nous avons fait irruption face au spectacle le plus terrifiant qu'il m'ait été donné de voir… Des dizaines de milliers de gisants, effondrés sur eux-mêmes, une masse sombre, compacte, agglutinée dans ce coin de savane. Pas un bruit, pas un seul mot, ni même un pleur d'enfant. Des râles seulement, des quintes de toux, le froissement du vent, les cris étouffés des animaux au loin… »

Ces trente mille morts-vivants – le duo apprendra plus tard leur nombre exact par les témoignages des survivants – viennent de l'autre rive du Mékong, de la région de Kompong Cham, à l'extrémité est du Cambodge. Ils ont marché vers l'ouest plus de cinq cents kilomètres, chassés par la faim. Jusqu'à Battambang d'abord, où ils espéraient trouver du riz. En vain. Alors, ils sont remontés vers Sisophon, vers le nord. Toujours rien. Ils poursuivirent vers l'ouest, la frontière. Dans la province du Phnom Malay, l'immense colonne rencontre les troupes vietnamiennes et la guerre. Certains sont enrôlés par des groupes de Khmers rouges qui les recrutent comme portefaix en échange d'un peu de riz. Le cortège fuit avec ses oppresseurs débandés, grossi par une multitude de villageois apeurés par les canonnades et les bombardements de mortier. À la zone frontière, ce peuple reste bloqué pendant des jours, se nourrissant de serpents, de lézards, jusqu'à ce que le roi Bhumibol Adelyadej en personne donne l'ordre à ses troupes de laisser entrer la nuée d'ombres en Thaïlande, au nom des valeurs spirituelles du bouddhisme.

Le médecin et le journaliste sont au seuil de ce mouroir à ciel ouvert. « Une infirmière MSF, qui travaillait dans le camp de réfugiés voisin, nous avait rejoints. Elle s'était munie de quelques médicaments, mais c'était dérisoire… »

Que faire, sinon foncer à Bangkok pour alerter les organisations de secours ? C'est alors la révélation de l'inertie des bureaucrates de l'aide internationale ! « À l'Unicef, où, depuis des jours, tout le monde se disait fin prêt, je découvre qu'ils ne disposent même pas de l'élémentaire stock de nourriture hyper-calorique ; le responsable danois, un certain Kristofersen, m'explique qu'il ne faut pas s'inquiéter, qu'il vient de câbler à Copenhague, où l'on affrète un navire, que tout est en route… Ça m'a rendu fou. Ces gens se prétendaient coordonnateurs et n'avaient pas même été capables d'organiser le B.A.-BA ! Je me suis jeté sur lui, je l'ai traité d'assassin, de salopard. Je crois que je lui aurais cassé la gueule si le diplomate américain chargé des réfugiés, qui se trouvait là, ne s'était pas interposé. “Rony, Rony, OK… *keep cool ! Take it easy* !” Cette confrontation m'a conforté dans l'idée définitive que, si nous voulions faire quelque chose de sérieux dans cet univers de bras cassés et de jean-foutre, il ne fallait compter que sur nos propres forces, selon l'enseignement du président Mao ! »

Rony alerte aussitôt la rue Daviel. Dans les heures suivantes, les sections régionales de MSF reçoivent ce télex de la direction collégiale : « Trois cent mille Cambodgiens arrivent en Thaïlande – Situation critique – Avons besoin renforts urgents. » Car, pour Brauman, c'est une évidence : ces trente mille gueux moribonds ne forment que la partie émergée de l'iceberg, l'avant-garde de centaines de milliers de fuyards qui surgiront à leur tour. Paris lance l'alerte dans les journaux : « Que vous soyez médecin ou infirmière, généraliste ou spécialiste, MSF recrute dès maintenant des personnes susceptibles de partir rapidement au moins deux mois, et si possible six. »

Et les volontaires déboulent. Ils seront une quarantaine mi-novembre, soixante, quinze jours plus tard, puis cent. « Du jour au lendemain, pratiquement, dit Rony Brauman, je me suis retrouvé à organiser, à gérer les conditions de séjour et de travail de dizaines de bénévoles. Il fallut trouver des logements dans les villages les plus proches du camp, louer les véhicules nécessaires pour leur transport, sans compter les quantités astronomiques d'antibiotiques, d'antipaludéens et le matériel médical considérable à acheter sur place. Or, nous n'avions pas le moindre sou ! Le peu d'argent dont MSF disposait alors était absorbé par les camps d'Aranya-Prathet, Nam Yao, Surin et Mayrut. J'ai donc agi à l'aveugle, en accord avec Malhuret à Paris. J'ai prélevé des centaines de milliers de francs sur le compte bancaire. Nous n'avions pas un liard. Je me disais : c'est pour ça que MSF existe, on verra plus tard, l'intendance suivra, selon le mot d'ordre de Charles de Gaulle… »

Si la guerre du Biafra figure le lieu originel de l'humanitaire français, le « camp des damnés » de Sakeo, puis celui de Khao I Dang, plus tard, seront les creusets, les sites où s'inventera l'édifice logistique et médical qui constituera les bases de la puissance de MSF. Une cathédrale de bravoure et d'honneur, à la mesure de la fin du monde dans laquelle les volontaires seront plongés.

« Au début, il n'y avait que le CICR, MSF et une autre organisation, je crois », raconte Blandine Desmont, infirmière, l'une des premières « missionnées ». Elle décrit l'amas de tentes à croix rouges, les abris de fortune, les toiles de plastique bleu jetées à la va-vite sur la plaine sablonneuse, plantée d'arbustes rabougris. Les effluves de poulailler, la poussière émanant du nombre inouï de corps prostrés, allongés sur des nattes et sur des voiles de coton à même la terre. « Les convois ne cessaient pas… Des milliers d'êtres débarquaient qui allaient, titubant, s'affaler sous les buissons. Combien sont morts là, sans aucun soin, ignorés, cachés, introuvables, anonymes ? Une autre planète. Avec les autres, les médecins et les infirmières, je courais d'un malade à l'autre, d'un agonisant à un moribond, cherchant où poser les perfusions dans ces veines invisibles, si grêles... On ne comptait plus les morts. On était écrasés, étrillés par l'événement, on ne savait pas quoi faire, où donner de la tête, on avait le sentiment que nos actes isolés étaient vains, absurdes, pathétiques. » Blandine dit l'incroyable pagaille, l'interminable va-et-vient, l'absence de but, les corps filant sur les brancards. « Les malades étaient entassés à terre, on opérait sous chaque tente. Quand il pleuvait – et il pleuvait tout le temps –, on pataugeait dans la boue, les malades surtout, allongés sur des nattes. On passait nos journées à quatre pattes, à faire les transfusions. Je me souviens de deux ou trois infirmières avec moi, on ne se relevait pas une seule fois dans la journée, on n'avait pas le temps de déjeuner, d'ailleurs nous n'y pensions pas. Le soir, nous n'avions plus la force de parler, on mangeait le plus vite possible et on sombrait, à bout de force. »

Dans un article titré « N'écrivez pas cela, personne ne vous croirait... », Pierre Paringaux relate comment, avec l'aide de quatre jeunes femmes – un médecin et trois infirmières –, le docteur Jean-Pierre Revel, jeune chirurgien débarqué tout juste de Paris, réalise la première opération chirurgicale dans ce camp immense : « Quasiment en plein air, les pieds dans la boue, sous la menace d'une toile de tente gonflée par l'averse et qu'il fallait vider à pleins seaux pour éviter qu'elle ne craque au-dessus de la malade, victime d'une éventration[1]. » Il faudra deux heures à l'équipe des Médecins sans frontières pour opérer la jeune Cambodgienne, avec un manque de moyens effarant : « L'intervention aurait-elle pu d'ailleurs se dérouler si, par hasard, un journaliste n'avait eu dans sa sacoche une aiguille (aussitôt tordue à

1. *Le Monde*, 31 octobre 1979.

la flamme d'un briquet) et du fil à coudre ? » Et de conclure, révolté : « Le plus incroyable dans cette histoire, c'est que, après quatre jours dans ce camp où des milliers de personnes ont besoin de soins urgents, et après tant de meetings, de visites éclair de délégués, de responsables, de bureaucrates, d'organisateurs, de conseillers en catastrophes et de diplomates, il ne se soit trouvé personne pour faire parvenir une boîte d'aiguilles chirurgicales à ceux qui s'épuisent, jour et nuit, à sauver des vies humaines[1]. »

À Bangkok, le Haut-Commissariat aux réfugiés, débordé, a lancé un appel à volontaires. Depuis une semaine, chaque matin, raconte l'envoyé spécial de *Libération*, une soixantaine de personnes se rassemblent sur le parking d'un grand hôtel de la ville pour embarquer dans un autobus affrété par le HCR. « Il y a là, écrit Patrick Sabatier, Craig, un cow-boy longiligne venu du Montana bosser pour le Peace Corps, Angela, une Californienne détournée de son voyage sur la route des Indes, Ralph, un cameraman indonésien de la BBC, plus une diplomate finlandaise, des étudiants japonais, une religieuse thaïlandaise, et Jacques, un routard français, lecteur de *Libé,* lui aussi en transit en Thaïlande[2]. » Celui-ci n'est autre que Jacques Pinel, qui « inventera » la logistique de MSF, avant de lancer, à la fin des années quatre-vingt-dix, la « Campagne d'accès aux médicaments essentiels », ultime fer de lance de tant d'actions de l'ONG. « Un génie de l'organisation, dit son ami Rony Brauman, un magicien. Capable de bosser des heures entières avec un tournevis. Un calme, un sens pratique de proportion, contrairement à moi… »

Ce pharmacien, professeur de pharmacologie, vient tout juste de mettre un terme à sept ans de collaboration dans le cadre de la Coopération française au Laos. Jacques Pinel vadrouille dans Bangkok, en touriste…

1. *Ibid.*
2. 3 novembre 1979.

« À l'entrée du camp, me confie-t-il, j'ai signé le registre des volontaires du HCR. On m'a orienté vers l'équipe de MSF. Là, une infirmière m'a tout naturellement proposé de m'occuper de la pharmacie. J'ai dit : "OK. J'aurais préféré faire quelque chose de plus intéressant, mais bon, je veux bien commencer par ça." » Grand bien lui en prit ! « Les médicaments ne manquaient pas, ni le matériel, au contraire. Il y en avait à profusion. Une navette de la Croix-Rouge thaïlandaise assurait le ravitaillement chaque matin, mais tout était stocké dans des cartons empilés sous une bâche plastique, si bien qu'il fallait à chaque fois un bon quart d'heure avant de dénicher le médicament nécessaire, quand on le trouvait ! Je me suis dit : "C'est quoi, ces charlots ?" À l'époque, MSF portait un joli nom. Le gentil médecin blanc au chevet du petit Noir, c'était bien beau, mais, derrière l'image, il n'y avait pas grand-chose. Totalement bidon ! Comment leur en vouloir pourtant ? La situation du camp était apocalyptique : aucun tri des malades et des blessés, pas d'infirmerie, juste une paillote transformée en mouroir… »

Jacques Pinel restera un mois en compagnie des MSF à Sakeo. Il monte des étagères sous une tente, classe et range les médicaments par genre, de façon à ce que chaque spécialité soit repérable au premier coup d'œil. « Rien que de très élémentaire, mais qui a révolutionné leur façon de faire. » Comme l'équipe n'a aucune notion de gestion de stock, Jacques lui enseigne une méthode d'inventaire, l'indispensable étape avant de passer les commandes mensuelles. « Le plus compliqué fut de les habituer à ne plus considérer les médicaments selon leurs marques commerciales, aussi diverses que variées, mais à se référer aux seuls termes génériques internationaux. Unique moyen, dans le vrac des produits dont ils disposaient, français, allemands, russes, polonais, thaïlandais, américains ou autres, d'identifier le contenu des drogues auxquelles ils avaient affaire, identiques souvent d'une marque à l'autre… »

Jacques Pinel s'intègre tout naturellement à l'équipe, dont il partage désormais l'existence quotidienne... et la même pagaille crasse ! « Chacun était livré à lui-même, débrouillez-vous ! Personne pour s'occuper de trouver de quoi manger à midi, les médecins et les infirmières étaient bien trop occupés à soigner, mais passer la journée sans rien dans le ventre, par 40° à l'ombre... » Il se souvient d'un autre volontaire, Denis de Kergolay, attaché culturel à l'ambassade de France à Bangkok[1], venu, comme lui, offrir ses services aux MSF. « Son rôle consistait à approvisionner l'équipe en eau potable. L'endroit étant saturé par la foule, il devait aller se ravitailler assez loin, en pick-up. Il lui fallait plusieurs heures, parfois. Mais il arrivait que l'équipe, déshydratée, ne puisse plus travailler tant on crevait sous les tentes. Quand il se pointait enfin avec ses jerricanes, on lui faisait fête. “Alors, tu as rapporté à manger ?” Mais non, il n'avait pu s'occuper que de l'eau. Tout était à l'avenant. Un régiment sans organisateur ! Comment aurait-il pu en aller autrement ? Comment un groupe humain, dépourvu de structure hiérarchique, aurait-il été capable de s'auto-organiser ? Et puis enfin, les médecins, les infirmières sont là pour soigner, pas pour s'embarrasser d'intendance... » Un chantier à déblayer pour Jacques Pinel, doué d'un sens aiguisé de la pratique. Hélas, son séjour thaïlandais tire à sa fin, son visa arrive à expiration, il doit rentrer à Paris.

« Dès mon arrivée à Orly, j'ai foncé rue Daviel, au bureau de MSF. Je leur ai proposé tout de go de me renvoyer sous leur bannière à Sakeo. On m'a répondu : “Nous n'avons pas de poste de pharmacien à pourvoir, mais c'est OK pour ouvrir un labo.” Un labo ! Ce n'était franchement pas ce dont ils avaient besoin dans l'immédiat, là-bas ! J'ai dit : “D'accord, mais, auparavant, accordez-moi une

1. Denis de Kergolay rejoindra, lui aussi, les rangs de Médecins sans frontières, où, durant dix ans, il assurera les fonctions de trésorier.

trentaine de jours pour faire ce que je veux. Le labo, on verra après."» Contre toute attente, Malhuret et les autres acceptent. Faciliter la vie quotidienne et le travail des équipes sur le terrain, c'est l'objectif que se donne Jacques Pinel. Avant lui, on ne disait pas encore logisticien, mais intendant; lui préfère «homme à tout faire».

C'est à Khao I Dang qu'il agira d'abord.

Khao I Dang, cent mille réfugiés. C'est le dernier camp après Sakeo, sursaturé. «On ne pouvait pas vraiment parler de camp, mais d'une espèce de gigantesque campement de bambous, une structure de subsistance précaire, une ville-champignon née de la zone frontalière. Avec ses rues, ses quartiers, ses allées jonchées de détritus. Des petits commerçants thaïs avaient installé leurs étals à cent mètres des barbelés, les plus audacieux faisaient des aller et retour à l'intérieur du camp pour fournir les réfugiés en Pepsi-Cola et en nourriture. Une règle du jeu : éviter les soldats en patrouille qui repoussaient, à force de cris, marchands et clients des marchés improvisés.» Déferlant sur la multitude, le flot ininterrompu de centaines de secouristes. «Jusqu'alors, je n'avais jamais vu pareil spectacle... Tout l'Occident de la charité s'était donné rendez-vous à Sakeo, le cirque Barnum...» Outre le HCR, chargé de la gestion du camp, il y a le géant CICR. Fort de sa puissance, il prétend régir toute l'action humanitaire. Dans son sillage, une ribambelle de Croix-Rouges de tous les pays, dont la plus importante est, bien entendu, la Croix-Rouge thaïe. Celle, française, de la rue Quentin-Beauchard est du nombre, avec son «hôpital» des engins Matra... On compte aussi une profusion de *volags*[1], confessionnelles pour la plupart. Elles ont planté là leurs drapeaux et lâché leurs hordes de prédicateurs-sauveurs, Bible en main. «Disposant de moyens énormes, elles nourrissaient d'autant mieux les réfugiés que ceux-ci se convertissaient opportunément

1. «Voluntary agencies».

afin d'accroître leurs rations. Par dérision, on nommait ces évangélisés de fraîche date les *Christian Rice*, qu'on repérait aux tee-shirts *Jesus cares*, *Jesus loves me*, qu'ils recevaient en cadeau. » Au cœur du cirque, c'est encore un pullulement de *mushroom agencies* – phénomène sociologique décrit pour la première fois dans les camps de Sakeo et Khao I Dang –, composées de deux ou trois expatriés seulement, avec des moyens tenant dans une seule malle. Nées de l'orage, ces « agences-champignons » éphémères prolifèrent. Depuis lors, on les retrouve immanquablement après une guerre civile, un cataclysme, un cyclone ou un séisme. Elles font trois petits gestes avant de retourner au néant, Dieu reconnaissant les siens.

Télévisions, médias, photographes ont visité ce camp, soulevant dans le monde entier une déferlante d'émotion. Chaque semaine, les personnalités de passage, délégués, attachés d'ambassade, politiciens et conseillers en catastrophe officiels en tout genre, font leur tournée humanitariste. Un journaliste évoque l'une de ces visites éclair. « Quatre libellules brunes tournent au-dessus du camp. Fumée verte pour situer l'aire d'atterrissage, tourbillons de poussière rouge qui donnent un instant à la masse noire des réfugiés des airs d'apocalypse. Des généraux bardés de décorations et des Occidentaux en complets blancs descendent des hélicos et marchent d'un pas martial vers l'entrée du camp, sous la protection de soldats, armes dégainées. Les journalistes à la fête interviewent les officiels sur fond de corps squelettiques et de toux rauques[1]. »

Quarante médecins, chirurgiens et infirmières sans frontières sont happés, submergés, noyés dans ce capharnaüm. Recrutés à Paris dans l'improvisation la plus complète, ces volontaires, disponibles pour deux à quatre semaines, forment le gros des bataillons MSF lancés le long de la frontière thaïlandaise en fonction des camps qui

1. Patrick Ruel, *Libération*, 3 novembre 1979.

éclosent presque chaque semaine. Le CICR, le bras sanitaire de Khao I Dang, leur a confié la charge des unités d'obstétrique et de pédiatrie de l'hôpital, non sans s'être arrogé la plupart des actes chirurgicaux. Méfiance d'une organisation hyper-structurée, à l'imposante logistique (« Ils avaient des bagnoles bien propres, la clim, des *clubs-sandwiches* »), à l'égard d'une troupe de bricoleurs privés de moyens ? « Il faut reconnaître que nous ne dépareillions pas vraiment dans le désordre ambiant. Beaucoup de monde, des gens du métier, mais aucun pro ! se souvient le peu complaisant Jacques Pinel. Tel jour, les médicaments manquaient, faute d'avoir été commandés ; tel autre, une partie de l'équipe était bloquée à cause d'une voiture en panne, ou bien trois ou quatre infirmières et médecins étaient menacés d'expulsion, car personne n'avait songé à renouveler leur visa. »

Des tentatives d'organisation existent pourtant. Sous l'impulsion du médecin Vincent Fauveaux – ce « connaisseur » a fait ses classes au camp mong de Nam Yao –, dont l'autorité s'est imposée spontanément, des mesures sont appliquées. Pour mettre un terme à l'anarchie qui prévaut – chaque médecin nouvellement débarqué agit à sa guise, selon ses habitudes de praticien, commandant ses propres médicaments –, Fauveaux entreprend la standardisation des listes de commande de médicaments, définissant, pour chaque pathologie, des protocoles de traitement et de pratique auxquels les MSF doivent désormais se conformer. Ébauche de ce qui sera et demeure la force de MSF. Mais tout reste à faire. Désigner celui qui assumera la gestion de la pharmacie, de l'argent, celui qui sera chargé de trouver et cuisiner les aliments, autant d'initiatives domestiques sans lesquelles existence et travail quotidien deviennent une épreuve.

C'est à Khao I Dang que seront inventés les premiers kits. Cette trouvaille est née dans ce no man's land frontalier où sont agglutinés près d'un demi-million de Cambodgiens.

Les camps, où l'aide internationale se déverse à flots, sont alors l'objet de toutes les convoitises et de tous les trafics. Fusillades nocturnes, et même tirs de mortier. De part et d'autre de cette zone improbable, les accrochages deviennent fréquents entre patrouilles thaïes et groupes khmers rouges en quête de ravitaillement. Parfois, ces « incidents » obligent les volontaires des agences internationales à suspendre pour quelques jours leurs activités. Lorsqu'ils réapparaissent, les pharmacies ont été visitées, quand le dispensaire n'a pas été purement et simplement pillé.

Jacques Pinel raconte : « Quelques pros des Samu règlent le problème. S'appuyant sur leur expérience, ils possèdent leurs mallettes, leurs sacs à dos. Ils savent que dans cette poche ils trouveront le matériel d'intubation, dans cette autre, les perfs. Nous avons analysé leur façon de faire ; on l'a reproduite à l'identique. Une caisse contenant trousses d'urgence et matériel déterminé en fonction des besoins, de la situation appropriée. On installait la caisse dans le pick-up, ensuite chaque médecin tirait sa trousse avant d'aller traîner dans le camp, voir ce qui se passait. Rien de très original, en fait, quiconque voyage un tant soit peu procède de la même manière, en faisant la liste du matériel dont il aura besoin… On appelait cet appareillage “dotation semi-mobile”, parce que la caisse était lourde, encombrante, difficile à trimballer. C'est ainsi que, petit à petit, nous avons amélioré, façonné nos kits, de façon à anticiper nos réponses au plus près en fonction des situations d'urgence, tels les réfugiés au milieu de rien. C'est en Thaïlande que nous avons posé les bases du “kit-hôpital” d'aujourd'hui, constructible en deux jours : quelques lits, un peu de chirurgie. Et puis aussi le kit “dix mille personnes-trois mois”, un ensemble de cartons listés comprenant les médicaments et les matériels médicaux nécessaires, permettant de secourir, trois mois durant, dix mille déplacés. Chaque kit étant, bien sûr, élaboré en fonction du type d'informations dont on dispose selon chaque situation… »

Aujourd'hui, la plupart des ONG et des institutions d'urgence internationales ont adopté le modèle des kits «sans frontières». Une technique quasi universelle.

À la fin novembre, que se passe-t-il sur le versant cambodgien de la frontière? Après avoir alerté l'opinion, des mois durant, sur l'imminence d'une famine sans précédent, les médias s'interrogent : l'aide internationale au Cambodge serait-elle détournée? J.H. Hocké, le chef des opérations du CICR, l'affirme, de retour de Phnom Penh : sur 50000 tonnes de ravitaillement acheminées, 48500 sont toujours stockées dans les hangars de Phnom Penh et les docks de Kompong Som, menacées par la vermine et les rats. Il déclare que les organisations internationales pourraient être amenées à suspendre les opérations de secours si «nous ne pouvons sortir de la nasse dans laquelle nous sommes pris». Le Département d'État américain confirme : l'aide internationale est délibérément bloquée par le gouvernement cambodgien fantoche; elle est même détournée au profit des forces armées vietnamiennes, soutient, pour sa part, Claude Cheysson, commissaire de la CEE aux questions de développement. C'est faux, rétorquent autorités cambodgiennes et vietnamiennes, pour qui ces allégations ne sont que les effets d'une campagne de propagande menée par la Chine et l'Occident, accusés de profiter de la distribution de l'aide humanitaire acheminée par la Thaïlande pour soutenir les «bandits» de Pol Pot et «autres réactionnaires khmers». Les rares organisations humanitaires privées qui ont eu le privilège d'entrer dans le malheureux pays – Oxfam, le Conseil œcuménique des églises, le Comité d'aide au Cambodge, la Cimade et le Comité catholique contre la faim et pour le développement – admettent des lenteurs dans l'acheminement de l'aide, mais elles l'attribuent aux difficultés auxquelles le pays exsangue est confronté : état déplorable des voies de communication, manque cruel de transport logistique, désorganisation de l'administration khmère, décimée par les Khmers rouges… À les entendre, le pays renaît lentement et laborieusement, avec une détermination que personne ne peut nier.

Informations, contre-informations…

«D'un côté, les reportages favorables au nouveau régime, explique Rony Brauman; de l'autre, les réfugiés qui nous détrompaient : "Ce sont des mensonges, ça ne se passe pas du tout ainsi." Bien sûr, le mieux eût été d'aller se rendre compte nous-mêmes. Mais n'entrait pas au Cambodge qui voulait… Que faire, alors ?»

Rue Daviel, aucun doute pour MSF. «Refus d'acheminer des tonnes de riz bloquées à la frontière, refus de remettre en service l'aéroport international de Phnom Penh afin de permettre aux gros porteurs d'organiser des navettes sur grande échelle, refus de laisser entrer les médecins, les chirurgiens et les infirmières qui attendaient par centaines afin de remplir leur mission. Pour nous, c'était l'évidence : la grande machine qui devait sauver le Cambodge – ou ce qu'il en restait – était grippée, bloquée : tout partait, rien n'arrivait.» Cette perception des événements, Rony Brauman en convient rétrospectivement, était sous-tendue par des convictions idéologiques : «D'un côté, l'humanitaire, les droits de l'homme, la démocratie; de l'autre, le totalitarisme qui, par sa définition même, stérilisait toute solidarité humanitaire. Depuis, je me suis rendu compte, en lisant Hannah Arendt notamment, que les choses étaient plus compliquées : par massification, dissolution du social, l'humanitaire peut verser dans le totalitarisme, et non pas la démocratie…» Mais, pour l'heure, il n'y a pas de doute : «MSF devait s'assumer en tant que force d'action anticommuniste, en se situant résolument dans le camp démocratique libéral. Le camp d'Aron contre celui de Sartre. L'intérêt d'une association comme la nôtre, pour moi, était de se colleter avec ces enjeux omniprésents, essentiels. Autrement dit, nous devions nous situer face aux différents pouvoirs de la région. Claude Malhuret et Xavier Emmanuelli étaient de mon avis.»

C'est ce qu'ils feront bruyamment, à grand renfort d'interviews. Pour rappeler, encore et encore, l'impossibilité de pénétrer au Cambodge. Xavier Emmanuelli, alors président de MSF, écrit dans les colonnes du *Nouvel Observateur :* «Il faut être clair : les Vietnamiens nous disent : "Il nous manque cinquante médecins." Nous leur en proposons mille. Ils nous disent : "Nous manquons de profs de médecine." Nous leur proposons des professeurs. Ils nous disent : "Nous manquons de riz." Nous leur proposons du riz… Trois mille tonnes. Et nous attendons nos visas… Ce que j'en déduis ? C'est que ces autorités ne souhaitent pas la présence d'observateurs sur place[1].»

On en profite, au passage, pour envoyer des volées de bois vert à l'adresse des organisations présentes dans le pays, au premier rang desquelles le fameux Comité d'aide au Cambodge, d'inspiration communiste, et les «faux nez», la Cimade et le CCFD, coupables de complicité, de mensonges, à l'instar des «compagnons de route» et des «envoyés spéciaux» du Parti communiste français. «Comme par hasard, ils sont les seuls à travailler au Cambodge, les populations réfugiées en Thaïlande n'étant probablement pas de "vrais" Cambodgiens. Truqueurs ou naïfs, ils prétendent que tout va bien, que l'aide arrive partout. En réalité, le CICR et l'Unicef, bloqués dans leurs hôtels, pourraient témoigner sur de telles distributions[2].» Comme il se doit, par journaux interposés, la contre-attaque des susnommés est violente : «Pourquoi êtes-vous, MSF, la seule organisation française qui se trouve dans l'impossibilité de participer à l'aide humanitaire au Cambodge, quand toutes les autres réalisent leur mission ? s'interroge le communiste Jean-Yves

1. 17 décembre 1979.
2. *Le Quotidien du Médecin*, 25 décembre 1979.

Follezou dans les colonnes du *Matin de Paris*[1]. La réponse est inscrite dans les différentes prises de position publiques de MSF : elles falsifient la réalité cambodgienne d'aujourd'hui, en reprenant les mots d'ordre de la gigantesque campagne de calomnies anti-cambodgiennes et anti-vietnamiennes faite en France aujourd'hui. (...) Est-ce de médicaments ou de fusils dont ont besoin les médecins sans frontières ? » Cimade et CCFD, fielleux, renchérissent : « Le concept même de Médecins sans frontières est très beau. Nous souhaitons qu'il devienne réalité, afin que les frontières politiques, idéologiques, raciales, culturelles ou autres, ne soient plus des obstacles à la rencontre des hommes. Mais nous avons bien peur que les prises de position politiques, même déguisées, des actuels dirigeants de MSF n'ajoutent de nouvelles frontières à celles, trop nombreuses déjà et si hautes, hélas[2]. »

Rony Brauman : « Nous nous étions mis beaucoup de monde à dos. Il faut se souvenir de ce qu'était encore le pouvoir d'influence du PC, et en particulier de sa capacité à manipuler la souffrance comme un levier dont il usait à son propre compte : "Comment peut-on mettre en cause le récent gouvernement de Phnom Penh après ce que l'on sait de la dictature khmère rouge abattue ? Si certains refusent d'aider les Cambodgiens, c'est uniquement pour des raisons idéologiques." C'étaient les arguments de ces progressistes qui avalisaient ainsi l'intervention vietnamienne. Et ces arguments portaient. »

Il reste que MSF ne se laisse pas impressionner : « Aujourd'hui, au Cambodge, les enfants meurent de faim devant des tonnes de stock de riz. Aujourd'hui, au Cambodge, par centaines de milliers, hommes et femmes abandonnent la terre où ils sont nés, fuyant une famine organisée, la maladie et la mort. (...) L'aide humanitaire est

1. 29 décembre 1979.
2. *Le Quotidien du Médecin*, 15 janvier 1980.

un devoir, et jusqu'alors chacun y a contribué. Mais, bloquée par l'occupant vietnamien, elle est stockée, détournée; elle n'est qu'un rideau de fumée masquant l'inexorable agonie du peuple khmer[1].» Un coup de gueule de MSF, inédit par sa virulence, comme le remarque *Le Figaro* : «Ils ont décidé de ne plus se taire. Pour la première fois depuis qu'ils existent, les médecins sans frontières accusent[2].»

Sans doute la présence active de Bernard Kouchner dans le champ médiatique participe-t-elle de cette soif d'en découdre... L'illustre ex-médecin sans frontières, désormais médecin du monde, est réapparu sur le devant de la scène trois mois plus tôt, au moment du lancement de l'opération de ravitaillement «Survie Cambodge», initiée par le CICR et l'Unicef à partir du port cambodgien de Kompong Som.

«Nous avons un bateau disponible à Singapour, déclare alors le président de MDM, d'un seul coup il peut amener au Cambodge 1300 tonnes de ravitaillement, beaucoup plus que les avions-cargos. Devant ce qui se passe au Cambodge, on ne pouvait plus discuter pour savoir de quel côté il fallait acheminer l'aide. Devant l'urgence, *L'Île de Lumière* doit devenir un *Bateau pour les Cambodgiens.* (...) Aujourd'hui, la non-ingérence au Cambodge, c'est le crime de non-assistance à un peuple en danger de mort. Le monde entier, témoin, risque de se retrouver complice. Demain le *Bateau* doit partir pour le Cambodge. Il le faut[3].»

Semaine après semaine, les médias ne ratent aucune occasion de relater l'équipée et ses aléas. Trois semaines de négociations à Singapour avant d'obtenir des responsables khméro-vietnamiens l'autorisation d'entrer au Cambodge, et encore fallut-il signer l'engagement par lequel *L'Île de Lumière* se contenterait de ne servir que de cargo. Ses promoteurs démantelèrent donc le navire-hôpital de ses

1. *Le Quotidien du Médecin*, 15 janvier 1980.
2. 19 décembre 1979.
3. *Libération*, 25 septembre 1979.

installations médicales, avant de le mettre à la disposition du CICR. Mais, bientôt, ce sont de nouvelles mesures dilatoires, dans le port de Samu Prakan, à une vingtaine de kilomètres au sud de Bangkok : chargé de 1200 tonnes de riz, d'huile, de sucre et de lait, le navire n'est autorisé à lever l'ancre pour Kompong Som, en territoire cambodgien, qu'à la condition que les six médecins du bord soient débarqués !

Les journaux s'interrogent… «Le voyage risque de durer plusieurs semaines en raison de l'engorgement du port; aucun programme définitif n'a encore été prévu pour le bateau. (…) Le désarmement du navire-hôpital paraît symptomatique d'une certaine impuissance des organisations internationales de secours à faire face aux types de conflits actuels avec tout l'arrière-plan politique et médiatique[1].»

Rony Brauman, définitif : «Kouchner s'était soumis à des conditions inacceptables au regard des principes humanitaires.» Réveillant les antagonismes, Claude Malhuret et les siens justifient alors leur posture : «Seule l'aide terrestre venue de Thaïlande peut permettre de redresser la situation. Nous savons par les réfugiés que la route de la frontière thaïlandaise à Phnom Penh est carrossable. Nous avons les camions et les vivres, mais pas l'autorisation de pénétrer au Cambodge. Seule, désormais, une pression internationale suffisante pourrait nous ouvrir les frontières du pays. Sinon, nous ne pourrons rien faire[2].»

Bataille politique, certes, mais bataille médiatique encore… «*Nouvel Observateur, Matin, Monde, Libération, Express*, tous emboîtaient le pas à Kouchner, dit encore Rony Brauman. Il bénéficiait d'un réseau extraordinaire. Les bataillons de la nouvelle gauche anticommuniste et droits-de-l'hommiste étaient dans son carnet d'adresses. La droite libérale façon Todd et Revel aussi. À MSF, nous n'étions que des bouseux, paille et boue dans les sabots.»

---

1. *Libération*, 25 novembre 1979.
2. *France-Soir*, 27 novembre 1979.

C'est dans cette ambiance sulfureuse que, le 20 décembre 1979, paraît le même appel, du *Figaro* au *Matin de Paris,* et du *Monde* à *Libération :* «Il faut entrer au Cambodge, convaincre l'occupant vietnamien de ne pas laisser mourir les rescapés du génocide khmer rouge. C'est pour cela que nous créons aujourd'hui le mouvement "Cambodge, Marche pour la Survie" ! Il y a cinq ans, l'opinion publique internationale a fait cesser les bombardements au Vietnam; aujourd'hui, seule cette opinion publique forcera les Vietnamiens à laisser distribuer l'aide humanitaire au Cambodge. Nous demanderons à la Thaïlande de nous permettre de traverser son territoire. Si ce n'est pas possible, nous prendrons des bateaux pour entrer au Cambodge par la mer. Si nous sommes refoulés, nous reviendrons par la voie aérienne. Il faut que tombent les barrières qui nous empêchent de secourir ces êtres en danger de mort. Aidez-nous à organiser la marche d'hommes venus de tous les horizons, personnalités ou représentants d'associations, décidés à porter sur les lieux de tant de souffrances nourritures, soins et médicaments, afin que l'aide soit distribuée... Pour que survive le peuple cambodgien[1].»

L'appel est signé non pas de Bernard Kouchner, président de Médecins du Monde, comme on pourrait le croire à première vue, mais de Médecins sans frontières. Ceux-ci se doutaient-ils alors du terrible engrenage qu'ils déclenchaient ? L'avalanche, furieuse, déferlera deux mois durant, et risquera de les emporter.

L'initiative, et ses origines, ont de quoi surprendre.

Tout commence rue Daviel par un coup de fil : Jean-Pierre Pierre-Bloch, député UDF, désire rencontrer les connaisseurs du Cambodge des MSF, Claude Malhuret et Rony Brauman. Il veut connaître leur point de vue sur la situation. «Un type très à droite, remarque Brauman, mais je ne le savais pas à l'époque. Je le voyais plutôt comme un

1. 21 décembre 1979.

personnage pittoresque, l'imprésario de Johnny Hallyday passé en politique. Assez drôle... Dans mon anti-communisme, ce démocrate de droite ne me gênait guère. » Le parlementaire invite le duo au restaurant, un trois étoiles. Brauman commente : « Pour parler de la famine au Cambodge, la situation gastronomique était un peu décalée. » On évoque alors le détournement scandaleux de l'aide internationale par les autorités khméro-vietnamiennes. Les MSF confient les informations dont ils disposent, présentant comme unique solution une pression des élus politiques sur les forces en présence. « Pourquoi pas une manif à la frontière thaïlandaise, tant que vous y êtes ? » lance alors le député gouailleur. Pourquoi pas, en effet ? Une démonstration symbolique afin de réclamer l'ouverture du Cambodge... L'idée fait son chemin. « Le dimanche suivant, se souvient Brauman, nous nous réunissions chez Malhuret en compagnie d'Emmanuelli. C'est lui qui rédigea le texte de l'appel, car, de nous trois, il était celui qui avait la plume la plus alerte. »

Ironie de l'histoire : on se rappelle que le président de MSF, auteur de ces lignes très kouchnériennes, est celui-là même qui, un an plus tôt, s'était dressé – avec quelle virulence ! – contre la fameuse « loi du tapage » chère à Bernard Kouchner. « Depuis 1976, c'était la première opération médiatique de grande envergure que nous allions utiliser pour nous exprimer, se rappelle Emmanuelli avec ivresse dans son livre, dix ans plus tard. Un théâtre d'opérations artificiellement monté, voulu et raconté par nous-mêmes et nos amis, pour les témoins du monde entier, pour l'opinion internationale ! Nous avions beaucoup appris sur les lois de ce théâtre ! [1] »

Emmanuelli usa-t-il de la même emphase, le 12 décembre 1979, quand le trio proposa le projet à la direction collégiale ? « La partie était loin d'être gagnée d'avance, remarque

1. *Les Prédateurs de l'action humanitaire*, Albin Michel, 1991.

Brauman. Au sein de l'équipe, rien n'était clair à propos de la notion de témoignage, des prises de position publiques. Pour éviter la confrontation, nous sommes arrivés avec une motion toute prête. Genre léger putsch interne.»

Contre toute attente, l'idée d'un MSF initiateur d'un vaste mouvement de mobilisation de l'opinion publique sur le drame au Cambodge est adoptée à l'unanimité. Il s'en trouve même, autour de la table, pour suggérer d'en appeler à Bernard Kouchner, spécialiste *ex cathedra* de ce genre d'action. La proposition sera rejetée.

Il n'y a plus qu'à battre le rappel. Comment s'y prendre quand on ne possède pas les bonnes clés ? On commence par frapper aux portes des associations «sœurs», au premier rang desquelles la dernière-née, Action internationale contre la faim. Avantage sur les autres, celle-ci rassemble en son sein un grand nombre de journalistes et de chefs d'entreprise : Guy Sorman et José Bidegain, mais aussi des «intellectuels»: Jacques Attali, Françoise Giroud et Bernard-Henri Lévy. L'affaire est conclue : AICF appose sa signature au bas de l'appel, elle sera de la «Marche». BHL propose même de mettre la main à la pâte : il deviendra l'un des piliers du mouvement.

«Je l'avais contacté au bar du Twickenham, rue des Saints-Pères», se souvient Brauman. Le nouveau philosophe lui ouvrira son carnet d'adresses. Rony Brauman : «Nous voulions réunir un panel de "leaders d'opinion", comme on disait alors. Une catégorie qui me paraît grotesque aujourd'hui, mais à laquelle je croyais à l'époque. Des segments représentatifs de la société : élus de droite et de gauche, communistes affranchis, écrivains... À droite, assez vite, nous avons obtenu le ralliement des libéraux de l'UDF, Alain Madelin, Bernard de Maigret, Jean-Pierre Pierre-Bloch, Gérard Longuet, ravis de faire la nique à leurs rivaux du RPR. Eux, plutôt pro-vietnamiens, étaient

1. *Les Prédateurs de l'action humanitaire*, Albin Michel, 1991.

réticents. C'était la même chose à gauche… Lionel Jospin, alors secrétaire, trotskiste, aux relations internationales du PS, refuse de me recevoir. Nous avons dû nous débrouiller… Les rocardiens Alain Richard, Michel Sapin, Philippe Marchand et Claude Évin nous rejoignirent, trop contents de foutre la merde dans leur parti. Jospin entra dans une rage rouge.»

La rue Daviel connaît des heures chaudes. Tout jeune aspirant MSF, Antoine Crouan, le médecin rennais, se souvient comment, poussant pour la première fois la porte du local, en décembre 1979, il se trouva happé tout de go dans ce tourbillon : «Xavier Emmanuelli, que je ne connaissais pas, m'a alpagué avec une pile de tracts : "Tu veux ouvrir une section MSF en Bretagne? Tiens. Distribue ça dans les facs, où tu veux. On doit remplir un avion d'élus représentant la société civile pour le Cambodge. Chaque région dispose d'une dizaine de places. Si tu parviens à remplir le quota, tu pars avec nous."» La première mission MSF du généraliste consiste donc à travailler pour cette opération de communication : «Je suis rentré dare-dare dans ma Bretagne. J'ai pris contact avec les notables, le représentant du syndicat des médecins généralistes, les syndicats paysans et quelques maires bretons. De toutes les sections régionales mises à contribution, l'Armor a été, je crois, celle qui rassembla le plus de signatures. Récompense, on m'offrit le billet pour le Cambodge. Le p'tit gars au chapeau rond l'avait bien mérité!»

Responsable de la section marseillaise de MSF, Dominique Desplats conserve un souvenir plus nuancé de l'épisode : «Les décisions de quelques-uns ont confisqué le pouvoir du comité de direction collégiale. En région, nous étions les collecteurs de centaines de signatures dont nous ne savions que faire… La rue Daviel était une tour d'ivoire en prise constante avec les médias, isolée de ses adhérents. Où, quand, comment? Rien ne sera discuté de manière élargie, alors que les décisions prises engageaient MSF politiquement[1].» Plus tard, à l'heure des comptes, lors de l'assemblée générale des adhérents, Claude Malhuret en conviendra : «L'information n'est pas passée dans MSF. La machine s'est si vite emballée, les problèmes à résoudre étaient si épineux, si nombreux... Quatre lignes de téléphone occupées en permanence pour regrouper des soutiens, des bonnes volontés, des signatures. Nous étions si absorbés que nous avons oublié l'essentiel : l'information de l'opinion publique passait avant tout par une information correcte à l'intérieur des groupes régionaux de MSF.» Rony Brauman est plus direct : «Claude et moi avons préparé ce voyage dans notre coin, résolument, en nous confiant le moins possible. Pour une raison simple : nous voulions éviter d'être confrontés à des discussions sans fin; elles risquaient de retarder les échéances. La démocratie prend du temps. Ça n'était pas le moment. Il fallait avancer, et vite.» Ceux-là mêmes qui, naguère, s'étaient érigés violemment contre l'autocratique Kouchner se livraient à leur tour à la reproduction du même scénario. Pour le meilleur comme pour le pire...

15 janvier 1980. Les organisateurs de la «Marche pour la survie du Cambodge», Médecins sans frontières et Action contre la faim rassemblés, présentent l'initiative en conférence de presse. À la tribune, Claude Malhuret et Rony Brauman côtoient Jacques Attali, Bernard-Henri Lévy, Jean-Pierre Pierre-Bloch et Charles Aznavour.

Le 5 février prochain, expliquent-ils, une centaine de personnalités, maires de grandes villes françaises, parlementaires de la majorité comme de l'opposition, artistes et intellectuels français, étrangers, dont le dissident soviétique Alexandre Guinzburg, le dramaturge anarchiste espagnol Arrabal, les écrivains communistes affranchis Nina et Jean Kéhayan, s'envoleront par avion-charter et se rassembleront à la frontière khméro-thaïlandaise, à Aranya-Prathet

1. Assemblée générale MSF, 28 mars 1980, archives MSF.

précisément. Avec eux, vingt camions chargés de deux cents tonnes de vivres et de médicaments. L'objectif, précise BHL, est de « sauver des corps, rien que des corps ». Les promoteurs renoncent à pénétrer au Cambodge, comme ils l'avaient annoncé au départ. Ils attendront l'autorisation d'entrer afin de distribuer les secours. En cas de refus, ils se présenteront à nouveau le lendemain, puis le surlendemain. Si le groupe était définitivement refoulé, les vivres seraient distribués aux réfugiés cambodgiens et aux paysans thaïs « déplacés » en raison de la situation critique à la frontière. Les journalistes apprennent que des personnalités nord-américaines se joindront aux manifestants. L'actrice Liv Ullman et, grand coup médiatique, la chanteuse Joan Baez, égérie du folk militant. Curieusement, aucune mention n'est faite de l'association américaine International Rescue Committee, acteur-clé de l'organisation de la Marche, avec laquelle MSF, plus précisément Malhuret et Brauman, a conclu un accord quelques jours plus tôt.

Rony Brauman : « Nous avions appris que ceux-là montaient une initiative comparable à la nôtre aux États-Unis. L'IRC ne nous était pas étrangère : elle était présente depuis longtemps dans les camps de réfugiés de Thaïlande. En 1976, Malhuret avait travaillé avec eux à Aranya-Prathet. Nous nous sommes donc rendus à New York pour rencontrer ses principaux dirigeants, Leo Chirne et Bob Devequi, celui-ci ancien membre du Département d'État. À l'évidence, ces gens disposaient d'accointances avec les milieux officiels américains. Jusqu'où ? Je n'en sais rien. On s'en foutait, de toute façon. Ils amenaient Joan Baez, la star anti-guerre, le grand truc. Alors, qu'ils aient été ou non des agents de la CIA… » Décision est donc prise : « On se faisait mutuellement confiance. Chacun amenait ses troupes, et vogue la galère… » On verra ce qu'en penseront les MSF plus tard, quand ils auront vent de l'affaire.

IRC ou pas, la simple annonce de la « Marche pour le Cambodge » suffit à déclencher, non seulement en France, mais parmi les forces en présence de part et d'autre de la frontière thaïe, un tollé qui ne cessera de s'amplifier à mesure qu'approche le jour J.

« Action généreuse de participants venus du monde entier pour sauver la malheureuse population khmère », commente la Voix du Kampuchéa, la radio des Khmers rouges totalitaires ! Bien entendu, la cause est condamnée violemment par le gouvernement pro-vietnamien de Phnom Penh. Pour celui-ci, cette manifestation « impérialiste et réactionnaire » ne vise qu'à « exciter l'opinion internationale contre le régime en place dans la capitale khmère ». Hanoi surenchérit par le biais du *Nhan Dan*, la *Pravda* locale du PCV, qui qualifie la Marche de « provocation sino-américaine destinée à porter un nouveau coup à un pays qui a pourtant déjà eu sa part de souffrances ». *Le Quotidien des armées* accuse ses promoteurs d'être ni plus ni moins « manipulés par la CIA ». En Thaïlande, les sentiments ne sont pas moins hostiles à l'égard d'une manifestation qui, provoquant l'ire vietnamienne, ne fait qu'accroître la vive tension que font peser, entre les deux pays riverains, les centaines de milliers de réfugiés cambodgiens massés aux frontières. Le *Bangkok Post* la qualifie de « cirque » et réclame l'interdiction du « spectacle ». Même écho de la part des organisations de secours internationales réunies, CICR, Unicef et HCR. Elles accusent les « marcheurs » de rechercher une publicité personnelle ; elles craignent que le *sit-in* n'amène les autorités khmères pro-vietnamiennes à boucler complètement la frontière, alors que pour l'heure elles ferment les yeux sur la multitude de charrettes à bœufs et de bicyclettes qui acheminent chaque jour le ravitaillement depuis la Thaïlande jusqu'à cinquante, et même cent kilomètres, à l'intérieur du Cambodge exsangue.

En France, les controverses sont aussi vives. Les adversaires critiquent un coup publicitaire, qu'ils comparent au show de la présidente Carter, accourue et photographiée un mois plus tôt dans les camps de réfugiés. Au pis, les contempteurs dénoncent une tactique d'alignement conforme à la stratégie diplomatique sino-américaine soulevant conjointement les débris de Pol Pot, régime qui, ne l'oublions pas, demeure seul légitime aux yeux de la communauté internationale. Le PCF attaque le PS et les radicaux de gauche qui apportent leur soutien à cette « répugnante opération » : « Il est particulièrement odieux que soit exploitée à des fins politiciennes la tragédie d'un peuple qui commence à revivre, écrit Paul Laurent dans *L'Humanité*. En participant à cette basse manœuvre, le PS se place, à nouveau, du côté des forces du colonialisme. »

À la direction de MSF, on persiste et on signe : « Cambodge-Marche pour la survie est strictement motivée par l'urgence de la situation, et ne peut en aucun cas être interprétée comme un coup de force ou une ingérence à caractère politique, répète Claude Malhuret. Que les frontières s'ouvrent, qu'on accroisse l'aide et qu'on fasse vite[1] ! »

Aujourd'hui, le même me confie : « Étions-nous devenus trop militants ? Peut-être ! Mais c'est comme ça. On a failli perdre la bataille. » Quant à Rony Brauman, il se souvient d'une discussion avec son ami à propos des risques qu'ils firent alors courir à MSF. « Pour nous, la question n'était pas de transformer MSF en appendice des services de renseignements occidentaux, mais d'être libres, c'est-à-dire affranchis mentalement des liens d'allégeance aux gouvernements qui se réclamaient des luttes de libération et qui n'étaient, en fait, que des dictatures, rouges certes, mais des dictatures terrifiantes. Foncer, c'était un pur plaisir, quitte à briser MSF. Ça passait ou ça cassait. Qu'avions-nous à perdre ? Nous étions des médecins, aucun problème d'emploi, nous n'étions accrochés à rien. Notre force était de n'avoir aucune crainte, aucun mobile bureaucratique. Mettre l'appareil en péril ? Après tout, MSF n'était qu'un outil, et un outil se

1. *Le Quotidien du Médecin*, 29 janvier 1980.

remplace quand il se brise… C'est incroyable ce que cette position assumée peut avoir d'effets positifs ! »

La « Marche pour la survie du Cambodge » aura lieu à la date prévue.

À consulter les articles de presse relatant l'événement, à écouter Rony Brauman, l'ambiance s'apparente plus à celle d'une kermesse paroissiale qu'à l'atmosphère angoissante et lourde d'une avancée en premières lignes.

Kaléidoscope. Dimanche 4 février 1980. Aéroport Charles-de-Gaulle. Vol Paris-Bangkok affrété par Nouvelles Frontières. Badge blanc au nom de chacun des deux cents passagers qui ont payé leur billet aller-retour (3 000 francs). Dans la confusion de l'embarquement, un élu de Metz confie qu'il est lesté de 500 000 francs pour acheter trois ambulances. « Notre ville veut faire quelque chose de concret, je suis là pour ça. » Cet autre avoue qu'il « se fait un peu plaisir en allant si loin pour manifester », tout en affirmant qu'il « croit à la portée des actions morales et rêve d'adopter le style Gandhi[1] », tandis qu'un troisième, soucieux des nouvelles alarmantes des Vietnamiens menaçant du bâton les manifestants qui oseraient pénétrer sur le territoire cambodgien, doute du bien-fondé de la Marche.

Bangkok, lundi 5 février au soir, dans le salon d'un palace. Rony Brauman se souvient de « l'ambiance de petit matin du Grand Soir, assez drôle. Ça nous plaisait. Les nuages de fumée, les caméras, les projecteurs. Une chaleur à tomber par terre ». Et l'altercation qui l'oppose à Joan Baez. « Des nouvelles nous étaient parvenues à propos des intentions des Vietnamiens, qui menaçaient de tout faire afin d'empêcher la Marche. Pour Malhuret et moi, ça n'était que du bluff, du niveau du *Petit Chaperon rouge*. Joan Baez était inquiète, elle redoutait les dérapages. Peut-être, mais

1. *La Croix*, 6 février 1980.

on n'y pouvait plus rien. Tout le monde était là, on avait pris un risque collectivement assumé. Alors, histoire de la débrider, je dis : "Et alors ? Ça ne donnera que plus d'éclat à la Marche." Elle devint furieuse : "Vous n'êtes qu'un irresponsable. J'ai horreur de ce genre d'attitude." Après quoi, elle ne m'a plus jamais adressé la parole, pas même un regard. Elle me prenait pour un grand malade mental, hystérique. Sur le fond, et avec du recul, elle n'avait pas tort, on était gonflés.»

Mardi 6 février au matin. Les marcheurs grimpent dans les autocars, direction Aranya-Prathet. À cinq kilomètres, enjambant le Klon-Kuek, un pont métallique, étroit, banal, envahi par la végétation, garni de sacs de sable disposés en chicanes et de rouleaux de barbelés. C'est le seul point de passage officiel entre la Thaïlande et le Cambodge, fermé depuis l'invasion vietnamienne. De l'autre côté, le même paysage : bambous, arbustes rabougris sur la terre rouge. Une demi-douzaine d'uniformes vert bouteille, casques de latanier, accroupis sur la piste et les bas-côtés, les *bodoïs* vietnamiens. Rony Brauman : «Ils nous observaient à la jumelle, rien de menaçant. Pourtant, ils avaient quelque chose de fort, d'impressionnant. C'était clair : j'étais rempli d'admiration pour ces vainqueurs des Américains.»

«Les quarante mètres avant le pont auront été une promenade allègre, entreprise avec deux heures de retard dues à divers contretemps : les camions, garés un peu partout dans Aranya-Prathet, qu'il fallut rameuter, les chauffeurs partis déjeuner, les camions encore qu'on a dû surcharger de sacs de riz (180 tonnes), de poisson séché (10 tonnes) et de médicaments (dix autres tonnes), pour permettre aux photographes de réaliser des clichés lisibles[1].» Enfin, d'inévitables querelles d'épiciers éclatent : «Faut-il avancer en corps constitués distincts ? Faut-il ou non mettre les vedettes des médias en tête ? Permettra-t-on à certains

1. *Libération*, 7 février 1980.

parlementaires de s'enrubanner de tricolore ? Le déroulement de la marche, quelque peu chaotique au départ, fut finalement d'une grande simplicité sur un parcours qui n'excéda pas un kilomètre[1]. »

En tête, une banderole brandie bien haut, en trois langues : « Cambodge, marche pour la survie. Permettez-nous d'aider le peuple khmer. » Puis les promoteurs de la marche, Claude Malhuret et Xavier Emmanuelli pour MSF, Leo Chirne et Joan Baez pour l'IRC, Bernard-Henri Lévy pour AICF. Suivent médecins et infirmières, brassard blanc au bras. Derrière, costumé mais sans cravate, le cortège en désordre. « Incongrus, ces parlementaires européens, ces élus français des deux bords, communiant tout à coup, ces jeunes loups socialistes – Alain Richard, Claude Évin –, au coude à coude avec ceux de la majorité – Alain Madelin, Bertrand de Maigret[2]. »

« L'ambiance évoquait une colonie de vacances, dit Rony Brauman. On était enivrés d'une bonne conscience satisfaite, on se lâchait... Un conseiller général à béret, ancien para bardé de décorations, la jouait "Spartacus l'anti-totalitaire", Sapin et Richard, coincés, trouvaient que ça prenait une allure trop Barnum. » Et partout, devant, sur les côtés, l'armée des paparazzis japonais, mexicains, parisiens et new-yorkais. « Il y avait plus de journalistes que de manifestants : de ce point de vue, le coup était réussi. C'était ce que nous avions cherché », conclut Brauman.

Une fois franchies l'ultime ligne de casemates et les tranchées de l'armée thaïlandaise, le cortège se contracte. Un peu de flottement. Claude Malhuret et Leo Chirne, accompagnés d'une interprète khmère, s'avancent alors, seuls, jusqu'aux barbelés, au débouché du pont. Ils lisent l'un après l'autre, dans leur langue respective, à l'aide d'un

1. *Le Monde*, 8 février 1980.
2. *Le Matin de Paris*, 8 février 1980.

porte-voix, un message rappelant le sens de leur démarche. Rony Brauman : « BHL nous avait gratté le compliment en moins de dix minutes. Une adresse, un discours comme il sait les pondre, un truc lyrique, grandiose, malrucien » : « Aujourd'hui, 6 février 1980, nous sommes venus, hommes et femmes du monde entier, au-delà de tout partage et de toute querelle de pensée, réunis par le seul souci d'aider le peuple cambodgien, lui dire de toutes nos forces notre solidarité. (…) Pour l'heure, nous vous adjurons, soldats qui nous faites face, d'admettre sur le territoire cambodgien ces camions de vivres, ces stocks de médicaments, ces équipes de médecins qui demandent simplement le droit de porter assistance aux survivants d'une longue, trop longue agonie. (…) Puisse, en tout cas, ce 6 février marquer, par-delà le fracas des bombes, la plainte des agonisants et le cynisme des puissants, l'aube d'une fraternité retrouvée avec ce qui peut être encore sauvé d'un peuple parvenu aux limites de la souffrance humaine. »

De l'autre côté du pont, à quelques dizaines de mètres, les *bodoïs* observent la scène à la jumelle. Pas de réponse. La route reste fermée. S'ensuit une minute de silence. Le cliquetis des appareils-photo. On médite.

« Les Américains, avec qui MSF avait dû mener une négociation serrée pour qu'ils n'en fassent pas trop, se sont alors assis par terre et ont entonné *We shall overcome* ("Nous vaincrons"), la chanson des droits civiques noirs[1]. » Passé ces instants de gravité, le sourire naît sur quelques lèvres. « Des moines bouddhistes, venus de je ne sais où, ont chanté des prières, raconte Brauman. Puis ce fut le tour d'un curé, d'un pasteur et d'un rabbin, un coup des Américains. Au milieu de tout ça, de temps à autre, le timbre limpide de Joan Baez appelant le monde entier à la paix et à la fraternité. Un moment, Malhuret se penche vers moi : "Elie Wiesel cherche des Juifs…" Il lui en fallait dix, afin

1. *Le Matin de Paris*, 7 février 1980.

que, selon la tradition juive, ce lieu puisse être consacré à la prière. Il a commencé son couplet. »

La dissolution du cortège ne pouvait qu'être piteuse. « Les vingt camions chargés de riz et de médicaments ont fait demi-tour en fin d'après-midi. C'était fini. On a repris l'avion le lendemain, on rentrait à Paris. »

Vient alors l'heure des explications...

28 mars 1980. assemblée générale des trois mille adhérents de MSF. Les salons de l'hôtel Continental ont quelque chose d'un tribunal.

Tout comme Kouchner un an plus tôt, Xavier Emmanuelli, président, et Claude Malhuret, secrétaire général, sont sur la sellette. La journée durant, ils essuieront le tir des sections régionales. « La Marche n'a été qu'une pub MSF, réalisée dans le seul but de mobiliser les médias européens et américains, s'insurge Dominique Desplats, de la section marseillaise. C'est se leurrer que de parler de grandes idées, alors que nous n'étions qu'une poignée sur un morceau de terre perdue. Pas même un Cambodgien en face, mais des gens du show-business, des journalistes. Aucun Cambodgien ! » « Le témoignage, embraye Michel Gillet, de Bordeaux, est-ce le rôle de MSF ? Chacun a la liberté d'adhérer à Amnesty International, mais doit-on risquer de saborder MSF au travers de telles actions ? C'est la vraie question. » « Cette action est-elle en accord avec notre charte ? surenchérit Pierre Chaptal, de Toulouse. Quand une association humanitaire à finalité médicale décide une telle action, une démarche politico-humanitaire en fait, une concertation large doit se tenir. On nous rétorque que l'avant-dernière AG avait avalisé l'idée du "témoignage", mais cette action ne relève pas du simple témoignage, il ne s'agit pas d'une déclaration à la presse écrite, mais d'une opération à géométrie internationale. Les responsables régionaux n'en ont pas été informés, aucune information ne nous a été fournie, aucune consultation sur les axes essentiels... Après avoir rédigé l'appel, ce petit noyau de dirigeants s'est réuni à huis clos. Une atmosphère de secret régnait, rien ne filtrait des décisions. Ce n'est pas cela, l'esprit de MSF.»

Plus grave, par leurs manœuvres inconsidérées, on accuse Malhuret et Brauman d'avoir impliqué MSF dans une opération noyautée et inspirée par Washington : «Quand on sait ce que représente le puissant IRC, attaque Chaptal, deux membres de MSF avaient-ils le droit d'engager l'association sans prendre avis du comité de direction collégiale élargi ? Malhuret nous a bernés : MSF ne s'est pas fondu dans un grand mouvement, il s'est associé avec une officine, l'IRC, et c'est inacceptable. Au moment où nous tenons à garder notre indépendance vis-à-vis du gouvernement français, je ne vois pas ce qu'on est allés faire avec l'IRC…»

Cette vive attaque fait écho à l'article paru au surlendemain même de la Marche, un mois plus tôt, dans les colonnes de *Libération*. Le papier assassin démontrait comment, pour la première fois de son histoire, Médecins sans frontières, associée à l'International Rescue Committee, antenne humanitaire de la CIA, s'était délibérément engagée dans une opération téléguidée par le Département d'État américain, auquel l'association médicale avait servi de couverture. «Une telle situation n'est pas mortelle, pouvait-on lire, à condition toutefois qu'elle soit clairement et publiquement dénoncée. Ceci explique notre prise de position ici. Nous nous désolidarisons totalement de ces pratiques et invitons chacun, au sein de MSF, à en faire autant pour sortir l'association de ces compromissions. Nous demandons la démission immédiate de toutes leurs fonctions électives, techniques ou administratives à ceux qui en sont responsables[1].» On s'en doute, le billet eut l'effet d'une bombe, d'autant qu'il était signé par deux médecins sans frontières : Jean-Marc Dumas, responsable de mission en Érythrée, également membre du bureau de direction, et

1. *Libération*, 11 février 1980.

Jean-Christophe Rufin, tout fraîchement recruté, de retour d'une mission d'un trimestre au Nicaragua.

« Des revanchards, dépités de n'avoir pas été mis dans le coup », tranche aujourd'hui Rony Brauman, amusé. Il se souvient néanmoins du choc : « Nous avons découvert ce papier à notre débarquement de Bangkok, à Roissy. Malhuret était fou furieux. Il devait songer à entreprendre une carrière politique. Il était convaincu que son avenir était fichu, torpillé. »

S'ensuivit une réunion extraordinaire du comité de direction.

« Il y avait un monde dingue, se rappelle encore Rony Brauman, cent personnes au moins, le métro aux heures de pointe. Le débat fut houleux, mais les deux compères Dumas et Rufin admirent, piteux, qu'ils avaient été un peu… abusifs quant à nos relations avec la CIA. » Ce que confirma, quelques jours plus tard, ce retrait de Jean-Christophe Rufin publié dans *Libération* : « La décision de la Marche prise par MSF s'est développée indépendamment du projet américain, écrit-il en substance, jusqu'à ce que, à la suite de l'appel lancé le 20 décembre par MSF, l'International Rescue Committee prenne contact avec MSF. (…) Si un quelconque doute pouvait subsister à la lecture du "champ libre", il est nécessaire d'affirmer qu'en aucun cas il ne visait à suggérer un lien entre Malhuret, Brauman et le Département d'État américain ou toute autre force politique américaine[1]. »

« Après quoi, précise Rony Brauman, le sieur Rufin nous quitta, nous ne l'avons plus revu… Pendant quelques années, tout du moins ! »

Malgré ce démenti, les cicatrices demeurent.

Sommé de s'expliquer devant l'assemblée générale, Claude Malhuret admet à la tribune que l'information n'a pas été répercutée au sein de MSF : « Nous l'avons oubliée

1. *Libération*, 18 février 1980.

parce que nous avons l'habitude de mener des missions techniques; que, pour nous, l'information agit un peu comme une superstructure par rapport à l'infrastructure technique. Nous avons eu le même raisonnement à propos de la Marche; nous nous sommes trompés. Ici, en l'occurrence, l'infrastructure était justement l'information que nous aurions dû répandre, alors que nous nous sommes laissé entraîner par un mécanisme technique... » L'acte de contrition est alambiqué, laissant deviner l'embarras de son auteur. Ensuite, Malhuret se montre plus à l'aise. À la question de savoir si l'initiative de la Marche relevait de la fonction de MSF, il développe sans ambages : « Si nous avons pris cette décision, c'est que personne d'autre n'eut le courage de le faire. Les gouvernements n'ont pas pris leurs responsabilités vis-à-vis du drame cambodgien, l'ONU s'est déclarée impuissante. Peut-être sommes-nous allés au-delà de nos statuts, mais nous étions désemparés. Il fallait agir... » Quant à l'accord conclu avec l'IRC, le secrétaire général sortant, retrouvant son assurance, se lance dans l'une de ces tirades dont il a le secret : « Ça fait quelques années déjà que nous travaillons avec ceux-là, sans jamais nous poser la question de savoir s'ils étaient les monstres que l'on décrit aujourd'hui. Quand bien même ! Ne soyons pas naïfs ! Il n'existe pas une organisation humanitaire française qui ne soit infiltrée, pour une raison ou une autre, par des agents de renseignements au service du gouvernement français. Nous sommes, nous serons en permanence confrontés à cette réalité. Et c'est normal : les guerres sont nos terrains d'intervention, les affrontements politiques aussi. Nous serons toujours récupérés, d'un côté ou de l'autre, et vous le savez. Voici six mois, le contrat passé avec les forces sandinistes du Nicaragua nous mettait plutôt du côté de Moscou... Quand Dumas et Rufin s'occupent des populations érythréennes ballottées entre deux chapelles communistes, nous ne nous posons pas la question de savoir si l'une des deux les a récupérés ou non. Il n'y a pas d'action innocente, on fait toujours plaisir à quelqu'un, mais le mieux est de foncer, d'y aller de bonne foi, au nom d'une éthique humaniste. Peu nous importe de savoir à qui nous plaisons ou déplaisons, ce n'est pas pour ceux-là que nous agissons, nous faisons notre travail de médecins. MSF est assez solide pour nous épargner le risque humiliant de voir notre conscience de médecins exposée, altérée par la diffamation ou la calomnie[1]. »

Xavier Emmanuelli, le président sortant, achèvera ainsi : « Le monde se ferme et se fermera de plus en plus dans des définitions politiques. Partout nous rencontrons des verrous infranchissables. Qui a pu travailler dans les camps du Zimbabwe ? Qui peut travailler au Vietnam et au Laos ? Qui a pu aider les populations d'Ouganda du temps du dictateur cinglé ? Et celles de Guinée équatoriale ? Personne ! Nous ne pouvons accepter les portes closes : nous, médecins, nous protégeons les hommes, nous ne servons pas les intérêts des États, ni ceux des journalistes, pas plus que ceux des mouvements, groupes ou structures. Nous, médecins, infirmières, ne sommes pas les héritiers des traditions du XIXe siècle, nous n'avons pas de bonnes manières ! Nous sommes des médecins et nous entendons que l'existence des hommes, leur vie, leur dignité, leur bonheur soient respectés. Nous n'acceptons rien ! Aucune compromission, aucun mensonge. Nous défendons les déshérités, et d'abord les vingt-cinq millions de réfugiés qui errent sur les routes, sans rien. Nous les défendrons ! Même si notre image de marque doit en souffrir. Cette attitude s'appelle le courage, mais le courage, c'est de se salir les mains aussi, d'être critiqué, sali, avili, catalogué. Les hommes désemparés méritent et valent ce courage. Faire éclater nos égoïsmes, nos particularités, nos différences, pour être des médecins, dans le sens vrai du terme[2] ! »

1. AG du 28 mars 1980, archives MSF.
2. *Ibid.*

«La tempête s'apaisa, conclut Rony Brauman, avec l'élection à la présidence de MSF de Francis Charhon, l'ancien de Cochin, l'ami de Malhuret qui, lui, fut élu directeur.»

Que retient-il de cet épisode mouvementé ?

«J'avais trente ans, c'était ma première expérience politique sur le terrain de l'aide humanitaire. On peut en parler avec deux colonnes, celle des moins et celle des plus. Disons que je ne le referais plus de la même manière, je choisirais mieux les gens à embarquer dans une telle aventure. Mais il ne faut pas oublier que nous avions monté le coup en quinze jours, il fallait aller vite... Il reste que, pour la première fois depuis la campagne publicitaire de 1976, le nom de MSF revenait à la surface, et dans des conditions controversées. Ce brouillage n'avait que du bon, finalement : nous sortions de l'image stéréotypée des blouses blanches et des stéthoscopes pour endosser celle des emmerdeurs, des agitateurs, avec tout ce que cela comporte de soupçons, de malaises, d'embarras. Paradoxalement, cette fragilité nous a renforcés : nous soumettant à la critique, nous nous sommes mis dans l'obligation d'argumenter, de nous défendre, de penser en des termes politiques. Mais, aussi, nous avons été mis en demeure de donner des preuves de notre engagement d'acteurs humanitaires, en développant notre savoir-faire, faut-il dire encore bien réduit à l'époque...»

Faut-il rappeler, bien que toutes les conditions fussent réunies, qu'il n'y eut pas de famine au Cambodge en cette terrible année 1979, mais une nation ruinée, démembrée, meurtrie par une dictature assassine, une guerre de fin du monde livrant un peuple au désespoir. Une nature généreuse, de fortes pluies, une population rurale héroïque, habituée à vivre dans la précarité les préservèrent de la catastrophe. En revanche, la famine, virtuelle, fut utilisée par les forces en présence, selon une configuration historique rappelant un peu les enjeux de solidarité à l'égard de la Russie de 1921 : cette famine fut imputée aux Vietnamiens par Chinois et Américains, les ennemis de Phnom Penh, mais invoquée aussi par le nouveau régime khmer et ses « amis » de Hanoi. Cette terrible menace accéléra l'aide et surtout la reconnaissance internationale du gouvernement pro-vietnamien, considéré comme moindre mal par les nations étrangères. Pour MSF, cette « famine » redoutée fut l'occasion de démontrer la cruauté, l'incompétence, l'inefficacité économique des systèmes chinois et soviétique et de leurs succédanés « indochinois », le régime khmer rouge et celui, duplice, des communistes de Hanoi, « sauveurs » des Cambodgiens.

L'IMAGINATION EN ACTES

8

Le drame des réfugiés cambodgiens révéla à tel point les capacités de réactivité de Médecins sans frontières que l'association multiplia son budget par dix au cours du dernier semestre de 1979. Paradoxalement, cet afflux de volontaires de terrain intervient alors que l'organisation même de MSF est toute virtuelle encore. En quelques mois, une structure entièrement bénévole accouche d'une mécanique logistique et financière capable de supporter le développement exponentiel d'une « entreprise » rassemblant plus de trois cents expatriés. « Gestionnaire d'une entreprise de presse, me confie Raymond Borel, alors trésorier de l'association, j'avoue que jamais au cours de ma carrière professionnelle je n'avais connu de croissance aussi ambitieuse, à la limite de la démesure. Aucune association, aucune autre organisation n'aurait été capable d'y faire face. » Autre retombée spectaculaire, une avalanche de dons déferle sur la rue Daviel : 8,67 millions de francs, contre 1,2 million l'année précédente. « Les ambassades se bousculaient, se souvient Rony Brauman, nous suppliaient d'accepter des chèques de 20 000, 50 000, 100 000 dollars, sans oublier le Fonds d'aide d'urgence de la CEE, dont nous ne connaissions pas même l'existence jusqu'alors, et qui nous proposait des sous. Je me rappelle avoir établi sur un coin de table, en moins de dix minutes, un budget de 500 000 écus, que nous avons obtenu. 500 000 dollars ! Nous étions pleins aux as, tranquilles pour deux ans au moins. »

Les éléments nécessaires à la réalisation des fameuses transformations structurelles, techniques et médicales, préconisées depuis trois ans par Claude Malhuret et son équipe élue, sont réunis. Il est donc temps de bâtir une structure de secours médical digne de ce nom.

« Il reste qu'il est difficile de gérer un rêve », confie encore Raymond Borel. Celui-ci se souvient des débats houleux qui agitent l'assemblée générale du 28 mars 1980, quand, pour la première fois depuis l'effacement de Kouchner, la question de la modernisation réveille brutalement l'ancien antagonisme entre deux conceptions de l'action : les « fourmis » d'un côté, autrement dit les partisans de la professionnalisation, de la gestion et de l'organisation centralisée des missions, et de l'autre les « conservateurs », provinciaux pour la plupart, arc-boutés sur le bénévolat intégral, inscrit dans la Charte fondatrice, garantissant le maintien des prérogatives locales. L'AG cruciale décidera, une fois pour toutes, du destin futur de Médecins sans frontières.

À la faveur du rapport financier annuel, Raymond Borel monte au créneau le premier. Son intervention est plutôt métaphorique : « Nous disposions d'un minuscule aéroport et d'un DC4 usé, marqué par trop d'aventures, riche de la gloire qu'à tort ou à raison nos admirateurs lui prêtaient, explique-t-il. De temps en temps, il décollait pour un petit raid, sérieux, efficace sans doute, et rentrait auréolé de nos rêves à tous. Puis, le monde tel qu'il est nous a convaincus de la nécessité de mettre notre ruine volante à l'écart pour user d'un super 747. Énorme, monstrueux même. Sa taille devait nous permettre de juxtaposer la réalité à nos illusions. Non sans risques, l'avion a décollé, efficace, chargé de la gloire de MSF. Hélas, la route qui relie l'aéroport à notre local est bien étroite, et nos convoyeurs, peu nombreux, disposent d'un seul poste radiogonio. La multiplication des missions, la nécessité de faire face, l'efficacité, le devoir d'honnêteté à l'égard des centaines d'anonymes qui nous confient des dons nous imposent de révolutionner les structures du mouvement. »

On l'a compris, Raymond Borel est du camp des « fourmis ». « Il fallait franchir le pas, m'explique-t-il, se donner des moyens enfin pour faire ronfler comme il fallait l'outil formidable dont nous disposions. »

« Efficace ? mais pour faire quoi ? s'interroge Dominique Desplats, de la section marseillaise. Couvrir les besoins du tiers-monde ? Répondre à toutes les demandes, au risque de jouer la concurrence de la charité en disputant les réfugiés aux autres ? C'est quoi, l'efficacité ? On ne sait pas trop. Le comment précède le pourquoi, le moyen est pris pour fin. C'est ainsi que l'Occident agit dans le tiers-monde, quant au résultat... »

« Nous sommes affaiblis par notre absence de structure, rétorquent les "fourmis". Il faut embaucher des permanents, des secrétaires, des gens sachant prendre les bonnes décisions, des gens compétents, qui soient à même de répondre aux besoins, aux problèmes soulevés par les missions de terrain. » Professionnalisation, certes, mais quid du bénévolat, précepte central de la Charte, moteur de l'esprit MSF, l'originalité même de sa démarche ? « La dynamique d'un professionnel, qu'on le veuille ou non, est différente de celle d'un bénévole », soutiennent les « conservateurs ». « Aujourd'hui, nous avons les moyens de nos ambitions, alors fonçons, répliquent les seconds. Il n'est pas question de faire de MSF une organisation de professionnels au sens "pognon" du terme, mais l'enrichir de gens possédant des techniques... » « Et qui feront carrière ! » « Reproche-t-on aux ouvriers professionnels de faire carrière chez Renault quand ils touchent 2500 balles par mois ? Faudrait-il envoyer les volontaires en mission à leurs frais, leur faire assurer le poids de leur nourriture et de leur logement ? Ce n'est plus du bénévolat, mais du masochisme ! Notre originalité consiste à permettre aux volontaires conscients, préoccupés par les questions de santé urgentes du monde, d'y intervenir directement. Permettez-leur, de manière désintéressée, de militer pour cette cause dans une perspective essentiellement médicale. » « Une entreprise à structure pyramidale, jacobine, à l'image de la SNCF, voilà ce que vous préparez », s'insurgent les « bénévolistes ».

Une belle bataille, que les « centralisateurs », leaders de l'équipe sortante – Malhuret, Brauman, Emmanuelli et Charhon –, ne pouvaient qu'emporter. Moteurs, depuis un an, du formidable essor de MSF, ils avaient impulsé une dynamique euphorisante, qui ne pouvait qu'ébranler les indécis, reléguant les gardiens du temple, récalcitrants, dans l'immobilisme. À l'heure du vote, la majorité des suffrages se porte sur la candidature de Francis Charhon.

Une nouvelle ère, dite du triumvirat Malhuret-Charhon-Brauman, commençait. Faisant fi de toute entrave, bousculant les carcans originels avec l'arrogance de ceux qui sont assurés de détenir la vérité, les trois compères, autoritaires maîtres du jeu, retourneront les indociles, entraînant les tièdes, de gré ou de force, dans leur révolution. « Entre nous, le *deal* était clair, se souvient Rony Brauman. On met le gyrophare, et on fonce. Nous avons tracé le sillon comme des bœufs arrachent la charrue. Droit devant, sans quartier. » Pour Francis Charhon, cette énergie puisait sa force dans les profonds liens d'amitié qui soudaient les copains de Cochin. Exceptionnelle cohésion d'un « noyau dur », complémentarité sans faille de chacun : « Nous formions vraiment un trio d'enfer, la *dream team* comme on dit des basketteurs. Claude s'occupait de la partie politico-administrative, Rony coordonnait les opérations de terrain, moi, j'assurais les charges techniques et organisationnelles du siège. Aucun ne mettait le nez dans les affaires des autres, non que ça ne nous intéressât pas, mais nous considérions que, si l'un de nous avait une idée, elle ne pouvait qu'être excellente.» «Nous tricotions ensemble, précise Brauman, avec de franches explications entre nous parfois, mais ça ne posait guère de problème, disons que nous fonctionnions selon le principe de non-objection, le "no-no", comme nous l'avions qualifié. Si l'un d'entre nous avait une idée que les autres ne "sentaient" pas, nous lui laissions carte blanche; par contre, la moindre critique négative formulée par l'un ou l'autre, même non argumentée, suffisait. C'était un veto. Alors, nous laissions tomber. Jamais de discussions oiseuses, rapidité des décisions et d'action, efficacité garantie... »

Cinq années fulgurantes, où le trio autocratique, maîtrisant les rouages de la machine, ouvrira MSF à toutes les audaces, à une inventivité débridée. L'imagination au pouvoir. Cinq ans magiques, qui hisseront MSF parmi les dix meilleures ONG d'assistance au tiers-monde, la première en matière d'assistance médicale.

Le mois suivant l'AG, la volonté de concrétiser la rupture avec le MSF ancienne manière aboutit à un changement de décor. MSF déménage de la rue Daviel pour le boulevard Lefebvre. De 30 m^2 naguère, on triple la surface en un demi-sous-sol. Lumière au ras du trottoir du boulevard, mais enfin l'association dispose de l'espace nécessaire à la construction de la «machine»...

Rony Brauman est le premier médecin embauché. Mais quel casse-tête! Il faut d'abord définir son statut. Après moult discussions, le comité de direction collégiale – désormais rebaptisé conseil d'administration – opte pour celui de «médecin permanent». Mais, au moment d'établir le contrat de travail, c'est une autre paire de manches! Comment formaliser ce statut sans déroger à l'idéal du bénévolat, inscrit au chapitre V de la Charte? La notion même de salariat, induisant l'idée de temps indéfini, ne risque-t-elle pas, comme certains le redoutent, d'ouvrir une brèche au carriérisme, redoutable écueil ? Me Sutra, conseil juridique, est invité à examiner la possibilité d'un contrat à durée limitée. Les explications sont formulées sans ambages : « 1) Actuellement, les contrats à durée limitée sont restreints et ne peuvent dépasser six mois ; 2) Seuls des contrats illimités sont possibles, mais ils ne laissent que peu de possibilités à l'employeur, en dehors des fautes professionnelles graves, de se séparer de l'employé. » Me Sutra propose alors une troisième solution, en faisant néanmoins remarquer qu'elle n'a pas de valeur légale *stricto sensu* : la rédaction d'une lettre par le salarié dès l'instant de son engagement, déclarant : « 1) Qu'il est conscient des problèmes particuliers posés par le travail au sein de l'association ; 2) Qu'il sait qu'au sein de MSF les salariés occupent des fonctions complémentaires au bénévolat. »

En désespoir de cause, on opte pour cette dernière solution. Ainsi Rony Brauman percevra-t-il un salaire mensuel de 7000 francs, établi sur la base des émoluments d'un interne des Hôpitaux de Paris. Sa fonction : assurer un trait d'union entre la capitale et les missions étrangères, en visitant les équipes de terrain, afin de déterminer avec elles, *in situ,* l'avancement des opérations. En fait, les missions exploratoires seront le domaine de prédilection de Brauman. Il partira ici ou là, au pied levé, au gré de telle ou telle situation de crise, afin d'explorer, d'enquêter sur les lieux, en évaluant les besoins sanitaires, en prenant contact avec les autorités ou les forces en présence. Bref, *missi dominici* et praticien du diagnostic de terrain, ses rapports détermineront l'envoi, la mise en route ou non d'une future mission. « Médecin permanent », il s'affuble du titre de « directeur exécutif », à l'instar des *executive directors* des organisations humanitaires anglo-saxonnes. « Sur le plan hiérarchique, au sein de MSF, ce titre n'apportait rien de plus, explique-t-il, il me conférait seulement un statut d'autorité vis-à-vis du monde extérieur auquel j'avais affaire. » Alors que Francis Charhon est toujours président bénévole de MSF, le statut de Brauman s'imposera naturellement au sein de l'association, établissant par là même l'amorce d'une hiérarchisation des fonctions.

Pour l'heure, Brauman sillonne les routes du monde. « Afrique, Asie, Amérique centrale, il y avait le feu partout, les réfugiés passaient du côté d'une frontière à l'autre : Tchad, Kurdistan, Salvador, Angola, Érythrée... Il fallait repartir du jour au lendemain, car un nouveau camp se créait à tel ou tel endroit. Je n'avais plus la moindre notion du temps, je vivais de rien, je n'avais pas de famille, ce fut une période fantastique. »

À Paris, on structure. Secrétaire à temps partiel, Christiane Gesquière passe à temps complet. Deuxième salariée de MSF, 7 000 francs mensuels comme Rony Brauman, la directrice administrative se charge du recrutement des volontaires. « Je savais tout des missions, j'avais donc une bonne appréciation des profils exigés pour tel ou tel engagement. Le nouvel arrivant ne faisait plus forcément l'affaire comme avant, car l'objectif n'était plus d'envoyer des médecins et des infirmières à tout prix, mais de recruter médecins et infirmières dans tel ou tel domaine spécialisé. Je jugeais les compétences en fonction des besoins. Quand j'avais un doute à propos d'une candidature, je m'appuyais sur Malhuret, Charhon, ou Brauman quand il était là... » C'est elle encore qui met en place l'informatisation du fichier des trois mille quatre cents volontaires répertoriés. Ce sont des candidats plutôt jeunes, de vingt-cinq à trente-cinq ans, spécialistes plutôt que généralistes. En proportion, plus de femmes que d'hommes. 70 % d'entre eux ne partent qu'une fois, animés du désir de soutenir une cause humanitaire, 20 % seulement renouvellent une seconde expérience, 10 % l'incluent dans leur activité professionnelle de médecin, en s'engageant au pied levé pour des actions d'urgence, guerres, catastrophes naturelles, ou lors de programmes semestriels en camps de réfugiés.

Christiane Gesquière se charge des formalités matérielles : billets d'avion, fiches de renseignements et d'assurances, check-list. Ces innovations, en apparence élémentaires, seront loin de faire l'unanimité dans les rangs, si l'on en juge par les commentaires agacés, relevés dans le rapport moral du président de 1981 : « Bureaucratie ? Est-ce bureaucratique que de demander aux partants de faire ce que chacun exécute dans sa vie quotidienne avant de partir en vacances ou bien à l'étranger : une assurance-risques, une assurance rapatriement, la gestion d'un budget et la revue des indispensables précautions avant le départ ? » Francis Charhon ne perçoit pas moins les symptômes des dérives qui s'infiltrent inévitablement, insidieusement, dans les engrenages : « Mais, là, soyons clairs, s'insurge-t-il, cela n'ira pas plus loin : il n'est pas question de se substituer aux volontaires, nous devons refuser de céder à l'attitude de certains d'entre eux qui pensent qu'arrivant au bureau toute la paperasserie doit être prête. Nous ne sommes pas une agence de voyages. Si, par le jeu des départs multiples, on peut organiser l'obtention des visas, des titres de transport, c'est bien, mais, si c'est impossible, le partant devra lui-même se prendre en charge. »

Enfin, Christiane Gesquière assure la frappe et la diffusion des rapports de mission des « coordinateurs de terrain » qui, nouveauté, essaiment en Thaïlande, en Somalie et en Ouganda, mais aussi au Zimbabwe, au Honduras, au Liban et au Pakistan, bref, partout où travaillent les équipes de Médecins sans frontières. À ceux qui ne manquent pas de contester ces alourdissements « bureaucratiques », Francis Charhon met les points sur les i : « Au contraire, ils nous paraissent indispensables, compte tenu de la complexité des contextes auxquels nous avons affaire. Il ne faut plus laisser nos équipes, nombreuses, dispersées, livrées à elles-mêmes, sans contact, dans des pays dangereux. La présence des coordinateurs renforce la sécurité, elle permet de pourvoir rapidement aux besoins de médicaments et de matériel, mais aussi de nourriture.» Pour ceux qui doutent, malgré tout, des fonctions de coordination de terrain, il insiste : «Ne croyez pas que la fonction soit facile. Nous devons faire face aux administrations locales, aux délégués des agences internationales, satisfaire les équipes qui comprennent parfois mal les délais d'obtention du matériel et des moyens qu'elles souhaitent. Il faut effectuer aussi de nombreux kilomètres, dénicher l'introuvable, organiser les filières de passage, être diplomate et débrouillard. Leur présence sur place nous permet de réagir plus vite à l'événement, en prenant rapidement les mesures nécessaires.» N'en déplaise aux récalcitrants, bientôt aucune mission MSF ne sera déployée sans être encadrée par l'un de ces hommes-clés, futurs «chefs de mission», comme on les appellera plus tard. Outre l'enveloppe financière couvrant leurs frais sur le terrain – le fameux *per diem* délivré en monnaie locale sur la base du coût de vie quotidien moyen dans le pays concerné –, les coordinateurs – grande première – perçoivent désormais une indemnité mensuelle de 2000 francs, virée sur un compte en France, qui leur permettra, à leur retour, de bénéficier d'un peu d'argent afin de se réinsérer dans la vie européenne. Toutefois, il est bien entendu que ces défraiements sont tributaires de la spécificité de chaque mission, et que ce statut singulier peut être purement et simplement supprimé à la fin de l'engagement considéré. «Qu'on ne me dise pas, puisque certains le prétendent, que cette pratique tue l'âme de MSF, qu'avant c'était plus "amical", plus "spontané", plus plein de tant d'autres choses, martèle Francis Charhon dans son rapport moral. Demandez aux équipes qui crapahutent dans les montagnes, qui travaillent sous les bombardements, qui vivent dans les déserts si leur mission est empreinte de routine bureaucratique. Je ne le pense pas.»

Reste à Paris d'assurer la comptabilité engendrée par ce regain d'activité. Gérer l'état des comptes, vérifier, traiter des centaines de documents chiffrés, frais de mission envoyés ou rapportés par les volontaires de retour. « Là encore, vitupère Francis Charhon, certains semblent trouver déshonorant de comptabiliser exactement leurs dépenses. Ils ne se rendent pas compte que les frais de cinq cents personnes représentent des sommes gigantesques. » À partir de 1981, ce sera donc la tâche de Sylvie Lemette, une professionnelle issue d'HEC. « Je sortais de l'école, et je n'avais aucune envie d'entrer dans une entreprise classique, se souvient-elle. Je voulais utiliser mes compétences pour quelque chose de différent. J'avais entendu parler des MSF, et leur fraîcheur, leur dynamisme, leurs objectifs me plaisaient. » Elle sera reçue par Raymond Borel, le trésorier, qui la présente aussitôt à Claude Malhuret et à Francis Charhon : « Ils m'ont dit : "On n'est pas certains d'avoir du travail pour vous. Votre profil est un peu... surévalué par rapport à ce que nous recherchons, un comptable suffirait." Je crois qu'ils étaient ennuyés par le salaire prévu, 7000 francs par mois, le même, égalitaire, pour chacun, mais je me suis accrochée. » C'est à Sylvie qu'incombe également la fonction d'engager les recherches de fonds indispensables à l'existence de l'association. « En fait, les frais de fonctionnement étaient faibles, puisqu'il n'y avait aucune superstructure ; ils ne représentaient pas plus de 10 % du budget, tout le reste allait sur le terrain des actions. » Pour la seule année 1980-1981, 487 médecins, infirmières, laborantins, spécialistes et techniciens divers sont partis, pour des durées variant de quinze jours à dix mois, en Afghanistan, au Liban, en Iran, au Kurdistan, en Éthiopie, au Soudan, en Ogaden, en Somalie, au Pérou, au Nicaragua, au Honduras et en Thaïlande.

En 1981, Francis Charhon décrochera le premier financement institutionnel : 35000 dollars, du HCR, pour la Somalie. C'est un événement à MSF. Dans son rapport moral, Francis Charhon démontre la justesse des choix d'orientation mis à l'œuvre par l'équipe dirigeante : « À ce jour, nous disposons d'une organisation technique solide, qui peut soutenir toutes les actions menées, écrit-il, triomphant. Notre réputation a largement débordé le cadre de notre pays ; grâce au travail effectué par nos équipes, nous avons acquis la confiance de nombreux partenaires. Jamais auparavant, le CICR ne nous aurait transportés, sous notre nom, dans l'un de ses convois ; jamais des organisations comme la CEE ou le HCR ne nous auraient offert les moyens financiers de réaliser des opérations comme celles d'Ouganda, de Somalie ou du Cameroun. »

Il reste que le financement de MSF n'en demeure pas moins fragile, tributaire qu'il est des dons privés, ponctuels et spontanés, qui dépendent eux-mêmes de la conjoncture internationale et de ses drames médiatisés… On rêve alors d'une forte campagne nationale, dans la lignée de la précédente, mythique, de 1976. « État d'urgence » sera réalisé par l'agence publicitaire Éleuthéra, une filiale de Havas, dont le patron, Jean-Pierre Audour, héraut de la « publicité sociale », est celui-là même qui, cinq ans plus tôt, inventa l'identité de Médecins sans frontières en l'affichant sur les murs de l'Hexagone. Conçue, selon le même principe, sur le thème « Consultations 24 h sur 24 sans rendez-vous », cette campagne, ciblée sur le sort des réfugiés cambodgiens, entend réveiller l'opinion sur un drame qu'elle oublie déjà. Une manière, par-delà l'engagement de Médecins sans frontières, d'imprimer l'idéologie de l'action humanitaire jouant le rôle de révélateur des drames enfouis dans la mémoire publique. MSF signifie plus que l'intervention d'urgence ; elle précède les crises, elle les démasque. Rappelant ainsi que c'est à l'action humanitaire d'identifier les urgences, d'entraîner les médias, et non pas l'inverse.

MSF consacrera un budget de 200 000 francs à une opération d'opinion qui lui en rapportera 1,4 million, portant ainsi à 20,5 millions son budget à la fin de l'année 1981. Là encore, l'initiative n'en sera pas moins critiquée. Francis Charhon ne manquera pas de rappeler les maussades à la réalité : « On nous reproche de trop en faire ? Rappelons tout de même que ce type de campagne présente plusieurs intérêts : faire connaître notre existence au public, ainsi que les lieux, les pays où nous travaillons, les problèmes que nous rencontrons dans nos missions, mais aussi l'importance de l'argent. Notre autonomie d'action dépend de notre indépendance financière, et, bien entendu, plus nous avons de donateurs, plus nous pouvons engager de frais vers des missions qui ne seront jamais financées par personne ! »

C'est le temps où, dans les bureaux du boulevard Lefebvre, Claude Malhuret, institué directeur, ne jure que par le *fund raising*, trouvaille rapportée d'un séjour aux États-Unis. Une méthode infaillible pour recueillir des fonds, explique-t-il aux narquois. MSF pourrait se permettre de financer toutes les missions nécessaires, en se rendant moins dépendante des fluctuations de l'actualité et des donateurs institutionnels. La technique, dite de marketing direct, consiste à sensibiliser, à inviter au don, par l'envoi de lettres d'appel individuelles et personnalisées, les particuliers dont le « profil » de donateur potentiel a été préalablement identifié à la faveur d'études prospectives. Inconnu en France, du moins dans les cercles caritatifs, où la quête par voie de presse, sur les marchés et les places publiques demeure encore l'usage, ce marketing humanitaire, né dans les années 1920 aux États-Unis, assure chaque année des centaines de millions de dollars aux mouvements américains. « À MSF, personne n'y croyait, se souvient Malhuret, “ça ne marchera jamais chez nous, question de culture”, me répétait-on. Même son de cloche chez les professionnels de la vente par correspondance. Je me suis pointé à La Redoute pour demander un coup de main. On m'a ri au nez : “Des *mailings* pour l'humanitaire ? Si vous arrivez à obtenir 0,3 % de retour, vous aurez de la chance.” Je rétorquais : “Si les Français ne donnent pas, ce n'est pas parce qu'ils sont moins généreux que les Américains, c'est que personne n'ose le leur demander. C'est bien connu, jamais on ne parle d'argent en France.” La seule chose que j'aie réussi à obtenir, c'est que les types de La Redoute acceptent de nous filer leurs listes d'abonnés.» Claude Malhuret se souvient d'avoir rédigé lui-même le texte de la première lettre aux donateurs. «À partir des bouquins américains, puisque les professionnels du marketing s'y refusaient. Je me suis appuyé sur l'histoire vraie d'une enfant ougandaise frappée par la tuberculose. J'ai donné le texte à Xavier Emmanuelli pour qu'il le rewrite, il n'écrivait pas mal. Ça devint un quatre pages illustré d'une photographie de Salgado[1]. Une image forte.»

Vingt mille particuliers, sélectionnés à partir du fichier des abonnés de la revue catholique *Pèlerin Magazine*, dont les lecteurs ne peuvent qu'être sensibles à l'appel de MSF, recevront le *mailing* Paris-province. Le résultat dépasse les espérances. «Deux jours après que les lettres ont été postées, les premiers sacs postaux bourrés de chèques arrivaient déjà boulevard Lefebvre, raconte Malhuret. Au lieu des 0,3 % pronostiqués, nous atteindrons 12 % de retour…»

Quelques mois plus tard, sûr de son fait, Claude Malhuret renouvelle la quête postale. Des centaines de lettres sont envoyées : 8 % des personnes contactées répondent à l'appel. Si bien qu'à la fin 1981 Francis Charhon, le président de MSF, adresse ses remerciements à soixante-dix mille donateurs pour «le soutien qu'ils apportent aux médecins sans frontières et la confiance qu'ils leur témoignent».

C'est un homme satisfait de la mission accomplie par l'équipe dirigeante sortante qui s'exprime lors de l'assemblée générale. «Tout ce que nous avons fait cette année n'a eu pour autre but que de mettre sur pied une structure solide, qui seule permet des départs d'urgence sans problème. C'est le choix délibéré que nous avons fait, celui du sérieux, de l'efficacité. Nous nous sommes attachés à développer MSF, non que la croissance soit une fin en soi, mais pour nous donner un poids, une force nationale et

1. Le photographe de l'agence Magnum accompagne, aujourd'hui encore, le travail de MSF.

internationale.» Un brin chef d'entreprise, le sortant sait trouver les accents pour galvaniser les troupes : «Le slogan de notre aventure était : "MSF, là où les autres ne vont pas!" J'y ajouterai : "MSF, c'est aussi ce que les autres ne font pas!" C'est-à-dire une technique médicale accomplie avec réalisme, c'est-à-dire la lutte contre l'oubli qui tombe sur un monde hors d'actualité, dans des lieux difficiles d'accès, parfois.» L'estocade est portée à l'adresse des nostalgiques du MSF précédent, celui de Bernard Kouchner, dont l'ombre flotte dans quelques cercles de l'assemblée : «Nos missions ne sont pas celles des héros de roman ou de télévision. Personne ne nous demande un quelconque héroïsme, on nous prie seulement de faire notre travail du mieux possible, le plus chaleureusement possible, et surtout d'en revenir. Non, nous ne partons pas avec un synopsis de feuilleton dans nos bagages, afin de développer quelques épisodes glorieux sur des catastrophes qui ne nous appartiennent pas. Nous prenons les hommes, leur vie et leur mort au sérieux, nous ne sommes pas de ceux qui découvrent misères et malheurs au gré de l'actualité, nous savons que misères et souffrances existent hors du champ d'investigation des caméras.» Et de conclure sur l'esprit des médecins sans frontières : «Concrétiser un rêve fou : apporter sa technique, mais son cœur aussi, son enthousiasme, afin que l'oubli n'existe plus, pour que, dans le plus petit coin du monde, l'un ou l'autre d'entre nous fasse son possible pour sauver parfois ce qui peut l'être encore, pour témoigner aussi des atteintes aux droits des peuples que sont les famines, les déportations, les massacres, et cela contre les pouvoirs qui se succèdent, toujours plus meurtriers.»

Francis Charhon réélu à la présidence de MSF, l'équipe dirigeante sera reconduite dans ses fonctions.

Vingt-deux ans plus tard, revenant sur ces temps héroïques, Charhon sourit de ses élans d'enthousiasme :

«Nous étions d'une telle assurance! C'était extraordinaire, nous n'avions aucun doute sur nous-mêmes! Une info à Europe 1? Nous sautions dans le premier avion sans nous poser la moindre question. Arrivés à destination, nous prévenions le HCR, grands seigneurs : "Nous serons là dans un quart d'heure", comme s'ils n'attendaient que nous. Et ils nous recevaient! Je me souviens d'une mission où, rencontrant l'un de ces responsables, je lui ai dit : "Ce que vous faites ne va pas du tout." Je me demande comment on ne s'est jamais fait jeter, surtout que, question savoir-faire, on ne pouvait pas dire que c'était encore ça...» Il se rappelle la fameuse mission de Somalie qui avait valu à MSF son premier financement HCR. Opération d'envergure : quarante expatriés sur trois camps, assurant l'assistance médicale et sanitaire d'un million de réfugiés fuyant les combats d'Ogaden : «Un désastre! Les volontaires faisaient n'importe quoi, ils pétaient les bagnoles confiées par le HCR, ils s'en allaient se reposer à Djibouti, aux Seychelles... Beaucoup trop de monde, et aucun professionnel. J'ai dû m'y rendre afin de mener une opération de police révolutionnaire : il fallait remettre de l'ordre, nous apparaissions comme des branleurs aux yeux des organisations britanniques et américaines présentes. C'était vrai, sans aucun doute, même s'il en était qui bossaient comme des dingues. Dépourvues de tout, les équipes vivaient dans d'épouvantables conditions. Tout posait problème : les camps se trouvaient au milieu du désert, à douze heures de piste de Mogadiscio, la nourriture arrivait irrégulièrement, les eaux du fleuve amplifiaient les pathologies digestives. C'était le monde de nulle part...»

C'est alors que le «faiseur de miracles» Jacques Pinel entre en scène. «Malhuret m'a appelé à Paris. Il m'a proposé de réaliser nos programmes thaïlandais sur l'ensemble des missions MSF. Un sacré pari. En Thaïlande, finalement, tout était simple : une voiture en panne était réparée le soir même, au pied levé; on avait besoin d'un ou deux véhicules supplémentaires, aucun problème, il suffisait de téléphoner, on nous livrait dans les heures suivantes, avec ou sans chauffeur, à notre guise. En Afrique, il en allait autrement : pas de téléphone, aucune infrastructure, c'était le monde de l'improbable. Mais moi, je rêvais de ça ! »

Jacques Pinel sera donc le cinquième salarié, non médical, de MSF. « Ça n'a pas été de soi, car beaucoup ne voyaient aucun intérêt à créer un tel poste. Il a fallu parlementer, discuter, convaincre... » Trois ans plus tard, pas un ne peut se passer des services de Jacques. Tous les outils de communication, radio, téléphone, informatique, fax, télex, c'est lui. Tous les moyens de déplacement, voitures, camions, avions, caravanes de mules, c'est lui encore. Tout ce qui fournit l'énergie, fuel, diesel, essence, batteries, groupes électrogènes, c'est lui toujours. Mais aussi l'hygiène et la « sanitation » (citernes, dispositif de traitement des eaux, récolte d'ordures, latrines). Tout ce qui relève de l'acquisition, du stockage, de la distribution et de la préparation des aliments sous toutes formes, du lait aux farines et aux biscuits protéinés ; Jacques Pinel est l'homme des machines et outils spécialisés, réfrigérateurs, chaîne du froid pour les réserves vaccinales, stérilisateurs de matériel chirurgical, et, bien sûr, médicaments.

La logistique est l'invention de cet artiste, sa passion. « En Thaïlande, les premiers jours, je n'avais qu'une idée en tête : offrir à MSF les moyens de ses ambitions. Non seulement on me laissa faire, mais on me poussa à créer le département logistique. »

Logistique, un vocable que Jacques Pinel a emprunté au langage des armées, dont le système organisationnel fut, avoue-t-il, sa source principale d'inspiration. Rigueur, savoir-faire, efficacité sont ses maîtres-mots. Il dit que la logistique est la puissance première de MSF, sa force de frappe, car elle donne aux médecins et aux infirmières les moyens d'une incomparable opérationnalité. Quand on lui demande comment il bâtit cet édifice complexe, il répond simplement : « Le puzzle s'est mis de lui-même en place, au fur et à mesure, en fonction des problèmes auxquels nous étions confrontés. » Ne pas hésiter, sur telle mission, par exemple, à délaisser les Renault pourries pour les 4x4 Toyota qu'utilisent les voisins du CICR et des Nations unies, car seuls ces véhicules offrent la garantie de trouver les pièces de rechange en cas de pépins mécaniques. Bien sûr, il est difficile de jouer sur tous les tableaux : « En Afrique, les équipes ne pouvaient pas s'intégrer de la même manière dans le paysage, il fallait s'adapter aux situations : comment résoudre les problèmes vitaux d'un camp de cent mille réfugiés, acheminer l'eau, la bouffe ? Pas question de bricoler avec les baguettes d'un sorcier, il nous fallait des camions. » Et pourquoi pas des avions...

Un an plus tôt, trois pilotes de ligne d'Air-France, animés du même idéal, Alain Gréard, Gérald Similowski et Alain Yout, ont décidé de rassembler leurs énergies et leurs compétences pour aider ceux qui en ont besoin. Avec cet unique objectif, ils se présentent boulevard Lefebvre, un matin. « Pour nous, MSF était le modèle moral. Nous étions en osmose avec cette jeunesse bouleversante, nous admirions cette volonté de secourir », se souvient Similowski. Il se rappelle combien il lui en coûta de franchir le perron, tant sa timidité était grande en dépit de ses quarante-sept ans. « Il faut dire que notre profil n'était pas du tout celui des MSF, ajoute-t-il. C'étaient des soixante-huitards, un peu anars, des révolutionnaires, je les voyais ainsi, en tout cas. Ils auraient pu être nos gosses. Pas du tout le genre de chez nous. Nous sommes moins intellectuels, plutôt des techniciens, avec une seule passion, qui nous isole, l'avion. Notre milieu est aseptisé, protégé, composé de gens en forme, sélectionnés pour leur vitalité, leur santé, des types qui n'ont aucune raison de vouloir changer la société. »

Du côté de l'équipe MSF, même circonspection. « Ils étaient trois, des pilotes de ligne qui voulaient savoir ce que nous pensions de l'utilité d'un avion pour nos missions, dit

Rony Brauman. Fallait-il accorder crédit à ces aristos high-tech, ces habitués des palaces internationaux, qui proposaient de nous rejoindre sur les lieux d'opération ? Étaient-ils aussi sincères qu'ils l'avouaient, étaient-ils conscients des difficultés ? Seraient-ils capables de s'adapter à l'environnement volatile, aux conditions de vie rudimentaires[1] ? »

Quelques mois plus tard, un Jodel Mousquetaire, convoyé de Paris par les pilotes d'Aviation sans frontières, se pose sur une piste de brousse du Karamoja, au nord-est d'un Ouganda dévasté par la famine. Pendant six mois, le monomoteur, pas plus gros qu'une 4 CV, crapahutera d'un camp de réfugiés à l'autre, acheminant vivres, médicaments et matériel, infirmières et médecins MSF. C'est ainsi que naquit une collaboration de dix ans, sans faille, entre les navigants et les médecins. Honduras, Tchad, Mozambique, Éthiopie, Zaïre, Haute-Volta, Sahel, Somalie, Soudan, d'autres missions, d'autres pilotes et d'autres avions suivront. Les coucous d'un autre âge sont récupérés au hasard, retapés à l'œil. Les pilotes de ligne volontaires, bénévoles, tous professionnels sur 707 et 747, devront réapprendre à manœuvrer, se fiant, en l'absence d'instruments, à leurs seuls yeux, à l'instinct. Ces engins de rien se révéleront de précieux auxiliaires, faisant fi des obstacles, des routes défoncées, des ponts dynamités, des voies ferrées détruites, voire des rafales de kalachnikovs. Jacques Pinel : « L'avion était souvent le seul lien avec l'extérieur, c'était la providence des équipes sur les terrains de guerre. Sa présence donnait du courage aux équipes. Un coup de radio, et hop, le zinc ronronnait à l'approche. »

La radio. Jacques Pinel se souvient du jour où, sur le toit des bureaux du boulevard Lefebvre, il réussit à établir sa première liaison avec l'Afrique. « Le Tchad. Une de nos

1. « L'aviation au service de l'action humanitaire », préface de l'ouvrage réalisé par Aviation sans frontières, *Envols pour l'espoir,* éditions France Delory.

équipes travaillait dans les maquis tenus par Hissène Habré. Elle était complètement isolée, à une semaine de camion de Khartoum, sans la moindre communication possible, c'était pas l'idéal. Bien que n'y connaissant rien, je me suis donc attaqué au problème. Nous avons acheté un poste radio, que j'ai installé, avec une antenne, sur le toit de notre immeuble. On s'est mis à l'écoute. Ça a marché ! Quand nous avons entendu ce lointain "Allô Paris", nous n'en revenions pas, c'était magique, Rony était sur le cul. Un seul problème : notre antenne "brouillait" tout le quartier. Un beau jour, un type a débarqué, il râlait, notre installation l'empêchait de suivre un match de foot à la télé. On lui a expliqué notre boulot. Quelque temps plus tard, Pierre-François Galand, c'était son nom, a rejoint l'équipe : conseiller radio bénévole. »

Jacques Pinel dit encore comment il dut identifier les deux cent cinquante médicaments essentiels répertoriés chez les fournisseurs, les classer selon leur présentation, leur composition, leur prix, leur principe d'action. « Nous avons commencé par acheter nos stocks de génériques par dix mille comprimés à IDA, une centrale d'achat hollandaise, puis nous sommes passés à la vitesse supérieure. Deux à trois tonnes, que l'on devait acheminer au gré des missions. Quand une demande du terrain parvenait au siège, nous alertions notre grossiste, qui activait à son tour le transitaire, à Roissy. Différentes commandes étaient alors regroupées, contrôlées, puis expédiées par avion-cargo régulier, ou par un zinc affrété par nos soins. Arrivés à destination, les médicaments étaient stockés, puis convoyés sur les sites, après avoir été dédouanés, vérifiés une nouvelle fois. »

En cas d'urgence, MSF dispose d'un entrepôt, rue du Moulin-de-la-Pointe, dans le 13e arrondissement de Paris. Il y a là des stocks suffisants, prêts à partir à tout moment sur quelque point de la planète. Sans oublier les fameux kits, « inventés » dans les camps thaïlandais. Ils n'ont cessé de s'étoffer au gré des situations de crise : « kit chirurgie

25 interventions», «kit groupe électrogène», «kit abris 100 familles», «kit médico-chirurgical de base 150 blessés», «kit installation dispensaire», montable en quelques heures, «kit sanitaire d'urgence 10000 personnes x 3 mois», «kit survie deux personnes», avec provision de nourriture déshydratée, batterie de cuisine, couteaux, outils, lampes, cordes, abris et couvertures, «kit motopompe essence», «kit outillage pour eau», «kit malle d'urgence»... Conçu en module de façon à répondre au juste besoin le plus rapidement possible et selon la spécificité du terrain d'intervention, chacun de ces «kits» a été expérimenté, testé. On connaît son poids précis, son prix et son encombrement. Chaque semaine, de nouvelles formes d'aménagement et de rangement sont élaborées par les logisticiens qui, sous l'impulsion de Jacques Pinel, font peu à peu leur entrée à MSF. Plus une seule équipe en mission, si petite soit-elle, qui ne comprenne l'un de ces hommes à tout faire, à la fois intendant, voltigeur léger, technicien de génie civil. «Hommes d'aventure, d'action, baroudeurs, mais efficaces, comme les décrit avec enthousiasme Xavier Emmanuelli, ils partagent le même idéal, le même enthousiasme chevaleresque que les médecins et les infirmiers. Ils se cooptent entre eux, ils sont présumés savoir tout faire. En France, dans le monde du travail, ils passent inaperçus, mais à MSF, c'est l'ossature de l'association[1].»

Gilles Isard fut de ceux-là. Au mitan des années quatre-vingt, il rencontre, à vingt-trois ans, les médecins sans frontières. «Je rêvais de choses extraordinaires», me répond-il quand je lui demande pourquoi MSF. Pour dissiper tout malentendu, il précise aussitôt : «Rien à voir avec l'idée d'aller soigner les gens en perdition! D'ailleurs, aujourd'hui encore, je ne crois pas que cette motivation soit, au départ, le moteur de l'engagement humanitaire. Cette aspiration ne vient que plus tard, quand on a vu, constaté la souffrance,

1. *Les Prédateurs de l'humanitaire,* Albin-Michel, 1991.

quand on a vécu des situations difficiles sur le terrain. La mienne, en tout cas, était tout autre. Mais j'ai fait comme tout aspirant volontaire : je l'ai cachée, je ne voulais pas être recalé au recrutement. »

Partir, tirer les voiles, c'est tout ce qui fait vibrer Gilles Isard, alors. Mais, à son âge, comment rompre les amarres quand on est salarié des travaux publics ? Un job à La Réunion lui offre une opportunité. « Ce n'était pas du tout ce que j'imaginais. Hormis 30° à l'ombre toute l'année, je vivais comme dans n'importe quel département français, vraiment rien d'exotique. » Alors, le jeune homme bifurque vers l'île voisine de Madagascar. Là, il fait la connaissance de deux jeunes chercheuses d'or, ou plus exactement de pierres précieuses. « Elles m'ont proposé de nous associer. J'apportais l'argent, l'autre les contacts business, la troisième le savoir-faire en matière d'extraction. » Trois mois de bourlingue à l'est, dans la région minière, quelques « pépites » négociées au Hilton de Tananarive, « une vraie aventure, tout ce que je recherchais ». Mais qui tourne bientôt court, faute de bonanza !

C'est le retour en France, dans une entreprise de travaux publics. Chantiers, routine, ennui. Jusqu'à une conversation de hasard, où il est question de l'ami d'un ami, parti on ne sait où avec les gens de MSF. Un mécanicien avec des médecins sans frontières sur les routes du monde ! C'était donc possible ! « Les potes appelaient ça logisticien. Je ne savais pas ce que ça voulait dire, je pensais qu'il s'agissait de manutentionnaires. Décharger les colis des toubibs, pourquoi pas ? »

Gilles tente le coup. Il envoie un curriculum vitæ boulevard Lefebvre. Dix jours plus tard, il est convoqué pour un stage d'évaluation à Lézignan, où MSF a déménagé ses entrepôts logistiques parisiens, décidément trop exigus. « Je n'en revenais pas. Ma mère me disait : “Tu ne rêves pas un peu ? Tu t'imagines quoi ? Qu'ils vont te prendre ? Mais pour quoi faire, bon Dieu !” À dire vrai, je n'y croyais pas vraiment. Des centaines de candidats devaient défiler là-bas, la sélection devait être dure, ils ne devaient retenir que l'élite. Mais qui ne tente rien... »

Du fameux stage redouté, Gilles conserve aujourd'hui le souvenir d'une atmosphère bonhomme, communautaire, très fraternelle. « Nous étions quatre, du même gabarit. C'est-à-dire "petits métiers" formés sur le tas, des gars pas très bien dans leur boîte. Nous dormions à Lézignan, sur place, dans des dortoirs, comme nos hôtes, une huitaine de types. Bonne ambiance, assez informelle, aucun chef sur le dos, tout pour plaire. La journée, on filait des coups de main, chacun en fonction de ses aptitudes, on bossait sur ce qui se présentait, des petits boulots de-ci de-là, réparer un radiateur en rade, changer une porte, installer une serrure, repeindre un truc... Rien de sorcier, du bricolage. Parfois, on bossait jusqu'à deux heures du matin devant un ordinateur, préparant une commande de matériel à router d'urgence vers une mission au Soudan, en Angola ou ailleurs. J'avais l'impression d'être déjà parti... Au bout de quinze jours, on nous a fait passer un test d'évaluation, si on peut l'appeler ainsi. Quelques questions techniques qui relevaient du bon sens, de la débrouillardise, ce qui ne veut pas dire que c'était simple. Ainsi, par exemple, comment, avec quatre bouts de ficelle, réparer l'embrayage d'un 4x4 en rade. Pas toujours évident, il fallait se triturer les méninges, et la plupart du temps on n'avait aucune idée. Ce jour-là, j'ai bien cru que je ne serais pas pris. Je me souviens, je suis allé trouver le responsable du recrutement. Je l'ai presque supplié : "S'il vous plaît, j'aimerais être beaucoup plus qu'un nom dans votre fichier. Envoyez-moi quelque part. Où vous voulez. Je meurs d'envie de partir." »

La réponse parviendra un mois plus tard. Au téléphone : ce sera le Malawi. « Naturellement, je ne savais pas où c'était, pas plus que maman, qui répétait à qui voulait l'entendre : "Mon fils part aux Malouines." Tout le monde se demandait ce que j'allais foutre là-bas. »

République du Malawi. 119000 km² enclavés entre la Zambie, à l'ouest, la Tanzanie, au nord-est, et le Mozambique, au sud-est. En ces années quatre-vingt, près de cinq cent mille habitants ont fui le Mozambique, chassés par la guerre civile. Ils se sont réfugiés de l'autre côté de la frontière, dans le petit Malawi. Ce pays deviendra une mission-phare pour MSF[1]. À l'appel du gouvernement malawite, l'association a installé une trentaine de volontaires sur trois camps du Sud. Ils assurent seuls l'ensemble de la couverture sanitaire et médicale de ce programme inédit. Alliant leur savoir-faire, médicaux et logisticiens s'emploient à la planification des sites, construisant les hôpitaux, organisant l'assainissement et l'approvisionnement en eau potable, assurant la surveillance épidémiologique de la population, la nutrition, l'hygiène et la santé publique. « C'est une mission stable, a-t-on expliqué à Gilles Isard avant le départ, aucun problème d'urgence. Le bon terrain pour apprendre... » On ne pouvait pas mieux dire.

Alors que le jeune impétrant s'envole, impatient, vers sa destination, des trombes d'eau s'abattent sur le sud du Malawi. Inondations, glissements de terrain : des dizaines de morts. Le camp de Chiringa, où se rend Gilles, est partiellement emporté par des flots de boue. « Je n'avais pas posé le pied sur le tarmac de l'aéroport de Zomba que, ni une ni deux, Jonathan, le responsable logistique, m'embarque, direction Palombé, en 4x4. Sacré gymkhana... » Les routes d'accès au camp ayant disparu sous les eaux, ils poursuivent à pied. Vingt-cinq kilomètres. Un calvaire, dont Gilles Isard se souvient encore. « Ce n'étaient que torrents et rivières. Nous pataugions jusqu'aux genoux dans des laves de boue, sous un soleil de plomb. Un parcours du combattant... Pour ce genre d'exercice aquatique, je déconseille les Pataugas en

1. Depuis les années quatre-vingt, MSF n'a pas quitté le Malawi. En 2004, l'ONG travaille sur un programme de lutte contre le sida qui ravage la population du pays.

toile, surtout neuves. Au bout de quelques kilomètres, mes pieds n'étaient que plaies, ampoules. Le supplice. Pour ne pas mouiller mes grolles, je les ôtais chaque fois que nous devions franchir un nouveau cours d'eau. Je me rechaussais ensuite. Mais c'était encore pire. Je me demande comment j'ai fait pour atteindre le camp, pieds en sang, torse et bras grillés par le soleil. Une horreur. Pleines de compassion, les bonnes sœurs installées là m'ont offert des tongs. Il m'a fallu trois semaines avant de récupérer cette foutue journée… »

Il n'est pas question de se faire porter pâle, d'autant qu'une épidémie de choléra s'est déclarée. « Il fallut installer d'urgence un centre d'isolement, je n'y connaissais rien, naturellement, je n'avais aucune idée du choléra. Une responsable de terrain, Dany, infirmière, m'enseigna tout. Une fois qu'on sait ce qu'on attend de vous, ça va, on parvient à gérer le truc. » Mais il faut aussi reconstruire la portion du camp détruite par les inondations, redéfinir les parcelles où l'on installera les baraques, dénicher, assurer l'approvisionnement des matériaux nécessaires à leur édification. Il faut encore établir le relevé de l'état sanitaire du camp, des points d'eau nécessaires, des latrines. Le bois d'eucalyptus ne manque pas, mais quand on sait qu'il en faut un kilo par réfugié pour son seul usage quotidien, soit dix tonnes pour un camp de dix mille personnes, on hésite. « Alors, nous nous sommes rabattus sur des dalles de béton. Mais où trouver les mieux adaptées, les moins chères, les moins lourdes… »

Gilles Isard effectuera beaucoup d'autres missions par la suite. Il est sur le terrain aujourd'hui encore… mais il n'oublie pas le Malawi. « Pour la première fois, j'avais le sentiment d'être vraiment responsable. J'étais libre d'action, de mes initiatives. »

Boulevard Lefebvre, à Paris, l'équipe dirigeante de MSF a tôt fait de prendre la mesure de la formidable richesse que constitue l'expérience accumulée sur les divers terrains. Une tâche s'impose alors : comment introduire dans l'ensemble des missions les éléments de technicité disparates, élaborés au gré des imaginations, des initiatives ? Comment réinjecter ce savoir-faire diffus, incomparable moyen de prétendre à une connaissance allant bien au-delà des impressions immédiates ? Rony Brauman, fraîchement élu à la présidence de l'association, l'explique : « Nous voudrions montrer que notre image, provocatrice parfois, un peu "gros bras de la médecine", n'est pas la seule réalité de MSF. Il n'est pas question de revenir sur notre raison d'être, mais nous avons tout de même une centaine de médecins et d'infirmières qui ont accumulé savoir-faire et expérience. C'est cette technique, cette connaissance que nous voudrions partager notamment avec ceux de MSF qui partent pour la première fois. Maintenant que nous avons grandi, nous avons envie de nous préoccuper de ce genre de choses[1]. »

S'imbrique alors la sixième pièce du puzzle. C'est l'apparition, dans la structure centrale, du poste de « coordinateur technique », inauguré en 1982 par le médecin Jean-Jacques Frère, vieux routier de terrain. On le surnomme « Mon Révérend », en raison de son caractère austère, un rien rigide. Grâce aux connaissances acquises sur le terrain, il établit aide-mémoire, listes de médicaments et de matériels référencés qui fourniront indications et consignes sur la conduite à tenir par tout nouveau volontaire en partance. Soins de santé primaires, vaccination, chirurgie, nutrition, épidémiologie, le but est d'harmoniser les techniques et les savoir-faire pour l'ensemble de MSF. C'est ainsi que sera élaboré le premier des fameux *guide-lines*, les manuels de standardisation des méthodes diagnostiques, des protocoles thérapeutiques, de la stérilisation aux médicaments essentiels, en passant par l'obstétrique, le choléra. En quelques années, ils seront rédigés par dizaines.

1. *Le Quotidien du Médecin*, 27 mai 1982.

«Les choses se sont mises en place selon le système MSF, raconte Jean Rigal, qui succédera à Jean-Jacques Frère dès 1985. On se serrait sur une moitié, un tiers de bureau. Quelqu'un passait, de retour du Tchad : "J'écrirais bien quelque chose sur la chirurgie. – Vas-y, installe-toi." Un autre, revenait de Somalie : "Ce serait pas mal si on faisait un kit choléra. – Bonne idée. Développe ton truc."»

Jean Rigal est un drôle de type. Sombre, grave, taciturne même. L'une des belles figures de l'histoire de Médecins sans frontières. Quinquagénaire, il est toujours là, puisque la jeune équipe de direction, aux commandes de la rue Saint-Sabin, l'a rappelé en 2001 pour lui proposer de reprendre les rênes du département médical qu'il contribua à bâtir, au milieu des années quatre-vingt. Il travaille avec son ami Jacques Pinel. «Nous ne parlons pas beaucoup, nous sommes sur la même longueur d'ondes.» Mémoire de MSF, le discret Rigal, solitaire, retranché dans un bureau du quatrième étage, assure avec deux médecins le soutien aux volontaires en mission. Rue Saint-Sabin, il passe pour un ours mal léché. Peu bavard, il s'isole souvent dans de longs silences, émotion à fleur de peau. Mais, pour peu qu'il s'abandonne, se dessine non pas une certaine idée de l'engagement humanitaire – il n'aime pas ce mot –, mais celle d'une expérience humaine, simplement. Une leçon d'humilité, de rigueur.

Quand il entre à MSF, en 1983, Jean Rigal traîne une bonne expérience de terrain. De fait, dit-il, pour lui tout a commencé à l'âge de douze ans, en lisant un livre : *À l'orée de la forêt vierge.* «L'histoire d'une famille protestante, paumée dans la brousse africaine. Elle affronte, seule, avec les moyens du bord, la sauvagerie d'une nature impitoyable. Ce fut une illumination : voilà ce que je dois faire ! Un médecin, isolé en Afrique ! Rien de raisonnable, uniquement de l'émotion.»

Études de médecine à Cochin, comme Malhuret, Charhon et Brauman, qu'il ne fréquente pas, d'ailleurs. «Les cours étaient insupportables, à vomir, mais il fallait tenir bon.» Puis, c'est l'internat à l'hôpital de Bayonne. Et la rencontre avec le médecin-chef du Samu, par ailleurs Médecin du Monde, un certain Pradier, qui lui propose de partir pour MDM. «J'étais amoureux de l'Afrique! J'ai dit à Pradier : "L'Afghanistan ne me plaît pas, tu sais, l'islam..." Je n'avais rien compris à l'histoire. En fait, je ne savais rien, je mélangeais tout. Mais, comme je n'avais pas le choix : allons donc en Afghanistan.» Il revient déçu : «Je pensais partir faire de la médecine pour une organisation médicale, je m'étais trompé. En fait de toubib, j'étais plutôt un pion sur un échiquier politique. La mission était entièrement cornaquée par un parti politique afghan choisi par MDM, je ne sais même plus lequel. Pas vraiment brillant. D'ailleurs, on s'est fait expulser...»

Cette première expérience, frustrante, contribue à raviver son désir d'Afrique : là-bas, il sera médecin. En attendant, il se prépare à la chirurgie. «Pour moi, cette démarche politico-sociale, pour ne pas dire humanitaire, devait être accompagnée d'un réel désir de compétence. La chirurgie m'apparaissait alors comme l'outil indispensable. Je voulais être capable de tout affronter, comme dans ce bouquin que j'avais lu, enfant. J'avais trente ans et un orgueil formidable! Le pouvoir de renverser les montagnes. J'étais un conquérant!»

MDM lui propose une nouvelle mission. Rigal espère l'Ouganda, ce sera le Pérou. Nouvelle déception : «Nous étions censés nous porter au secours de *damnificados* victimes d'inondations. Nous sommes arrivés six mois trop tard, personne n'avait plus besoin de nous. Cette mission avait été négociée avec la femme du président péruvien. Un truc mondain, ridicule, n'importe quoi!» Deux missions pour du beurre. Elles enseignent à Rigal ce qu'il ne faut surtout pas faire : «Aucun moyen, pas d'objectif!»

Enfin, en 1981, c'est la rencontre avec l'Afrique. Deux années au Cameroun, pour «monter» un hôpital entre Douala et Yaoundé. Un programme parrainé par une petite association catholique du nord de la France. «J'ai dû acheter ma trousse médicale, ma boîte abdominale, les outils pour ouvrir les ventres, de bons ciseaux et de bonnes pinces. Ça m'a coûté 5000 balles, mais j'étais content.» Deux ans de bonheur, l'accomplissement d'un rêve. «Que j'étais bien! Un chien qui frétille! Je faisais tout, tout. Je réparais ma bagnole, le générateur. Là, j'ai compris ce qu'était un logisticien. Mes journées commençaient à six heures du matin, par un cours de formation donné aux élèves soignantes. Puis, j'amorçais la pompe de l'hosto au bas de la colline, un invraisemblable système : un bélier utilisait la gravité de l'eau pour la faire remonter. Mes journées étaient folles. Vingt-quatre heures sur vingt-quatre sur le pont. À mon âge, je serais incapable de déployer pareille énergie.»

«Médecin isolé en Afrique»... Sacré apprentissage. Rigal réalise qu'on n'apprend pas n'importe comment. «Je recevais tous les malades. J'ai travaillé dans des conditions affolantes, en prenant des risques considérables. Il m'est arrivé de paniquer en opération, de crier à l'infirmière : "Vite, va me chercher mon bouquin!" D'en ouvrir les pages avec les pinces, en gueulant : "Quand tu as coupé là, qu'est-ce que tu fais?" Tous les chirurgiens qui ont travaillé dans des postes isolés ont connu la même situation. Lire les bouquins!» Rigal s'interrompt un instant, tire une cigarette de son paquet de Gauloises, la tourne et la retourne entre ses doigts. Un sourire s'esquisse : «Je ne recevais rien dans mon trou. Acheter un paquet de cigarettes était un problème. J'ai lu des choses que je n'aurais jamais lues ailleurs, tel Rousseau. Je déteste Jean-Jacques Rousseau. Mais je l'ai lu, car je n'avais rien d'autre. Plus tard, quand j'ai eu l'envie de former les volontaires au départ, de guider leur parcours, j'ai pensé à ça, je leur disais : quand tu seras seul, que liras-tu? Sur quel bouquin vas-tu t'appuyer...» Il revient sur son travail de toubib isolé. Il se rappelle un ami, chirurgien du village voisin. «Un type exubérant, très drôle. La chirurgie, c'était sa vie, mais je crois qu'il allait trop loin. Il se livrait à des interventions que je n'aurais jamais osées. Il s'en sortait toujours brillamment, mais je frémissais, il allait trop loin... » Il réalise alors qu'un médecin confronté à des conditions d'exercice précaires, difficiles, a obligation de ne pas faire n'importe quoi : « Au sens médical du terme, la médecine humanitaire est une médecine d'irresponsable. Tu as dix morts tous les jours dans ton camp de réfugiés, et tu penses : “Si je n'étais pas là, il y en aurait vingt...” Tu te rassures en te disant que les conditions sont extrêmes, que tu ne disposes pas de tous les livres, que tu n'as aucun collègue pour prendre ton relais, que tu ne peux pas tout connaître. Ces arguments sont finalement déresponsabilisants. Globalement, l'image que tu véhicules est belle, positive : tu vas aider les autres, tu te sens utile, c'est génial. Où trouverais-tu un truc ayant une telle valeur ajoutée en terme d'ego ? » Alors, s'impose à Rigal le désir de raconter l'histoire de la médecine telle qu'il la pense. D'offrir à ceux et celles perdus dans quelque trou solitaire, les outils qui leur permettront de travailler dignement. « Je devais leur dire : “Quand vous serez seuls, ne faites surtout pas cette bêtise. Lisez tel bouquin, regardez comment il faut faire. Corrigez, adaptez, pensez aux gens, ne leur donnez pas trois antibiotiques à la fois, ça ne sert à rien, sélectionnez vos traitements. Il n'y a pas un médicament qui ne soit pas nuisible. Lisez ! Il faut lire ! Une pince, c'est une pince ; un fil, un fil : il faut les économiser, tout comme il est nécessaire d'économiser les gestes, de penser à ce qui est derrière, car, en médecine, il n'y a pas d'innocence. Essayez d'anticiper, réfléchissez, n'en faites pas trop, ne faites rien pour vous.” » Jean Rigal s'interrompt, puis : « Tout ce que je te raconte est terriblement orgueilleux, n'est-ce pas ? »

1983. À l'hôpital de Bayonne, il retrouve son poste d'interne. Il s'accorde six mois avant de repartir. Il fait la rencontre d'une infirmière de retour d'une mission MSF au Soudan. Tout bascule, à nouveau.

« J'étais des rêveurs qui avaient tout lu et entendu sur les Dinkas, *Time Life Magazine*, les conférences « Connaissance du Monde », leurs bobards anthropologiques... » MSF cherche un médecin ayant des compétences chirurgicales pour l'hôpital de Moyo, dans le Westline. Jean Rigal fera l'affaire. Première étape : Arua, Ouganda. Il y séjourne un moment, attendant une voiture. « La formule "attendre la voiture" me donnait de l'urticaire. Elle me renvoyait à ma première mission avec MDM. J'avais dû poireauter deux mois. La voiture d'Arua est arrivée deux semaines plus tard : une Toyota toute blanche, je n'en croyais pas mes yeux. J'ai pensé : les types de MSF m'ont acheté ce 4x4 ? Moi qui avais toujours galéré avec les bagnoles ! »

Il conserve un souvenir émerveillé de cette mission à Moyo, sa première avec MSF. « On bossait beaucoup. Normal, on était là pour ça... Mais j'avais la radio, je pouvais appeler Paris, n'importe qui dans le monde. Dingue ! Auparavant, j'avais souffert des communications impossibles. Puis un "logisticien" est arrivé. C'est quoi cette bête, je me suis demandé. Une voiture, un émetteur-radio, ils étaient incroyables, ces types de MSF... Une commande de médicaments ? Pfuitt ! elle tombait par retour de courrier. Le labo du coin n'est pas fiable ? Message-radio : "Il me faudrait un technicien en laboratoire." Il était là quinze jours plus tard. "Il me faut un médecin, je suis seul, ce n'est plus possible." Et hop, j'accueillais un collègue... Le catalogue de la Samaritaine ! Je n'avais qu'à demander, j'avais tout, je n'en revenais pas ! Alors, je me suis dit : "C'est clair, voilà où il faut que tu bosses : MSF." »

De retour de mission, Jean Rigal rejoint l'équipe de Jacques Pinel, à Paris. L'association vient tout juste de quitter les locaux exigus du boulevard Lefebvre pour emménager au 68, boulevard Saint-Marcel, quartier des Gobelins. Un sous-sol encore, mais 380 m^2... Beaucoup trop vaste pour la douzaine de salariés, qui n'en occupent que les deux tiers. Les bricoleurs ont dissimulé l'espace vacant à l'aide d'une cloison mobile, de crainte qu'on ne les accuse d'avoir la folie des grandeurs.

Dans les couloirs, c'est un va-et-vient de filles et de garçons, sac au dos, en partance, ou bien de retour de mission.

En cette année 1983, quatre cents volontaires ont rejoint l'une des trente missions établies de par le monde. Les premier et dernier mardis du mois, la maison se remplit d'étudiants en médecine et d'infirmières. On se presse à la réunion d'information destinée aux candidats au départ.

Rony Brauman, président depuis la précédente assemblée générale, a succédé à Francis Charhon, qui occupe désormais les fonctions de coordinateur médical, aux côtés de Claude Malhuret. Un président qu'on ne rencontre guère, boulevard Saint-Marcel, car il est plus enclin à courir les missions qu'à mener une action de bureau. Quand il ne s'emploie pas, un mois ou deux, sur une barge pétrolière en mer du Nord, occupé à veiller sur la santé des ouvriers pour le compte de quelque major du secteur. Un job qui assure une bonne paye à Brauman, qui ne peut prétendre à salaire.

Le secteur logistique ? « Ce n'était qu'un patchwork d'individus, Charhon, Pécoul, Frère, se souvient Jean Rigal. Ils avaient des idées, de l'imagination, et ils s'entendaient bien. Celui-ci s'occupait de la vaccination, l'autre de la nutrition, sans oublier le “sanitarien”, l'infirmier touche-à-tout, formé en Angleterre, aussi capable de réparer une bagnole, un aérateur, que de faire des piqûres. » Leur boulot : procurer aux volontaires en partance les outils nécessaires pour travailler comme il se doit en situation précaire. « Je ne peux pas dire que la démarche obéissait à une planification ; tout s'est mis en place de façon pragmatique, avec les questions des expats de retour de mission, leurs critiques, notre expérience propre. Quand on te pose des questions, tu es obligé de répondre, tu n'as pas le droit à l'erreur. Certes, je ne pouvais pas tout savoir, mais je savais au moins où étaient les sources d'information. » La meilleure façon de transmettre n'était-elle pas d'écrire ?

« C'est ce que nous avons fait : écrire, écrire, écrire... Beaucoup de merdes, sans doute, mais heureusement pas tant que ça. » Le grand œuvre de Jean Rigal, bouclé en 1984, s'intitule *Argumentaire de la liste de commande des médicaments et matériel médico-chirurgical essentiels.* C'est le premier du genre à MSF, mais aussi pour les ONG françaises et étrangères, CICR compris, qui s'en inspira un peu plus tard pour réaliser son propre manuel médical pratique.

« Un peu trop épais, caricatural même. Le Bottin téléphonique... J'ai voulu tout mettre, mais, par exemple, certains antibiotiques n'y figurent pas, car trop chers, trop lourds (ainsi des sirops), ou trop difficiles à utiliser. » Travail de fourmi, ce *Vidal* pour médecin en situation précaire, régulièrement remis à jour, demeure l'ouvrage de référence des praticiens de l'humanitaire. Nutrition, vaccination, recueils de données épidémiologiques, hygiène des camps de réfugiés ; sur cette lancée, une quarantaine de brochures, manuels et monographies portant sur les divers aspects techniques et thérapeutiques des missions MSF verront le jour en trois ans, de 1983 à 1986. « Tout le monde avait envie d'écrire quelque chose à propos de son pôle d'intérêt, parce que, soyons clair, nous nous prenions pour les meilleurs ! Mais tout ça devenait un peu désordonné. Je me suis battu pour que soit respecté le module originel : pas de phrases compliquées, pas trop d'énumérations et de tableaux, pas d'explications physiopathologiques pour décrire une maladie, s'en tenir aux signes, aux traitements, en une ou deux phrases maxi. » Édités, commercialisés en français, mais aussi en anglais et en espagnol, certains de ces guides sont repris, avec leurs mentions d'origine, par l'UNHCR et l'OMS.

Rigueur, exigence, technicité, connaissance, responsabilisation : ces maîtres-mots reviennent souvent dans les documents internes de MSF, en cette première moitié des années quatre-vingt. Et, sous-jacent, ce leitmotiv qui claque comme un slogan : « La solidarité et la fraternité sont de grandes idées, mais qui resteraient bien peu de chose si elles ne s'appuyaient pas sur un solide substrat. »

En 1985, dix-neuf médecins sans frontières sont invités à rejoindre les bancs du John Hopkins Hospital de Boston, du Center for Disease Control d'Atlanta et du Ross Institute de Londres. Ils doivent acquérir les meilleures formations en matières épidémiologique et nutritionnelle, mais encore dans les domaines de l'information médicale, des vaccinations et de la santé publique. « Le grand jeu ! raconte Francis Charhon. Il fallait nous défaire de l'image d'aimables zozos qui nous collait à la peau. Nous procédions à la japonaise : nous allions étudier, chercher le savoir-faire des meilleurs. Nous enregistrions les connaissances qui nous manquaient, et nous les réadaptions ensuite selon nos contraintes propres. » Puis, en 1985, vient la décision d'organiser au sein même de MSF des stages de formation à la santé internationale. Ces enseignements, financés par la Caisse des dépôts et consignations, sont confiés à des spécialistes d'horizons aussi divers que le CICR, l'Oxfam, la FAO, la Tropical School of Medecine ou le CDC d'Atlanta. Moins de deux ans plus tard, expériences de terrain aidant, MSF crée Épicentre, sa propre structure d'étude et d'investigation scientifiques. Bientôt, Épicentre offrira également ses services de consultant et de soutien technique à de nombreuses organisations internationales établies, dont l'éminente Organisation mondiale de la santé, l'OMS.

Ces initiatives reviennent au bâtisseur Francis Charhon. « Pour construire un édifice, il faut des briques, un plancher, un toit, explique-t-il. À mes copains, Rony et Claude, l'édification de l'identité politique de MSF, à moi le côté pratique, mon élément. Difficile ? Pas vraiment, mais complexe sans doute, car très technique. Nous avions tout pour nous : nous étions seuls, nous étions les préférés de la presse et, dans le champ humanitaire, nous n'avions aucun challenger. Année après année, le CICR nous considérait avec plus de bienveillance, il comprenait que nous nous améliorions sans pour autant chercher à lui damer le pion.» Qui aurait pu, compte tenu des discussions internes, imaginer pareils chambardements en si peu de temps?

«L'antagonisme de naguère, ajoute Claude Malhuret, fondé sur le parisianisme insensé de Kouchner, dont nous avions habilement joué afin de gagner les gros bataillons de province, s'était retourné contre nous. Non plus dans un registre province-Paris, mais dans celui du "médecin provincial bénévole", disposé à dévoyer un mois de son exercice professionnel pour rejoindre une mission d'éducation sanitaire style Terre des Hommes, contre les "professionnels parisiens" qui exigeaient maintenant un investissement plus long, des moyens techniques et financiers *ad hoc.* C'était la même ritournelle à chaque AG : les salariés MSF de Paris n'étaient que des salopards qui, par souci centralisateur, dépossédaient les antennes régionales de leur légitimité. Nous détournions les missions locales à notre profit… Il nous fallut batailler ferme contre ceux-là mêmes qui, la veille, avaient été nos alliés. Mais le combat était inégal, les temps avaient changé : nous étions en permanence sur le pont, nous faisions un boulot épatant, l'argent entrait, les volontaires au départ se pressaient, les missions tournaient rondement, notre bilan était positif. Il était impossible de voter contre Paris. Il était fini, le temps où les bureaux de province faisaient la majorité dans les assemblées générales. Ils avaient été ratatinés, dézingués par la dynamique même du collectif…»

«Oui, mauvaise nouvelle. Le nombre des missions augmente encore cette année, note le président Rony Brauman dans son rapport de bilan 1985-1986. Car, si MSF se porte bien, c'est surtout parce que le monde est malade. Le meilleur avenir que nous pourrions souhaiter serait de disparaître, car alors on n'aurait plus besoin de nous. Mais qui peut croire à cette éventualité? Moins de vingt ans après la décolonisation, les espoirs de justice et de dignité dont elle était porteuse ont été balayés; les rêves de fraternité se sont écroulés devant la montée des nationalismes. Les foyers de guerre s'étendent partout, cette année encore les zones de conflit se sont multipliées, le tiers-monde se couvre de réfugiés. Notre niveau d'activité est le reflet de ce phénomène, hélas. »

Cette année-là, plus de quatre cent trente médecins, infirmières et logisticiens sont partis vers trente-quatre missions MSF, dont quinze nouvelles sur les continents américain, asiatique et africain. Boulevard Saint-Marcel, le nombre des permanents s'élève maintenant à une cinquantaine, entassés dans des locaux étroits. MSF s'est encore doté d'une structure sans équivalent dans les ONG françaises : MSF-Logistique, dans ses hangars de Narbonne, dispose d'impressionnants stocks de kits médicaux complets pouvant être expédiés sur-le-champ. MSF envisage même de sous-traiter avec d'autres organisations internationales. Cette année-là, le bilan financier se monte à 154 millions de francs (contre 70 millions en 1984). Les trois quarts proviennent de dons adressés à MSF par quelque trois cent quatre-vingt mille donateurs « recrutés » grâce au *fund raising*, le quart restant étant assuré par des financements accordés par des organismes internationaux, tels le HCR ou le Fonds d'aide d'urgence de la CEE, lors de missions spécifiques. Aucune subvention de l'État français, selon le principe constant d'indépendance à l'égard des pouvoirs publics. Cette même année, les dépenses de MSF s'élèvent à environ 110 millions de francs. Elles concernent pour les trois quarts l'activité des missions de terrain, achat et acheminement des médicaments, du matériel médical, des moyens logistiques, du transport des équipes, du paiement de leurs frais, indemnités et salaires. Le dernier quart se répartit entre dépenses de fonctionnement (6 % de l'ensemble) et celles relevant de l'information et de la collecte de fonds (18 %). La part relativement élevée de ces dernières est justifiée par le choix de la liberté d'action que MSF entend conserver vis-à-vis de tous les organismes extérieurs.

C'est ce travail accompli depuis quatre ans que le président Rony Brauman rappelle aux quelque quatre mille adhérents : « Mener une action de qualité, se donner les moyens de la faire progresser, est une simple exigence éthique. Nous avons refusé la tentation d'un certain amateurisme auto-satisfait, si répandu dans le mouvement humanitaire, parce que nous considérions que l'impact d'une action – fût-elle humanitaire – doit se mesurer autrement qu'à l'aune de la bonne volonté de ses auteurs. Le pari que nous faisons aujourd'hui est de faire de ce savoir un instrument au service d'une idée, et non pas une fin en soi. Gardons-nous de devenir de froids technocrates de la misère. Nous devrons éviter ce piège, qui nous guette comme il guette tout le monde, sans retomber dans l'ornière d'une complaisance facile confondant hâtivement bons sentiments et bonne action. Un mot, encore tabou voici peu, fait lentement son entrée dans notre vocabulaire : le professionnalisme. Ce n'est pas, on l'a compris, de carrière ou de grasse rétribution qu'il s'agit ici, mais d'une exigence de compétence désormais indissociable de notre action. C'est en hommes libres que nous nous regroupons pour donner corps à cette idée de solidarité, libres de nos mouvements et de notre parole. Si nous renoncions à cette liberté, alors notre action se viderait de son sens et nous perdrions notre pari. »

Une aventure gérée par ordinateur, brassant des budgets de plusieurs dizaines de millions, mais qui reste une expérience singulière pour les volontaires de terrain. Que ce soit un district « chaud » du Mozambique, d'Angola ou du Soudan. Ou encore des MSF à l'œuvre dans les vallées afghanes…

Sur les pistes afghanes

9

Aux yeux de la première génération MSF des années soixante-dix, le Biafra constitue le mythe fondateur de l'engagement humanitaire. L'Afghanistan l'incarnera pour la génération suivante; ce sera, tout au long des années quatre-vingt, le théâtre des missions les plus folles de l'histoire de l'association. Plus de cinq cent cinquante médecins et infirmières, pulvérisant les frontières vitrifiées de la guerre froide, se relayeront pendant dix ans dans les hautes vallées. C'est dans les montagnes afghanes que les *french doctors*, ainsi baptisés par la presse américaine, imprimeront leur légende; c'est là aussi que, pris dans le labyrinthe des guérillas intérieures, ils se heurteront à de nouvelles contradictions de l'action humanitaire et feront l'apprentissage de ses limites.

Au commencement, en 1981, il y a cet hommage singulier, relevé dans le rapport moral de Francis Charhon, président de MSF : «Voilà plus d'un an maintenant que, voyageur infatigable et clandestin, l'un d'entre nous, le docteur Gérard Kohout, parcourt le pays de long en large, sac à dos bourré de médicaments, s'arrêtant ici pour soigner, et là pour discuter de l'engagement d'équipes médicales avec les chefs de la Résistance. Ou bien encore, dans une maison de thé, expliquer en farsi à ses interlocuteurs qu'une partie du monde n'a pas abandonné le peuple afghan. »

Un dimanche d'avril 2003, à neuf heures, nous avons rendez-vous au Flore, à Saint-Germain-des-Prés. Gérard Kohout est pédiatre à Aubenas. Au terme d'une semaine de stage à Paris, il doit reprendre le train de 13 h 30 à la gare de Lyon pour rejoindre son pays ardéchois. La cinquantaine jeune, cheveux bruns taillés court, silhouette droite. Mal à l'aise, il m'avoue avoir beaucoup hésité avant de se décider : il n'aime guère parler de lui, mais aussitôt, s'excusant, il confie que ma démarche l'intrigue. C'est la première fois depuis vingt ans qu'on lui demande de revenir sur l'histoire afghane. Il n'y a pas grand monde à la terrasse, quelques flâneurs sur le pavé de la place Saint-Germain. Gérard, apaisé, parle. Et, derrière les mots, une histoire à dormir debout se construit peu à peu.

C'est en 1969 – il a alors dix-huit ans – qu'il découvre pour la première fois l'Afghanistan : un article du *Monde* parcouru, par hasard, sur une place de Split, en sirotant un café à la table d'un bistrot. Il y est question du tunnel (une entreprise titanesque, menée dans le cadre de la coopération soviéto-afghane) percé à 3 000 mètres d'altitude au nord de Kaboul, dans le col du Salang. Auparavant, dit le papier, le cheminement du sud au nord de l'Afghanistan nécessitait des journées de route au travers des névés, en plein ciel, une équipée dans l'ombre glacée des falaises, par les passes où les chevaux des caravanes trébuchent. Panjshir, Badakhshan, Nouristan : les noms des provinces, les décors emportent l'imagination du jeune homme.

Fils unique, élevé dans un milieu familial aisé, cultivé – ses parents, d'origine tchèque, nés à Vienne, se sont installés à Paris après la guerre –, Gérard Kohout amorce sa deuxième année de médecine à Cochin, la « fac rouge », tenue par le PSU et les purs et durs de la Gauche prolétarienne, au rang desquels les incontournables Malhuret, Charhon et Brauman. « Ces types brillants m'impressionnaient fort. Ils avaient fait les barricades de 68, ils n'avaient pas leur pareil pour chauffer les amphis. Des gens sympas, comme on disait alors. Moi, je n'étais ni sympa ni drôle, aucun bagout, pas politisé pour deux ronds, timide, introverti... » Comme beaucoup en cette année 1970, il rêve d'autres horizons. Les lendemains ne chantent pas vraiment, suscitant l'envie d'aller voir ailleurs, à la rencontre de formes supérieures de fraternité. C'est le temps des *babas*, des voyageurs psychédéliques, des fleurs et du *shit.* Bon nombre s'en vont à Goa, à Katmandou. Pour Gérard Kohout, ce sera les montagnes afghanes. Ses parents le pensent sagement installé en Iran, dans le giron accueillant d'amis de la famille. Ils apprendront à son retour, un jour d'été finissant, que le garçon efflanqué comme un lévrier, yeux éteints, a chevauché, cinq semaines durant, à travers les cols et les vallées d'Afghanistan. Le choc fut rude.

Gérard Kohout sourit, tandis que reviennent les souvenirs, les sensations vivaces qu'il égrène, dans le désordre. Il dit la grandeur des paysages pathans et baloutches, propres à élever les âmes, l'entassement des sommets et des hauts plateaux, les steppes et les déserts gris, balayés de trombes poussiéreuses. L'air glacial, criblé par les vents froids, les températures torrides, sans un souffle. Les hommes fiers, les champs de vignes, les abricotiers en fleur, l'incomparable lumière qui donne envie d'effleurer les sommets. Le mimétisme des choses et des habitations, fondues dans le décor, comme si, dans son dénuement, l'homme afghan était le prolongement de sa terre. « On est très loin de chez soi, mais on se sent heureux, quiet. Tout est beau, calme, sans artifice. » Il dit aussi la grandeur des peuples et des tribus, leurs airs sauvages, mélange d'humilité, de ténacité et d'orgueil. Le respect de l'autre, l'hospitalité sacrée. Il évoque le sacrifice de l'unique coq du village pour célébrer l'invité. « Les vrais Afghans sont comme ça. » Et se souvient de la formule d'adieu : « Ne sois pas fatigué. »

Après des décennies d'instabilité, de guerres et de divisions, l'assassinat de deux monarques, l'exil contraint de deux autres princes, le pays connaît, dans ces années-là, un calme singulier. Zaher Chah, souverain de ce patchwork, règne sur les peuples tadjiks, ouzbeks, pachtounes, hazaras, baloutches, nouristanis, pashais, aomaks et turkmènes. Une sorte de vague confédération tribale, réunie depuis la fin du XIXe siècle autour d'un régime dynastique incarné par le roi pachtoun Abdurrahman.

Proclamé roi à dix-neuf ans, en 1933, Zaher Chah, éduqué en Europe, poursuit la politique de modernisation et d'ouverture inaugurée au début des années 1900 par le roi Habidullah. En 1964, le monarque institue une constitution de type libéral, un parlement, des partis politiques et la liberté de la presse. Le système fonctionne en apparence : les Premiers ministres présentent des textes de loi, que les parlementaires contestent ou adoptent. Mais les commandes du pouvoir demeurent aux mains de quelques dizaines de familles. Quatre sont issues des Durrani, la tribu du souverain régnant, et gouvernent en étroite collaboration avec les groupes pachtounes. C'est une curieuse représentation, ultra-hiérarchisée, mêlant démocratie parlementaire et sociétés archaïques : 90 % des ruraux sont représentés, selon des modes traditionnels complexes, par des nobles, des propriétaires et quelques députés de gauche élus par Kaboul. De fait, comme tant de pays de l'autre monde, l'Afghanistan est multiple : une campagne vivant ses lois multiséculaires, méfiantes à l'égard du pouvoir central, et Kaboul, mosaïque cosmopolite, ouverte aux influences du monde. Gouvernée néanmoins selon des codes claniques inapparents, la capitale ne refuse aucune innovation occidentale : princes orientaux et *businessmen*, amateurs de jardins anglais ou à la française cohabitent dans de luxueuses propriétés équipées de piscines. Avec son hippodrome, Kaboul a quelque chose d'une ville d'eau, style Évian.

Dans son chef-d'œuvre, *L'Usage du monde*, l'écrivain Nicolas Bouvier dresse le tableau pittoresque de la capitale en ces années d'après-guerre. La présence d'une petite communauté européenne offre variétés et agréments. À deux jours de la ville, diplomates, savants orientalistes, médecins et ethnographes apprécient les vallées où aucun Occidental n'a encore mis les pieds. Privilège unique, l'Afghanistan n'a jamais été soumis au joug colonial. Les Anglais tentèrent l'aventure, mais n'oublieront pas leur humiliante déroute. Les experts des Nations unies, français et britanniques, donnent cœur et gaieté à cette société élaborée, qui compte même des Soviétiques, « qu'on peut voir en troupes, chez le coiffeur, en face de l'unique cinéma de la ville, dans une vieille Ziss qui bondit sur la chaussée ». Les équipes archéologiques occidentales sont nombreuses dans ce pays de cocagne. La mission française s'active sur le terrain des confins de plusieurs mondes et de religions multiples, mêlées d'Inde, d'Iran, d'Asie centrale et de Chine. Au pays des cavaliers, les civilisations se sont croisées, emmêlées, se fécondant dans un spectacle unique, « tours du silence » zoroastriennes, effigies de bouddhas, christianisme nestorien, islam chiite et sunnite. Mais, au dos de cette planète raffinée, les rivalités entre grandes puissances sont à l'œuvre depuis le fameux « Grand Jeu », baptisé ainsi par Rudyard Kipling. Le conflit des ambitions anglaises et russes n'a jamais cessé. À la croisée des mondes d'Asie centrale, du sous-continent indien, de l'Iran et des mondes arabes frontaliers, il y a l'Afghanistan, « pauvre chèvre afghane prise entre l'ours russe et le lion britannique », écrivait Abduhr Rahman en 1868. À une nuance près : après les décolonisations, les Américains ont remplacé les Britanniques afin de contrebalancer l'influence d'une Union soviétique toujours attirée par le Sud, les mers chaudes. Les Afghans ont l'habitude de ces voisinages épineux. Aussi se jouent-ils habilement de leurs redoutables voisins, obtenant des uns et des autres des « assistances multiples », sans mesure avec les perspectives marchandes de leur pays, mais si bien proportionnées à son intérêt stratégique. En ces années, aucune nation ne bénéficie d'autant d'appuis financiers et techniques. Les Afghans ont un nom pour désigner ce profitable jeu de bascule : *bi-tarafi*, littéralement « sans côtés ». Béton soviétique contre bitume américain. Grâce à cette émulation, l'Afghanistan se couvre de routes, de pistes, d'aéroports capables de recevoir les avions gros porteurs qu'il ne possède même pas. À l'image des fleuves afghans, qui vont se perdre dans les déserts iraniens et pakistanais, une belle partie de cette assistance se dilue dans la corruption générale, les bureaucraties et les « projets » de prestige. Zaher Chah manifeste peu d'appétit pour le pouvoir. Plus intéressé par les Arts et les Lettres que par les réformes politiques, économiques et sociales, ce *comprador* passe une bonne partie de son temps en Europe, en Italie surtout, où ce jouisseur « prend les eaux ». « Il n'aura jamais été autre chose qu'un portrait sur les billets de banque, reproduisant les traits du roi tels que devenus vers 1952, front chauve, regard courroucé, courte moustache militaire, buste sanglé dans un uniforme », écrit Michael Barry[1].

Pour le jeune voyageur étranger des années soixante-dix, aucun de ces faits n'est perceptible. Les souvenirs de Kaboul qu'a conservés Gérard Kohout sont d'une autre nature.

Il se remémore les portes de la ville, après des semaines de route à cheval, à travers cols, gorges et villages-oasis. Piteux cavalier, décharné, jambes gonflées aux abcès suppurants, chemise en loques, collée à une poitrine dévorée de furoncles. Macadam cow-boy. Ses oreilles bourdonnent des moteurs, des klaxons et des cris. Il se compare à un linge

1. *La Résistance afghane : du Grand Moghol à l'invation soviétique*, Flammarion, 1989.

essoré sortant du tambour d'une machine à laver. Cheval sur les talons, il ne sait que faire de sa monture. Longeant les façades, il aperçoit, sur un porche, cette enseigne en français : « Centre équestre ». Le film continue... Il pousse les battants du club. Les palefreniers afghans employés par les cavaliers de la communauté française lui offrent à boire et à manger, puis lui conseillent de revenir à cinq heures, quand ses compatriotes se rassemblent à la fraîche. Pour l'heure, ils prendront soin de son équipage... Alors, le *poor lonesome* se met en quête d'une pharmacie pour traiter ses jambes.

Séquence suivante. Le hippie dépenaillé franchit le porche du club d'équitation, et se fait jeter dehors par M. Cabane, gérant des lieux. Des Français assistent à la scène. Les Fournot sont des habitués. Juliette, leur fille de quatorze ans, possède même un cheval en pension ici. S'apitoyant sur le sort du malheureux, la famille l'invite à grimper dans son combi Volkswagen. On lui propose l'hospitalité, à l'afghane.

Installés à Kaboul depuis le milieu des années soixante, les Fournot sont de ces Français expatriés pétris d'intérêt et de curiosité pour le peuple afghan. Le père, ingénieur d'une coopérative de développement sous contrat avec le ministère de la Coopération, passe le plus clair de son temps dans « l'Afghanistan rural », au contact des fermiers et des chefs de village. Avec eux, il participe à l'élaboration d'entreprises artisanales s'appuyant sur les ressources naturelles de la région. Sa réputation de sage est communément admise dans les campagnes, jusqu'aux versants du Nouristan-nord, au point que deux villages en guerre à propos d'une source lui enverront une délégation pour l'inviter à trancher, préférant s'en remettre à son conseil plutôt qu'aux avis de l'administration de Kaboul... La maison des Fournot est toujours ouverte, et l'on y parle plus couramment le farsi que le français. Le jardin est envahi d'animaux, un grand-duc à l'aile cassée, un putois étique, un mouton éclopé, des chiens et des chats, trente bêtes amochées que Mme Fournot recueille partout. Quand elle ne le fait pas des hippies mal en point, comme ce pauvre Gérard qu'elle remettra sur pied en quelques jours, avant qu'il reprenne l'avion de Paris.

De cette rencontre fortuite – deux ans plus tard, Gérard retrouvera les Fournot quand, à leur tour, ils auront regagné la France –, naîtra, puis s'affermira, une relation particulière entre des êtres réunis par leur passion pour l'Afghanistan et ses peuples. Si bien que, dix ans plus tard, Gérard Kohout, alors médecin sans frontières, repartira en clandestin à l'assaut des vallées afghanes soulevées contre l'occupant soviétique. C'est avec Juliette Fournot qu'il se lancera dans cette folle aventure. Mais, en ces années soixante-dix, ni Gérard ni la jeune Juliette n'imaginent encore ce destin.

À Paris, le voyageur Kohout retrouve les bancs de Cochin, où il s'astreint à poursuivre ses études. Mais il n'est plus le même ; ses aspirations sont autres. Fin 1974, aimanté par les articles de presse relatant les combats des guerriers kurdes bardés de cartouchières, les *peshmergas*, soulevés contre Bagdad dans les montagnes des confins nord de l'Irak, Gérard laisse en plan son internat à Perpignan, saute dans un train pour Budapest, et rejoint en stop le territoire iranien. Guidé par de jeunes Kurdes rencontrés par hasard, il passe de l'autre côté, au pays de Mustapha Barzani, après des journées de marche. « Je me souviens d'une barrière, au sommet d'un col, tenue par un soldat kurde. Sans même qu'on me demande mon passeport, sans savoir d'où je venais, j'étais au Kurdistan. Curieusement, je ne ressentis pas la moindre angoisse, mais au contraire une impression de liberté inouïe qui ne me quitta pas durant ce trimestre passé en compagnie des guérilleros qui m'avaient intégré dans leur groupe comme toubib. L'esprit de résistance et d'idéalisme donnait une dimension épique, partout perceptible, à ce vaillant peuple. » Cette expérience confirmera un peu plus ses aspirations à épouser la cause des gens plutôt que celle des États. Un an plus tard, service militaire bouclé, le Vietnam l'attire. « Saigon tombé, je me suis rabattu sur le sultanat d'Oman. Je vivrai un an et demi avec les Bédouins. Extraordinaire. » Puis Gérard reprend son internat.

Un matin du mois d'avril 1979, un simple coup de téléphone fait basculer son existence. « C'était Malhuret, le chef de bande de Cochin de nos belles années. J'avais lu dans les journaux qu'il avait pris le pouvoir à MSF, contre Kouchner et les siens. Se souvenant, me dit-il, de mon périple afghan neuf ans plus tôt, il me parle tout de go d'un reportage-photo de Raymond Depardon sur le Nouristan paru dans le dernier *Paris-Match*, que j'avais feuilleté chez mon coiffeur. Il était question du soulèvement contre Kaboul de la province frontalière du nord-est, provoquant un afflux massif de réfugiés du côté pakistanais. "Tu connais bien ce pays, ajoute-t-il, j'aimerais avoir ton avis sur la question." »

À dire vrai, la situation afghane n'a plus grand-chose à voir avec ce que le cavalier solitaire a connu. Les choses se sont dégradées avec la grande famine de 1972. Cent mille morts. Zaher Chah s'est montré sous son plus mauvais jour, ne se préoccupant guère du sort de ses sujets. Il faudra les protestations étrangères pour que le palais autorise la distribution d'urgence de cinq cent mille tonnes de blé par l'aide internationale. Le programme « corvée contre nourriture » n'est pas honoré : les *arbabs*, les « seigneurs », et les fonctionnaires véreux détourneront le grain. Passivité, désintérêt pour les tribus lointaines, méconnaissance du pays réel, informations manipulées par les courtisans serviles ? Les yeux malades, Zaher Chah préfère se réfugier dans une station thermale italienne ! De Rome, le 17 juillet 1973, il apprendra sa destitution : il sera renversé par son cousin et ancien Premier ministre, le prince Daoud, à la tête d'un groupe de jeunes officiers pro-soviétiques. La République est proclamée. L'influence américaine s'étiole, celle de l'URSS s'accroît. Daoud instaure une réforme agraire, tente de transformer l'orientation économique du pays, s'efforce de jouer de l'équilibre entre les deux Grands. En coulisse, des intrigues se nouent au sein du parti unique, le PDPA

(Parti démocratique du peuple afghan). Deux fractions s'opposent : celle du Khalq (« le Peuple »), du nom du journal des partisans de Nour Taraki, qui comprend de jeunes officiers soutenus par Moscou, et celle de Parcham (« le Drapeau »), du nom du journal de Babrak Karmal, qui regroupe des militants d'origine urbaine, opposants de longue date à la monarchie. Incapable de contrôler la faction Khalq, le prince Daoud jette ses chefs en prison, signant ainsi son arrêt de mort. Il est renversé le 27 avril 1978 avec l'appui soviétique, et assassiné lors d'un coup d'État sanglant. Taraki devient président de la nouvelle République démocratique d'Afghanistan, et Karmal, Premier ministre. Le 5 décembre, un traité d'amitié, de coopération et de bon voisinage est signé par Kaboul et Moscou. Quatre mille conseillers soviétiques affluent; ils encadrent bientôt les installations minières de pierres précieuses, les voies de communication, une grande partie de l'administration et de l'armée.

Taraki entreprend des réformes radicales, provoquant un véritable électrochoc chez les ruraux afghans. Un marxisme dévoyé, autoritaire, s'introduit dans cette forteresse de l'islam. Une campagne d'alphabétisation indispensable (le taux des Afghans alphabétisés oscillait entre 8 et 10 %) est menée tambour battant par des fonctionnaires anti-religieux, formés à la mode soviétique. Ils portent jeans et chemisettes, se promènent nu-tête dans des villages régis par un code coranique vieux de mille ans. Toutes les références à Dieu sont effacées, remplacées à profusion par le seul nom de Lénine. Les filles sont recrutées, d'autorité souvent, pour suivre les cours des écoles mixtes. La suppression du douaire est mal accueillie dans un Afghanistan où le mariage est le pivot du système de valeurs. La révolution agraire soulève les peuples. Son principal objectif est de limiter la surface des propriétés à cinq hectares et de redistribuer les terres confisquées à deux cent quarante mille familles. Hélas, les fonctionnaires staliniens de Kaboul méconnaissent les réalités rurales afghanes : en dépossédant de ses terres un chef de tribu, c'est la famille au sens large qui est dépouillée : le clan, les obligés, tout un réseau de cousins propriétaires dont dépendent les familles des métayers. Une telle confiscation peut ruiner dix familles de propriétaires et appauvrir une trentaine de métayers et les leurs. Les vallées afghanes sont visitées l'une après l'autre par les fonctionnaires sentencieux qui bafouent les autorités séculaires régentant la vie des villages…

Au mois de mai 1978, les campagnes se soulèvent. Les éléments les plus radicaux entament la résistance et, trois mois plus tard, les paysans se révoltent. Face aux rébellions qui se multiplient, les représailles s'exercent, sanglantes. Tout individu soupçonné de résistance est arrêté et exécuté, sanction étendue à tous les membres de sa famille. Les réunions de plus de trois personnes sont interdites dans Kaboul. La répression frappe toutes les classes sociales, s'acharnant sur les élites intellectuelles non communistes. Le spectre d'une inféodation à l'étranger renaît dans l'esprit des Afghans valeureux et insoumis. En mars 1979, à l'ouest, une insurrection éclate à Herat. Les paysans pénètrent dans la ville, brandissant des bannières islamiques. Les pilotes de la garnison refusent d'obéir à l'ordre de mitraillage aérien. Ils sont fusillés. L'aviation soviétique intervient : dix mille morts. Les réfugiés afghans qui parviennent à rejoindre le Pakistan racontent que l'aviation utilise le napalm. Le fait semble attesté par le nombre grandissant de rescapés brûlés.

C'est afin d'évoquer cette poussée de violence dans la société afghane – illustration de l'offensive tous azimuts menée par les Soviétiques dans le tiers-monde – et de réfléchir à l'opportunité d'envoyer des équipes médicales sur la frontière pakistanaise pour secourir les réfugiés qui s'y pressent, que Claude Malhuret, le « patron », invite l'ex-baba de Cochin à passer au siège de MSF.

« C'était leur première réunion depuis le clash Kouchner. Rue Daviel, j'ai retrouvé les copains de la fac, qui, visiblement, ne savaient pas trop quoi faire. »

Un mois plus tard, Gérard Kohout, médecin sans frontières, loge dans la chambre miteuse d'un hôtel de Peshawar. Il tourne et retourne sa propre situation. Par quel bout commencer ? « La logique eût été de me brancher aussitôt sur les officiels présents sur les lieux, la Croix-Rouge internationale. Je ne sais pourquoi, mais au contraire je m'en suis tenu à distance. Je me suis tout de même rendu à l'ambassade de France d'Islamabad, où l'on me proposa un rendez-vous avec le grand sachem du HCR. Mais, là encore, je me suis défilé : la simple idée d'être soumis à une structure officielle me hérissait. Instinctivement, je ne voulais pas être prisonnier, contrôlé. »

En bus, seul, il remonte vers les zones tribales du Parashina, une zone-tampon, pas plus afghane que pakistanaise, au flanc sud de l'Himalaya, no man's land, territoire ethnique délimité par les Anglais jadis, quand ils tracèrent une ligne virtuelle entre empires indien et tsariste. « De l'autre côté, c'était le Nouristan afghan. J'ai repéré très vite le chemin par où arrivaient les réfugiés. Ils disaient tous la même chose : massacres, récoltes détruites, rébellions. À ce moment-là, j'aurais pu passer la frontière clandestinement, mais, faute d'audace, je ne l'ai pas fait. Et puis, ça n'était pas dans mon mandat. Je me suis donc contenté de repérer la géographie des lieux. » Pour Gérard Kohout, il n'y a pas l'ombre d'un doute : les réfugiés à l'abri du Pakistan sont sous la protection du HCR. Mais ceux qui ont besoin d'aide, les victimes des bombardements, se trouvent dans les zones montagneuses, de l'autre côté de la frontière nord-est du Pakistan.

De retour à Paris, Kohout rend compte de son diagnostic. On le dévisage, dubitatif. Jamais les médecins de MSF n'obtiendront l'autorisation d'entrer en Afghanistan ! « Eh bien, nous passerons la frontière en clandestin, ai-je suggéré... Remous autour de la table. Claude Malhuret était attentif, mais Rony Brauman et Francis Charhon étaient plus méfiants. Francis levait les yeux au ciel : comment pouvais-je être assez fou pour imaginer des toubibs seuls sur un territoire occupé par l'Armée Rouge ? »

Les choses en resteront là durant des mois. Il ne sera plus question d'Afghanistan, les Cambodgiens en Thaïlande concentrant alors les efforts de la « maison ».

Cependant, les événements se précipitent au « pays des cavaliers ». De retour de Moscou, où il a rencontré longuement Leonid Brejnev, Nour Taraki est assassiné, le 14 septembre 1979, lors d'une révolution de palais fomentée par son Premier ministre, Hafizullah Amin, qui exige aussitôt le rappel de l'ambassadeur soviétique, Safronchouk. Le nationaliste communiste et pachtoun veut griller les étapes, passer directement du féodalisme au socialisme. Celui que l'on nomme le « Pol Pot afghan » entreprend aussitôt de mater la résistance, qui s'intensifie partout dans les villes et les campagnes. Le Khad, la police secrète afghane, se répand dans le pays et sème la terreur. Selon Amnesty International, plus de cent vingt mille personnes croupissent bientôt dans l'unique prison de Poule-Charki, aux abords de Kaboul. À Moscou, on s'affole devant la radicalisation de la jeune république. On était satisfait d'un contrôle sous tutelle, étape logique de la progression du communisme vers le golfe Persique, mais maintenant le Kremlin s'inquiète de l'agitation islamique aux frontières des républiques musulmanes de l'URSS. Le spectre de la révolution iranienne – à Téhéran, depuis le 1er février 1979, une république islamique a été instaurée par l'imam Khomeiny, revenu d'un exil de quinze ans – menacerait-il les régimes établis ? Les Soviétiques ne veulent pas d'un régime « progressiste » déviant et nationaliste au sud ; cette radicalité « aventuriste » pourrait nourrir les islamismes…

27 décembre 1979. Toutes liaisons aériennes et téléphoniques interrompues, l'Afghanistan est isolé du monde extérieur. Troisième coup d'État en l'espace de vingt mois seulement. Manipulée par les Soviétiques, la fraction Parcham du parti unique accède au pouvoir, désormais

incarnée par le leader Babrak Karmel. « Le gouvernement sera constitué de toutes les forces démocratiques et progressistes, sous la direction du Parti démocratique du peuple afghan », déclare le putschiste, qui promet la restauration des libertés démocratiques et la libération de tous les prisonniers politiques. Qualifié par le nouvel homme fort d'agent de l'impérialisme américain, Hafizullah Amin est condamné à mort par un tribunal révolutionnaire. Avec cette exécution, les Soviétiques sont définitivement débarrassés d'un homme et d'un clan qui, par la politique de « guerre totale », risquaient de les enliser chaque jour davantage dans le bourbier. En une semaine, cent cinquante Antonov 22 et 12 ont débarqué d'importants renforts de troupe et d'équipement lourd sur le tarmac de Kaboul, tandis que cinquante mille hommes franchissent la frontière soviéto-afghane et empruntent la route de Kaboul par le tunnel du Salang, chef-d'œuvre de la « coopération » bétonnière soviéto-afghane... L'invasion de l'Afghanistan, menée sur le même modèle que celle de la Tchécoslovaquie, onze ans plus tôt – elle est supervisée par le même général –, est destinée à s'emparer rapidement des positions stratégiques et de Kaboul, afin d'installer une équipe orthodoxe prosoviétique qui entreprendra aussitôt une normalisation raisonnable.

Pour la première fois depuis le 9 mai 1944, date de la reddition nazie, l'URSS envahissait militairement une nation indépendante, située hors du « glacis ». C'est une crise majeure, mondiale, une escalade dans l'affrontement des deux blocs. Rappelons-le, l'année 1979, en Europe, a vu se déchaîner une guerre de dissuasion, menée avec un déploiement tactique d'armes nucléaires. Fusées soviétiques SS-20 d'un côté, missiles de croisière Pershing-2 de l'autre. En Allemagne de l'Ouest, les manifestations pacifistes sont incessantes avec ce slogan : « Plutôt rouge que mort ! » Les tactiques respectives virent au sordide. À Vienne, Jimmy Carter et Leonid Brejnev signent l'accord SALT II sur la limitation des arsenaux stratégiques, tandis que le président français, Valéry Giscard d'Estaing, se rend en visite d'État à Moscou, au mois d'avril. Ainsi allait la guerre froide, farouche et maîtrisée.

La nouvelle de l'invasion soviétique en Afghanistan secoue les opinions internationales : des manifestations éclatent dans les grandes villes occidentales. À Paris, un appel au boycott des Jeux olympiques, dont l'inauguration doit avoir lieu quelques mois plus tard à Moscou, est lancé par les intellectuels : côte à côte, Raymond Aron et Jean-Paul Sartre.

« Ça ne vous gêne pas d'emboîter le pas au président des États-Unis, Jimmy Carter, et à l'impérialisme américain, que vous avez combattu autrefois ? demande le journaliste d'Europe 1[1].

– Je n'emboîte pas le pas à l'impérialisme américain, répond Sartre, et je ne considère pas l'URSS comme un pays fasciste. Je considère que l'URSS a fait des fautes, et là, elle commet un crime, mais ça ne veut pas dire que le tort qu'elle porte à l'intérieur de son pays soit de nature fasciste. Nous protestons contre l'invasion de l'Afghanistan par les troupes soviétiques, nous le faisons à notre manière. Nous nous bornons à réclamer que les Jeux olympiques n'aient pas lieu à Moscou. Par conséquent, ce n'est pas, en quoi que ce soit, en liaison avec Carter.

– Et le fait de signer avec Raymond Aron, alors que vous avez été des frères intellectuels séparés, si l'on peut dire ?

– Si Aron, qui n'a pas les mêmes idées que moi sur certains domaines politiques, est en accord sur ce point essentiel avec moi, cela ne représente ni une réconciliation, ni une amitié renaissante. Cela représente simplement deux hommes que je crois l'un et l'autre honnêtes et qui, sur un sujet précis et clair, ont leur avis. »

1. 26 janvier 1980.

On est en émoi à MSF. Quelques jours seulement après l'annonce de l'invasion, le Haut-Commissariat aux réfugiés, au terme de négociations avec les autorités pakistanaises d'Islamabad à propos des conditions d'accueil des réfugiés afghans sur leur territoire, prend contact avec la rue Daviel : MSF dispose-t-elle de praticiens prêts à partir sur-le-champ dans les zones frontalières pakistanaises pour évaluer la situation sanitaire des camps ? Peut-elle compter sur des femmes médecins, indispensables pour mener à bien la mission exploratoire, la coutume interdisant aux Afghanes tout examen médical pratiqué par un homme ?

« J'ai pensé à Juliette, dit Gérard Kohout. Qui, mieux qu'elle, connaissait le pays ? »

À Paris. Un appartement de poche, en lisière du quartier Montorgueil. Le séjour, moitié fauteuils-canapés, moitié coussins. Et des tapis partout. Parquet, murs, les teintes profondes enveloppent les lieux d'un doux clair-obscur. La porte est en bois sculpté, doré. Quelques tableaux : le portrait d'une jeune femme aux cheveux dissimulés, regard sombre, intense, surligné de khôl, des collines fauves à gauche, des montagnes à droite. Tout invite au chuchotement, à l'écoute, à l'attention. Comme dans les maisons de thé afghanes traditionnelles, où le temps est autre. « La déco, une idée de mon père. L'Afghanistan lui manquait tant… »

Juliette Fournot est en harmonie avec ce décor : délicate, aimable. Cheveux bouclés mi-longs, un visage doux, une silhouette frêle dans un jean noir et un large pull blanc. Sous cette apparence fragile, une impression de force réfléchie, empreinte de confiance et de curiosité. La voix est ferme, enjouée et grave, la mine pensive ou interrogative. En Afghanistan, Juliette Fournot était Djamila. « Les Afghans m'ont donné ce prénom dès ma première mission MSF avec Gérard, en 1980, mais je ne sais pas pourquoi. » Juliette avait tout juste vingt-quatre ans, alors. On a peine à l'imaginer : c'est ce bout de femme de rien qui entraînera, dix ans durant, près de cinq cents médecins, infirmières et logisticiens volontaires sur les pistes afghanes, les montagnes du Nouristan et du Badakhshan, celles de l'Hazarajat, les collines Shinkay, jusqu'à Herat. Elle louvoiera dans les labyrinthes compliqués de la guérilla afghane. Sous les bombardements soviétiques, elle inventera, organisera un incroyable dispositif de filières clandestines pour acheminer les équipes et le matériel vers ceux qui en ont besoin. Elle négociera, parlementera encore et toujours avec les chefs des tribus entrées en résistance, tadjiks, pachtounes, baloutches, hazaras. Elle osera avancer dans le dédale des alliances et des rivalités des uns et des autres. Elle contredira les ordres écrits de celui-ci pour obtenir passage dans sa zone de contrôle, elle déjouera les mauvais coups et les traquenards montés par celui-là, elle se colletera avec les Rabbani, Ismaïl Khan, Yunus Khaled, Massoud, Hekmatyar et autres commandants moudjahidins.

«En Afghanistan, l'influence des femmes est infiniment plus importante qu'on ne le croit, fait-elle, maligne. Le tout est de ne pas se prendre pour un homme. Alors, j'ai joué le jeu, à l'afghane, petit foulard pudique. En Afghanistan, tout est simple à condition de rester soi-même, de s'adapter, tout repose sur la confiance, aucun laisser-passer.»

Mais encore faut-il comprendre, pénétrer les méandres de cette société sophistiquée, subtilement hiérarchisée. «Mon père a été mon école et mon maître. Toujours sur les routes, faisant le tour des ateliers, allant parler aux chefs de village, aux fermiers. Tous le connaissaient et le respectaient comme il les respectait. Il m'a enseigné l'Afghanistan, il m'a entraînée dans son sillage. Il aimait si passionnément ce pays qu'il envisagea un temps de s'y installer pour toujours et de faire sienne la nationalité afghane, ce qui ne me déplaisait pas. Une adolescence dans un endroit pareil, comment ne pas s'en éprendre? À Kaboul, je connaissais mon chemin aussi bien qu'à Paris quand je prends le métro, yeux fermés, sans m'inquiéter. Les événements en ont décidé autrement. Un an avant le renversement du roi, en 1971, nous sentions que la situation politique se tendait. Les Russes étaient partout, tandis que les Américains se désinvestissaient pour se concentrer sur l'Iran et le Pakistan.»

On pourrait croire que l'attachement d'une adolescente à un pays aimé – idéalisé, comme un paradis perdu –, envahi par les Soviétiques, entraîna Juliette, devenue femme, dans un engagement exalté. Elle s'en défend. Pour preuve, elle hésita quand Gérard Kohout, devenu son compagnon, lui proposa de partir pour cette mission exploratoire à la frontière pakistanaise. «J'étais réticente, que pouvais-je apporter? Je n'étais pas médecin, seulement dentiste, et encore, je préparais mon doctorat. Je me suis laissé prendre. On n'oublie jamais les Afghans. J'ai vu la guerre et ses conséquences, les gamins mutilés par les mines, leurs jambes infectées, nécrosées, faute de soins. Des mères réfugiées, trois noix dans un chiffon – il n'y avait plus rien à manger, les récoltes étaient anéanties –, me les offraient en pleurant. Je me suis dit : je reste. Je me suis engagée à fond. Je vivrai dix ans avec l'Afghanistan. Il n'y avait que la souffrance humaine, l'injustice, l'abandon d'une communauté. Une simple logique, un sentiment qui anime n'importe quel volontaire.»

Juliette se souvient de sa première mission MSF dans les camps de réfugiés du Parashina, au nord-ouest du Pakistan. Le froid, la neige, les huttes de paille enfumées, où hommes et animaux sont entassés, quelques tentes fournies par le gouvernement d'Islamabad, les camions bâchés du HCR distribuant vivres et couvertures. Des images fortes, indélébiles : «On quitte la route, des tentes, des cahutes disséminées dans la pente. Une trentaine d'habitants tout au plus, mais dix minutes plus tard, comme par magie, ils sont des milliers, se pressant autour de nous, Gérard et moi. Des hommes dans la neige. Dévalant des collines, de ce côté de la frontière, ils ont appris notre passage et voulaient nous voir. Très calmes. “Ce n'est pas ici qu'on a besoin de vous, mais à l'intérieur. Allez à l'intérieur, allez, on vous emmène. On part avec vous, on fera tout pour vous aider." Comment résister ?» Mais la mission des médecins sans frontières mandatée par l'UNHCR n'est pas celle-ci. «Dès notre retour à Paris, explique Juliette, nous avons bâti un projet de travail dans les camps de réfugiés répartis au nord, autour de Chitral, et à Quetta, dans le Baloutchistan, au sud. Nous proposions l'installation de cinq ou six missions composées chacune de deux ou trois volontaires. Une grosse mission MSF. Pendant ce temps, Malhuret, Brauman, Joan Baez et compagnie marchaient pour le Cambodge, à la frontière thaïlandaise.» «Notre présence dans les camps se justifiait pleinement, précise de son côté Gérard Kohout. Tout était à faire, mais je ne me voyais pas me consacrer à ce travail. Je n'en démordais pas, il fallait aller secourir les moudjahidins combattant de l'autre côté, en Afghanistan même.»

Quand, une quinzaine de jours plus tard, la réponse du HCR informant du refus du projet MSF par le gouvernement pakistanais parvient rue Daviel, Kohout est sans doute le seul à accueillir la nouvelle avec contentement. «Je suis remonté aussitôt au créneau : MSF n'avait rien à faire au Pakistan, c'était dans les montagnes, de l'autre côté, qu'on avait besoin de nous. L'Armée Rouge ? Discutant avec les réfugiés, j'avais acquis la conviction que les Soviétiques ne tenaient pas grand-chose, mais je me suis heurté à l'hostilité de Francis Charhon surtout, il ne voulait pas en entendre parler, trop dangereux. Rony Brauman semblait en sympathie avec mes idées, qu'il jugeait pourtant déraisonnables, manifestant une neutralité bienveillante. Seul Claude Malhuret me suivait. J'ai dû leur forcer la main, j'ai dit : "De toute manière, j'irai en Afghanistan."»

Mai 1980. Un an, jour pour jour, après la première excursion, retour à Peshawar. Non plus seul, mais flanqué d'Eugène, un compagnon de route. «On me l'avait collé dans les pattes pour disposer d'un autre son de cloche que le mien. Hélas pour eux, ils avaient choisi le mauvais cheval ! Nous étions sur la même longueur d'ondes. Des années plus tard, j'ai retrouvé Eugène en Ardèche, il est entré dans les ordres. Moine. » Sous une chaleur étouffante, les deux hommes s'installent dans un hôtel à trois sous. « Vous êtes dans une grande ville, que faites-vous ? Je ne me voyais pas aller taper sur l'épaule d'un monsieur pour lui demander : "Êtes-vous afghan ?" »

Gérard Kohout ignore tout des divers partis politico-religieux afghans, Jamiat, Hezb-e-islami, Harakat-e-islami, modérés et radicaux, qui organisent de Peshawar la guérilla contre l'occupant soviétique. Rabbani et Hekmatyar lui sont inconnus. Mais quelques mois plus tôt, avec Juliette, au Parashina, le médecin avait retrouvé, par le plus grand des hasards, un type dont il avait fait la connaissance dans les années soixante-dix, lors de sa première équipée afghane. « Il m'avait pris dans son camion, au milieu de ses cageots de melons. J'étais en route pour le nord, où il m'aida alors à acheter mon cheval. » Riche commerçant, chef de tribu de la province de Kunar, dans le sud du Nouristan, Fazel Manan Pacha, fragile du cœur et trop vieux pour combattre, avait choisi de passer la frontière pour se réfugier à Peshawar, où il louait une maison. Gérard Kohout retrouve sa trace sans peine. Sur les conseils de Manan Pacha, Gérard et Eugène filent pour Chitral, dans le Parashina, et entrent en contact avec un certain Anouar Halakadar, chef d'un petit parti de la vallée supérieure du Kunar. Il s'engage à conduire les deux médecins de l'autre côté de la frontière. En fait, c'est un petit trafiquant, comme le découvriront les MSF à leurs dépens, quelques mois plus tard. « Il n'avait pas de réelle implantation, confie Gérard, sa troupe ne comportait aucun Nouristani, des Pachtouns uniquement, et en plus de la tribu des gitans, pas très respectés, donc. En nous introduisant dans la région, il espérait s'ouvrir des portes, élargir son influence. Qu'y a-t-il de pire qu'être la carotte ? Par la suite, ça nous valut pas mal d'emmerdes. »

Dès les prémices de l'aventure afghane, les MSF dessinent les contours du subtil «jeu» des chefs de guerre. Les médecins volontaires – enjeux, otages des stratégies politiques et militaires tribales – devront faire face à des situations violentes, de plus en plus complexes au fur et à mesure de l'évolution de la résistance afghane. «En fait, les relations avec les moudjahidins nous ont donné infiniment plus de fil à retordre que l'Armée Rouge», reconnaît Juliette Fournot.

Mais, pour l'heure, tout semble aller de soi. «Nous nous sommes présentés comme médecins français, raconte Gérard. Nous avons montré notre carte MSF marquée de la croix rouge, ça ne fut pas plus compliqué. Nos hôtes se sont occupés de nous, et tout s'est enclenché naturellement.» J'entendrai dix fois, vingt fois le scénario suivant au gré de mes entretiens avec ceux qu'à MSF on surnommait alors les «Afghans», non sans admiration et respect, comme s'ils formaient une caste. À la nuit tombée, les deux toubibs, vêtus à l'afghane, grimpent à l'arrière d'une camionnette. Interminables passages des multiples *checkpoints*, contournant les «points chauds». «J'avais horreur de ça, dit Gérard. Tout comme je déteste l'avion, j'éprouve encore la peur du gendarme, je n'aime pas ne pas être en règle. Il fallait que je sois vraiment motivé.» Un pont gardé par les Pakistanais, dernier arrêt, dernier contrôle. Montée d'adrénaline. L'Afghanistan, enfin! Gérard se souvient d'une mauvaise route parsemée de carcasses de chars calcinés, d'hommes armés en guenilles. Les premières images de la guerre. Nulle angoisse pourtant; au contraire, un sentiment puissant de liberté. Comparable au passage vers le Kurdistan rebelle en franchissant la frontière iranienne. «Nous avons marché derrière nos guides, dix heures dans une montagne boisée, la nuit, pour échapper aux patrouilles. Physiquement dur.»

Gérard et son copain passeront six jours au Nouristan. Ils courent les vallées, repèrent la géographie des lieux, choisissent les sites propices à l'implantation des futures équipes de MSF. « Nous n'étions pas des spécialistes, mais c'était seulement du bon sens. Il fallait identifier des endroits à l'abri des bombardements, les grottes, les vallées encaissées mais accessibles aux malades, discrètes, afin d'éviter la surprise de voir débarquer les chars ou les commandos. Nous faisions halte dans les villages, sacoche de médicaments en bandoulière. Nous soignions les pathologies courantes des populations montagnardes dépourvues de médecin, c'est-à-dire toutes les maladies. Dans un hameau, j'ai retrouvé un homme, rencontré chez les parents de Juliette, à Kaboul, en 1970… Un artisan nouristani que son père avait aidé. Il poussait deux ânes quand nous sommes tombés dans les bras l'un de l'autre. »

Leur mission accomplie, les médecins regagnent Peshawar, Pakistan. Eugène reprend l'avion pour Paris, seul, car Gérard a une idée : passer la frontière à nouveau pour aller excursionner au Paktia, au sud, afin d'ouvrir la voie à d'autres équipes MSF. « Ce n'était pas loin, deux jours de marche tout au plus. Si ça n'avait tenu qu'à moi, je serais remonté jusqu'au Panjshir, plus haut, mais je pensais que la rue Daviel n'accepterait pas d'envoyer une équipe aussi loin. »

Méfiance justifiée ? « L'Afghanistan fut l'une des rares divergences au sein du triumvirat directeur, précise Claude Malhuret. Charhon ne voulait pas en entendre parler : “Il faut être malade pour aller là-bas… Les Russes !” Kohout avait beau répéter : “Mais c'est la Suisse, ce pays ! Je n'ai jamais vu tomber une bombe, ni même un avion”, pas un ne voulait le croire. J'ai fini par l'accompagner dans l'une de ses équipées… Il avait raison : c'était la Suisse, les Russes restaient cantonnés dans leurs garnisons, les avions craignaient tellement de se faire flinguer qu'ils larguaient leurs bombes n'importe où. Il n'y avait aucun danger, ou plutôt si, mais du côté des Afghans eux-mêmes. Ça, on s'en est rendu compte beaucoup plus tard… »

Au mois de juillet suivant, une équipe composée d'un médecin et d'une infirmière s'installe pour une mission de huit semaines au Nouristan, la première intervention clandestine de MSF en Afghanistan. C'est un fiasco ! « Très vite, ils se sont retrouvés à court de médicaments, dit Gérard Kohout. Alors, le toubib, Dominique, a repris la route de Chitral pour s'approvisionner. À son retour, il s'est fait piquer par une patrouille pakistanaise. Dans sa sacoche, il avait une trentaine de kilos de médicaments et dix thermomètres. Arrêté pour trafic illégal, il est incarcéré trois semaines à Peshawar. Dans la cellule communautaire des prisonniers à perpétuité… Coup de pot, protection inespérée, leur leader le prend en sympathie. Il lui a épargné pas mal de désagréments… Enfin, un matin, on le conduit au tribunal, menottes aux poings, pieds enchaînés. Chance : le juge, un magistrat pakistanais formé à l'anglaise, n'a pas bien saisi de quoi il était question. Dominique est libéré, avec une amende de cinquante roupies. Grillé, il n'a plus qu'à reprendre l'avion pour Paris. Au village, pendant ce temps, ça n'allait pas très fort. Marie-Jo était folle d'angoisse de ne pas voir rentrer son compagnon, persuadée qu'il était un cadavre pourrissant au fond d'un ravin. Comble de malchance, elle s'était fracturé la clavicule en dégringolant d'un toit. Nous l'avons retrouvée allongée sur une natte, incapable de bouger, veillée depuis quinze jours par les villageois. Nous l'avons ramenée vers Chitral en civière. »

Échec ou non, la voie est ouverte. Quelques semaines plus tard, Dominique et Marie-Jo seront remplacés par une nouvelle équipe. Deux autres volontaires s'installent au Paktia. Quant à Gérard Kohout, personne ne sait, rue Daviel, où il erre à présent. « Mon idée était de me rendre dans les montagnes de l'Hazarajat, au centre de l'Afghanistan. Un million d'habitants au moins, et pas un seul médecin. Une situation qui n'existait nulle part ailleurs. » Huit semaines à cheval, accompagné de quatre guides hazaras, dans la neige, le froid glacial de l'hiver afghan. « Rien que ça vaut la peine de vivre. »

Contre toute attente, sa proposition est acceptée : MSF ouvre sept nouvelles missions au Hazarajat. À charge pour Gérard d'assurer le recrutement et l'acheminement des dizaines de volontaires qui se relayeront dans ces lointaines contrées, sans oublier, bien sûr, les équipes du Nouristan et du Paktia. Exercices sédentaires, mais autrement ardus, d'autant que les candidats aux missions longues sont systématiquement réquisitionnés pour les camps de réfugiés cambodgiens. « Aberrant ! nous ne pouvions compter que sur de courtes disponibilités, un, deux mois. » Gérard s'attelle à la tâche en compagnie de son amie Juliette. « Nous passions notre temps au téléphone, raconte-t-elle, vers les hôpitaux, appelant à droite, à gauche, une traque. Il nous fallait surtout des femmes, car les missions reposaient entièrement sur elles ; sans femme, pas d'accès possible aux Afghanes. Combien d'entretiens avons-nous menés ! "D'où viens-tu ?" "Pourquoi l'Afghanistan ?" Questions nulles, navrantes, nous n'avions aucun talent pour sonder les âmes, heureusement. Certains nous paraissaient sympathiques, d'autres moins, mais comment juger pour ces missions de l'aptitude de cet étudiant en médecine, de cette infirmière citadine ? Seraient-ils capables d'affronter la solitude et la clandestinité, l'isolement dans un pays en guerre, sans le moindre contact avec l'extérieur, des semaines durant, aucun téléphone, pas de communication radio ? Telle équipe homme-femme formée par nos soins serait-elle la bonne ? S'accorderaient-ils l'un l'autre en vivant une intimité de couple, dormant dans la même chambre ? Certains ont accroché, d'autres pas. » Juliette se souvient des deux Brigitte recrutées le même jour. Médecin l'une et l'autre, même profil, même personnalité, peu bavardes, posées en apparence, une impression de solidité tranquille. « La première, tout juste installée à Lounai, fait une décompensation psychiatrique. Crise de démence. Il fallut la ceinturer : elle courait dans la nature, nue, hurlant. Heureusement, Jean-Didier, son co-équipier, était un type de sang-froid. Il l'a redescendue dans de folles conditions, la mitraillant d'injections de calmants. Lors de l'entretien, elle ne nous avait pas dit que son désir de mission lui avait été suggéré par son psychiatre, qui pensait que les altitudes afghanes lui seraient salutaires pour calmer ses angoisses. C'est vrai, nous aurions dû nous méfier quand elle nous demanda si elle pouvait emporter sa boîte d'aquarelles.»

La seconde, Brigitte Vasset, sera et demeure encore l'un des piliers de MSF, où elle assura, dix ans durant, la rude tâche de directrice des opérations. Elle aussi se souvient de l'entretien qui changea sa vie. «À l'époque, je faisais des gardes sur l'île de Sein pour gagner mon pain. Plus tard, Gérard m'avouera m'avoir choisie pour cette raison-là : la mer, une population isolée... Cette fille devait être une forte femme. Un sacré pari...» Elle rit. «Il est vrai que l'île de Sein est un lieu un peu spécial... Les médecins que je remplaçais étaient fort déséquilibrés, l'un d'eux s'était suicidé, l'autre se droguait. Les habitants de l'île avalaient quinze médicaments par jour. Le matin, tout le monde se rassemblait et regardait le bateau arriver, il ne restait que quelques familles, même le boucher s'était tiré. Quand il y avait une bagarre, on appelait le médecin, idem pour le chien malade. L'expérience me permit de m'adapter aux situations les plus incongrues.»

Brigitte Vasset fut des trois premières équipes pour l'Hazarajat. Chacun des volontaires – ils sont six – ont la charge de leur matériel médical. D'abord, il faut les doter de médicaments. Quatre journées fastidieuses à l'entrepôt de MSF pour déconditionner, extraire les plaquettes de leurs boîtes d'emballage, afin de gagner de la place pour remplir au maximum sacs à dos et malles.

«On gagne Quetta, à la frontière pakistanaise sud; on rachète des médocs dans toutes les pharmacies, on bourre les sacs, à craquer. Et une nuit, on part, en voiture, pantalons bouffants et tchadri. Plus tard, les Afghans nous font grimper dans un camion, on franchit la frontière, la zone pachtou. Au passage, ils nous rançonnent de quelques stocks de médicaments, le camion tombe en panne, il faut marcher. Gérard Kohout, notre mentor, nous largue les uns après les autres au long du chemin, deux ici, deux là… Moi, Patrick, mon partenaire, et nos médicaments atterrissons dans un trou merveilleux, près de Turckman. »

Quatre mois paisibles dans une vallée, avec des gens charmants, sans le moindre accroc. En tout cas, rien qui évoque les mille et un périls d'une mission clandestine dans un pays « tenu » par l'Armée Rouge. Brigitte en conserve un souvenir intense. « La nouvelle de notre installation avait fait tache d'huile, les gens accouraient de partout, à dos d'âne, à pied, certains avaient marché quatre, cinq, six jours pour nous voir. Les uns étaient réellement malades, d'autres se plaignaient de maux de hanches, de genoux, d'épaules, de rachis, ils avaient mal partout. Cette litanie exprimait des souffrances psychiques compréhensibles en ces temps difficiles, mais, pour beaucoup, c'était le moyen de rapporter chez eux le maximum de médicaments pour l'hiver. Ceux-là revendiquaient leurs préférences pour les gélules bicolores, les sirops, les comprimés dragéifiés de couleur, les injections et les perfusions. Nous avions l'impression d'être moins reconnus pour nos compétences médicales que pour le stock de drogues dont nous disposions. Rien de bien différent, au fond, de mon île bretonne battue de vents et de ressac. Reste que ces neuf jours de marche pour dire "j'ai mal partout" signifiaient quelque chose. Alors, nous donnions quelques comprimés banals. Parfois, nous nous énervions quand l'un ou l'autre se pointait avec un mot du chef qui protestait de ce que nous ne les avions pas consultés en premier. Un jour, nous avons fait une grève des soins parce que le commandant de région avait capté des médicaments de la Croix-Rouge qu'il refusait de nous livrer. Notre maison-dispensaire était devenue un lieu convivial, la salle d'attente des femmes faisait très salon de thé : aller visiter le médecin français leur permettait de sortir, de voyager en groupe, à plusieurs, de papoter en attendant leur tour. Les hommes vivaient à l'heure de la BBC, une voix aussi attendue que celle de l'appel à la prière. Au moment du programme en farsi, toute vie s'arrêtait, comme quand résonnait la voix de De Gaulle depuis Londres. Ils nous essoraient comme des éponges, ils voulaient savoir ce qu'était l'Occident. Ils ne comprenaient pas ce que nous faisions là. Pour la plupart, nous étions des espions à la solde des Soviétiques, pour d'autres, de mauvais médecins, sûrement interdits d'exercice en France. Ils ne comprenaient pas.» Les contacts avec Paris étaient réduits à rien : «Pour correspondre, nous confiions des messages à de petits vieux qui voyageaient en bus jusqu'au Pakistan sans être inquiétés. Ils cousaient les lettres dans leurs vestes et traversaient la frontière. Gérard Kohout les recevait deux mois plus tard à Paris.»

La guerre ? Brigitte n'en a rien vu; la nuit, parfois, le bruit lointain de bombardements, du côté de Ghasni. «Nous vivions comme les Afghans. On allait à cheval, à pied, tout le temps invités ici ou là. Tout était simple. Au bout de quatre mois, notre mission accomplie, nous avons attendu nos successeurs. Mais personne ne venait. Patrick, mon coéquipier, devait rentrer à tout prix, nous avons donc décidé, seuls, de prendre le chemin du retour. Nous avons attendu le bus, un jour, deux jours, tout simplement.»

Guerre étrange. Au départ, les Soviétiques avaient prévu de retirer leurs troupes une fois consolidé le régime fantoche, selon le modèle de la Tchécoslovaquie de 1968. Le Vietnam les obsédait. Cette première phase fut un succès technique, mais le régime de Babral Karmal se révéla bientôt incapable d'étendre la reconquête. Dès lors, l'intervention inévitable des troupes soviétiques s'imposa. L'URSS se laissa entraîner dans l'engrenage afghan et s'enfonça peu à peu dans le piège d'une guerre coloniale, coûteuse en hommes et en matériel. Les unités motorisées, équipées d'armements conventionnels inadaptés à la guerre de contre-guérilla, se bornaient à l'occupation des grandes villes, au contrôle statique des points stratégiques, tout au plus 5 % du territoire, harcelé par la résistance afghane. Alors, les Soviétiques ne se privèrent pas de matraquer les populations civiles : bombardements des réseaux routiers, des canaux d'irrigation, destruction des maisons, anéantissement des réserves de céréales et du bétail. «Guerre de pacification», explique-t-on dans les colonnes de *L'Humanité*, à Paris.

Cette vision d'une guerre «pacificatrice» contre les barbares est alors assez répandue hors même des cercles staliniens. Elle satisfait aussi la droite française qui, finalement, ne voit pas d'un mauvais œil l'intervention militaire soviétique, avant-garde de l'Occident dans un pays arriéré, considéré comme une forteresse de l'islam. Peu d'informations filtrent sur ce qui se passe réellement dans cet Afghanistan ceinturé de silence. «Depuis un an, nous circulions sur ce terrain, et nous constations parfaitement de quoi il retournait, explique Gérard Kohout. Certes, ce n'était pas le Biafra, le Liban ou le Cambodge, il n'y avait pas la même impression d'urgence, mais la réalité n'en était pas moins visible : récoltes brûlées, mosquées détruites à l'arme lourde, populations villageoises terrorisées. Je me souviens d'une petite ville du Panjshir, bombardée plus de trente-cinq fois en quatre ans parce que située au point de passage des caravanes du nord. Ses habitants vivaient retranchés dans des terriers creusés à flanc de montagne; la nuit, ils sortaient pour cultiver leurs champs, à la lueur des lampes à pétrole.»

Depuis un an, les allées et venues des médecins auprès des populations montagnardes, pas plus que les petits centres de santé qui essaiment ici et là, ne semblent guère susciter l'ire des forces étrangères. «Nous ne rencontrions jamais les Soviétiques, dit Gérard Kohout, l'essentiel était de localiser l'emplacement de leurs casernes afin d'éviter les embuscades.» D'ailleurs, les MSF ne sont plus seuls. Médecins du Monde et l'Aide médicale internationale déploient leurs propres missions, les uns dans les montagnes sud de Kaboul, sous la protection des moudjahidins du commandant de la résistance locale, Amin Wardak, les seconds dans la vallée du Panjshir contrôlée par Ahmed Chah Massoud. Ce regain d'activité «clandestine» finit-il par agacer? La relative tranquillité des équipes de terrain s'interrompt brutalement le 5 novembre 1981.

Ce matin-là, dès l'aube, trois hélicoptères survolent le micro-hôpital de MSF de Jaghori, dans le Hazarajat. Quelques minutes plus tard, il ne reste rien du bâtiment, sinon des ruines fumantes. Le lendemain, au-dessus du Panjshir, deux Mig 27 bombardent le centre de soins de l'AMI en rase-mottes. Chaque fois, des repérages aériens ont été menés la veille, alertant les volontaires qui prennent soin d'évacuer les bâtiments. Dans le Nangrahar, un troisième poste MSF est détruit en même temps que le village. «Dommages collatéraux», comme on dit aujourd'hui? Les hôpitaux sont-ils devenus les cibles délibérées des bombardements soviétiques, afin de signifier aux «clandestins» que leur présence aux côtés des Afghans n'est plus tolérée? «Eh bien, nous avons rouvert une base un peu plus loin, dans la vallée voisine de Jaghori», dit Gérard comme si ça allait de soi. Année après année, la construction en pisé prendra l'allure d'un véritable hôpital, avec son bloc chirurgical, son local de radiographie, son laboratoire, et tout son matériel, transporté en pièces détachées du Pakistan et que les dizaines d'équipes de médecins, en véritables fourmis, passeront clandestinement par la frontière, dissimulé dans des sacs bleus, à bord des 4x4. Bien sûr, il fallut redéfinir les missions. «Nous avons installé des caches dans la montagne pour enterrer nos stocks de matériel et de médicaments, en cas d'alerte. Mais aussi des abris anti-aériens pour les médecins et leurs malades.» Gérard Kohout s'entend avec les commandants des guérillas locales afin que chaque base MSF soit désormais placée sous la protection des gardes armées, mitrailleuses lourdes en batterie à distance sur les sommets. Boulevard Lefebvre, cette initiative fera l'objet de débats. Certains s'inquiètent de cette association militaro-médicale, peu conforme à l'esprit de neutralité inscrite dans la Charte. Ces mesures de protection perdureront néanmoins tout au long des interventions de MSF en Afghanistan. Elles seront même développées, non pas tant du fait de la menace soviétique que de celle, autrement inquiétante, engendrée par les dissensions entre diverses factions de la résistance afghane.

Cependant, Gérard Kohout n'aspire qu'à reprendre sa route vers des contrées nouvelles. Le lointain Badakhshan, aux extrêmes confins nord-est de l'Afghanistan, en lisière du Tadjikistan soviétique, sera une prochaine destination. «J'aurais aussi bien pu me rendre ailleurs, vers l'ouest, mais Badakhshan, ces syllabes sonnaient belles à mon oreille. Ces contrées m'enchantaient et, je ne sais pourquoi, j'avais dans l'idée qu'on y cultivait d'excellents melons. Ce qui était faux.»

Le projet est dément. Il faut traverser le Nouristan par Chitral, s'attaquer aux contreforts de la chaîne de l'Hindu Kuch par la passe de Dorah, à 4500 mètres, avant de se lancer à l'assaut des cols formant son échine, sept en tout, cinq mille mètres d'altitude chacun; l'abondance des chutes de neige les rend inaccessibles de décembre à mai. Rien n'y fait : Gérard se rendra au Badakhshan. Contrairement à l'habitude, il réussit à convaincre l'incontournable trio de la rue Daviel, Malhuret, Charhon et Brauman. On lui confie une équipe de médecins, le matériel médical nécessaire à cette expédition inédite et pour le moins hasardeuse. De surcroît, nul ne sait, initiateur compris, si elle débouchera sur la nécessité ultérieure d'installer ou non une quelconque mission de soins dans cette *Ultima Thulé.* Le docteur Jean-Didier, l'infirmière Dominique et Juliette Fournot seront du voyage.

À Peshawar, ils prennent contact avec Rabbani, commandant du Jamiat, le parti musulman modéré, majoritaire au

Badakhshan. Celui-ci accepte de fournir l'escorte de moudjahidins et la dizaine de mules nécessaires pour acheminer l'équipe et ses malles de fer bourrées de médicaments dans le dédale des pistes glacées. La caravane quitte Chitral le 14 juillet. Il lui faudra trente-cinq jours, à cheval et à pied, pour franchir les deux cents kilomètres de pistes escarpées. Des journées en plein ciel, entre les névés, ou dans l'ombre des surplombs, sous la glace des falaises, par des passes où les mules trébuchent. Juliette évoque les torrents qu'il fallut traverser sur des radeaux de fortune, les bivouacs, enfouis dans les sacs de couchage, sous les parois rocheuses, et les cols qu'il faut grimper, un à un, sous la neige, lentement, péniblement, les malles sans cesse réajustées aux montures, de peur qu'elles ne chavirent, emportant les bêtes avec elles dans le vide. « Quand nous sommes arrivés à destination, à la mi-août, nous avions perdu le tiers du matériel. » Cette expérience sera retenue quand, plus tard, MSF confiera à Juliette Fournot l'ensemble des missions afghanes.

L'installation d'une mission en pays tadjik marque le terme de l'engagement de Gérard Kohout. « J'avais perdu mon élan vital », dit-il. Trois ans durant, cent trente-huit volontaires se sont succédé en Afghanistan sous sa conduite, dans des conditions difficiles, sans grands moyens. Neuf hôpitaux et dispensaires ont été construits du Badakhshan au Hazarajat, de Paktia à Herat. Ils tourneront en permanence avec leurs trente médecins et infirmières, et une quarantaine d'auxiliaires de santé afghans. De Paris, l'explorateur génial veillera sur les missions, mais, usé par les années de bourlingue, il se retire peu à peu. Juliette Fournot poursuivra la tâche désormais. Elle s'y consacrera tout entière jusqu'au retrait soviétique de février 1989… Six années d'une complexité folle, où les médecins français, ballottés au gré des événements politiques et militaires virant le plus souvent en tourmentes meurtrières, pris en étau entre clans et contrebandiers mafieux, à la merci de mille chausse-trappes, feront face aux âpres réalités d'un terrain fluctuant, effaçant les utopies initiales.

Au début, tout paraissait simple. Pour les humanitaires, il y avait les bons moudjahidins de la résistance et les agresseurs soviétiques. Les «sans-frontières» s'étaient rangés sans hésitation aux côtés des Afghans contre les envahisseurs, s'en remettant à leur protection. Mais une évidence s'impose vite : si la résistance afghane s'est unie contre le communisme et les armées soviétiques, elle reste multiforme, constituée d'un embrouillamini de clans et de partis aux tendances politico-religieuses divergentes. Quand ce ne sont pas les commandants d'une même organisation qui s'affrontent les uns les autres, en raison de rivalités personnelles, sous-tendues par des traditions ethniques et des conflits tribaux complexes. Situations épineuses pour nos médecins, piégés par les renforts de tels ou tels chefs de guerre rivaux. Alors même que les premières équipes MSF s'installent dans la province de Kunar, au Nouristan, en 1980, sous la protection du petit parti d'Anouar Halakadar, Gérard Kohout et Juliette Fournot ont maille à partir avec les moudjahidins du tout-puissant Hezb-e-islami, qui n'apprécie guère leur intrusion. «Ils nous ont fait rapter à Kendesh, ils voulaient nous échanger contre une livraison d'armes, dit Juliette. Il se trouve que mon père était connu comme le loup blanc au Nouristan, alors la nouvelle s'est répandue : “La fille de l'ingénieur Saïb est prisonnière!” Les politiciens ont dû nous relâcher.»

Les humanitaires ne s'étaient guère préparés à de tels aléas : «Il fallait sans cesse démontrer que nous n'étions pas au service du front armé moudjahidin, mais les médecins de la population. En gage de neutralité, nous nous sommes efforcés de travailler dans chacun des camps, sunnites, chiites, islamistes modérés du Jamiat, radicaux du Hezb-e-islami, royalistes de Gaylani ou traditionalistes du groupe de Nadir Modjaddedi. Mais ça ne suffisait pas : des clans nous reprochaient de ne pas concentrer notre activité à leur seul service. Ainsi les forces de Massoud, le chef Jamiat du Panjshir, ont tout tenté pour nous empêcher d'accéder à Herat, fief rival d'Ismael Khan. Même situation avec les partisans radicaux du Hezb-e-islami d'Hekmatyar, au nord : ils nous reprochaient de travailler au Paktia, sous la protection de la tendance modérée de Yunus Khales. Histoires internes compliquées, qu'il fallait apprendre pour contourner les blocages, déjouer les pièges. »

À Peshawar, siège de tous les trafics, mais aussi des filières financées en catimini par les Pakistanais, dont dépendent en grande partie les approvisionnements en armes et matériel des guérillas intérieures, comment échapper aux intermédiaires des partis afghans ? « Notre idée originelle avait consisté à ne pas nous laisser embrigader par les partis qui se tiraient dans les pattes, mais à nous porter vers les gens de l'intérieur. Nous nous sommes très vite rendu compte que nous ne pouvions leur échapper : il était impossible de passer les frontières sans être "accompagnés". Les partis nous fournissaient guides et escortes indispensables à l'acheminement des équipes jusqu'aux sites d'implantation, ensuite, sur place, nous étions contraints de fonctionner avec le parti dominant, en pays pachtou notamment, sinon de gros problèmes de sécurité nous en empêchaient. La difficulté consistait à obtenir de nos interlocuteurs la logistique nécessaire sans nous défaire pour autant de notre liberté d'action, à savoir nous rendre où bon nous semblait, explorer telle ou telle région à notre guise, décider selon nos critères et par nous-mêmes de nous installer ici ou non. »

Des heures de palabres, de marchandages, de négociations, sans cesse recommencés au rythme des arrivées et des départs des volontaires pour les missions de l'intérieur, en fonction de l'implantation des équipes qui se relaient sans trêve, désormais. Juliette s'installe à Peshawar. Elle initie une poignée d'expatriés. Elle invente, construit et organise un incroyable réseau qui permettra à plus de quatre cent cinquante médecins, infirmières et logisticiens de prendre les pistes des maquis afghans au cours de la décennie.

Antoine Crouan sera de ces «petites mains», dit-il aujourd'hui encore. «Réaliser une première mission avec Juliette, c'était l'espoir de chacun. Quand d'aventure elle téléphonait de Peshawar, on mettait le haut-parleur, boulevard Saint-Marcel : "L'Afghanistan est là!" Parfois, on était quinze autour du récepteur. Juliette nous enthousiasmait, on avait l'impression d'un voyage à rebours du temps. Mais ne partait pas qui voulait, il fallait être choisi, adoubé par les "Afghans", ces cinq ou six disciples formés là-bas, aussi accrocs et fondus d'Afghanistan que Kohout et Juliette, leurs initiateurs. La décision tombait comme un couperet : "Tu ne fais pas l'affaire, désolé", ou bien : "C'est OK, six mois à Jaghori!" L'heureux élu se préparait à l'aventure des semaines. C'était plus que de la formation mais un enrôlement.»

Antoine Crouan avait alors vingt-quatre ans, le même âge que Juliette. «Généralement, les relèves – six à huit personnes – arrivaient à Peshawar, via Karachi, au début de juin, quinze jours à trois semaines avant le retrait des volontaires en mission à l'intérieur. La douane nous délivrait un visa touristique d'un mois, que nous ne respections pas, bien entendu. Les Pakistanais n'en voyaient rien, à moins qu'ils eussent pour consigne de n'en rien voir, les deux peut-être... Juliette nous accueillait en personne au QG. C'était une belle bâtisse à colonnades, la Maison Blanche, comme on la nomme à Peshawar. Juliette s'était installée là, car elle en avait marre de négocier avec les Afghans depuis sa chambre-étuve du Green-Hotel. Elle partageait la location avec un groupe d'anthropologues français de l'Afran et le chef de mission de Médecins du Monde. Elle avait pris cette initiative seule, à son habitude, au mépris de la "guerre de tranchées" qui opposait MSF et les kouchnériens. "Ils nous emmerdent à Paris", c'était sa formule. Elle n'avait pas tort : cette localisation commune MSF-MDM n'offrait que des avantages : un excellent moyen de partage, de confrontation de connaissances et d'informations sur le pays. »

Les novices suivent alors trois semaines de formation intensive : équitation à l'aube, car à Peshawar, l'été, la température dépasse vite 40°. Ensuite, cours de langue farsi avec un maître afghan, ancien traducteur à l'ambassade de France à Kaboul. Trois heures quotidiennes afin d'assimiler les deux cents phrases nécessaires à la pratique d'un examen médical en bonne et due forme, « ça n'était pas très difficile, car il n'y a pas d'accent en farsi ». L'après-midi, formation aux gestes chirurgicaux de base à l'hôpital du CICR, apprentissage de la préparation du matériel et des médicaments, et cela jusqu'au soir. Il est fini, le temps où chaque volontaire débarquait de Paris avec son propre stock. Désormais, Juliette s'approvisionne chez un grossiste pachtou de Peshawar. Fini encore le transport des médicaments à dos d'homme – la moitié se perdait en route. Maintenant, chaque colis est enveloppé de feuilles de plastique, de toile de jute imperméable, devenant relativement résistant aux chocs du long voyage. Il faut encore prévoir les « paquets-cadeaux », des colis mâchurés « P.Q. » à la peinture, qu'on abandonnera aux rançonneurs de passage – ils apaiseront les jalousies des chefs des régions traversées. Les « P.Q. » contiennent de l'aspirine, des bandages, des multi-vitamines et désinfectants que Juliette récupère auprès de la Croix-Rouge. Le temps restant du stage est consacré à l'achat de vêtements – manches longues et tchadri de rigueur pour les filles ; pantalons longs pour les garçons. Juliette convie les volontaires à rencontrer ses amis afghans, qui vivent dans les camps de réfugiés. « Ces semaines d'initiation étaient magiques, ajoute Antoine Crouan, on avait l'impression de pénétrer dans un temps autre. Des liens forts s'établissaient entre des gens qui jusqu'alors ne se connaissaient pas et qui allaient vivre dans une incroyable intimité pendant un an, dormant ensemble parfois. On pouvait déjà entrevoir les tempéraments, ceux qui feraient de futurs chefs de mission, des bons. À quinze jours près, nous ne savions jamais quand les équipes de retour débarqueraient à Peshawar. L'attente durait plus longtemps quelquefois. On percevait alors l'état de dégradation de certains : 5 à 10 % ne franchissaient pas l'étape sur les plans professionnel, et humain surtout. »

Cela n'est rien comparé au déploiement logistique mis en œuvre par Juliette. Pour rejoindre les monts du Hazarajat ou les confins ouest de Herat, cinq à dix jours de camion sont nécessaires. Mais lâcher une poignée de « clandestins » amateurs pour trois à quatre semaines à dos de cheval ou de mule, sur les pistes caillouteuses, encore enneigées, des cols du Nouristan ou bien du Badakhshan exige un fameux savoir-faire…

« Au début, raconte Juliette, les chevaux nous étaient fournis par nos interlocuteurs afghans de Peshawar. Les médecins partaient pour deux mois, alors, munis de leurs stocks de médocs. Une dizaine de bêtes suffisaient, mais, quand nous avons décidé d'allonger la durée des missions à un an, nous avons dû acheminer quatre tonnes de matériel et de médicaments pour éviter toute rupture de stocks sur place. Ce n'étaient plus dix, mais cent canassons qu'il nous fallait : nos intermédiaires ne pouvaient plus assumer. Alors, j'achetais les bêtes moi-même : je faisais le tour des camps de réfugiés, prospectant ici et là pour trouver les mules les mieux adaptées au terrain, je négociais avec les propriétaires. »

Elle décrit l'infernale logistique des caravanes d'un autre temps : « Outre les médecins, la trentaine de moudjahidins assurant leur protection – les quatre tonnes de médicaments suscitaient bien des convoitises –, il me fallait au moins une centaine de personnes. Un homme par monture, pour la tirer, la pousser au cul, la bâter le matin, la soulager le soir, mais il fallait aussi la panser, la nourrir. J'employais des civils, des paysans réfugiés dans les camps pakistanais. Ils profitaient de ces caravanes pour regagner leurs montagnes, ils n'étaient pas payés, mais nous assurions leur nourriture tout au long du trajet. Hormis deux cartons de médicaments de vingt-cinq kilos chacun, chaque monture trimballait deux jeux de fer, car nous disposions aussi d'un forgeron qui vérifiait les sabots chaque soir. Comme les bêtes n'auraient pas grand-chose à brouter, que nous ne pouvions guère transporter plus de trois jours de fourrage, j'achetais dans les villages les récoltes de plusieurs champs d'herbe sur pied, et on y mettait les bêtes. »

Imaginons six ou huit expatriés français, frais débarqués de Paris ou de province, chahutés dans l'interminable colonne. Le rapport de mission de l'été 1985 en offre un aperçu[1] :

> « Au crépuscule, nous partons vers l'Afghanistan tant désiré. Habillés en moudjahidins (moudjs), sandales ou tennis aux pieds, patou (couverture) sur l'épaule. Les filles sont chargées de tous nos papiers et de l'argent de la mission sous leur chadril (ce qui représente un poids non négligeable). Petit, sec, nerveux, "filou", Mahmud était chargé de nous faire passer la frontière, c'est-à-dire les deux checkpoints. La caravane – une centaine de moudjs, une cinquantaine de bêtes bâtées de deux tonnes de médicaments et de matériel médical – devait nous rejoindre une fois les checkpoints passés. Premier contact réel avec la notion du temps selon les Afghans : toutes les demi-heures, Mahmud s'arrêtait et disait : "C'est dans dix minutes..." Comme ça jusqu'à quatre heures du matin. Nous passons le premier checkpoint en disant bonsoir, le second sans réveiller les policiers qui dormaient. (...) Ce n'est que vers huit heures du matin que nous pouvons enfin dormir, deux heures. Après avoir mangé quelques dattes et bu du thé, nous gravissons le Peshawarak, le premier col. Nous gardons tous le souvenir d'un exercice physique et

1. Archives internes de MSF.

moral extrêmement pénible, et chacun d'entre nous peut-être s'est-il au moins posé la question une fois : “Qu'est-ce que je suis venu foutre ici?” Beaucoup de conditions ont rendu cette ascension difficile : quasi-jeûne, absence de sommeil, chaleur, chaussures inadaptées, absence d'entraînement physique (la vie à Peshawar étant plutôt émolliente), et le fait surtout que, pour la plupart d'entre nous, il s'agit du premier effort de ce genre. Après, tout pouvait nous arriver, nous ne pouvions connaître pire. Nous avons même éprouvé une jubilation intense en arrivant au sommet : la victoire... Sensation de courte durée, car il a fallu s'arrêter pour la nuit (l'ascension ayant duré sept heures) sur un plateau froid et venté. Nous avons dormi serrés les uns contre les autres pour nous donner un peu de chaleur. Certains moudjs apitoyés nous ont prêté leur patou tandis qu'ils se réchauffaient autour des feux qu'ils avaient allumés.

» À Peshawarak, étape du soir, premier contact avec les Nouristanis. Assez représentatif de ce qui se passera par la suite dans cette première partie du Nouristan. Des villageois ne veulent pas laisser passer la caravane, ils expliquent qu'il n'y a jamais rien pour leur pauvre région. Ils demandent un droit de passage exorbitant. Des discussions sans fin s'engagent, la caravane finit par passer en acquittant un prix tout à fait symbolique : un repas à l'auberge du coin, la consultation médicale d'un chef de village, quelques comprimés – de préférence colorés. (...) Le lendemain, 15 juillet. Après cette répétition, rebelote à Dawlat e Nouristan, capitale politique du Nouristan. Le représentant du gouvernement, petite barbiche et accroche-cœur, se plaint de la grande misère du Nouristan, de l'absence de médecins pour cette population de trois cent mille habitants. Après deux heures de discussions, on nous offre du thé, de petites pommes vertes. Ce qu'on nous demande comme droit de passage, en définitive, c'est d'écrire sur place à Médecins sans frontières une lettre leur demandant d'installer une équipe médicale dans le Nouristan.

» À partir du 16 juillet, jusqu'au village d'Anjuman, nous croisons beaucoup de réfugiés de la région de Kunduz. Accompagnés souvent de leurs troupeaux de chèvres et de moutons. Nous en compterons près de deux mille en dix jours. Les enfants les plus petits sont ficelés sur les ânes, les plus grands marchent fièrement à côté des parents. Beaucoup de vieillards marchent péniblement. Ceux que nous interrogeons racontent la même histoire : bombardements intensifs des villages dans cette zone de plaines, massacres de familles entières. Tout ça est dit sans passion, sans volonté de convaincre, "c'est comme ça, et c'est pour ça que nous fuyons".

» Le 19, Porun. Quelques minutes avant le départ de la caravane, après avoir, comme à l'accoutumée, consulté les personnes importantes du village, on nous amène un garçon d'une dizaine d'années dont le bras, inutile, est couvert d'un emplâtre de feuillets : un mois auparavant, il a chuté d'un arbre, provoquant une fracture ouverte de l'extrémité inférieure des deux os de l'avant-bras. Après ablation de l'emplâtre, nous éprouvons un choc : plus de main, l'avant-bras est réduit en une bouillie purulente. La décision d'amputation est prise. Les vieux du village discutent longuement avant de nous donner la permission d'intervenir. Le maître d'œuvre est Georges, son talent chirurgical nous épate.

» La montée vers le Mum, le troisième col, au milieu des conifères. Assez agréable, car ombragée, mais les animaux souffrent beaucoup. Quatrième mort (en une semaine), lors d'une chute. Les mules se révèlent des animaux fragiles, beaucoup moins résistants que les chevaux et les ânes, surtout. Nous n'avons pas encore pris conscience que les bêtes sont peu nourries, le rythme imposé est trop rapide et le repos insuffisant. (...) Nous commençons à souffrir très sérieusement de la faim. Nous étions prévenus, pourtant : “Dans le Nouristan, il n'y a rien à bouffer.” Il n'y a quasiment rien à acheter, les quelques provisions procurées à Peshawar s'épuisent, thé, riz et soupes-minute représentaient un délice un peu léger après une telle journée de marche. Aussi, avant d'entreprendre le quatrième col, une dizaine de moutons sont achetés à des réfugiés. Ils sont égorgés au nom de Dieu, au soleil couchant, dépecés aux quatre coins du campement et dévorés au cours d'une belle orgie carnassière qui rend tout le monde joyeux.

» Le 23 juillet, la montée vers le col de Poshal est longue, difficile. Elle s'effectue en sautant de rocher en rocher, ce qui est plus facile quand on a deux jambes et de bonnes chaussures de montagne plutôt que quatre pattes et des sabots... Le sang de nos animaux tache la piste et la neige sur le versant descendant (d'ailleurs, Georges ligaturera une artériole sur un cheval). La perte de quelques bêtes nous oblige à faire supporter une charge plus lourde aux autres; dans les passages difficiles, certains moudjs font notre admiration en portant des cartons de médicaments sur leur dos.

» Les filles accusent beaucoup plus la fatigue que les garçons, elles marchent moins vite et beaucoup plus longtemps, donc. Mais le temps de récupération est le même pour tous, les discussions dans le seul mobile d'allonger un peu la durée du repos deviennent assez pénibles.

» Le 26 juillet, la montée vers le col d'Anjuman s'effectue en une huitaine d'heures, au son puissant et nasillard d'une chanson afghane sans cesse rembobinée par Mahmud sur son radio-cassette. C'est le sommet, enfin. Spectacle sublime. Neiges, glaciers, coucher de soleil, d'une beauté à couper le souffle, mais que notre état de dyspnée aiguë nous interdit de qualifier. Jubilation intense et généralisée : le passage du col signifiait, côté afghan, le départ du Nouristan abhorré, du nôtre, la dernière grande ascension et pour tous l'espoir d'étapes plus riches en calories. Après les traditionnels tirs de kalachnikovs, nous dansons au rythme de notre antienne à nous : les Blues Brothers.

» Sept mules et un cheval sont morts déjà. Le fond de la vallée d'Anjuman est parsemé de cratères de bombes, le village du même nom, que nous atteignons vers huit heures du soir, le 27 juillet, est presque entièrement détruit. Nous trouvons refuge dans une auberge panshiri.

» Quelques heures plus tard, alors que nous reprenons la route, en pleine chaleur, en pleine lumière, sur un plateau nu, dépourvu de rochers, deux jets nous survolent d'arrière vers l'avant. Nous avons juste le temps de nous dissimuler, certains se plaquant contre la paroi rocheuse, d'autres sous un arbre. Mais une partie de la caravane est encore sur le plateau. Les jets reviennent. Ils tirent. Crépitements. Choc sourd. C'est irréel, presque. Pendant quinze minutes, rien ne bouge. Silence... Puis un moudj, Garodin, traînant sa jambe ensanglantée, vient se réfugier à côté de nous. Un éclat de roquette a créé une plaie profonde au niveau de la hanche. Un autre moudj, pâle et agité, vient nous dire qu'il y a un mort sur le plateau : Jama Kha, le plus jeune de la caravane (dix-sept ans), toujours souriant, bonnet de renard enfoncé en permanence sur la tête, a reçu un éclat de roquette en plein thorax. Une tombe est creusée dans les arbres, aménagée avec de la boue et des pierres plates, pour que la terre ne soit pas au contact du corps. Nous sommes tous debout, silencieux et tristes. Les moudjs ne manifestent pas de douleur morale. Mir Amad termine son discours en riant. Il dit qu'il ne faut pas être triste, car Jama Kha est allé au paradis tout droit.

» Après avoir englouti riz, mouton et gâteau, pris une heure de sommeil, exigé que les filles épuisées aient chacune un cheval, nous partons pour une troisième nuit de marche consécutive. Vingt-huit colis (médicaments et affaires personnelles, nous n'avons pas pensé à faire le tri) sont laissés sur place : il n'y a plus assez de bêtes pour tout transporter. La caravane se regroupe dans une vallée large, au pied de la ville de Skazer, détruite entièrement par les bombardements. Sans faire de bruit (même les animaux sont silencieux), sans fumer, sans allumer de lampe, nous passons en file indienne à quelques centaines de mètres d'un poste soviétique. Les nombreux drapeaux plantés là témoignent de la mort de moudjahidins. Nous prenons une vallée perpendiculaire, très rapidement, sans bruit et sans lumière, sans faux pas, nous atteignons Parwara au petit matin, où nous nous reposons quelques heures, enfin.

» Vers 11 heures, nous quittons précipitamment la pièce dans laquelle nous faisions quelques consultations. La terre tremble… Toutes les montagnes sont noyées dans la poussière, le bruit des chutes des pierres se prolonge de longues minutes. Nous sommes les témoins d'un tremblement de terre de force 5 (nous l'apprendrons par la BBC, le soir), dont l'épicentre est situé dans l'impressionnant massif de l'Hindu Kush.

» Le 30 juillet, marche très ennuyeuse sur une large route pierreuse, construite au temps de Daoud, jusqu'à Hazrate Said, un grand village, que nous contournons puisqu'il est truffé d'espions. Nous allons vers Gharmi, où nous sommes reçus par un personnage haut en couleur, genre tonton farceur pour fin de noces. Il nous réclame sans cesse des vitamines, car il n'arrive pas à satisfaire sa quatrième femme, une jeunesse qui pleure tout le temps à cause de ça.

»Nous traversons de nombreux petits villages abrités sous les noyers, nous sommes très bien reçus, il y a de quoi manger. Les moudjs sont parfaitement détendus maintenant. Ils sont chez eux… Le 14 août, nous arrivons enfin à Zrangandarrah… »

Les folles initiatives de Juliette – elles contribueront à nourrir, plus tard, avec celles de Gérard Kohout, la légende des *french doctors* – ne font pas l'unanimité auprès de la direction de MSF, boulevard Saint-Marcel. On s'interroge sur l'ampleur des moyens mobilisés en regard des résultats médicaux, jugés dérisoires. «À l'époque, explique Juliette, les objectifs de MSF étaient sous-tendus par une même volonté : nous donner les moyens de mener une action médicale mesurable, qui démontre la justesse de nos ambitions et ne se satisfasse pas uniquement de la noblesse de nos aspirations. C'était le temps du complexe bricolo : si on ne faisait pas d'épidémiologie en se fondant sur des statistiques, on ne faisait pas du bon boulot. Tout passait par la technique, la santé publique, les chiffres, il fallait que tout soit organisé parfaitement, centralisé. Le moins que l'on puisse dire, c'est que le travail en Afghanistan ne correspondait à aucun des "critères"… » Elle admet pourtant avoir souvent douté de l'impact médical des missions MSF de terrain. «Quatre médecins paumés dans leurs centres de rien, une masse de malades dont nous ne savions que faire. Comment aurions-nous pu nous lancer dans des programmes de santé publique alors que nous avions tant de mal à gérer les stocks de médicaments ? Alors, organiser la prévention… » Jamais elle ne doutera de la raison d'être de MSF en Afghanistan : «Il n'y avait pas d'autre endroit pour se faire soigner, nos centres étaient des oasis au milieu de déserts d'indifférence. Les gens affluaient, dormaient dans les mosquées pour venir à l'hôpital, il y avait des listes d'attente de deux ou trois jours. Ça n'arrêtait pas. On recevait près de trois mille personnes par mois, du matin au soir. Maladies les plus courantes : paludisme, affections oculaires, parasitoses intestinales, pathologie cutanée, anémies chroniques. Au Badakhshan, les autorités soviétiques établissaient des barrages aux portes de Faizabad, une ville voisine de notre centre. Elles contrôlaient ces consultations "subversives". Les femmes affluaient, il était devenu courant d'accoucher à l'hôpital. Dès 1982, la césarienne a été acceptée comme acte chirurgical permettant de sauver la femme, qui serait morte en couches, sinon.» Elle dit les centaines d'Afghans, infirmiers, cuistots, gardes, chefs de village, impliqués directement aux côtés des équipes MSF dans le fonctionnement des hôpitaux. «C'étaient leurs hôpitaux. Ils avaient sué sang et eau pour avoir ces médicaments, pour amener les médecins. Sans le moindre salaire.»

Adhérait-on à cette réalité à MSF-Paris? Sans doute. Jamais les missions afghanes, financées entièrement sur les fonds propres de l'association, ne seront mises en question par le triumvirat aux commandes Malhuret-Charhon-Brauman. Son initiatrice se verra même accorder une liberté d'action exceptionnelle. Mais Juliette n'en démord pas : «Toute une branche de MSF s'y opposait. Elle n'était pas médicalement respectable... Ce qui était discuté, c'était l'élargissement, la multiplication des sites, le volume des équipes, l'Afghanistan était considéré comme une entité lointaine, inaccessible. Tout ne pouvait donc être que bricolage; impossible de pratiquer une bonne médecine, alors pas la peine de se casser la tête pour que cette mission soit aussi bien organisée que les autres. Ailleurs, les volontaires disposaient de véhicules pour se déplacer, pour transporter les matériels. Moi, pas. On refusait de m'accorder les fonds nécessaires sous prétexte que nous avions toujours circulé en *rickshaw*.[1] Ce mode de transport est non seulement

---

1. Triporteur couvert, offrant deux places à l'arrière du pilote.

épuisant, mais il limite considérablement les capacités d'organisation. Alors, j'ai vidé le compte en banque... Moi aussi, je rêvais de mener un vrai travail médical en Afghanistan. Je pleurais pour qu'on me fournisse des stocks de vaccins, mais on me rétorquait : "C'est pas la peine, on ne vaccine pas dans un pays en guerre; comment contrôler les divers stades ?" Je répliquais : "Les populations sont stables, cette guerre n'est pas ce que vous croyez. – C'est comme ça, on ne peut rien faire de bon si on ne dispose pas de centres de santé primaires, secondaires et tertiaires..." Moi : "Attendez ! Les mômes crèvent de rougeole, les femmes et les chefs de village font dix jours de marche en délégation pour venir me voir, ils se jettent à mes pieds, ils me supplient d'apporter des vaccins, ils jurent qu'ils feront tout pour que ça marche, et vous me dites qu'on ne peut rien tenter ?" J'étais sans cesse en lutte avec Paris. Claude Malhuret était le seul de mon côté ! Il comprenait, analysait ce que nous racontions, un vrai leader, un excellent stratège. Mais, s'il me soutenait sur le plan politique, il ne pouvait pas grand-chose dans le domaine pratique. »

Rompre le silence qui enveloppe la réalité du conflit afghan est alors l'unique préoccupation du directeur de MSF.

« Quand on était en Afghanistan, que les journalistes ne pouvaient entrer, que nos médecins étaient les seuls à être là, il nous incombait de dépasser notre simple rôle de secouristes, me confie Claude Malhuret. En dénonçant ce qui se déroulait là-bas, nous "soignions" davantage de gens qu'en portant assistance à quelques Afghans que nous pouvions atteindre. Alertant l'opinion publique, nous mettions les politiques face à leurs responsabilités, nous les contraignions à intervenir pour arrêter le massacre. » À l'appui de cette remémoration, Claude Malhuret publie une libre opinion dans *Le Monde*, titrée « Le droit de secourir et de témoigner[1] ». Rendant compte de cinq ans d'événements

1. 25 septembre 1984.

afghans – bombardements massifs, largages de mines antipersonnel, incendies des récoltes, pillages des entrepôts – et de leurs conséquences – des centaines de milliers de morts et de blessés, près de quatre millions de réfugiés au Pakistan et en Iran, le plus gigantesque exode des trente dernières années –, il dénonce une stratégie totalitaire : «Puisque la force d'une résistance repose sur le fait que "le guérillero est dans la population comme un poisson dans l'eau", la meilleure façon de s'emparer du poisson consiste à vider le bocal. En d'autres termes, le seul moyen d'isoler une guérilla est d'exercer des représailles massives contre l'ensemble de la population, allant parfois jusqu'à l'extermination d'une partie d'entre elle.» Évoquant la fermeture des frontières aux journalistes comme aux médecins, condition majeure de cette stratégie punitive, Malhuret revendique le fameux «devoir d'ingérence» : «À l'accusation d'ingérence dans les affaires intérieures d'un État, la réponse est qu'en ce domaine deux conceptions s'affrontent : d'un côté, l'éthique personnelle qui oblige les médecins à secourir toute personne en danger et les journalistes à remplir leur devoir d'informer; de l'autre, les lois des États condamnant l'immixtion dans leurs affaires intérieures. Il n'y a pas moyen d'échapper à ce choix. Dès lors, on ne peut reprocher à quiconque de trancher en faveur de l'impératif moral – première conception – évoqué contre la règle politique coutumière.» Il va plus loin encore : prenant exemple sur l'action des «pionniers d'un nouveau droit international en perpétuelle évolution», il préconise : «De même que les conventions de Genève ont pris en compte une situation de fait imposée par les guerres aux prisonniers, aux blessés et aux populations civiles, il faut, de même, assurer désormais la protection des équipes humanitaires qui apportent assistance et des journalistes qui tentent d'informer. Non pas en proposant un statut nouveau, qu'aucun d'entre eux ne réclame d'ailleurs, car il comporterait autant de restrictions que d'avantages, mais plutôt par une résolution, ou bien une série de résolutions, affirmant le droit de tout individu à secourir son semblable, à témoigner de sa détresse. Notre pays s'honorerait d'introduire une telle conception dans les enceintes où les règles du droit international s'élaborent.»

Quatre ans plus tard, le secrétaire d'État à l'Action humanitaire, Bernard Kouchner, prétendra innover en «théorisant le droit d'ingérence».

Secourir et témoigner... Claude Malhuret m'explique que c'est dans cet objectif qu'il se rend à New York, fin 1984, à l'invitation d'intellectuels américains réunis en Comité Afghanistan.

L'administration Reagan-Kissinger, occupant alors la Maison Blanche, hésite à s'impliquer dans le conflit afghan, que les stratèges géopolitiques estiment perdu d'avance. Ceux-ci sont convaincus que la résistance afghane fera long feu, et concluent *de facto* à la mainmise soviétique sur le pays. Pour ces faux prophètes, l'enjeu se situe au Pakistan, dont il faut sauvegarder à tout prix la stabilité, menacée aux frontières par les forces soviétiques. Seulement, la résistance tient bon, et des courants réclament une aide directe aux Afghans au sein même du Congrès, du Département d'État et du Pentagone, dans le but, bien entendu, d'affaiblir le camp soviétique. C'est alors qu'une campagne de critiques s'élève contre l'incompétence des dirigeants de l'USAID[1], accusés d'être incapables de gérer comme ils le devraient les fonds considérables alloués à cet organisme d'État aux fins humanitaires. Le *french doctor* débarque à New York dans ce climat. «Dès mon arrivée, la première personne que je rencontre est le vice-président, George Bush senior, qui me reçoit sur-le-champ. Il me fait : "Êtes-vous le médecin français qui rentre d'Afghanistan ? Dites-moi, que se passe-t-il là-bas ?" Ensuite, je participe à une conférence de presse en sa compagnie, suivie, le soir même, d'une intervention au

1. United States Agency for International Development.

Lincoln Center, devant un parterre réunissant des diplomates qui m'ovationnent... Comment dire... les MSF, c'était un peu John Wayne, ou plus exactement Indiana Jones; des petits toubibs français volant au secours des populations en danger, seuls contre l'Armée Rouge, ses hélicos et ses bombardiers... Le lendemain, nouvelle conférence, frénétiquement applaudie par une salle debout. Le directeur du *Foreign Affairs*, LE journal des politiciens de Washington et des milieux diplomatiques internationaux, était présent dans l'assistance. Il vient vers moi : "Je veux un article de vous dans le prochain numéro du journal." Ce qui fut fait.»

Le papier paraît en février 1985.

Paris, quelques semaines plus tard. Coup de fil, boulevard Saint-Marcel. Au téléphone, un certain Gordon J. Humphrey, sénateur américain. Cette fois, Malhuret est convié à témoigner sur la situation médicale et sanitaire en Afghanistan devant le Congrès. Affaire conclue. Sans susciter de réels débats au sein de la maison MSF, l'anticommunisme ambiant l'emporte sur tout autre questionnement. Quand Juliette Fournot apprend qu'elle sera du voyage, elle manque s'étrangler. «Moi, petite oie blanche, je dis à Claude : "Tu rêves! Je connais les Afghans, mais les Américains, non." Lui : "Tu vas les embobiner, ne t'en fais pas. Ça marchera d'autant mieux que tu es une femme. Tu n'as qu'à raconter ce que tu sais, ce que tu fais."»

Juliette dépose devant le Congrès.

Elle dit le travail de MSF en Afghanistan depuis cinq ans. Quelques gouttes d'eau dans l'océan des besoins de cette population anéantie par les assauts meurtriers de l'armée soviétique. Les centaines de milliers de morts sous les bombes, le travail des récoltes rythmé par les orgues de Staline, les amputations des blessés, les villages investis, brûlés, rasés, le recrutement forcé des adolescents, les viols, les pillages et les massacres. «J'avais emporté des photographies avec moi, la liste exhaustive des massacres perpétrés dans le Nord, des centaines de récits de réfugiés. J'ai dit que, paradoxalement, les Soviétiques ne contrôlaient pas le pays, qu'il était possible d'apporter l'aide nécessaire aux civils, comme le prouvait notre présence dans l'intérieur. J'ai expliqué les conditions dans lesquelles nous travaillions, insistant sur la capacité des Afghans à s'organiser, à s'administrer localement ; sur le fait qu'il existait réseaux, forces, interlocuteurs valables sur lesquels nous comptions. J'ai dit encore que la résistance n'était pas une, mais multiforme, constituée de tas de contre-courants et de conflits interpartis. En tout état de cause, c'étaient d'abord et surtout les civils qui étaient massacrés dans cette guerre, c'étaient eux qu'il fallait aider, en faisant en sorte que ces soutiens leur parviennent directement. Enquêtez sur place, allez voir les besoins sur le terrain, appuyez-vous sur les responsables locaux, mais surtout ne passez pas par les partis afghans installés au Pakistan. Ils ne manqueraient pas de noyauter l'aide à leur seul profit. »

On sait quelle sera la politique américaine par la suite. Pour Juliette, cette déposition devant le Congrès est le premier pas vers un terrifiant système qu'elle évoque sans aucune complaisance. Elle dévoile les stratégies à l'œuvre, l'instrumentalisation dont elle fut l'objet.

« À l'issue de mon intervention, une nuée de journalistes m'est tombée dessus, *Washington Post, Wall Street Journal, New York Times*. Des politiciens, des chefs de cabinet m'ont entraînée dans des tournées, décidés à exploiter ma présence afin de pousser leur projet. Je me souviens d'une conférence au Center for Strategy International Study (CSIS), à Georgetown, dirigé par Whitehead, l'ambassadeur américain aux Nations unies, et Jane Kirpatrick, la secrétaire d'État conseillère aux Affaires étrangères de Reagan. Le gratin politique débattait des conséquences de la guerre menée par les Soviétiques en Afghanistan. L'objectif était moins de débloquer des fonds d'aide humanitaire que d'analyser plus finement la stratégie de l'URSS. Pétrifiant !

Ces gens-là n'avaient aucun contact, pas la moindre connaissance du pays sur lequel ils déblatéraient. Leur système d'information, espionnage "dur" et renseignements politiques, était nul. Les seules informations de qualité dont ils disposaient étaient fournies par Malhuret et moi-même. C'était vraiment effrayant d'occuper ce rôle. Certes, nous n'étions au fait d'aucun secret militaire, mais nous marchions sur un terrain pourri. Ils nous questionnaient à propos des capacités de résistance des Afghans, si le truc tiendrait, si le jeu en valait la chandelle. "Et si nous leur fournissons des armes, cela ne provoquera-t-il pas un bain de sang?" Ma réponse était toujours la même : travaillez surtout avec les responsables locaux; si vous passez par le Pakistan, vous serez noyautés... Je me demandais ce qu'ils feraient de mes informations, comment seraient-elles cataloguées? Je me rendais bien compte qu'il y aurait récupération, que ce que je confiais serait perverti, utilisé différemment.» Juliette raconte comment, le lendemain même de son intervention au Congrès, elle fut directement sollicitée par les hommes en gris du Département d'État : «Ils m'ont dit : "Depuis deux ans, l'USAID dispose d'un million de dollars alloués par le Congrès à des fins humanitaires. Ces sommes sont inutilisées. Prenez-les, c'est pour vous. Là, tout de suite!" Tu imagines? Un million de dollars pour MSF! J'ai refusé, bien sûr, pas question de recevoir ne serait-ce qu'un dollar de l'administration américaine.»

Six mois plus tard, le Congrès votera une enveloppe de soixante millions de dollars d'aide humanitaire à destination de l'Afghanistan. Sa gestion sera déléguée à l'organisation Management Science of Health, basée à Boston. «MSH me proposa d'accepter le poste. Les moyens étaient énormes, mais j'ai refusé. J'ai vite compris leur stratégie : par je ne sais quelle décision politique, ils étaient contraints de travailler avec les Pakistanais, d'en passer par les partis afghans...»

La machine est lancée. Les mois suivants, le barnum des organisations non gouvernementales se déploie à Peshawar.

Bientôt, elles seront soixante-seize, publiques ou privées, la plus grosse concentration d'ONG du monde. Les dollars permettent de passer de l'ère du « médecin aux pieds nus » à l'aventure du tout ordinateur et des amputations réalisées sous l'œil des caméras.

Dans un rapport de mission, le MSF Yves Touzin écrit : « Aujourd'hui, Peshawar exhibe trop de chefs politiques et d'apparatchiks repus, roulant en 4x4 japonaises couvertes de chrome, parfois aussi des commandants usés qui ont des raisons d'éprouver une certaine lassitude : les "politiciens" de la résistance ont trahi bien des espérances. Peshawar est devenue la ville des mille trafics, d'une corruption scandaleuse, tolérée par toutes les parties prenantes. 40 % de l'aide humanitaire, estime-t-on, est revendue au profit de l'enrichissement de quelques-uns : moudjahidins ayant pignon sur rue, "chefs de guerre" et hauts fonctionnaires pakistanais. Les commandants afghans ont saisi ce qu'un tel afflux d'argent pouvait leur apporter en prestige et en pouvoir, d'autant que rares sont les organismes qui envoient des représentants à l'intérieur du pays pour veiller au devenir de l'aide apportée. Nombre de journalistes s'étonnent devant le désordre apparent des "bureaux politiques" des partis de l'exil : des foules de maquisards traînent dans les cours et les couloirs ; toutes sortes de personnages siègent, sans rien faire, dans des pièces où les responsables travaillent ; la sécurité, et plus encore le secret, paraissent abolis dans ce brouhaha de centaines de visiteurs entrant et sortant. Le problème de la vie politique afghane comme des luttes tribales consiste à obtenir le plus possible de "l'étranger" sans jamais paraître inféodé. Les chefs politiques négocient donc avec les organisations humanitaires, écoutent les programmes d'action proposés, mesurant, silencieux, ce que cela leur rapportera en termes financiers, mais de pouvoir aussi ; la construction des hôpitaux, les routes, les écoles, les canaux d'irrigation, de même que les campagnes de vaccinations seront portés à leur crédit. »

Il en va de même, chacun le sait, des armes et des munitions américaines destinées aux partis afghans, et qui, de fait, sont laissées à la gestion discrétionnaire des services pakistanais. Washington s'est ralliée à la stratégie de son allié : en alimentant les éléments rebelles les plus radicaux – au premier rang desquels le puissant Hezb-el-islami –, le monde libre est assuré de provoquer le plus de dégâts possible contre les forces soviétiques. On l'aura compris : débloquée en apparence au profit des populations afghanes, l'aide américaine n'est que le moyen politique d'une stratégie de guerre froide. Oubliant le contentieux pakistanais de naguère, les États-Unis arment les maquisards antisoviétiques sans chercher à savoir à qui vont les armes, ni les drames qu'elles pourront générer. Quant aux cercles pakistanais, ravis de cette alliance avec l'administration reaganienne, ils découvrent les moyens de continuer leur «grand jeu» : établir à terme un régime ami, voire étendre leur protectorat sur l'Afghanistan.

De l'autre côté de la frontière, la situation prend une étrange tournure. «Depuis quelque temps, se souvient Juliette, nos équipes MSF, sur place, avaient remarqué la présence de combattants qui visiblement n'étaient pas afghans. En fait, sans le savoir encore, nous assistions à l'arrivé des fondamentalistes wahhabites en provenance du Moyen-Orient. Des Algériens, Saoudiens, Syriens, expulsés de leur pays pour activités extrémistes, venaient se faire la main ici, financés par Ryad. Ces types ont vite fait de nous inquiéter par leur agressivité. Nous étions des *kafirs,* des chrétiens. Ils haranguaient les Afghans qui assuraient les gardes dans les hôpitaux avec nous, les chefs de village, nos interlocuteurs locaux, ils voulaient les convaincre de nous chasser. De violents débats éclataient sur la place publique, les gens prenaient position. Certains étaient contre, ainsi à Herat, où le commandant, Ismaïl Khan, a dit aux "Arabes" : "Taisez-vous. Ici, vous êtes des invités comme les autres, et ce n'est pas vous qui faites la loi." Il les a chassés à coups de bâton. Pour se venger, ils sont allés dans les cimetières et ont arraché les banderoles des sépultures de ceux qui étaient tombés au combat ou sous les bombardements. Au Badakhshan, deux commandants avec lesquels nous travaillions ont dû choisir : “On vous aide militairement si vous chassez les médecins.” Ils leur ont répliqué : “On garde nos médecins. Ils ne nous demandent jamais rien. Ils bossent, sans condition.” Partout où les wahhabites se trouvaient, ils mettaient une sale ambiance.»

Les choses se compliquent en septembre 1984. À Peshawar, Rabbani, le chef du Jamiat, le parti des islamistes modérés, prend langue avec Juliette. «J'ai des soucis avec les wahhabites, explique-t-il. Ils apportent beaucoup d'argent et veulent m'aider. Comme tu le sais, Djamila, les Pakistanais donnent tout aux Pachtous et au Hezb-e-islami, mais pour nous jamais rien. J'en ai besoin pour continuer. Mais ils ont une condition : plus de MSF. J'ai refusé, les hôpitaux sont importants pour ma population. Alors, ce que je voudrais, c'est que tu n'envoies plus de femmes, ça devient trop difficile à gérer, elles sont trop visibles, elles prêtent le flanc à leurs critiques.» Juliette s'insurge : «Trop visibles ? Avec foulard sur la tête, robes longues, pantalons jusqu'en bas ? On ne va tout de même pas leur coller la burqa ! Il fallait qu'il l'admette : nous faisions un pas vers eux, pourquoi pas eux vers nous ? Il m'a expliqué qu'il était coincé entre des conflits d'intérêts, des enjeux financiers trop importants. J'ai dit alors : “Plus de femmes, plus d'hôpital !” On a embarqué tout le monde. On a fermé les missions. Partout, on a bouclé…»

Pour la première fois en cinq ans, cet hiver-là, aucun MSF ne se trouvera en Afghanistan. Rony Brauman, président de l'organisation, le souligne dans son rapport moral : «Au-delà du caractère déplorable de ce refus, qui prive de soins médicaux deux régions particulièrement isolées d'Afghanistan, cette attitude reflète un état d'esprit extrêmement préoccupant. En effet, la présence de médecins occidentaux dans certaines régions semble désormais être interprétée comme une offensive contre l'islam et ses valeurs fondamentales. Elle est donc de plus en plus mal acceptée. Si cette disposition d'esprit gagne du terrain – on se doute que certains pays de la région s'y emploient activement –, il est à craindre que l'Afghanistan finisse par se fermer hermétiquement au monde extérieur. On peut supposer ce que serait alors la situation des droits de l'homme dans ce pays transformé en champ clos, livré aux fanatismes.» Propos prémonitoires...

Cependant, Juliette n'en reste pas là : elle envoie un texte à chacun des chefs de village, aux commandants de l'intérieur. Elle explique les raisons pour lesquelles, cette année-là, les MSF ne seront pas près d'eux. Elle participe à des émissions de la BBC en farsi, elle revient publiquement sur son différend avec le chef du Jamiat, elle s'en prend aux pressions économiques et politiques exercées sur ce dernier par les Pakistanais et les wahhabites, elle évoque les répercussions que la fermeture des hôpitaux entraînera pour les femmes et les enfants non soignés, elle insiste sur le fait qu'il ne tient qu'aux responsables locaux de rappeler les médecins, en faisant pression sur les pouvoirs publics installés à Peshawar.

«Ça a marché. Au printemps, Rabbani a envoyé un émissaire à Paris pour me rencontrer. J'ai pris l'avion pour Peshawar, on m'attendait en grande pompe à l'aéroport. Nous avons pu rouvrir nos programmes médicaux, les hommes de Rabbani nous ont même escortés dans des régions où ils refusaient de nous faire entrer jusqu'alors, comme à Herat.»

Mais ce n'est qu'une trêve...

En juillet 1986, la caravane MSF pour le Badakhshan – composée de cent vingt chevaux transportant cinq tonnes de médicaments et cent cinquante mille vaccins – est interceptée par des moudjahidins dans le Nouristan. Ils prennent les dix médecins et infirmières français en otage. Juliette l'apprend une semaine plus tard : des Afghans ont fait le chemin à pied pour la prévenir à Peshawar. Qui est derrière ce coup ? Quel commandant local, de quelle vallée, de quel village est-il ? À quel clan, à quel parti appartient-il ? Elle enquête, explore. Elle découvre qu'il s'agit de combattants du Hezb-e-islami nouristani en guerre contre ceux du Jamiat. L'intention affichée est de négocier avec le gouvernement pro-soviétique de Kaboul l'échange d'otages prisonniers contre des livraisons d'armes.

Sans attendre, Juliette se rend au QG d'Hekmatyar, le chef du Hezb-e-islami à Peshawar. Une foule de maquisards, dont beaucoup d'Arabes, traînent dans la cour et les couloirs de sa *hodjra*[1], escomptant une entrevue avec le grand homme. Il est inutile d'insister. « Alors, j'ai fait le siège de sa résidence personnelle. En passant par la porte de derrière, celle des femmes, pour éviter la horde des visiteurs qui siégeaient à ne rien faire dans le salon. Je l'ai attendu dans sa chambre, en compagnie de son épouse. Nous avons papoté politique, elle savait tout, les histoires de famille, les histoires de cœur, les conflits politiques, les rivalités religieuses. Dans cette société sophistiquée, l'influence des femmes est infiniment plus importante qu'on ne le pense. C'est ainsi que j'ai compris que le pouvoir qu'Hekmatyar exerçait sur ses troupes nouristanies n'était plus ce qu'il était... Que les wahhabites saoudiens étaient derrière les commandants locaux, qu'ils leur montaient la tête. »

Un peu plus tard, Juliette en aura la confirmation, quand son hôte accepte de la recevoir de guerre lasse : « Il n'était pas seul. Un homme était assis à ses côtés, un Arabe, princier, qui commentait chacune de mes interventions, en arabe. J'ai pensé : un riche Saoudien de plus... Ce genre de mécènes était alors très prisé à Peshawar... Ils finançaient

1. « Maison d'hôte », centre de la vie politique afghane. C'est à l'afflux des visiteurs de la *hodjra* d'un chef que se mesurent sa puissance et sa grandeur.

écoles, orphelinats, dispensaires des camps de réfugiés. Ce type, je l'ai reconnu des années plus tard, quand il a fait la "une" des médias : c'était Oussama Ben Laden.»

Il faudra près d'un mois à Juliette pour obtenir la libération de «ses» médecins. À peine les a-t-elle récupérés qu'elle apprend le rapt d'une nouvelle équipe, embarquée dans deux camions, dans le Nouristan encore, et toujours par des hommes du Hezb-e-islami… «Cette fois, j'ai joué localement, en faisant pression sur les autres partis de la région. Y compris ceux avec lesquels nous n'avions jamais travaillé. Toutes les tribus du coin se sont alliées afin de coordonner une attaque de la base où étaient retenus nos médecins. Les kidnappeurs ont pris peur et les ont libérés.»

Elle se souvient alors du voyage à Islamabad, capitale politique du Pakistan, qu'elle entreprend les jours suivants pour rencontrer tout exprès l'ambassadeur des États-Unis et le patron de l'USAID. Elle tenait à leur dire son inquiétude à propos de la tournure que prenaient les événements de l'intérieur. «Je les ai interrogés à propos de leur favoritisme à l'égard du Hezb-e-islami. "Ce que vous faites est dément." J'ai développé l'idée que leur politique d'aide en *deal* avec les Pakistanais était folie, qu'ils finançaient surtout les partis les plus extrémistes; que le Hezb-e-islami était gangrené par les wahhabites, et que ceux-ci, on s'en rendait compte partout, détruisaient le tissu social et politique afghan, créant des dissensions au sein même des familles, des villages et des partis. "Tout cela se retournera contre vous." Larry Crandal, le patron de l'USAID, m'a regardée de haut, me laissant comprendre : "Tu n'y connais rien, petite conne. Continue à t'occuper de ta médecine, tu es dans l'humanitaire, restes-y. On sait ce qu'on fait. On a une stratégie, c'est un métier." Le retour de bâton, ils l'ont reçu le 11 septembre 2001. Ce jour-là, devant les images des Twin Towers, la boucle était bouclée, et je me suis dit : "J'espère que ce salaud de Larry Crandal a bonne mémoire."»

Plus rien ne sera comme avant pour les MSF sous le ciel afghan. Plus question de faire un seul pas sans la protection de gardes armés jusqu'aux dents, de jour comme de nuit. Tout le monde se méfie de tout le monde. Les rivalités entre clans et factions s'exacerbent. Résistants, intégristes, bandits, « Iraniens », tout s'emmêle ; les interlocuteurs deviennent de plus en plus instables, les problèmes de sécurité aigus, difficiles même à envisager. Les commandants, qui tiraient jusqu'alors prestige de « leurs » médecins, ne sont plus prêts à en assurer le coût militaire en regard des bénéfices qu'ils en retirent. Ils exigent désormais des droits de passage exorbitants. « Vous acceptez, et je ne vous pille plus. » Les missions ferment une à une dans les vallées reculées, au profit des zones urbanisées, centrales, plus sûres.

Avril 1988. Nouveau tournant dans la guerre.

À Genève, Mikhaïl Gorbatchev, le secrétaire général du PCUS, signe les accords concluant au retrait des troupes soviétiques d'Afghanistan.

« En l'espace de quelques semaines, raconte Juliette Fournot, une flopée d'ONG qui n'avaient jamais travaillé avec les Afghans, ni même dans quelque camp de réfugiés que ce soit de par le monde, affluèrent à Peshawar. Des centaines d'organisations de tout poil faisaient le siège des partis afghans en prévision du renversement du pouvoir à Kaboul et, bien entendu, de l'afflux massif de fonds que les organismes de développement des Nations unies – NDP, FAO, Unicef, OMS, HCR et autres – s'apprêtaient à déverser pour reconstruire l'Afghanistan. Un délire… »

À MSF, on y croit aussi. Et on entend bien jouer un rôle, comme le révèle le procès-verbal du conseil d'administration du 20 mai 1988 : « L'avenir est incertain, mais le pire n'est pas sûr. À la suite du retrait des troupes soviétiques d'Afghanistan, le problème du retour des quatre ou cinq millions de réfugiés afghans se pose. Ce rapatriement est l'un des plus importants du siècle. Ce sera la grande affaire des deux ans qui viennent.» Se prévalant de l'ancienneté de son action, de sa connaissance du terrain et des relations avec la résistance, Médecins sans frontières, «la seule organisation présente des deux côtés, reconnue par toutes les parties prenantes comme une ONG ayant les meilleurs résultats de terrain», participera donc au convoyage des réfugiés et à l'entreprise de réhabilitation sanitaire du pays. Il est question d'une importante réunion de réflexion à Genève avec le délégué de l'UNHCR : «Dans la discussion avec le prince Sadrudin Agha Khan a été retenu le principe d'interventions régionales et de réhabilitation des vallées avant d'y accueillir les réfugiés. Le choix des régions que nous allons proposer de prendre en charge aux Nations unies a été fait : il s'agit de celles où nous travaillons déjà, Badakhshan, Ghazni, Herat, de celles d'où reviennent les réfugiés des camps où nous travaillons au Pakistan. Proposition a été faite à MSF d'aider à former des Afghans au déminage des routes, afin de faciliter les retours en toute sécurité. Nous avons pour ce faire un logisticien spécialisé.»

«C'était délirant, se souvient aujourd'hui Rony Brauman, alors président de MSF. Nous étions complètement à côté de la plaque, nous ne pouvions pas nous empêcher de croire que la guerre se terminait avec le départ de l'Armée Rouge. On pensait à la paix, au retour des réfugiés, au déminage, à la reprise en main des hôpitaux...»

Le dernier régiment soviétique quitte le pays au mois de février 1989, une fois assuré le maintien du président Najibullah au pouvoir, à Kaboul. C'est l'homme lige de Moscou. À Peshawar, au même moment, les efforts conjugués de Washington et d'Islamabad contraignent les sept partis de la résistance afghane à former un gouvernement provisoire. Évacuant le personnel de l'ambassade de Kaboul, John Glassman, le chargé d'affaires américain, lance à la cantonade : «Je rouvrirai la boutique sous peu. Il y aura une victoire rapide des rebelles au sud et à l'est, puis ce sera le siège et la prise de la capitale. Enfin, la conquête du nord commencera. Le régime communiste de Kaboul devrait s'effondrer après le départ du dernier soldat soviétique.» Illusions... La première faille apparaît le 6 mars suivant, avec l'échec du siège de Jalalabad, à l'est du pays. Lancée à l'instigation de l'ISI, le service secret pakistanais, l'offensive devait marquer le commencement de la reconquête du pouvoir par les moudjahidins et l'installation dans cette ville afghane, toute proche de la frontière pakistanaise, du siège du gouvernement provisoire. Sans préparation ni coordination, tablant sur le seul avantage psychologique du retrait soviétique, les résistants ont foncé tête baissée à l'assaut de la ville, mais ils se heurtent à un déluge de feu et de métal, mis en œuvre par des troupes gouvernementales prêtes à en découdre. Une interminable guerre de position s'ensuit. Après un enfoncement du blocus par les troupes de Najibullah, c'est l'enlisement et l'échec. Cependant, les alliances se fissurent au sein du gouvernement provisoire sous les coups répétés du chef du Hezb-e-islami, Hekmatyar, impliqué, au cours de l'été, dans le massacre d'une soixantaine d'hommes, dont les meilleurs officiers du commandant Massoud, du Jamiat.

On ne se fait plus guère d'illusions à MSF. «Cet incident permet de cristalliser des réflexions de fond que nous avions sur l'Afghanistan depuis quelques mois. Toutes les associations travaillant là-bas ont les mêmes, lit-on dans le procès-verbal du conseil d'administration du 27 septembre 1989. Beaucoup de gens ont cru que le départ des Soviétiques amènerait l'effondrement du régime de Najibullah. En fait, ce retrait a mis en lumière que le conflit était d'abord une guerre civile. Six mois à peine après le départ des Russes, le régime de Najibullah se renforce, il est devenu l'unique pôle de stabilité, le seul interlocuteur. La résistance se morcelle, manipulée par les Pakistanais qui l'ont entraînée dans l'impasse.»

«Tout le monde savait que le Hezb-e-islami se préparait à la prise du pouvoir, dit Juliette, les Afghans en parlaient avec inquiétude, ouvertement. Hekmatyar avait accumulé une masse d'armes monumentale, que lui avaient fournies les Pakistanais lors des années passées. Et il y avait encore la présence écrasante des Saoudiens dans les camps de réfugiés, tout était donc en place pour l'explosion… »

Sur le terrain, les équipes MSF, réduites à dix-huit personnes, sont soumises à rude épreuve. Ce ne sont que luttes sanglantes entre partis et commandants locaux. L'Afghanistan sombre dans une confusion inextricable. « Les voyages sont plus dangereux que jamais, écrit Rony Brauman dans son rapport moral de 1989. En particulier durant la traversée des régions tribales bordant la frontière pakistanaise, où rivalités et luttes de pouvoir s'expriment de façon très violente. Les divisions, les affrontements internes des maquis et des divers groupes armés nous obligent à changer nos habitudes et nos procédures. La longueur et le danger du trajet vers Herat nous ont amenés à suspendre cette mission, particulièrement importante pourtant, du fait des combats qui font rage. Mais les conditions de sécurité aujourd'hui sont au-delà de ce qu'il est possible d'accepter. »

Odile Delacote était de la dernière équipe. « Nous étions cinq, dit-elle, un chirurgien, un anesthésiste, une infirmière laborantine et moi, médecin des femmes, la vieille garde de MSF. Nous travaillions dans une maison individuelle, au cœur de la ville. C'était tout petit, le bloc opératoire occupait l'ancienne salle à manger. Une cohue. Nous recevions cent personnes par jour. La ville était bombardée régulièrement par les forces gouvernementales de Najibullah, les blessés nous arrivaient la nuit, généralement. Je me souviens d'une fois où je venais d'installer au bloc une femme qui allait accoucher. Tout à coup : “Les blessés arrivent ! Les blessés arrivent !” J'ai dû éjecter la femme, car c'était comme ça, la question ne se posait pas. Pendant la sieste, un jour, je surpris le chirurgien endormi en train de dire : “J'entends un bébé qui pleure !” Obstétricien de formation, il n'en pouvait plus de couper des jambes à longueur de nuit, il ne rêvait plus que d'obstétrique.» Elle se souvient du fameux jour de juillet où il fallut déguerpir. «Les femmes, les villageois nous ont regardés plier bagage : "Vous nous laissez tomber !" disaient-ils. Mais, si nous ne partions pas tout de suite, c'était foutu. Non pas à Herat même, où les bons vieux chefs afghans tenaient la situation en main, mais sur la route, où nous avions appris que l'équipe MSF avait été attaquée. Tout était en train de collapser, le tissu se désagrégeait, c'était la fin d'une époque, tout volait en éclats.»

La situation du Badakhshan est plus complexe, plus hasardeuse encore. À Jurm, le commandant de la ville, avec lequel les MSF entretiennent d'excellents rapports, est assassiné par le commandant Najmudin, «l'amir» de zone, qui supportait mal la popularité grandissante de son vassal. Celui qu'il met en place n'aime pas les médecins français. «Durant les premiers mois, raconte Éric Mouzin, alors en mission à Jurm, nous eûmes à nous battre contre les ordres écrits du commandant, nous prescrivant de "poser un sérum" à tel ou tel moudjahidin fatigué ; contre les incessantes convocations au domicile de ses proches ; contre l'obligation du port de la kalachnikov dans l'hôpital par les moudjahidins ; contre l'ordre de passage préférentiel aux consultations, qu'ils considéraient comme leur dû[1].» Il apprend encore que le cuisinier de l'hôpital a été réprimandé pour avoir invité des médecins à déjeuner, que l'infirmier a été convoqué à la caserne, où il s'est vu reprocher sa tenue : on l'accusait de s'habiller comme les «étrangers». «La population civile, plutôt sympathique lors des conversations au bazar, nous témoignait désormais froideur et distance devant les représentants du pouvoir local. Il est probable qu'on les incitait à ne pas frayer avec les infidèles ! Jeux, musique et danses avaient été interdits par les

1. *Approche de l'Afghanistan à travers six mois de mission humanitaire avec MSF*, Éric Mouzin, thèse de doctorat en médecine, université René-Descartes, Paris, 1990.

nouvelles autorités en *jihad*[1]. Dans les villages alentour, les relations étaient plus calmes. Au fil des chemins, les paysans, souriants, hospitaliers, nous faisaient prendre conscience de la situation politique tendue de Jurm. Les militaires étaient beaucoup moins “agréables” : arrogants et prétentieux, ces jeunes se conduisaient en héros à qui tout était dû. Les vieux arrivaient meurtris en consultation, ils avaient été roués de coups par les moudjahidins à qui ils avaient refusé thé et riz. Les paysans se plaignaient de ces jeunes vivant aux crochets d'une population civile qui se saignait aux quatre veines pour la guerre sainte. Pour la plupart âgés de seize – dix-sept ans, ces “guerriers de Dieu” attendaient que la journée se passe, kalachnikov en main, discutant à la caserne, jouant au ballon, faisant des démonstrations de force entre eux, paradant au bazar[2]. »

C'est sans doute de leurs rangs que sortirent les trois hommes armés et masqués qui firent irruption dans le petit hôpital MSF de Yaftal, village de la vallée voisine, dans la nuit du 27 au 28 avril 1990. Le meurtre du docteur Frédéric Galland, vingt-huit ans, abattu d'une balle dans la tête, signe la fin des dix années afghanes de l'engagement de MSF. Cette mort sera évoquée en quelques lignes sobres dans le rapport moral de Rony Brauman, en mai 1990 : « Un million de morts, près de cinq millions de réfugiés, presque autant de déplacés à l'intérieur du pays. Et des milliers de personnes, de jeunes anciens combattants pour la plupart, ne sachant plus vivre autrement que par les armes. Comment, dans de telles conditions, intervenir dans ce pays ? Nous avons donc décidé le retrait de nos missions en Afghanistan. »

Quant à Juliette, elle se contente de quelques mots : « Je me suis dit qu'il fallait que je parte avant que tout bascule, sinon j'y serais restée toute ma vie. »

1. Guerre sainte.

2. *Approche de l'Afghanistan à travers six mois de mission humanitaire avec MSF*, Éric Mouzin, *op. cit.*

Pourtant, les MSF reviendront en Afghanistan deux ans plus tard, en juin 1992, après la chute du président Najibullah et la prise de Kaboul par un Jamiat qui a le soutien des milices ouzbèques. Le scénario redouté est à l'œuvre : la *jihad* contre les Soviétiques, puis contre les communistes afghans, a laissé place à un tourbillon de violence opposant les différents segments ethniques et religieux de la société afghane. Alors que, dix ans durant, les campagnes avaient été le théâtre du conflit, c'est le tour de Kaboul, pourtant relativement épargné pendant la présence soviétique. Les citadins cherchent refuge en dehors d'une capitale transformée en champ clos, où les moudjahidins se disputent les dépouilles d'un État exsangue. Quatre années de fer, d'acier et de sang, des centaines de milliers de morts, l'exode massif des Kaboulis vers Mazar-e-Sharif, Herat, Jalalabad, dans l'indifférence de la communauté internationale. Au même moment, un événement capital transforme la carte du monde : en novembre 1989, la chute du mur de Berlin consacre l'effondrement de l'empire soviétique.

Le conflit afghan avait marqué un tournant de la guerre froide, dix ans plus tôt, et l'apogée de la menace soviétique.

Aux États-Unis, George Bush senior succède à Ronald Reagan. La nouvelle administration se désintéresse du sort de ses anciens protégés, qui apportèrent pourtant une contribution essentielle à la désintégration de l'URSS. Les agences onusiennes ont littéralement fui la ville en 1993, laissant les clés des stocks, les bureaux et même les voitures à la poignée d'agences humanitaires, dont MSF, qui tentent encore de soutenir une population otage des combats. Triste illustration d'un nouvel ordre fondé sur l'indifférence, le repli, la défense des seuls intérêts économiques. Désormais l'Afghanistan est dénué de valeur stratégique. Les « grands » laissent ses voisins intéressés – Pakistan, Iran, Ouzbékistan, avec, en arrière-plan, l'Arabie saoudite qui finance les organisations humanitaires islamistes – se disputer sa dépouille. Tout est en place pour que les « nouveaux barbares » se massacrent.

Début novembre 1994, une force politique apparaît dans le sud de l'Afghanistan : les talibans, ou « étudiants en religion ». Issus majoritairement des *madrassas*[1] pakistanaises, ils disent lutter pour la paix et le désarmement de toutes les factions. En quelques mois, ils pacifient une dizaine de provinces ; chassant le Hezb-e-islami de Gulbuddin Hekmatyar du sud de Kaboul en février 1995, ils se retrouvent aux portes de la capitale. Ultime soubresaut, les moudjahidins, passant pour la première fois depuis trois ans sous le contrôle d'une seule et même faction, celle du professeur Rabbani, soutenu par le commandant Massoud, repoussent les talibans hors de Kaboul. Dans les mois suivants, les talibans poursuivent l'offensive.

En septembre 1996, après la déroute des troupes du Hezb-e-islami, la prise de Jalalabad, puis celle de Sarobi, ouvrent la porte de Kaboul. Les talibans y pénètrent le 27 septembre. Sans grande résistance du commandant Massoud, replié dans la vallée du Panjshir.

Une ère nouvelle prend forme en Afghanistan…

1. Écoles coraniques.

Haro sur le tiers-mondisme

10

«Les Samu du tiers-monde[1]», «Pas de repos pour les francs-tireurs de la santé[2]», «Les provos de l'action humanitaire[3]», «Les nouveaux médecins catastrophes[4]»... Il n'est qu'à feuilleter la presse des années quatre-vingt pour mesurer l'espace qu'occupe Médecins sans frontières dans l'opinion publique, et, dans son sillage, Médecins du Monde et Aide médicale internationale, deux ONG nées de la scission de 1979. L'engouement de la presse internationale pour les courageux et débrouillards *french doctors* participe du mythe. Un sondage de *L'Express*, en 1988, place les médecins volontaires en tête des professions qui «font le plus fantasmer les Français». «MSF, c'est un peu la mappemonde de la souffrance des hommes, lit-on dans *France-Soir*[5]. Depuis la création de cette association, en 1971, il ne se passe pas de jour sans que ses médecins, ses infirmiers, ses anesthésistes n'arpentent le monde. Dans le fracas des champs de bataille ou dans le silence des grandes famines,

1. *Le Matin,* 30 décembre 1982.
2. *France-Soir,* 23 juin 1982.
3. *Libération,* 7 novembre 1982.
4. *Le Quotidien de Paris,* 2 octobre 1982.
5. 23 juin 1982.

partout où des hommes se déchirent et partout où la nature les déchire. Pour soigner, consoler et témoigner.» Président de MDM, Bernard Kouchner écrit dans *Le Matin de Paris* : «Des médecins français dans les coins les plus sombres du monde. On pourrait presque doser les souffrances de l'heure en fonction de leur présence ou de leur absence. (...) Dans les vallées clandestines et les guérillas de montagne, dans les masures des quartiers déshérités du Tiers-Monde, toujours avec les pauvres et les minorités, sous les cieux les plus dangereux, on trouve dorénavant des médecins français à l'ouvrage. Partout, en suivant la courbe du soleil, de l'est à l'ouest, ces praticiens, infirmiers du malheur et messagers de l'Occident, portent assistance à personne en danger[1].» *L'Express* renchérit : «Ce n'est pas négligeable, les *french doctors* contribuent à donner à l'étranger une image de la France qui est à l'honneur du pays[2].»

Les chroniqueurs de la décennie n'ont guère de sujet d'exaltation en dehors de ce phénomène typiquement national : «Les *french doctors* n'attendent pas de billet d'entrée dans un pays pour intervenir, lit-on dans les colonnes de l'hebdomadaire. Si on leur refuse un passeport, ils s'y installent dans la clandestinité. Leur originalité tient dans l'affirmation du droit des victimes, du devoir impérieux des médecins de porter assistance. Où qu'ils soient, sans considération politique, le plus rapidement possible : l'urgence donne tous les droits.»

Le «sans-frontiérisme» apparaît dans le vocabulaire journalistique. D'autres organisations fondées sur le principe de solidarité internationaliste éclosent : Aviation sans frontières, Architectes sans frontières, Ingénieurs du monde ou Reporters sans frontières.

Ces mouvements de l'engagement concret ne relèvent pas du hasard, en des années où se profilent un nouvel

1. 30 décembre 1982.
2. 28 avril 1989.

ordre planétaire et son impératif suprême, la loi du marché. Ce sont de plates années institutionnelles, sans illusion, mais pleines de faux-semblants, d'un cortège de renoncements et de reniements. Sous le mitterrandisme ouaté, les élites n'ont de cesse de contester l'appartenance de l'homme à la société : il n'est plus cet « animal politique » des Lumières. Rigueur économique, compétition mondiale, baisse des salaires, équilibre budgétaire, franc stable, le grand jeu des temps nouveaux commence. La « crise » s'est installée, ses thuriféraires tiennent le haut du pavé : la France ne vit pas seulement une crise segmentaire, elle doit se modeler au cours nouveau du capitalisme planétaire.

Beaucoup avaient cru au « Changer la vie » de la gauche du 10 mai 1981. Le rapport des forces permettrait à François Mitterrand, libéré des entraves d'un PCF essoré par la rupture du Programme commun quatre ans auparavant, d'installer à ses conditions des ministres communistes au gouvernement. Selon les experts autoproclamés, la croissance de l'économie devait reprendre début 1982. Il est donc loisible d'anticiper cette embellie hypothétique par une relance de la consommation : augmentation du Smic et des prestations sociales, création massive d'emplois publics, volant de prestations favorables au logement. Hélas, le déficit budgétaire de 1981 – 29,4 milliards de francs – s'accroîtra jusqu'à 51,6 milliards, pour atteindre 81 milliards... La « reprise » mondiale ne sera jamais au rendez-vous.

Au mois de novembre 1981, Jacques Delors, le ministre des Finances, se prononce en faveur d'une « pause » des réformes. Le mot, le moment évoquent la « défaite » du Front populaire ; d'ailleurs, le président du CNPF déclare la situation « pire qu'en 1936 ». La crête symbolique des deux millions de chômeurs est atteinte.

L'année 1981 s'achève sur – autre déchirure – la nouvelle offensive du totalitarisme : Moscou soutient le coup d'État militaire du général Jaruzelsky à Varsovie.

Proclamation de l'état de siège, dissolution de Solidarnosc, arrestations de masse. À Paris, le gouvernement de gauche condamne «l'état de guerre», mais ne décide aucune sanction contre la junte polonaise. Les fêtes de fin d'année approchent, deux mille Parisiens seulement manifestent sous la neige, sur le terre-plein des Invalides, non loin de l'ambassade polonaise.

Le 30 mai 1983, le Sommet de Williamsburg, Virginie, qui rassemble les dirigeants des sept pays les plus industrialisés, s'achève. S'ouvre alors une version neuve de la logique de «confrontation» entre les deux super-puissances : la déclaration commune ne craint pas d'annoncer, sous le vocabulaire mécaniste de l'expertise, une «reprise» et prône la convergence des économies occidentales à l'intérieur d'un cadre défini par l'administration Reagan. Lutte résolue contre l'inflation, c'est-à-dire austérité et libération totale du commerce international au sein du GATT. Les pays dits émergents devront se soumettre aux règles édictées par le FMI, qui voit ses moyens considérablement accrus. À cette déclaration s'en adjoint une seconde : la volonté de maintenir une «force militaire pour dissuader toute attaque». Le document de Williamsburg porte écho de la dure négociation entamée avec les Soviétiques à Genève à propos du déploiement des euromissiles. En Allemagne et dans nombre de pays européens, ces négociations ont précipité dans les rues d'immenses cohortes de pacifistes. Le spectre de la confrontation rôde, on évoque un troisième conflit mondial. Le président Reagan engage une nouvelle croisade contre le communisme; n'a-t-il pas indiqué, dans son appel solennel du 23 mars, adressé aux chercheurs américains, qu'il fallait pousser la logique dissuasive à son extrême pour garantir l'avènement de la «paix perpétuelle»? Au prix d'un formidable accroissement du budget du Pentagone, d'une réduction drastique des dépenses sociales, le programme américain vise à placer sur orbite géostationnaire des satellites équipés de missiles à rayons laser, capables de désintégrer les trajectoires des « outils » adverses. Dès lors, les armes atomiques se révéleraient « impuissantes et dépassées ». Appelé à une fortune pour le moins douteuse, le concept de « guerre propre » apparaît. Les médias mondiaux baptisent l'initiative hollywoodienne de « guerre des étoiles ».

À Paris, le gouvernement socialiste est en plein aggiornamento. Avec la loi Savary sur l'enseignement supérieur, les gouvernants invoquent la « nouvelle révolution industrielle » qui affecterait les nations occidentales. Ils prônent une professionnalisation accrue des cycles scolaires et universitaires. S'appliquant à former plus d'ingénieurs, de techniciens supérieurs et de cadres technico-commerciaux, l'Université, prétend-on, contribuerait enfin au développement économique, unique parade susceptible de faire reculer le chômage. L'Université est ainsi « mécanisée », et, de fait, la loi s'inscrit dans le cadre d'une politique des contraintes internationales. Revirement spectaculaire, le gouvernement Mauroy se rallie à la politique dite de rigueur, dont l'argument s'impose : il n'y a qu'une seule voie possible, la dimension symbolique du politique est rangée dans l'armoire aux accessoires.

Les années suivantes seront celles des restructurations industrielles et du chômage. En 1984, le président socialiste effectue une étonnante tournée aux États-Unis. De New York à San Francisco, il exalte les vertus du capital, la consécration des capitaux à risques et, version française, la nécessité de construire une « économie mixte ». Tout devient argent, État et médias valorisent la richesse, ou du moins ceux qui ont le talent d'y accéder. Les autres, le mitterrandisme s'en moque. Le discrédit de cette première époque du règne de Mitterrand se nourrit d'un afflux de bataillons post-soixante-huitards qui trouvent là des débouchés parlementaires et culturels. Tout logiquement, cette politique entame la destruction du tissu industriel « lourd » : les mines de charbon, les entreprises de sidérurgie et de métallurgie ferment, avec, pour corollaire, l'atomisation des communautés ouvrières, le cœur de la culture de la gauche française.

Symbole cruel de l'époque, la parution d'un numéro hors série de *Libération* de février 1984, réalisé en co-édition avec le Seuil et Antenne 2 : « Vive la crise ! La grande mutation des années quatre-vingt, racontée par Yves Montand. »

L'éditorial de Serge July, alors *persona grata* à l'Élysée, inaugure l'ère du cynisme triomphant et de l'implacable régression intellectuelle qui va de pair. Imputant l'une des causes de la crise économique à la « passivité » sociale, l'ancien militant, établi autrefois sur le carreau des mines de Douai, demande : « Quels sont les symboles mêmes de ce que l'on a appelé l'État providence ? La Sécurité sociale, les allocations familiales, l'assurance-chômage, l'assurance-retraite. Les peuples occidentaux ont vécu dans une sorte d'ouate totale depuis vingt ans. Et, c'est parce que cette ouate devient un peu humide, se déchire par endroits, que progresse enfin, comme une traînée de poudre, la conscience ambiguë de la crise. » Naguère rédacteur d'un manuel activiste, *Vers la guerre civile*, il ajoute : « Si les politiques voulaient servir à quelque chose, ils devraient se donner pour unique fonction de provoquer, d'encourager et d'animer une sorte de "Grande Révolution Culturelle Occidentale" (ça serait justement le symétrique inverse de la GRCP chinoise)[1], destinée à transformer l'attitude de leurs concitoyens face à la crise. En d'autres termes, il s'agit bel et bien de faire de "Vive la Crise !" un mot d'ordre populaire. » Pour ce faire, le journaliste ne manque pas d'idées : « En donnant à chacun d'entre nous le désir de changer de vie, c'est-à-dire dans une même existence changer plusieurs fois de professions, de lieux d'habitation, éventuellement même de pays, de

1. Dans la terminologie de Serge July, GRCP signifie « Grande révolution culturelle prolétarienne ».

résidences, et par voie de conséquence, de culture, d'amitiés et de partenaires, tout en restant soi-même. C'est à cela qu'il nous faut aujourd'hui nous préparer. Il faut apprendre à domestiquer la "crise". "Vive la Crise!", donc, pour autant que nous soyons en mesure de susciter une véritable culture de crise.»

Soumis aux nécessités, les post-gauchistes, mués en «libéraux-libertaires», préfèrent la compagnie des loups plutôt que de vieillir dans une posture résistante, militante et ringarde. De cette défaite du sens éthique, philosophique et politique surgit alors la vitalité alternative du mouvement sans-frontiériste, dont Médecins sans frontières devient vite le symbole. Aux antipodes des reniements utilitaires, ces acteurs affranchis transgressant lois et frontières par conviction, ne révérant pas spécialement les institutions établies, fidèles qu'ils sont à la simple «morale de l'urgence», incarnent, aux yeux des Français, l'honneur politique de l'engagement volontaire et gratuit.

«Du Vietnam au Cambodge, d'Érythrée en Ogaden, du Honduras au Salvador, depuis plus de dix ans, d'un bout à l'autre de la planète, les médecins sans frontières vont leur chemin. Pour soigner, consoler et témoigner. Pour la plupart, quelque six mois par an, ils renoncent au confort de leurs cabinets, aux gloires éphémères de leurs hôpitaux, à leur famille, pour partir au loin, là où les appelle une clientèle de damnés, de pauvres hères, de corps pantelants[1].» «Sautant allègrement les frontières, sans complexe à l'égard des gouvernements en place, aimantés par les minorités et les persécutés, ils épousent plus volontiers la cause des peuples que celle des États, et se penchent au chevet des hommes sans ménager leur peine, souvent au risque de leur vie.»[2]

1. *France-Soir,* 23 juin 1982.
2. *L'Express*, 28 avril 1989.

Une génération trouvera en ces volontaires de l'humanitaire d'urgence une éthique internationaliste, fondée sur la morale de l'action.

Cabine d'un avion de ligne. Agitation perceptible au moment de l'embarquement sur fond de rock'n'roll. Gros plan sur un passager assis, la trentaine, l'air fatigué. En flashback, images plus rapides : les frontières de la faim, la misère et les souffrances. Retour sur le passager : gros plan sur son visage las. L'homme a les yeux clos. Une hôtesse s'approche : « Ça ne va pas, monsieur ? Voulez-vous que j'appelle un médecin ? » Le passager anonyme : « Non merci, je suis médecin. » Image finale : lever du soleil sur le désert. Notre passager débarque. L'avion redécolle sans lui. Phrase de fin : « Médecins sans frontières, accompagnez-les au moins jusqu'à la frontière. »

Narratif plutôt que didactique, le clip du cinéaste Robert Enrico, réalisé sous la houlette de Roberts Partners, l'agence de publicité dans le vent, inventeur de « Bison Futé » et de la formule anti-alcool « Bonjour les dégâts », veut transmettre un message simple : les sept cents MSF, ceux qui abandonnent leur métier de médecin de quartier pour un semestre, en allant affronter les déchirures du monde, ne sont ni missionnaires, ni chasseurs d'illusions, mais des gens comme tout le monde, exerçant leur métier en dehors du monde tranquille. Pour les communicants, le héros n'existe que par sa mission, et l'objectif du film consiste moins à susciter des vocations qu'à mobiliser des dons, pour que ces toubibs agissent. Le message, simple, de la campagne de communication financée sur les fonds propres de MSF permettra de recueillir plus de 100 millions de francs, doublant ainsi le budget de l'année 1984.

Il reste qu'on s'interroge réellement au siège de MSF, cette année-là : les organisations médicales ou de développement en matière sanitaire ne cessent de se multiplier. Au point que les citoyens ne font plus guère de différence entre les solliciteurs multiples, qui se confondent dans le même appel consensuel et flou à l'assistance et à la générosité. Certes, MSF demeure leader; sa notoriété, ses interventions régulières dans les médias, ses nombreux donateurs l'ont hissée au rang d'institution première, mais, dans un document interne du second semestre 1982, les sans-frontiéristes font le constat suivant : « Ce fait présente des inconvénients à prévenir avant même leur apparition : il faut préserver MSF des connotations négatives (bureaucratie, inutilité, richesse et inefficacité), tout comme nous devons nous prémunir des risques de banalisation, de l'affaiblissement du caractère novateur, original et événementiel de son action. » Autrement dit, comment MSF peut-elle affirmer sa spécificité, comment rester les « provocateurs de la conscience humaine » ?

« Les médecins sans frontières sont peut-être les derniers aventuriers d'un monde sans aventure, des aventuriers utiles aux objectifs imprécis : intervenir, soigner, guérir. Pourtant nous ne voulons pas être de simples techniciens de l'urgence, mais des témoins, des acteurs des événements de notre époque. » D'autant que, forte de douze ans d'activité sur pratiquement tous les terrains des catastrophes et des conflits, dans quarante pays d'Afrique, d'Asie ou d'Amérique latine, MSF estime porter un regard net, anticonformiste, sur les événements du tiers-monde. Par ses réflexions, ses analyses et ses expériences, l'association veut être considérée comme un intervenant légitime et pertinent dans les débats de l'époque, et notamment à propos des stratégies conflictuelles à l'œuvre au Sud. MSF s'interroge sur les réalités qu'elle rencontre dans les pays en voie de développement, et naturellement sur la question des droits de l'homme et des peuples. « La participation à ces débats est-elle ou non du ressort de MSF ? » demande le document de 1982. Son rédacteur répond aussitôt : « Après de nombreuses discussions, la plupart des responsables de notre association pensent que oui. Mais un problème de forme doit être réglé : de quelle façon le faire ? Tantôt l'organisation peut s'en charger directement (information sur les problèmes de développement, de santé, par exemple), tantôt les sujets sont plus épineux et des solutions originales doivent être trouvées : intervention publique de certains d'entre nous à titre personnel, création d'un institut de recherches sur le tiers-monde dont les conclusions n'engageraient pas MSF. Nous pourrions aborder ainsi les thèmes qui nous tiennent à cœur, là où probablement notre expérience est la meilleure. »

Ce texte, rédigé par Claude Malhuret, directeur de MSF, et présenté aux « militants » de l'association comme un outil de réflexion destiné à définir une plate-forme de communication, est, de fait, le produit d'une manœuvre tactique à l'attention des adhérents, un projet Malhuret-Brauman. Les deux « politiques » du triumvirat veulent mettre en branle une machine d'agit-prop contre le tiers-mondisme, ce « prêt-à-porter idéologique » qu'ont endossé depuis de nombreuses années la plupart des organisations d'aide au développement.

Quand, au printemps 2003, je l'interroge, Rony Brauman resitue le contexte : « Nous voulions ébranler la “mauvaise conscience” de l'homme blanc, explique-t-il, celle qu'un peu plus tard Pascal Bruckner dénoncera furieusement dans un pamphlet mal accueilli par les belles âmes. Il avait eu l'idée de travailler sur le thème à la suite d'une série télévisée de France 2, “La vache du riche mange le soja du pauvre”, slogan dominant de l'époque. En d'autres termes, l'Occident était responsable de la misère du tiers-monde, selon la thèse générale fondée sur un mélange inepte de problèmes vrais et faux : esclavage, dette, pillage colonial, inégalité des termes de l'échange, guerres et répressions impérialistes… Ces réalités mêlées avaient un impact certain, mais expliquer, par exemple, la famine au Sahel du seul fait du colonialisme, de la dette et de l'esclavagisme des peuples était simplement absurde. Même par défaut nous n'avions pas envie d'être les porteurs de ce discours. Il véhiculait une pensée paternaliste, l'expression d'un penchant colonial transformé en version “politiquement correcte”. L'Occident responsable de tout signifiait l'Occident tout-puissant, ce que nous réfutions, en fait et en droit : il n'avait pas à l'être, et d'ailleurs il ne l'était pas. En enfermant les habitants du Sud, Africains, Asiatiques, Latino-Américains, dans la posture univoque de victimes de l'égoïsme et du cynisme des nantis du Nord, ce dolorisme exonérait les peuples de toute responsabilité sur leur propre histoire. Nous récusions cette idée. Au contraire, il fallait que ces pays et ces peuples admettent qu'ils avaient eux-mêmes une responsabilité majeure dans leur développement. »

Venant d'un soixante-huitard «éduqué» à l'approche tiers-mondiste du sous-développement, la critique est pour le moins iconoclaste. «Grâce à Malhuret, je découvrais Aron, explique Brauman. Cette étude ne me serait pas venue seule, car, pour moi, Aron, c'était *Le Figaro*. Même si je n'étais plus “gaucho”, je conservais, disons, une sorte de… crispation à l'égard de ce journal. En échangeant avec Malhuret, en entendant ses arguments, en découvrant ses lectures de référence, j'ai pensé : il y a quelque chose à dénicher là. Alors, j'ai lu Aron à fond. Il devint peu à peu mon maître à penser, et je conserve une grande admiration à son égard. Je découvrais le libéralisme philosophique, qui m'amena sans aucun doute à ôter mes lunettes idéologiques pour regarder le tiers-monde autrement. Le tiers-mondisme régissait une bonne part des rapports idéologiques et mentaux entre pays industriels et pays pauvres depuis trente ans, cette évidence était tellement ancrée dans les mentalités que personne ne songeait à la remettre en cause. Toutes sortes d'enjeux lourds se mêlaient dans cette histoire : celui de la gigantesque question du développement – en un demi-siècle, elle a suscité autant de livres que le thème de l'amour depuis la Renaissance –, la problématique de l'universalité ou non des droits de l'homme sous les despotismes "progressistes" issus des indépendances, celui, enfin, de la responsabilité des organisations humanitaires "coincées" dans des processus qu'elles désapprouvaient éventuellement, mais auxquels, en déficit de réflexions, elles contribuaient... »

Au lendemain de la Seconde Guerre mondiale, « l'aide au développement » est une grande idée institutionnelle et financière. Les théories précédentes englobaient peuples, biens et territoires, les métropoles coloniales assumant les travaux d'équipements, d'infrastructures – ports, routes et chemins de fer. Au tournant des années cinquante, les institutions chargées de favoriser le développement économique et social des nations émergentes naissent des décisions des Nations unies ; une part croissante du financement des programmes est assurée par les dons des métropoles. Les États-Unis accordent des aides massives aux nouvelles nations asiatiques, mais c'est en 1952, sous la plume du démographe Alfred Sauvy dans un article de *France Observateur,* qu'apparaît le concept de « tiers-monde ». Trois ans plus tard, la conférence de Bandoung, en Indonésie, rassemblant vingt-neuf pays afro-asiatiques, annonce « le réveil des peuples colonisés ». Pour Léopold Sédar Senghor, le « Sommet » inaugure « la mort du complexe d'infériorité » des pauvres du monde. Avec le traité de Rome, instituant en 1957 le Marché commun européen, la France en appelle à ses partenaires pour qu'ils participent à l'essor des pays africains, désormais « États associés » au Fonds européen de développement de la communauté européenne. L'irruption des auto-déterminations et des nouvelles nations consacre les thèses anticolonialistes à l'ONU : c'est l'époque du tiers-mondisme triomphant, de la solidarité avec ce que l'on nomme les « démocraties populaires », c'est-à-dire les pouvoirs staliniens de l'Est. Les élans de la jeunesse occidentale se portent vers les soulèvements des « nations prolétaires » contre les puissances occidentales, impérialistes et colonialistes. Mais, à la fin des années soixante-dix, voici venu le temps des désillusions : Vietnam, Cambodge, Chine… L'époque des cortèges graves et fleuris, des appels au croisement des solidarités pour monter à l'assaut des citadelles de l'impérialisme est révolue. L'utopie ne fait plus recette. «Mais l'héritage intellectuel demeurait, explique Rony Brauman, le Sud était sans cesse présenté comme victime d'un Occident aveugle, cynique, un tiers-monde décrit tantôt comme dépotoir, tantôt comme grenier du monde, mais toujours otage des puissances néo-impérialistes. En quête d'une synthèse chimérique entre morale et politique, étreint par le sentiment de culpabilité ontologique du Nord, le tiers-mondisme militant se livrait à une dévaluation systématique de l'Europe, réservant ses critiques les plus vives aux démocraties d'Occident. Il suffisait qu'un pays du Sud se range du côté du progressisme – à savoir la Russie et la Chine staliniennes –, invective l'impérialisme et les nantis, pour que son dirigeant, jeune chef d'État, "résistant", jurant d'apporter sécurité alimentaire et santé, logement et travail à son peuple, reçoive le soutien inconditionnel des tiers-mondistes… Bien loin de nous, alors, l'idée que les Occidentaux ne soient que philanthropes, que le tiers-monde doive adopter le modèle occidental; mais, sur le terrain, nous nous rendions compte que, partout où les recettes progressistes étaient appliquées, la situation sombrait, catastrophique, tant sur le plan économique que sur celui des droits humains. Pire, ces échecs amplifiaient, légitimaient ces régimes despotiques et autoritaires, "victimes" des multinationales. Le sigle "développement" désamorçait par avance toute critique. Quant aux associations de défense des droits de l'homme, elles limitaient le plus souvent leurs réquisitoires au machiavélisme, à la rapacité occidentale, alors qu'elles obtenaient justement chiffres, données et informations critiques en Occident. En Afrique, elles "oubliaient" de signaler les exactions des régimes où peur, silence et répression régnaient. En 1980, à quoi assistions-nous depuis près de dix ans ? D'Ogaden au Timor, d'Afghanistan au Cambodge, du Salvador au Laos, du Nicaragua à l'Érythrée, partout l'oppression régnait : quinze millions de réfugiés fuyaient ces pays où se déployait un ordre progressiste et totalitaire. Le tiers-mondisme occidental prétendait qu'il ne s'agissait là que de "bavures", d'"erreurs" conjoncturelles, passagères. Il les justifiait même au nom des difficultés à réaliser l'État de droit dans des situations héritées de la domination coloniale ; des mouvements progressistes osaient prétendre que le temps des libertés formelles viendrait plus tard... »

Démasquer le tiers-mondisme, mélange dévoyé de marxisme-léninisme et de christianisme, dénuder cette doctrine aux velléités liberticides, le directeur et le président de MSF en rêvent ! « Nous voulions politiser MSF dans un sens anticommuniste, précise Claude Malhuret. Poursuivre, en somme, le combat des années soixante-dix. » Pour ceux-là, c'est l'évidence : action humanitaire et démocratie vont de conserve, et l'engagement radical contre le totalitarisme et ses alliés, affichés ou pas, relève de la mission MSF. Ces causes justifient même que l'on engage la crédibilité de l'organisation. Une stratégie s'esquisse : il est temps de quitter le cadre convenu de « l'urgence médicale minimum » pour propulser MSF à l'avant-scène, en provoquant la rupture politique comme lors de la « Marche pour la survie du Cambodge ». Mais comment convaincre des troupes encore meurtries par l'initiative indochinoise, qui eut lieu deux ans auparavant ? La base n'est guère encline à se laisser embarquer dans une aventure perçue comme politicienne.

« Il fallut affûter nos arguments, les mettre en forme, nous préparer aux épreuves de la discussion et de la contradiction », se souvient Rony Brauman. Claude Malhuret est plus abrupt : « On nous rétorquait, quoi que nous pensions, que le premier rôle de MSF était de soigner, comme l'établissait un chapitre des statuts de la Charte... Nous répliquions : "Arrêtez vos conneries ! Il y a deux ans, vous nous avez déjà fait le coup : on en a marre d'animer une organisation de connards myopes, bien gentils, qui sillonnent le monde sans s'apercevoir de ce qui s'y passe, pour faire de la médecine comme à l'hôpital départemental." »

Le duo devra déployer beaucoup d'efforts avant d'instiller dans MSF ce qu'il appelle alors le « témoignage », version renouvelée du combat idéologique. Les deux hommes tentent une première amorce en 1982 : sous l'égide de MSF, les compères aborderont « la question du droit des peuples face au totalitarisme », lors d'un colloque. Dans ce sens une proposition est adressée aux chercheurs et aux spécialistes des grandes régions du monde, sous l'en-tête de « Médecins sans frontières ». Évoquant populations déplacées, peuples en migration, « transhumances » forcées au travers de provinces ravagées, blessures de guerre et maladies de l'exil, le texte s'interroge sur la genèse des collapsus sociaux et pose l'affirmation suivante : « Qu'y a-t-il à l'origine des cicatrices, des coups et des blessures, des famines, des récits d'enlèvements et d'extermination ? Chaque fois, une même réponse nous est renvoyée : un totalitarisme broie les hommes. » Le propos est accusateur. « Il faut une dose de mauvaise fois sans cesse croissante pour refuser d'ouvrir les yeux sur de tels scandales et n'en attribuer la responsabilité qu'au seul camp adverse de celui dont on se réclame », poursuit le texte, dénonçant ensuite « le totalitarisme conquérant, dont la doctrine, qui fait des hommes les sujets de l'histoire, ne considère les peuples qu'en tant qu'objets de sa domination ». Bien entendu, les rédacteurs combattent également les ravages des dictatures d'extrême-droite et des régimes staliniens. « Mais, affirment-ils, provocateurs, une différence essentielle les sépare cependant : les premiers ne cherchent pas à exporter la tyrannie qu'ils imposent dans leurs frontières ; à ce titre ils sont moins dangereux au niveau planétaire. » Ils ajoutent aussitôt : « Ce n'est pas une raison toutefois pour excuser les démocraties quand elles soutiennent, suscitent l'installation de tels régimes présentés comme remparts contre l'avancée communiste. Il s'agit là de la pire réponse.» Les deux leaders de MSF enfoncent le clou en récusant la posture consistant à renvoyer dos à dos les totalitarismes d'extrême-droite et communistes : «Elle aboutit, de fait, à prendre parti malgré soi, allant ainsi à l'encontre du but recherché : les violations des droits sont d'autant plus massives que le système est plus totalitaire encore.» La conclusion en appelle à la mobilisation : «L'opinion publique fait la faiblesse des démocraties aux abois, mais elle est aussi la force de celles qui s'assument. Cette opinion publique prend source et énergie dans la pensée de ses principaux intellectuels; l'enjeu de la partie qui se joue est donc simple : ces derniers seront les acteurs décisifs de l'évolution de l'opinion vers l'effondrement, ou bien la résistance.» Et de proposer la constitution d'un comité *ad hoc,* dont la vocation sera de rassembler les informations et d'alerter chaque fois que nécessaire.

Le *forcing* porte ses fruits. On en jugera par ces lignes du procès-verbal du conseil d'administration de MSF, fin novembre 1982 : «Rony propose la création d'une association liée et financée en partie par MSF. Une structure de réflexion ouverte sur l'expérience et les questions du tiers-monde (conflits, santé). Devant devenir rapidement autonome, cette structure aurait pour fonction de réfléchir, de diffuser ce que MSF ne peut ni ne veut faire. Rony est mandaté pour proposer le statut d'une telle structure, pour demander à différentes associations leur avis et/ou leur participation, enfin, pour proposer un mode de financement.»

La partie n'est pas gagnée pour autant. Il s'agit maintenant d'obtenir l'adhésion de la «base», afin de franchir l'étape de l'assemblée générale. L'année 1983 tout entière sera traversée de débats et de confrontations à propos des questions du sous-développement et de ses causes. «L'affaire, on le voit, a été jugée suffisamment complexe et intéressante pour faire l'objet de deux réunions successives, à Lyon puis à Cherbourg, note le président Brauman dans son rapport moral. Sans entrer dans le détail, je relèverai un désaccord général par rapport aux analyses classiques de ce qu'il est convenu d'appeler le tiers-mondisme. L'échec des expériences menées est d'ailleurs partagé par nombre d'organisations qui s'en réclament. »

Il faudra l'AG de 1984, un an plus tard, pour qu'une majorité d'adhérents se prononce en faveur de la création d'un centre de recherches distinct de MSF. Sa tâche : « Approfondir la réflexion sur le contexte des interventions humanitaires, en matière de développement, de droits de l'homme et de droits des peuples notamment. »

C'est ainsi que, le 10 janvier 1985, naît la fondation Liberté sans frontières, lors d'une conférence de presse donnée par Claude Malhuret et Rony Brauman. Ils fixent, d'entrée de jeu et non sans provocation, le cadre : « Tiers-monde, prêt-à-porter idéologique ». Ils annoncent, sous dix jours, la tenue d'un colloque sur le « tiers-mondisme en question ». LSF, expliquent ses promoteurs, compte offrir un nouvel espace de pensée « dégagée des *a priori* idéologiques à propos d'un courant à sens unique, dogmatique, en vigueur dans les milieux qui comptent : médias, organisations humanitaires, cabinets ministériels, opinion publique ». Le communiqué de presse aligne une série de « perles » : l'Occident est-il l'unique pilleur des ressources du tiers-monde ? Que signifie la détérioration des termes de l'échange ? Comment définir les actions néfastes des multinationales ? Qu'en est-il de l'accroissement des cultures d'exportation au détriment des cultures vivrières ? « Autant de thèmes simplistes, voire dangereux, alimentés par la mauvaise conscience occidentale. » Quant aux remèdes progressistes communément préconisés – nouvel ordre économique mondial, développement autocentré, technologies appropriées, aides financières multilatérales –, les promoteurs de LSF tranchent : lorsqu'on les applique, ils sont suicidaires. « Demandez leur avis aux habitants de la Chine, du Vietnam, du Cambodge, du Laos, de l'Afghanistan, de l'Éthiopie, de l'Angola, du Mozambique... »

« Susciter des recherches pragmatiques, affranchies des conformismes, hors de l'idée qu'il n'y a qu'un seul modèle possible à suivre ; analyser les problèmes du développement et des droits humains sans faire référence à l'idée d'un tiers-monde dont l'unité n'existe pas ; tirer enfin de ces recherches des conséquences pour l'action », telle est la tâche que s'assigne LSF.

Le ton de la presse du lendemain est donné : « Haro sur le tiers-mondisme », « Ornières sans frontières », « Le pavé dans la mare de MSF ». « Les responsables de MSF se lancent dans une nouvelle aventure qui prend des allures de croisade », note Élio Comarin, journaliste de *Libération,* qui salue pourtant les louables intentions de LSF : « Toute remise en cause des idées reçues est saine. » Mais, le même, sceptique, s'interroge : « Comment définir l'impression de malaise qu'a laissée cette conférence de presse ? Est-ce l'habit "libéral" à la mode qu'ont semblé endosser les participants, si également soucieux de réhabiliter l'Occident à n'importe quel prix[1] ? » Le rédacteur fait sans doute allusion aux « spécialistes » dont les acteurs de MSF-LSF ont choisi de s'entourer : Jean-François Revel, Alain Besançon, Jean-Claude Casanova, François Fejtö, Branko Lazitch, Ilios Yannakakis figurent dans le « conseil scientifique » mentionné sur la plaquette de Liberté sans frontières. Des personnalités de la droite libérale, réputée atlantiste, auprès desquelles les praticiens sanitaires de MSF paraissent quelque peu décalés…

Aujourd'hui, s'il s'accorde des circonstances atténuantes, Claude Malhuret en convient volontiers : « Nous ne nous sentions pas assez costauds pour nous lancer seuls dans l'entreprise. Certes, nous pouvions nous prévaloir des expériences de MSF en ce qui concerne situations d'urgence, crises et famines, mais nous n'étions que de "bons petits médecins". Se lancer dans la réflexion et l'agi-

1. *Libération,* 12 janvier 1985.

tation politiques, c'était pénétrer l'intelligentsia, un milieu dont nous ne faisions que marginalement partie. Notre projet était de faire de LSF une machine antitotalitaire, donc de rassembler les intellectuels qui s'inscrivaient dans ce combat, notre intention était de nouer des relations de gauche à droite. Hélas, quand nous avons exposé nos objectifs au biographe Jean Lacouture et au directeur de la revue *Esprit*, Paul Thibaud – pour ne citer qu'eux –, ils se sont défilés : "Nous ne voulons pas figurer en compagnie d'Alain Besançon." Le sectarisme était plus intense à gauche qu'à droite.» Mais Claude Malhuret ajoute sans détour : «De toute façon, je m'en foutais. J'étais devenu sans le moindre complexe totalement libéral. Je ne supportais plus Mitterrand, que j'avais abandonné quelques jours après le 10 mai 1981, quand il avait installé les communistes au gouvernement. Cette décision m'avait rendu furieux : depuis dix ans, nous luttions contre les méfaits concrets du communisme international, nous n'avions que ça en tête : nos parents avaient combattu le national-socialisme, notre tâche était de poursuivre la bataille contre le communisme. Les Soviétiques avançaient partout, et chaque fois, nous envoyions des centaines de médecins en Afrique, en Asie, en Amérique latine, car les basculements politiques engendraient toujours le pire…» Ce faisant, Claude Malhuret confie les sympathies qui le portent alors vers «la bande à Léo», les ultralibéraux Alain Madelin et François Léotard. «Nous nous étions rencontrés lors de la Marche pour le Cambodge, en 1980. Madelin m'avait proposé d'assister à leurs séminaires de réflexion sur le tiers-monde, et je m'y rendais à mes heures perdues, de façon privée, non publique.» Sur cet épisode, la version de Rony Brauman est plus subtile : «Nous nous revendiquions aroniens du "tiers-monde" : pour nous, la menace principale contre la liberté était l'impérialisme soviétique. D'ailleurs, Liberté sans frontières faillit s'appeler "Fondation Raymond Aron pour le tiers-monde". Nous avions obtenu l'autorisation de

Dominique Schnapper, sa fille, mais finalement les choses n'ont pu se faire, je ne sais plus pourquoi exactement. Nous nous sommes donc tournés naturellement vers ceux qui nous apparaissaient comme les héritiers de la pensée aronienne, Jean-Claude Casanova et Alain Besançon, fondateurs de la revue *Commentaire.* »

En mars 1978, *Commentaire* s'inscrit dans le renouveau d'une tradition libérale longtemps occultée par la force dominante de la *doxa* marxiste régnante. Délibérément placée sous l'éclairage aronien[1], la revue se veut un organe de liberté contre le « somnambulisme idéologique » s'incarnant, selon ses éditeurs, dans l'idéologie totale du « sens de l'histoire ». Lieu d'élaboration de la réflexion anti-totalitaire, *Commentaire* « travaille » les rapports entre démocratie et totalitarisme, libéralisme et socialisme. L'axe des préoccupations publicistes traite de la situation de l'Europe et de la France dans un contexte international mutant, et la revue ne se prive pas de manifester son opposition à l'alliance socialo-communiste contre-nature, moralement inacceptable, tout autant que dangereuse pour la démocratie française.

Les animateurs de LSF ont choisi de s'appuyer sur ces libéraux pour asseoir la fondation. On comprend alors le trouble que provoque l'initiative auprès de ceux qui considèrent les « sans-frontières » comme étrangers à de tels clivages idéologiques. Un trouble qui vire au malaise quand, quelques semaines plus tard, *Le Monde diplomatique* lève à sa manière le voile sur l'alliance de Liberté sans frontières et des aroniens de *Commentaire*[2]. Jean-Claude Casanova, directeur de la revue, est présenté par Alain Gresh comme le véritable instigateur de LSF. Le rédacteur rappelle que celui-ci,

---

1. Jusqu'à sa disparition, en 1983, Raymond Aron signera nombre d'articles dans *Commentaire* à propos des bouleversements du monde contemporain.

2. Mai 1985.

conseiller du Premier ministre Raymond Barre en 1976, fut, à ce titre, chargé de dégager «les grands thèmes sur lesquels la majorité ira au combat» lors des élections législatives de 1978. Pis, révèle encore le rédacteur du *Monde diplomatique*, il est l'un des experts de la Trilatérale. Cette commission, qui incarne, pour les progressistes, le lieu central du «complot» impérial, réunit deux cents personnalités d'Europe de l'Ouest, des États-Unis et du Japon (de Raymond Barre à Zbignew Brzezinski, en passant par les PDG de Paribas, Saint-Gobain, PUK et Fiat). Participant, Jean-Claude Casanova y élabore les «réponses idéologiques à la crise que connaissent les sociétés occidentales». De plus, l'homme de *Commentaire* est présenté comme membre actif du Comité des intellectuels pour l'Europe des libertés, en compagnie d'Alain Besançon et de Jean-François Revel... Le CIEL, fondé en 1978 à l'instigation du Mouvement pour l'indépendance de l'Europe, est présidé par Olivier Guichard. Ce «baron» du gaullisme est engagé contre «le seul totalitarisme qui menace la liberté : le communisme soviétique». À ce titre, il ne manque aucune occasion de fustiger le gouvernement socialiste, «à cause de la présence de ministres communistes, de la syndicalisation du pays et de la surpuissance de l'État[1]». Se revendiquant libéral engagé, ce *think tank*[2] entretient des liens de proximité avec d'autres cercles d'opposition, tels le Club Condorcet, pépinière des «jeunes loups» du Parti républicain, ou l'Association pour la liberté économique et le progrès social, dont le président, Jacques Garello, est partisan de l'économiste Milton Friedman et des Chicago Boys.

Étonnants partenaires, en vérité. «LSF aura du mal à riposter à ceux qui lui reprochent déjà d'avoir épousé une mode idéologique qui a le vent en poupe», écrit *Libération*[3], un quotidien qui s'adonne pourtant, en la personne de son

1. *Le Figaro,* 14 juin 1982.
2. Cercle de réflexion.
3. 11 janvier 1985.2.

directeur Serge July, aux délices des séminaires de la toute récente Fondation Saint-Simon, où se pressent patrons français de droite et de gauche, et, bien entendu, l'inévitable Casanova... Les acteurs discrets de ce cercle d'influence planchent sur «les politiques de sortie de crise»...

« L'idéologie reaganienne et pro-américaine se cacherait-elle maladroitement comme une maladie honteuse derrière LSF ? s'inquiète un lecteur dans la page "courrier" de *Libération*. Qui se dissimule derrière cette vaste mascarade discréditant l'action des médecins bénévoles ? Est-ce le courant de cette nouvelle droite, éternel défenseur de nos valeurs occidentales, pour qui tout le mal, délire manichéen, ne peut venir que de l'Est[1] ? »

Revenant sur cet épisode singulier de la saga MSF, Rony Brauman précise sans complaisance : «J'avais quinze ans de moins qu'aujourd'hui. Je dois admettre que telle était ma vision des choses alors : pour moi, le totalitarisme redoublait de vigueur, il reprenait sa marche en avant, il s'était successivement mis en poche le Yémen, l'Éthiopie et l'Afghanistan, et rôdait autour du Nicaragua. Quant à ma candeur libérale, je l'ai évidemment perdue. Mais, après coup, je peux dire ce que je veux pour la justifier... Le mur de Berlin, encore debout, traversait les têtes. Que l'on se souvienne du slogan des Allemands pacifistes manifestant contre les missiles de l'Otan : "Plutôt rouge que mort." C'étaient des temps de fureur et de confusion. Il n'y avait alors aucun signe de l'effondrement du soviétisme, ce sont là des faits avec lesquels je dois aujourd'hui encore composer. D'une certaine manière, je me trouvais proche de la gauche américaine de la guerre froide : farouchement radicale en politique intérieure, syndicaliste, partisane active de la défense des droits sociaux et culturels, mais ouvertement anticommuniste à l'extérieur contre l'empire stalinien totalitaire.» Au nombre des «erreurs» assumées

1. 9 juin 1985.

– « Je me suis promis de ne jamais enjoliver le passé » –, Brauman me livre cette anecdote qui, prévient-il en souriant, « te fera bondir » : « Quand nous avons rencontré Alain Besançon afin d'évoquer notre projet, il nous a rétorqué sans fioritures : "Je marche. À condition que nous nous entendions sur cinq points : nous sommes anticommunistes, antisoviétiques, pro-européens, pro-américains et pro-israéliens." Malhuret et moi-même avons répondu d'une seule voix : D'accord ! Y compris sur la cinquième condition... Pour nous, le sionisme en tant que tel incarnait l'antitotalitarisme au Proche-Orient contre une OLP communiste, liée aux "démocraties populaires". Pour dire notre subtilité géopolitique, alors... Telle était la base, le périmètre idéologique de Liberté sans frontières ! »

Rony Brauman évoque encore l'un des textes de la plateforme de LSF : « Les partisans du libéralisme n'adoptent pas la ligne de défense la plus efficace, lit-on, alors que leurs systèmes, même imparfaits, sont les seuls de l'histoire ayant permis des avancées importantes au plan des libertés et de la justice sociale. Ils persistent à se présenter en garants de l'efficacité économique et non de la générosité. (...) Le problème actuel est d'élargir leur audience, d'amener ceux qui s'en écartent pour le moment, les soupçonnant d'arrière-pensées ou de la simple défense d'intérêts égoïstes. La tâche n'est pas simple, elle prendra du temps, elle sera opiniâtre. Les moyens sont multiples, mais, à cet égard, une expérience nous semble digne d'être méditée : l'arrivée au pouvoir de l'équipe qui gouverne actuellement les États-Unis[1]. Depuis quelques années, les *think tanks* néo-conservateurs ont compris l'importance des influences auprès de différents niveaux de l'opinion à partir d'organisations regroupant chercheurs, hommes politiques et leaders d'opinion. (...) Puisque le libéralisme a fait ses preuves, que l'objectif est de le défendre, pourquoi ne pas

1. Il s'agit, bien évidemment, de la présidence de Ronald Reagan.

appliquer à la production des idées les recettes qui firent le succès de la libre entreprise dans le domaine matériel ? »

Finalement, ces visions de Claude Malhuret seront écartées au profit de « recettes » moins emphatiques idéologiquement. De toute manière, on le verra plus loin, l'épisode Liberté sans frontières fera long feu. Comme si cette exaltation passagère était condamnée à se dissoudre avec le ralliement de son auteur au giscardisme, quand il sera promu secrétaire d'État à l'Action humanitaire. LSF n'y survivra pas.

Il reste, sans conteste, que le colloque « Tiers-mondisme en question » sera un bel événement politique.

« Le bureau du Sénat nous avait offert l'une de ses salles publiques pour la circonstance, se souvient Rony Brauman. C'était un mercredi ; la veille encore, je rédigeais mon laïus d'ouverture, convaincu que nous débattrions devant une salle vide, à huis clos. Ce fut le contraire... Un quart d'heure avant l'ouverture, prévue à neuf heures, alors que les publics sont généralement en retard à ce genre de réunion, la salle Médicis était bondée. Nous avons dû refouler cent cinquante personnes faute de place. » Deux jours durant, une trentaine des meilleurs chercheurs, historiens, anthropologues, sociologues, économistes et universitaires se succédèrent à la tribune[1], les interventions retournant tabous, évidences et conformismes. Pour la première fois sans doute, les élaborations publiques marquent un tournant dans la réflexion sur les conflits, les causes de l'échec démocratique des nations du tiers-monde et les fourvoiements d'analyses édictées à propos des sociétés dites émergentes en Occident. En 2004, l'historien Jean-Paul Chrétien, directeur de recherche au CNRS, cofondateur de la revue *Afrique et Histoire*, rend hommage à Liberté sans frontières : « L'Afrique continue de souffrir de notre vision exotique. On a toujours tendance à

1. Les actes du colloque ont été publiés en 1986 sous le titre : « Le tiers-mondisme en question », éditions Orban.

décrire, classer, fixer une sorte de photographie de l'Afrique, en fait une image de la fin du XIXe siècle. Comme s'il avait fallu attendre la conquête européenne pour que le film commence. Cette vision implique que tout changement vient de l'extérieur. Nous, historiens, insistons au contraire sur la banalité des situations africaines. On n'a rien dit si on dit : c'est un héritage du passé. C'est une vision qui refuse aux sociétés africaines d'être actrices de leur propre destin, de leur propre histoire. De ce point de vue, le colloque de Médecins sans frontières fut positif; en décomplexant le passé colonial notamment, il insistait pour que l'Afrique reconnaisse sa part de responsabilité dans ce qui lui arrive[1]. »

Reconnaissons que le temps a permis à ces idées hétérodoxes de faire leur chemin… En attendant, les deux journées de débats ne font qu'amplifier les polémiques à l'encontre de Liberté sans frontières, et donc de MSF. « Ce fut un formidable déchaînement, dit Rony Brauman. Les choses devinrent très compliquées avec les clivages gauche-droite relayés par les médias des deux bords. »

Qu'on en juge.

À droite : « Remuer le magma informe, élaguer toutes les théories fumeuses subséquentes… L'initiative de MSF de faire le procès du tiers-mondisme, de jeter les idoles à bas, est non seulement courageuse, mais aussi très opportune[2]. »

À gauche et au centre-gauche : « Quand l'incendie menace, on ne pactise pas avec le feu. On le combat. Le tiers-monde n'appartient à personne, si ce n'est à lui-même. C'est vrai. C'est pourquoi on ne laissera pas, sans réagir, la droite le… coloniser[3]. » « Derrière ce débat idéologique, n'est-ce pas une affaire d'intellectuels et de récupération politique ? Une autre idéologie s'avance-t-elle masquée ou embarrassée

1. *Libération,* 31 janvier 2004. Lire à ce propos l'ouvrage de Stephen Smith, *Négrologie. Pourquoi l'Afrique meurt*, Calmann-Lévy, 2003.

2. *Figaro-Magazine*, 25 janvier 1982.

3. *L'Humanité,* 2 février 1985.

d'autres présupposés derrière cette tentative de démystification[1] ?» «Après une lecture de gauche du développement, le balancier revient à droite, poussé par le souffle libéral. On cloue au pilori, sans avoir peur des tabous, les disciples en pantoufles des guérilleros pour redonner à l'Occident la bonne conscience qu'il n'aurait jamais dû perdre[2].»

« Jouer le messager des mauvaises nouvelles n'a rien de confortable, dit aujourd'hui Rony Brauman. Intellectuellement, il est vrai, je me sentais proche de mes alliés du moment, Besançon, Casanova, Revel, mais affectivement j'étais du côté de mes adversaires, mes amis qui défendaient des idées catastrophiques de mon point de vue, qui m'exaspéraient intellectuellement. Un cocktail détonant, extraordinairement stimulant au fond. Il m'a contraint, poussé à affiner mon argumentation, à développer rigueur et cohérence. Alors je me suis mis à écrire. Bien entendu, ces débats retentissants déferlaient à l'intérieur de MSF.»

On ne peut pas mieux dire. La révolte gronde.

À la fin du mois de janvier 1985, à quelques jours de la clôture du colloque, une lettre ouverte adornée d'une soixantaine de signatures parvient boulevard Saint-Marcel à l'attention du conseil d'administration : «Nous soussignés, membres de MSF travaillant au sein de la mission Tchad, exprimons notre indignation après avoir appris les conditions dans lesquelles une certaine fondation, dénommée Liberté sans frontières, s'est créée. Il apparaît clairement que cette fondation verse dans le débat politique. Nous dénonçons, en conséquence, la violation de la charte MSF au regard des faits suivants : cumul de fonctions; utilisation des fonds MSF; utilisation du renom MSF comme plateforme de lancement; siège commun pour l'organisation MSF et cette fondation récente. Il y a donc identification

1. *Temps libre*, 1er février 1985.
2. *Le Monde*, 28 janvier 1985.

manifeste de MSF avec cette initiative dont nous tenons pour preuve les réactions dans la presse internationale. Cette identification est préjudiciable au travail des équipes MSF dans les différentes missions. Pour ces raisons diverses, nous exigeons que la direction collégiale et tous les membres de MSF prennent leurs responsabilités afin de respecter la charte, à savoir séparation complète entre MSF et cette fondation, avec mise au point dans la presse.»

La fronde est née à des milliers de kilomètres du Tchad, à Bruxelles, au numéro 24 de la rue Deschampheleer, exactement.

Décembre 2003. Quand Philippe Laurent descend à Paris, il fait escale, vieille habitude, dans un modeste deux étoiles du boulevard Rochechouart, à deux pas de la gare du Nord. C'est vers midi, dans un troquet voisin, que nous nous rencontrons autour d'un steak-frites. Lunettes d'écaille, visage rond, la silhouette débonnaire est enveloppée d'un costume-cravate gris souris. Sous ses airs de voyageur jovial et entreprenant, Philippe Laurent «fait dans l'institutionnel associatif», comme il le dit lui-même. Président de la Fédération belge des organisations non gouvernementales, il est également membre et président d'une dizaine d'institutions relevant de la société civile, telle la Plateforme du Volontariat, qui œuvre à l'instauration d'une charte visant à établir un engagement contractuel global entre l'État et le monde associatif belges. «Il s'agit de développer une conscience nouvelle, m'explique-t-il, de faire en sorte que quiconque s'impliquant dans une association de handicapés, un club de foot, ou bien une organisation d'entraide à une région défavorisée du globe, que sais-je encore, considère, au-delà de son engagement social particulier, qu'il est un lien de parenté avec d'autres. Et, par là même, de convaincre l'État d'assumer ses responsabilités vis-à-vis de ces personnes engagées. Ainsi nous menons bataille pour que les handicapés obtiennent un quota obligatoire d'emplois dans le privé, une discrimination positive en quelque sorte. Il y a tout un travail de mise en réseau des institutions à tisser, le but étant, *in fine,* d'obtenir un décret royal le validant. Voilà le paradigme, le projet emblématique porté par les nouvelles générations : faire que l'élan humanitaire dépasse le cadre purement symptomatique, afin de déboucher sur une horizontalité politique. Je travaille d'ailleurs sur un livre à ce propos, une sorte de théorie de la société civile, destinée à mieux faire comprendre aux responsables des associations de base dans quel film ils jouent : comment, aujourd'hui, les personnes se perçoivent dans le monde auquel elles appartiennent. Il est temps de peser sur les choses. »

Le propos de Philippe Laurent n'est guère aisé pour qui ne maîtrise pas la *novlangue* des cercles institutionnels... À écouter son discours, les enjeux sociétaux ne se situeraient plus entre tensions gauche-droite, mais au cœur même du phénomène associatif, l'art consistant à déclencher les émotions des opinions publiques à bon escient pour les transformer en droits. Ainsi Philippe Laurent considère-t-il la « société civile » – lieu de centralité des intérêts individuels vers l'intérêt général – comme partenaire, force économique essentielle des rapports entre État et marchés. Il y a chez cet homme du libéral épris de progrès; un Adam Smith de l'associatif, en quelque sorte.

À première vue, il est difficile d'établir un lien entre le quadragénaire doctrinaire et le médecin sans frontières qu'il fut voici vingt ans, partant alors en guerre, sous l'étendard de l'apolitisme, contre « les chefs coupables d'exploiter à des fins partisanes le crédit moral d'une association fondée sur le consensus du non-alignement idéologique ». C'est pourtant le même homme qui amorça, en 1985, le cordon bickford d'une bombe dont l'explosion fera vaciller l'édifice MSF.

Drôle d'histoire. Dissimulant d'autres enjeux...

Originaire de Liège, Wallonie, Philippe Laurent a vingt-six ans quand, en 1979, il rejoint les rangs de MSF avec trois amis. « Nous venions de terminer nos études à l'Institut de médecine tropicale d'Anvers, et nous voulions partir, visiter la maison Monde dans ses lieux de tension. Nous pensions qu'il n'y avait qu'à se présenter à quelques associations et que le tour était joué. Nous nous sommes retrouvés perplexes, sur le trottoir, à l'issue du premier rendez-vous : "Quelle bande de cons ! On l'a échappé belle !" À la huitième adresse, nous nous sommes interrogés, convaincus que nous étions des marginaux irrécupérables. Puis, un beau jour, nous avons pris la voiture, la mort dans l'âme, direction MSF, rue Daviel, à Paris. C'était la bonne porte ! Nous nous sommes sentis chez nous à l'instant même. Claude Malhuret et la bande de Cochin venaient tout juste de prendre le pouvoir, évinçant Kouchner et ses copains biafrais, chose que nous ignorions. Seul comptait ce vent d'une extraordinaire fraîcheur, une manière d'être ensemble, pas véritablement politique, non, mais culturelle. Des adolescents assistant à un concert rock permanent, à l'écart de toute autorité : une génération se gouvernant elle-même. Difficile à expliquer. Une sorte d'orgueil générationnel : nous étions tous des MSF ! Nous avons su d'emblée que nous partirions avec eux, c'était une évidence. »

Quelques semaines plus tard, Laurent est à la frontière thaïlandaise. « MSF n'avait alors pas plus de trente personnes sur le terrain de par le monde, dont dix-sept en Thaïlande. J'étais de ceux-là. Deux mois plus tard, nous étions une centaine… Sacré coup de poker ! Mais, côté organisation, quel bordel ! Ahurissant ! » Nommé coordinateur de la mission Thaïlande au côté de Jacques Pinel, le pharmacien « faiseur de miracles », Philippe Laurent se consacre un an à la gestion des équipes de volontaires semées sur la quinzaine de camps laotiens, vietnamiens et cambodgiens le long du cordon frontalier. Quand, en janvier 1980, certains volontaires de terrain manifestent leur indignation à l'égard de la contestée «Marche pour la survie du Cambodge» lancée par les «chefs» de Paris, notre Belge n'émet aucune objection contre cette manifestation politique, ô combien symbolique. D'ailleurs, il prendra fait et cause pour ses initiateurs quand les polémiques s'enflammeront à propos de cette «action partisane, récupérée par la CIA». «Je me suis battu au côté de Malhuret contre les courants qui voulaient le renverser, la province notamment, explique-t-il. Nous avons gagné, et ce fut une bonne chose. S'il n'avait pas gardé le contrôle de MSF, l'organisation n'aurait pu se libérer de sa gangue primitive, et accoucher ainsi d'une nouvelle association. Un type exceptionnel. Quand il montait à la tribune, l'émotion parcourait l'assemblée, on sentait qu'il allait se passer quelque chose. Je me souviens d'une réflexion, aux accents rocailleux, d'un gars de Toulouse : “Tu causes bien, Malhuret. Je sais que tu vas nous baiser, je ne sais pas comment tu vas t'y prendre, mais tu nous baiseras ! Ça, je le sais.”» Philippe Laurent n'oubliera pas, on va le constater, le singulier charisme de Claude Malhuret…

Pour l'heure, de retour à Paris et fort de son expérience thaïlandaise, le volontaire évoque le souhait de créer avec ses copains, tous médecins liégeois, une section MSF outre-Quiévrain ; dans son préambule, la charte fondatrice de l'association ne prévoit-elle pas explicitement la vocation internationale de Médecins sans frontières ? «Une idée fabuleuse, dont le caractère universel était inscrit dans son intitulé même : sans frontières. Des médecins allaient ensemencer le monde !»

La démarche ne déplaît pas à la direction de MSF, bien au contraire. «Non seulement j'ai donné mon accord, se souvient Claude Malhuret, mais j'ai même poussé à la roue pour que l'idée se concrétise. Les Belges étaient sérieux, ils l'avaient prouvé en Thaïlande, c'étaient d'excellents pros, et nous nous entendions parfaitement.» En réalité, l'intuition du directeur de MSF est plus pragmatique… Malhuret ne voit pas d'un mauvais œil l'existence d'un bureau belge qui prolongerait la base structurelle de l'association française en ouvrant des débouchés nécessaires au développement opérationnel, notamment dans le domaine du recrutement des volontaires et de la collecte de fonds.

« Dans notre bande, Claude était celui qui raisonnait le plus en termes politiques, dit Rony Brauman. Il était alors convaincu que MSF ne pourrait se développer qu'en s'appuyant sur un réseau international. Dans cette perspective, deux pays francophones limitrophes, Suisse et Belgique, s'imposaient d'emblée comme extension naturelle de notre action, des sections-relais en quelque sorte. C'était, par ailleurs, une bonne occasion de nous inscrire dans la dynamique institutionnelle de l'intégration européenne alors à l'œuvre. La première élection du Parlement européen au suffrage universel avait marqué l'année 1979, et, dans le contexte Est-Ouest, l'unification de l'Europe nous apparaissait comme un réel pôle de résistance politique face à la menace soviétique. Et nous entendions jouer un rôle dans ce champ politique. »

Vue de Paris, l'opération MSF-Belgique semble d'autant plus facile à réaliser qu'une antenne régionale existe déjà à Gravelines, tout près de Lille. Ses responsables, Philippe et Marie Sergent, militants MSF de longue date, pourront accompagner l'aventure des impétrants, étant bien entendu que la nouvelle structure dépendrait de la « maison-mère » parisienne, à l'image des sections provinciales.

Claude Malhuret : « Mon objectif était de réunir et de coordonner cette base et les autres à venir autour d'un secrétariat international établi à Paris. Composé majoritairement de membres français élus, celui-ci aurait tout pouvoir de décision sur les actions et le fonctionnement des structures futures. Renseignements pris auprès de quelques juristes, il apparut que la formule, classique dans le cadre d'une entreprise commerciale, était inadaptable à une association, car il n'existait pas encore de droit européen juridique en cette matière ! En d'autres termes, MSF-

France ne pouvait se prévaloir juridiquement d'aucun pouvoir directionnel dans un pays autre. »

À défaut, c'est sur la base d'un règlement intérieur, élaboré par Claude Malhuret à partir des principes légitimant l'association-mère, que la section belge de MSF voit le jour, en novembre 1980. Elle est placée sous la direction de son initiateur, Philippe Laurent, et bénéficie des soutiens financiers, opérationnels et institutionnels de Paris. Quelques semaines plus tard, une section-sœur éclôt, en Suisse cette fois. « Tout se déroula dans la plus parfaite harmonie, raconte Philippe Laurent. Bien plus : c'était une relation quasi amoureuse, pour ne pas dire un coup de foudre. »

Hélas, rares sont les coups de foudre qui ne tournent pas à l'orage…

Il faudra moins de deux ans pour que les liens entre partenaires se distendent, la créature se désaliénant inévitablement de son Pygmalion. Deux années, le temps nécessaire à la quinzaine de pionniers belges pour donner la mesure de leurs capacités opérationnelles, mais celle aussi de leur interprétation singulière de l'action médicale d'urgence.

« Nous qui pensions être des marginaux, nous n'avons jamais eu besoin de lancer des campagnes de recrutement, se souvient Philippe Laurent. Le bouche-à-oreille faisait son œuvre : médecins et infirmières affluaient au siège par centaines. C'était l'évidence, nous faisions les choses, et nous n'avions pas besoin de nous en expliquer : des gens étaient dans la merde quelque part sur la carte du monde, alors nous devions partir les aider. Rien d'autre à dire. C'est le boum ! En 1985, nous réunissons cent cinquante volontaires sur des dizaines de missions, notre budget explose : il approche les soixante-dix millions de francs belges. Ça les étonna fort, à Paris ! »

Les interventions au Tchad demeurent aux yeux de Philippe Laurent l'exemple le plus évocateur de la puissance d'action de la jeune section belge. « En 1982, le Tchad est en guerre depuis dix-sept ans. Tandis qu'une micro-mission médico-chirurgicale montée par nos amis français œuvre depuis deux ans dans les maquis de l'Est, contrôlés par le FANT du rebelle Hissène Habré, nous démarrons. À la demande de la Commission des communautés européennes, saisie par le gouvernement tchadien légal de Goukouni Oudei, notre mission, appuyée par la France, est d'une ampleur sans précédent : il s'agit de reconstruire et de réorganiser l'ensemble des structures sanitaires du pays, en tout treize hôpitaux, et une centaine de dispensaires du nord au sud. Le travail colossal, entièrement financé par l'Union européenne, regroupe une bonne cinquantaine de volontaires, chirurgiens, laborantins, médecins, logisticiens, et des architectes aussi. Comme le pays est immense – aussi vaste que la France –, que nous travaillions sur une bonne moitié du territoire, nous disposions d'une flottille de véhicules tout-terrains, et même d'un avion Cesna, dont j'avais réussi à soutirer le financement aux Européens. Le grand jeu ! Ça marchait, tout le monde était content. »

Tout le monde ? On ne voit pas les choses de la même façon, à Paris. « Nous avons très vite réalisé que nous ne parlions pas la même langue, dit Rony Brauman. En fait, la section belge inaugurait ce que serait, lors des années quatre-vingt, une certaine puissance d'action des ONG. Au Tchad, nos amis occupaient purement et simplement le ministère de la Santé ! Quand des délégations de bailleurs de fonds européens, ou bien américains, se pointaient dans le pays pour s'enquérir des évolutions de la situation sanitaire, pour discuter des orientations techniques et budgétaires nécessaires à la bonne gouvernance de la politique nationale de santé, leurs interlocuteurs étaient les experts en développement de MSF-Belgique à N'Djamena ! Les autorités tchadiennes passaient après. Pour moi, il s'agissait de colonisation… MSF-Belgique était devenue une agence de coopération privée toute-puissante au Tchad. Ce n'était ni un rapt, ni une prise de pouvoir, mais l'illustration en filigrane de la théorie du développement alors promue par la Communauté européenne et le ministre de la Coopération français, Christian Nucci, selon laquelle les organisations non gouvernementales, donc privées, étaient l'avenir du tiers-monde! Une théorie que le directeur de l'équipe belge avait faite sienne. Ses conceptions étaient limpides : si l'aide au développement, si la coopération publique échouent inexorablement, ce n'est pas que leur conception, viciée, patine sur la réalité, non! La faute doit seulement en être imputée à la structure même de l'aide publique, lourde, inefficace par définition, contrairement à l'aide privée, seule solution viable par sa réactivité, sa souplesse, sa capacité d'être au plus près des réalités de terrain. MSF-Belgique se construisait donc en négatif de notre identité singulière fondée sur les situations de crise, les conflits, l'urgence, les réfugiés, les famines. Nous ne nous considérions pas comme "l'avenir" du tiers-monde, mais tout simplement comme un instrument de solidarité indispensable à un moment crucial, sans plus. Pas plus Médecins sans frontières que Terre des Hommes, ni aucune ONG, n'était l'avenir de personne! Nous ne détenions aucune solution.»

Aujourd'hui encore, avec véhémence, Philippe Laurent réfute la critique : «Les Français nous reprochaient notre "développementalisme". Or, ce n'était qu'un moyen, et non une fin. Effectivement, nous avons lancé d'énormes programmes de développement, mais ça n'était qu'une tactique, un instrument : en occupant les lieux, nous disposions du même coup d'une logistique d'ampleur, aussi bien en termes financiers qu'en hommes et en matériel, afin d'intervenir les premiers sur les contextes de l'urgence. C'est ce que j'appelle la stratégie de l'iceberg.» Avec cet objectif, il élabore alors une «philosophie» du développement propre à MSF-Belgique, action, ajoute-t-il non sans fierté, qui fera de «sa» section, en quelques années seulement, l'une des plus importantes ONG du monde.

«Ma conception était de croître, de grandir le plus vite possible, encore et encore… L'idée : des gens sont dans le besoin, mettons en forme le maximum de ressources afin de mobiliser et d'offrir le maximum de services; c'est ce que j'appelle la croissance différenciée. En d'autres termes, créer, multiplier sans cesse organes, actions nouvelles au sein de la structure globale – centre médical, unité d'intervention rapide, centre de formation, etc. –, pour assurer en quelque sorte la meilleure production. Cette volonté de puissance n'existait pas chez nos amis français ! Eux, appréhendaient les choses différemment : s'encombrer d'un énorme appareil n'était pas leur truc, et ils prétendaient même que cet arsenal technique conduirait à la mort de l'idéal, des grands élans. J'avais, moi, une logique différente : s'il veut être le meilleur, le nageur doit s'entraîner, multiplier les longueurs de bassin; il n'est pas de grand champion qui n'ait sué sang et eau dans l'anonymat et dans l'obscurité des salles d'entraînement, des années durant… C'est ce que je faisais, moi. J'entretenais une ascèse pour parvenir à l'excellence. Ça n'intéressait guère Paris. Pour eux, une dizaine "d'expats" tenant un centre nutritionnel dans un camp de réfugiés, c'était bien. En Belgique, notre approche était globale : il ne fallait pas un centre, mais cinq, dix, quinze pour couvrir l'ensemble des besoins. Nous sommes bientôt devenus les meilleurs, y compris dans l'action d'urgence. Nous étions capables de quitter la Belgique sur-le-champ pour n'importe où dans le monde. C'était important, car les premiers arrivés munis de matériel costaud obtenaient la première place dans la course aux financements de la Communauté européenne, notamment les services du fonds d'aide d'urgence du directeur Gérard Bolinier, avec lequel j'entretenais les meilleures relations.»

À l'indépendance financière vis-à-vis des institutionnels prônée par MSF-France comme principe fondamental, garant de l'indépendance d'action, le directeur de MSF-Belgique oppose la stratégie du «sous-marin» : «Une ONG sera toujours dépendante, car elle ne dispose pas de la planche à billets : il lui faut donc chercher des fonds ailleurs. Alors, plutôt que de rejeter en bloc les subventions étatiques, nous jouions au contraire de leur diversité. Gouvernement belge, Union européenne, HCR, nous frappions à une porte, puis à une autre. Notre stratégie consistait à équilibrer, à compartimenter les ressources, comme dans un sous-marin, de telle sorte que nous ne dépendions de personne en particulier. En réalité, notre indépendance allait plus loin que celle de MSF-France, obligé de promouvoir son image auprès de l'opinion publique pour exister. Mais Malhuret et Brauman n'en démordaient pas : pas question que MSF se compromette avec les pouvoirs publics ! Ils raisonnaient en termes de rapports de force, comme des politiques. »

On le devine, les relations entre Paris et Bruxelles se tendent. Une première escarmouche oppose les dirigeants des deux associations au printemps 1982, à l'occasion d'une expédition de Rony Brauman sur le terrain tchadien. Avec une pointe d'ironie, celui-ci raconte : « De Paris, j'apprends qu'Hissène Habré et ses troupes du FANT se préparent à lancer l'assaut sur N'Djamena, alors aux mains des forces gouvernementales de Goukouni Oueddei. Je propose aussitôt de me rendre sur place, arguant du fait que les équipes belges en mission risquent de faire les frais de la bataille. Ma connaissance, mes relations avec Habré le rebelle et ses cadres – j'avais été l'un des rares à ouvrir une mission dans les maquis – pouvaient être utiles pour tirer les Belges de ce mauvais pas. Au vrai, ce n'était qu'un prétexte pour me replonger dans un contexte qui me passionnait ! Mon côté "cow-boy", comme me le reprochera plus tard le directeur de MSF-Belgique. Ce périple fut l'un des plus intenses que j'aie jamais faits en Afrique… Avion jusqu'à Bangui, Centrafrique, puis, de là, direction la frontière soudanaise, en auto-stop, vingt mille kilomètres à bord d'un camion jusqu'à N'Djamena, un fantastique voyage, seul, sans le moindre moyen de communication, impensable aujourd'hui. L'Afrique des voyageurs… Le plus incroyable est que je réussis à rattraper les troupes d'Hissène Habré, à mi-chemin de l'offensive militaire. Ce qui, je l'avais prévu, me permit de porter secours à nos Belges, trop "bien vus" des autorités de Goukouni Oueddei ! Ils furent un peu bousculés par les hommes de Habré… Je suis entré dans N'Djamena vingt-quatre heures après l'assaut final des forces du FANT, par mes propres moyens, avec un chargement de blessés, dont certains mal en point. Je les ai accompagnés jusqu'à l'hôpital tenu par nos amis belges, puis je me suis incrusté une bonne dizaine de jours afin de jouer un rôle d'intermédiaire entre MSF et les "vainqueurs". Philippe Laurent n'apprécia guère. Il se sentait dépossédé de sa mission. Les instincts de propriétaire se développent vite, y compris dans l'humanitaire ; c'est humain, n'est-ce pas… »

À Paris, l'équipe du boulevard Saint-Marcel ne fait guère d'efforts pour arrondir les angles avec les Bruxellois.

Rony Brauman : « Nous avons mis du temps pour appréhender le champ des subtilités culturelles entre les Belges et nous. Ils se ressentaient comme une sorte de province française, ce en quoi ils n'avaient pas tort : de Bruxelles on voyait Paris, mais de Paris nous ne voyions pas Bruxelles… Pour dire, à l'époque, mon état d'esprit vis-à-vis de l'excroissance belge, je me refusais purement et simplement à prononcer le mot MSF-France. "Quand je vais au cinéma, je ne dis pas que je me rends au cinéma parlant", c'était mon leitmotiv. MSF-France ne pouvait être considéré comme une section parmi les autres, c'était MSF, un point c'est tout ! Mon champ de vision était borné, je revendiquais une prérogative de *pater familias*, avec cette bonne conscience si française, empreinte de mépris et d'arrogance : "C'est bon, les p'tits gars, vous savez ouvrir un centre de soins, faire une vingtaine de vaccinations, mais les choses sérieuses, c'est pas pour vous : on verra quand vous serez grands." J'avais, osons-le, une vision coloniale, humiliante, de la Belgique. Il fallut des années avant que je saisisse l'image que je renvoyais de l'autre côté de la frontière : celle d'un donneur de leçons, bavard, technicien, le Français type, quoi… »

Philippe Laurent avale bien des couleuvres. Elles sont d'autant plus difficiles à digérer que la section qu'il dirige ne cesse de prendre de l'importance, au point d'accéder au rang des institutions qui font la fierté du royaume. « Nous n'avions plus rien à envier à nos homologues français. Sur cent cinquante MSF sur le terrain international, à l'époque, la moitié était belge. Si on tient compte du fait que la Belgique est peuplée de dix millions d'habitants, contre soixante millions de Français, notre "petite" section bruxelloise déployait deux fois plus d'activités que Paris, et je ne parle pas de nos ressources financières. Malhuret peut sans doute se targuer d'avoir introduit la professionnalisation dans MSF, il reste que les fondements d'une organisation médicale compétente, sérieuse, sont bien l'œuvre de MSF-Belgique. Au Tchad, nous aidions dix fois mieux que les Français, notre approche était globale, ambitieuse, nos modes d'intervention bien plus performants, et nous nous flattions de couvrir les besoins du pays. N'est-ce pas nous, en 1983, qui avons amélioré les procédures d'urgence grâce à notre concept d'unité d'intervention rapide, en disposant d'équipes formées, entraînées, capables de partir sur-le-champ n'importe où et en toutes circonstances ? Quand j'en parlais avec Malhuret, il me rétorquait : "Vas-y si tu penses qu'il faut le faire, vas-y !" Eh bien, en un an, cette seule unité d'intervention fut mobilisée huit fois. »

Ces allégations, revendiquées vingt ans plus tard, disent le degré d'exacerbation des sentiments du directeur de la section belge à l'encontre du paternalisme hautain des « chefs » de MSF, mais révèlent beaucoup aussi sur l'esprit de revanche qui l'animait alors. « Quand d'aventure je croisais mon ami Jacques Pinel, pour rire je ne manquais jamais de lui lancer : "Tu n'as qu'à dire à Malhuret que les Belges vont devenir plus forts qu'eux, on va les avaler tout cru !" »

Tout à leurs affaires, ceux-ci se moquent bien des états d'âme de Bruxelles : « Nous étions nous-mêmes en pleine expansion, et notre champ de vision n'incluait pas les questions belges, dit Claude Malhuret. Sans doute : nous aurions dû faire gaffe ! » Certes...

Rony Brauman fait remonter la première fracture au mois de janvier 1984, soit un an avant l'épisode Liberté sans frontières, qui signera la rupture entre Belges et Français. Celle-ci, explique-t-il aujourd'hui, aurait été provoquée involontairement par « une monumentale connerie d'ordre psychologique » dont, piteux, il assume la responsabilité avec Malhuret, son ami. « Un soir, dit-il, nous inaugurions nos nouveaux locaux, boulevard Saint-Marcel, Belges et Français réunis autour d'un pot. Philippe Laurent était du lot. Le téléphone sonne. Au bout du fil, Charles Hernu, le ministre de la Défense en personne : "Je vous informe qu'une de vos équipes a fait les frais d'une attaque, à l'aube, contre le village de Ziguey, au nord du Tchad. Le coup est orchestré par les hommes de Goukouni Oueddei. Deux de vos toubibs ont été pris en otages : des Belges. Ne vous faites pas de bile, l'armée française est sur le coup. Je m'en occupe personnellement." Ni une ni deux, Claude et moi laissons whisky et petits fours en plan. Sans faire cas de quiconque, nous nous replions dans une pièce tranquille, et, comme un seul homme, nous nous jetons sur les téléphones : agences de presse, journaux, télévisions, correspondants, tout l'agenda y passe, nous balançons des communiqués menaçants à l'encontre des preneurs d'otages, car nous sommes convaincus que c'est la meilleure solution pour protéger "nos" otages de MSF-Belgique. Tout ça sous le nez de Philippe Laurent, sans songer une seule fois à lui demander quoi que ce soit, sans même le consulter, alors qu'il était responsable de la mission Tchad... Dès cet instant, il nous a haïs, ce que je comprends parfaitement. Notre brutalité me fait honte aujourd'hui encore : nous l'avons humilié publiquement. N'empêche, le coup a porté : le lendemain, l'affaire était reprise par la presse. Quant à nos deux camarades, ils étaient relâchés en Libye quelques jours plus tard. Reste que, dès ce jour, notre collègue belge se jura d'avoir notre peau… »

Ainsi, la machine de guerre lancée par le pugnace directeur de MSF-Belgique contre les « chefs » de MSF-France à propos de Liberté sans frontières, un an plus tard, ne serait-elle qu'un règlement de comptes, la vengeance recuite d'un amour-propre bafoué. Qui sait ? Furieuse bataille, en vérité. Et menée de main de maître. Si elle manque ses cibles de peu, elle n'en ébranla pas moins l'édifice MSF.

Fin janvier 1985. Boulevard Saint-Marcel, on se frotte les mains : le colloque LSF à propos du « tiers-mondisme » s'est achevé dans un feu de polémiques. Succès pour ses instigateurs, Malhuret et Brauman, qui n'en espéraient pas tant. Mais à Paris comme en province, sur le terrain des missions d'Asie, d'Afrique et d'Amérique latine, un climat empoisonné se répand à mesure que se propage l'écho de la fameuse pétition faxée des expatriés « tchadiens » dénonciateurs de la dérive politique de MSF, préjudiciable au travail des équipes. Au même moment, à Bruxelles, le conseil d'administration de MSF-Belgique, réuni rue Deschampheleer, s'accorde pour marquer par écrit ses distances vis-à-vis de Liberté sans frontières, la nouvelle association. « Il ne s'agit pas pour le CA, précise habilement le document, de débattre du bien-fondé ou non des idées émises, mais, conformément à son rôle, de se montrer vigilant et ferme à propos du respect d'un des principes fondamentaux de Médecins sans frontières : l'apolitisme. » Et de conclure : « Le CA marque également son inquiétude devant la confusion qui empêche une nette différenciation de Médecins sans frontières-France et de Liberté sans frontières, l'inévitable amalgame entre les deux associations ne pouvant en aucun cas être favorable à MSF. »

Quelques semaines plus tard, un courrier à l'en-tête de la section belge parvient aux adhérents. « Nous prenons contact avec vous, lit-on en substance, parce que Médecins sans frontières est en train de vivre des heures essentielles de son histoire, et nous avons cru qu'il était important de vous faire partager notre inquiétude avant que l'association ne fasse des pas décisifs vers une situation irréversible. » Signée des président et directeur de MSF-Belgique, Jean-Pierre Luxen et Philippe Laurent, la lettre est accompagnée d'un dossier d'une dizaine de pages remarquablement tourné. Prenant appui sur le chapitre II de la charte qui rappelle que les médecins sans frontières sont censés « œuvrer dans la plus stricte neutralité et une complète indépendance, s'interdisant toute immixtion dans les affaires intérieures des États, des gouvernements et des partis sur le territoire desquels ils sont appelés à servir », les auteurs se livrent à une démonstration « objective » de ce qu'ils dénoncent comme un grave détournement de « la pierre angulaire de l'association – l'apolitisme –, risquant de provoquer l'écroulement de l'édifice ».

Ce faisant, les auteurs ne commettent-ils pas une confusion dans leur interprétation des concepts de « neutralité » et d'« apolitisme », synonymes à leurs yeux ? Philippe Laurent le précisera plus tard : « L'emploi du terme "apolitisme" suscite souvent la réaction : "Mais l'apolitisme n'existe pas, tout acte a une signification politique !" Ce qui importe, c'est l'intention. (...) Que l'on croie ou non à l'apolitisme, on peut s'accorder en disant que certaines actions sont plus chargées politiquement que d'autres, et que l'intentionnalité qui les sous-tend peut être plus ou moins animée par une conscience idéologique plus ou moins articulée sur un plan politique[1]. »

La critique est juste, comme en convient aujourd'hui Rony Brauman, et le souci de l'indépendance de MSF naturel : « La virulence des idées émises par LSF ne pouvait

1. « Solidarité et non-alignement idéologique », Philippe Laurent, in *Le Monde diplomatique*, novembre 1985.

que mettre les volontaires de terrain en situation délicate : le tiers-mondisme était une telle *doxa* qu'il en venait parfois à s'éloigner des réalités du terrain. Comment, par exemple, un médecin en poste à Mogadiscio, mis en demeure de s'expliquer par les bureaucrates du pays, aurait-il pu argumenter contre une critique du genre : "Ainsi, pour vous, notre famine est due aux potentats locaux, c'est-à-dire nous, et non pas à la détérioration des termes de l'échange, à savoir la rapacité des multinationales ?" Il ne le pouvait évidemment pas. » Mais les Belges, se présentant comme garants de l'identité de MSF, ne détournent-ils pas eux-mêmes les principes en substituant aux missions d'urgence les actions lourdes d'une agence de développement ? En s'installant durablement sur place, ou en support d'un gouvernement déficient, la section MSF-Belgique peut-elle justifier, grâce à de puissants moyens financiers, le pouvoir d'initiation et de prise en charge d'un système de santé national selon ses normes et ses modalités propres ? Ce type d'intervention « développementiste » n'équivaut-il pas à la fameuse « immixtion dans les affaires intérieures des États » dénoncée avec acharnement par les acteurs de MSF-Belgique eux-mêmes ?

« Médecins sans frontières, précise le texte argumenté des Belges, a besoin de multiples concours pour mener ses activités à bien : journalistes, autorités administratives ou politiques en Europe et dans les pays des missions, firmes privées, organismes internationaux (Nations unies, Communauté européenne). Les rapports avec ces personnes ou institutions changeront si MSF se radicalise. Ils deviendront politiques : tout point marqué contiendra virtuellement une hypothèque, puisqu'il sera marqué "contre" une autre tendance. »

Se dessine en filigrane la hantise de MSF-Belgique que la remise en cause de l'illusion tiers-mondiste par MSF n'imprègne l'ensemble de la culture des organismes internationaux ! Une telle attitude ne risque-t-elle pas de casser net l'unique stratégie de financement institutionnel et

« développementiste » dont dépend l'existence même de l'association belge ? Dès lors, on comprend mieux l'acharnement de ses dirigeants à mobiliser les bases contre une « machine de guerre » qui menace de ruiner leur raison d'être. Cependant, main sur le cœur, les Belges ne manquent pas d'insister : « Dans le débat qui s'engage, nous refusons de voir éclore la manifestation d'une opposition MSF-France/MSF-Belgique, et nous tenons à réexprimer notre volonté de poursuivre la collaboration qui prévalait avant la constitution de LSF. »

Sur le terrain, la réalité prend une autre allure : « Philippe Laurent lançait ses hommes sur nos traces, il avait ouvert la chasse aux dirigeants. Il nous marquait comme on marque son territoire dans une partie de go, se souvient Rony Brauman. À maintes reprises, nous nous sommes retrouvés dans des situations de rivalités grotesques en Amérique latine. De la même manière, quand un responsable de MSF-France téléphonait de Paris à un mouvement de libération africain, il s'entendait répondre que contact était déjà noué avec Bruxelles. » Atmosphère déliquescente, que d'aucuns regrettent dans les propres rangs de MSF-Belgique, si l'on en croit Philippe Laurent lui-même : « À Bruxelles, beaucoup ne comprenaient pas la fronde que je livrais contre MSF-France. On me disait : "Cela vaut-il la peine d'en découdre ainsi ? Qu'ils fassent leur truc politique, en quoi cela nous concerne-t-il ?" Ces amis étaient politiquement inconscients, ceux-là ne comprenaient pas l'enjeu de la bataille. »

Philippe Laurent faillit sortir par le haut, lors de l'assemblée générale de MSF, au mois de mai suivant : « J'ai commis l'erreur malheureuse de concentrer mon énergie uniquement en Belgique : je n'ai pas eu le temps de faire une tournée française, comme je l'avais prévu. Si j'avais pu disposer, ne fût-ce que d'une semaine, d'un mois, non seulement LSF aurait explosé, mais ses dirigeants aussi, c'est-à-dire ceux de MSF-France. »

«Nous n'en menions pas large, confirme Brauman. L'hostilité de l'assistance à notre égard était vraiment forte, d'autant que la plupart des adhérents demeuraient foncièrement tiers-mondistes. Tous avaient sous le bras le numéro du *Monde diplomatique* qui, fait exprès, consacrait, ce mois-là, une bonne quinzaine de ses pages à l'affaire, papier de Claude Julien en tête, démolissant "les obsédés de l'anti-soviétisme" que nous étions devenus. Selon le *Diplo*, nous campions "sur le terrain d'une idéologie qui n'ose pas dire son nom". Bref, l'ambiance était à couper au couteau. Au point que, président sortant, alors que je me préparais à lire mon rapport moral annuel, Malhuret me tire dans un coin. Il me conseille de calmer le jeu, me suggérant de dissocier clairement et nettement la liaison MSF-LSF, comme la plupart des adhérents l'exigeaient depuis des semaines. Je refusai tout net. Ce fut mon premier coup de force contre Malhuret, jusqu'alors mon leader politique. Je m'étais mouillé dans LSF, j'en étais par ailleurs l'animateur; j'avais organisé, préparé le colloque qui me passionnait, je me sentais trop impliqué pour accepter de me couper en deux. J'ai résisté, comme lors de la «Marche pour la survie du Cambodge», cinq ans plus tôt. Je pensais : ça passe ou ça casse. Si l'AG vote contre nous, tant pis, nous démissionnerons, mais il n'est pas question de se soumettre. J'ai eu les adhérents à l'esbroufe, au chantage : comme la plupart étaient, somme toute, satisfaits de la manière dont nous dirigions MSF, satisfaits de l'orientation médicale, j'ai joué là-dessus en affirmant que l'association était un tout, et que, LSF comprise, je me devais d'en assumer l'ensemble des actions. En conséquence, si l'AG votait contre la Fondation, j'en tirerais les conclusions qui en découlaient. Philippe Laurent me succéda à la tribune. Il prononça alors un excellent discours, trois quarts d'heure montre en main, un texte du feu de Dieu, madré, bien senti, du genre : "Je ne suis qu'un Belge, un p'tit gars du terrain, et je viens vous dire le désarroi dans lequel je me débats..." Puis, ce fut au tour de Malhuret. C'était une technique : il se débrouillait toujours pour intervenir le dernier, il laissait l'argumentation s'épuiser et montait à la charge avec un discours improvisé, parfaitement structuré. Ce discours costaud a retourné la salle comme un gant. »

Claude Malhuret : « On nous disait : "On ne veut pas discuter du bien-fondé des idées émises par Liberté sans frontières, mais vous n'avez pas le droit de le faire au nom de MSF, dont le rôle est uniquement de soigner." On nous disait encore : "Vous détournez le fric des donateurs de MSF, alors qu'il est destiné à l'urgence." J'ai rétorqué : "On nous offre de l'argent pour que nous sauvions le maximum de gens ; nous estimons que l'on en sauvera plus encore en témoignant, en dénonçant aujourd'hui le tiers-mondisme qui maintient les peuples dans le sous-développement. Voilà pourquoi nous avons créé LSF. Si vous n'êtes pas d'accord, démettez-nous !" Nous avons bien failli nous faire virer. À mon avis, 70 % des adhérents étaient contre nous, mais nous avons réussi à en faire basculer 20 %, qui nous rejoignirent, Brauman et moi, surtout par amitié, et non par conviction. Ils pensaient : "Laissons-les déconner avec leur danseuse, elle ne nous plaît guère, mais pourquoi les virer ? Après tout, ils gèrent MSF excellemment !" Ils ont voté comme les Français sous de Gaulle en faveur des référendums qu'il proposait, non parce qu'ils étaient pour, mais simplement parce que c'était lui. »

Ainsi va l'histoire. Non seulement Brauman et Malhuret sont reconduits dans leurs fonctions respectives de président et directeur de Médecins sans frontières, mais l'assemblée générale maintient leurs prérogatives sur « l'enfant terrible » : LSF demeure dans le giron de la maison-mère, à charge pour les géniteurs de rééquilibrer politiquement leur « patronage » intellectuel, de recentrer les travaux sur le seul terrain du développement des pays émergents. C'est promis : il ne sera plus question de colloques idéologiques, tel celui du Sénat, instruisant le procès du tiers-mondisme. Mais Bruxelles n'est guère satisfaite de cet arrangement «à l'amiable». Attisant la polémique, le pugnace Philippe Laurent convainc les instances de la section belge de dynamiter les ponts avec l'homologue française tant que ne sera pas obtenue la rupture du cordon ombilical entre MSF et LSF.

La suite se réglera le 15 juillet 1985 lors d'une audience publique de référé, au siège du tribunal de première instance de Bruxelles !

Dans le box, les plaignants Brauman et Malhuret, au nom de l'organisation française. Ils demandent à la justice du royaume d'ordonner à MSF-Belgique d'abandonner un sigle qui ne lui appartient pas et de choisir un autre dénominateur. Motif : la section belge a scissionné, rompant ainsi avec la structure-mère. La citation évoque les mots «dissidence», «rébellion», «reniement d'allégeance».

«Ce procès fut une belle connerie, déplore aujourd'hui Rony Brauman. Comme on dit, j'en endosse la responsabilité, mais pas la culpabilité. J'y étais opposé, mais j'ai couvert en tant que président : je répugne *a priori* au recours judiciaire pour régler les conflits. Malhuret prit l'initiative d'attaquer les Belges devant le tribunal du Roi, et choisit pour avocat un juriste spécialiste en matière de brevets industriels… Pour celui-ci, pas de problème : le sigle était à nous, nous en avions le droit exclusif et le pouvoir donc de le retirer à toute section dès lors qu'elle se dissociait de nos choix et orientations. Pour l'avocat, il s'agissait, en somme, d'un problème de licence, de droit des marques, un point c'est tout. Il nous a "bourré le mou" de A à Z. Comment avons-nous pu croire que cette stratégie était la bonne ? Je n'arrive pas même à me replacer dans la situation d'alors… Premièrement, le nom MSF ne nous appartenait pas, pour la bonne raison que la marque n'avait jamais été déposée, ni par nous, ni par nos prédécesseurs… Ensuite, en son pays, MSF-Belgique était et demeure la seule organisation humanitaire décisive, c'est même la fierté des Belges ! Ils étaient au Tchad, au Zaïre… Comment imaginer que cette section puisse être “tuée” par un tribunal bruxellois, d’autant que Philippe Laurent avait eu l’intelligence de choisir pour avocat l’ancien président d’Amnesty International en personne ? Et nous, comme de stupides “commerciaux”, nous plaidions pour une banale affaire de licence, alors que MSF-Belgique incarnait les principes, le bon droit contre des magouilleurs qui, au mépris de la charte “sans frontières” commune, avaient engagé le collectif dans un “combat d’ordre idéologique et politique”... »

Ajoutons un fameux « joker », dont les Belges, judicieux, useront à l’appui de leur argumentation : un courrier signé de trois des anciens fondateurs de Médecins sans frontières, et non des moindres : Bernard Kouchner, Jacques Bérès et Max Récamier. « Devant le manquement à l’idéal, à l’éthique qui animait les fondateurs de MSF, nous soutenons nos amis de MSF-Belgique dans leur querelle contre les “apparatchiks” parisiens, écrivent les compères. Il nous semble normal de les soutenir face à cette escroquerie morale et intellectuelle qu’est la création de LSF. » Et de conclure, lapidaires : « C’est MSF-Belgique qui maintient la pratique et l’idéal dans le droit fil de la charte et des statuts. C’est MSF-France qui les pervertit. » Une manière comme une autre pour les « mousquetaires », désormais animateurs de Médecins du Monde, de surgir du bois afin de régler une fois pour toutes leurs comptes avec les ex-collègues « sans frontières », ennemis jurés et concurrents... Quitte, pour Bernard Kouchner, devenu star de l’aide humanitaire, adepte fervent du témoignage, d’ériger cette « filiale belge » en modèle, alors que son action et sa « philosophie du silence apolitique » sont aux antipodes de ses propres proclamations.

Comme prévu, la décision de la justice royale est cinglante pour les plaignants français : non seulement MSF-France est déboutée, condamnée aux dépens, mais, singularité inhabituelle en matière de référé, la sentence est assortie d’un jugement du litige au fond prenant fait et cause pour les arguments moraux et philosophiques avancés par la défense à propos des «acrobaties du couple MSF-LSF» et du non-respect des «principes intangibles de la charte auxquels tout médecin sans frontières souscrit». Un mois plus tard, battue à plate couture, MSF-France fait savoir par son conseil qu'elle renonce à tout recours en appel.

Pour la première fois, Claude Malhuret, stratège hors pair, si roué en manœuvres d'appareil, est tombé sur un bec. Le «p'tit Belge» vassal a eu raison du puissant suzerain. Ironie, cette mini-guerre, conduite avec maestria par l'ex-coordinateur Philippe Laurent, signe sa propre défaite... Emporté par la rage, le directeur de MSF-Belgique ne percevra pas la fronde qui s'ourdit contre lui : lasses d'un conflit mené sans grande conviction, peu disposées à interrompre la collaboration fraternelle qu'elles ne cessent d'entretenir sur le terrain des missions risquées avec les amis français, ses troupes se désolidarisent. Désavoué par les instances belges, Philippe Laurent démissionne et rallie son nouvel ami, Bernard Kouchner, à Médecins du Monde, en 1986. Il n'en faut guère plus pour que des relations apaisées se restaurent entre Paris et Bruxelles.

Bon an mal an, la fondation Liberté sans frontières survivra jusqu'en 1989. Outre quelques publications axées sur le mal-développement, dont *La vache de riche mange le grain du riche*, de Sylvie Brunel, deux colloques se tiendront, l'un sur l'évolution comparée des situations agricoles et alimentaires en Afrique et en Asie, l'autre sur les enjeux de la dette du Sud. Personne ne trouvera à redire aux contenus, pas plus chez les médecins sans frontières que chez les tiers-mondistes. D'aucuns, boulevard Saint-Marcel, au premier rang desquels le président Brauman, ne manqueront pas de le regretter : «LSF ne fait plus scandale aujourd'hui, écrit-il dans son rapport moral de 1987. On peut s'en réjouir, on peut le déplorer aussi.» Il ajoute, non sans un peu d'orgueil : «De fait, la dissipation de cette odeur de soufre ne tient pas à un quelconque renoncement de notre argumentation, mais bien au contraire à la diffusion étonnamment rapide de nos arguments. Loin de moi la tentation de revendiquer pour MSF la paternité de ce renversement de tendance ; reste que, à examiner le mouvement actuel des idées, il est évident que le débat feutré qui s'amorçait a gagné, à la fois en surface et en profondeur, grâce à une initiative dont l'un des points forts, faut-il en convenir, fut de survenir à l'heure. »

Liberté sans frontières n'était-elle donc destinée qu'à occuper une fonction tribunitienne passagère dans des cercles passionnés ? Faute de grain à moudre, la fondation s'assoupit, jusqu'à s'éteindre définitivement, le 28 avril 1989. Les mutations idéologiques l'avaient-elles donc emportée, au point de désintégrer sa raison d'être ? La réalité est un peu plus complexe. De fait, son substrat se diffusa dans le tissu même des équipes de volontaires. Confrontés au terrain, les sans-frontières ont tôt fait de revendiquer les analyses de la sulfureuse fondation. En ces années, jamais, grâce aux témoignages et à la dénonciation, MSF n'occupera autant le débat public, suscitant bien d'autres controverses, jusqu'à incarner une pratique régénérée de l'humanitaire d'urgence. D'abord en Afghanistan, où, alliés à quelques journalistes, les médecins n'auront de cesse de sensibiliser les opinions et, par ricochet, la communauté internationale à propos des conséquences humanitaires d'une guerre que peu voulaient connaître.

Mais c'est en Éthiopie que MSF imprimera un tournant décisif au mouvement humanitaire, prisonnier des rapports complexes qu'il entretient jusqu'alors avec les pouvoirs. Découvrant les réalités d'une politique d'État meurtrière, menée contre sa population, dénonçant l'instrumentalisation criminelle de l'aide internationale massive, placés devant le dilemme « protester ou soigner », les « sans-frontières » choisiront de rompre une fois encore le pacte de neutralité inscrit dans leur charte. Seuls contre tous, ils s'opposeront au gouvernement éthiopien, bousculant la passivité, l'aveuglement des organisations caritatives présentes.

L'Éthiopie au cœur

11

Londres, samedi 13 juillet 1985. Soixante-douze mille fans se pressent sur les pelouses et les gradins du stade de Wembley. Au même instant, quatre-vingt-dix mille autres remplissent le John Fitzgerald Kennedy Stadium de Philadelphie, plein comme un œuf. C'est l'« événement médiatique » – expression nouvelle – de l'année : seize heures de rock non-stop, réunissant, de part et d'autre de l'Atlantique, cinquante des plus grandes stars anglo-saxonnes, au nombre desquelles David Bowie, Eric Clapton, The Who, Paul McCartney, Sting et Mick Jagger. Pour la circonstance, douze satellites relient trois cent cinquante millions de foyers. Près d'un milliard et demi de téléspectateurs, dans cent quarante pays, suivront le show, dont la mondiodiffusion est assurée par Worldwide Sports Entertainment, compagnie californienne spécialisée dans l'événement sportif. Montant de l'opération : 4 millions de dollars. Les organisateurs du concert, le plus grand de l'histoire de la pop-music depuis Woodstock, entendent récolter un bénéfice de 50 millions de dollars. De quoi entreprendre de grandes actions de développement pour l'Éthiopie ! Car un peuple se meurt, et le rock, mondialisé depuis belle lurette, s'est mobilisé grâce à cette communion technologique planétaire. Cette nation d'Afrique n'est pas la seule à crier famine, cette année-là. Dans son rapport annuel, la FAO indique que, bien que la production alimentaire globale ait augmenté de 4 % l'année précédente, il est déjà trop tard pour conjurer le désastre qui frappe vingt et un pays d'Afrique de l'Est et subsaharienne : Tchad, Somalie, Kenya, Mozambique... L'équilibre agricole précaire au Sahel et dans la Corne de l'Afrique a basculé. Aucune pluie saisonnière depuis deux ans : terres exsangues et fléaux climatiques, sols craquelés et stériles, troupeaux décimés, hordes de réfugiés décharnés rejoignant les centres gouvernementaux de distribution de grains et de semences. Au Soudan, les agents de l'ONU estiment que près de cent mille nationaux sont condamnés à la mort dans les mois prochains. Mais, pour l'heure, les horreurs de la famine éthiopienne concentrent les feux de l'actualité.

L'idée de ce formidable show de solidarité internationale a surgi de l'esprit de Bob Geldof, punk irlandais sur le déclin, ancien leader des Boomtown Rats, un groupe «destroy» de Dublin qui connut son heure de gloire au milieu des années soixante-dix, avant de sombrer dans les oubliettes du showbiz. C'est grâce à la télévision, le 23 octobre 1984, neuf mois plus tôt, que le chanteur découvre le drame éthiopien, lors d'un reportage de huit minutes diffusé par la BBC dans son magazine d'actualité *Six O'Clock News.* Les images du camp de Korem, dans la province nord de Wollo, montrent des gosses au visage ridé, réduits à l'état de squelettes, des hommes et des femmes courbés de misère, implorant un ciel d'où ne tombe plus d'eau. «À côté de ça, l'Holocauste n'était qu'un amuse-gueule», se serait alors scandalisé Geldof avec un sens certain de la démesure, si l'on en croit un article de *Libération*[1]. Ce cynique du «no future», ancien élève des

1. 13-14 juillet 1985.

frères du Saint-Esprit du Black-Rock College de Dublin, retrouvait-il la voie de la compassion ? Il reste que ce fils de commerçant, réputé dans le milieu du showbiz pour « son égocentrisme sans faille », est « conscientisé » par huit minutes de télévision. Le lendemain, il appelle son copain Mike et lui expose l'idée ruminée toute la nuit : un concert phénoménal, transformé en juke-box global par les fluides satellitaires, seize heures d'un rock de crise, transmis de Londres et Philadelphie en direct. Pour sauver les Éthiopiens ! « Quelle est la différence entre laisser un homme se faire étrangler devant vous, de la non-assistance à personne en danger, et laisser un enfant mourir de faim ? confie Geldof à *Libération*[1]. C'est peut-être de l'hystérie, mais je me suis dit qu'il fallait que je fasse quelque chose, il s'agit non d'une œuvre charitable, mais d'un impératif moral. (...) J'ai pensé alors : pourquoi ne pas mobiliser les plus grands noms ? Tout ce que je veux, c'est transformer la famine en un événement à la mode. Pour garder les gens en vie... »

L'opération réussit au-delà de toute espérance. L'écho suscité dans la conscience du monde développé est tel qu'on ne peut qu'être admiratif devant l'exploit accompli par le VRP n° 1 de la lutte contre la faim. Des mois durant, Geldof sillonne la planète. Stars, firmes de disques, gouvernements, bouquets de télévision; pas une institution ne refuse d'apporter sa contribution à la formidable croisade internationale contre la famine éthiopienne, et sans profit aucun. L'impitoyable Margaret Thatcher elle-même, Premier ministre britannique, finira par succomber aux assauts de l'Irlandais. Filmé en direct par la BBC, le morceau de bravoure obtiendra un impact universel. Quand Geldof, le visage hâve, défait – il n'a pas fermé l'œil depuis des semaines –, lui demande d'exonérer de taxes le futur mouvement d'aide aux victimes, la première dame lui rétorque, glaciale : « Mais, monsieur Geldof, il y a des

1. 19 juillet 1985.

centaines d'œuvres de charité. » Lui : « La mort de cent millions de personnes, ce n'est pas une charité, Madame, mais une catastrophe. » Elle : « Ce n'est pas aussi simple que cela, monsieur Geldof. » Lui : « Rien n'est plus simple que la mort, Madame[1]. » L'Angleterre applaudit ; du cristal, l'auréole de Geldof vire au diamant.

Inauguré à Wembley par le prince Charles et lady Diana, le concert mégalo anglo-US, Live Aid, recueillera soixante-dix millions de dollars. Un triomphe que Geldof explique à sa manière : « Je ne m'y attendais pas, je me suis dit : "*Fuck me*, deux milliards de personnes !" Il y a eu plus de téléspectateurs pour Live Aid en Grande-Bretagne que pour le mariage royal, record précédent. Pour la première fois, le monde était relié physiquement à la scène, on pouvait ressentir vraiment qu'on était regardé dans le sud de la Chine comme en Nouvelle-Calédonie. Étrange, et très romantique en fait. Et le message est passé. Pour une fois, la cupidité était exclue, le geste à la mode était d'aider, de donner[2]. »

À dire vrai, le show des rockers solidaires est l'apothéose d'une série d'initiatives plus modestes qui rivalisent depuis la fin de l'année 1984 afin de venir en aide aux victimes africaines. Enregistré aux États-Unis en décembre, *We are the World*, rengaine écrite par Lionel Richie et interprétée par une vingtaine de super-stars (Bob Dylan, Quincy Jones, Michael Jackson, Cindy Lauper, Bruce Springsteen et Diana Ross entre autres), se maintient des mois en tête des hit-parades des pays de l'hémisphère nord. Recette : 35 millions de francs destinés, non pas à l'Éthiopie, mais au continent africain. Deux mois plus tard, les Hermanos del Tercer Mundo, brochette de vedettes de toute l'Amérique latine, se rassemblent pour promotionner *Cantare, Cantare*, leur propre disque. En Angleterre, bouleversé par les

1. *Libération*, 13-14 juillet 1985.
2. *Libération*, 19 août 1985.

images éthiopiennes, George Stone, le célèbre publiciste salué pour l'innovation du fameux robot virtuel, coqueluche de la télé britannique, Max Headroom, initie un fantastique concert donné à l'Albert Hall, « Diner at Albert's », réunissant le top de la pop et du reggae. Les artistes français ne sont pas en reste. En janvier 1985, Valérie Lagrange prend contact avec Renaud, l'interprète de *Dans mon HLM*, porte-voix idéal du lancement de la machine *benefits record* pour l'Éthiopie. Renaud, l'un des meilleurs vendeurs de 33-tours de l'Hexagone, accepte la proposition sur-le-champ. Les deux amis compulsent leur agenda, rameutent Coluche, Téléphone, Jacques Higelin et Charlélie Couture. Au bout du compte, le maxi 45-tours *SOS pour l'Éthiopie* rassemble Hugues Aufray, France Gall, Laurent Voulzy, Jean-Jacques Goldman, Maxime Leforestier, Véronique Sanson, Francis Cabrel, Michel Fugain, Michel Berger, Louis Chédid, Julien Clerc, Alain Souchon et des acteurs tels Gérard Depardieu et Richard Berry… Précédé, amplifié par l'énorme succès des « coups » anglo-saxons, le disque est propulsé au rang d'événement sociologique : deux millions d'exemplaires vendus, deux milliards de centimes récoltés, dont la moitié est versée à Médecins sans frontières, « parce que c'est la seule organisation que nous connaissons vraiment », explique Valérie Lagrange.[1] MSF recevra en outre un don de 150 millions de centimes, réunis grâce à la vente de *Tam-Tam pour l'Éthiopie*, réalisé par les géants africains M'Bamina, Salif Keita, Toure Kunda, Mory Kante, Ghetto Blaster, Sousy Kasseya, rassemblés pour la circonstance par Manu Dibango, le lumineux Sénégalais.

Le phénomène intercontinental est d'une ampleur inédite. La rencontre singulière du showbiz et de la charité ne cesse d'intriguer en ces années quatre-vingt marquées par le regain de l'individualisme occidental. « On peut se demander si cette embellie terrienne, qui rappelle le poème

1. *Libération,* 13-14 juillet 1985.

de Paul Fort : “Si tous les gars du monde…”, n’est pas une sorte d’orgasme de la générosité qui laverait le monde de toute responsabilité passée, présente et à venir à l’égard de l’Afrique, ce continent perdu de la civilisation post-industrielle», lit-on, sous la plume de Serge July, dans les colonnes de *Libération*[1]. Le même ne se prive pas d’exprimer sa suspicion à l’égard des temps de «la charité sans fatigue et du grand air de la morale minimum». «Le problème de conscience fait le disque, la bonne conscience fait la pub, écrit son collaborateur, Lionel Rotcage[2]. Quel battage ! Quelle promotion pour les artistes, les maisons de disques ! On en est à l’engorgement de bons sentiments. Ce terrorisme émotionnel exploitant l’ignorance de la nature structurelle du scandale de la faim et laissant supposer qu’une charité aussi commode peut y changer quoi que ce soit est pure escroquerie. Il s’agit d’un fait : par sa nature même, ce type d’initiative profite plus à l’instigateur du sauvetage qu’à la “victime”[3].»

Sombres critiques auxquelles réagit, tout aussi vertement, le président de Médecins sans frontières, Rony Brauman : «Bravo, Lionel Rotcage ! Au moment où l’Éthiopie meurt de faim, vous avez su ne pas sombrer dans “l’atroce inconscience du paradoxe de la charité” et passer, front haut, devant le “vaudeville indécent” des bonnes consciences tourmentées (…) Et de se draper, ulcéré, dans le manteau lumineux de la bonne conscience, la vraie, cette fois, celle de l’idéologue qui ne transige pas sur les principes : une-seule-solution-la-révolution ! L’absolu ou le néant. L’ennui, c’est que, pendant ce temps, on continue de mourir en Éthiopie. Beaucoup plus qu’ailleurs, mais nettement moins qu’avant, parce qu’on a mis en place des

1. 13-14 juillet 1985.

2. Le même Rotcage qui n’hésitera pas, quelques semaines plus tard, à rejoindre la fondation de Bob Geldof, Band Aid, dont il assurera la présidence en France.

3. *Libération,* 20-21 avril 1985.

centres de nutrition, des hôpitaux de campagne, un réseau de distribution de nourriture, parce qu'on a jugulé le typhus, combattu le choléra. Parce que, quand quelqu'un se noie, on ne cherche pas pourquoi il est à la baille, on plonge ! Quitte à se demander, revenu sur la berge, comment ça s'est passé[1]. »

Indigné, Rony Brauman est alors loin d'imaginer les événements qui vont arriver, auxquels MSF prendra part, brisant net avec la bonne conscience humanitaire ambiante. Mais, pour l'heure, l'ONG ne manque pas une occasion d'alerter l'opinion publique sur l'urgence éthiopienne, malheureux pays dévasté par une sécheresse historique.

On n'a pas attendu, boulevard Saint-Marcel, que l'Éthiopie figure dans « l'agenda international », comme on dit dans le jargon de l'humanitaire aujourd'hui. Depuis le mois de mars 1984, des volontaires travaillent sur le terrain. « Si nous l'avions pu, nous y aurions ouvert une mission dès 1982, car, nous le savions, ça n'allait pas bien là-bas, se souvient Francis Charhon. J'adressais chaque six mois une lettre à Son Excellence l'ambassadeur d'Éthiopie à Paris, dans l'espoir d'obtenir les visas nécessaires. Mais nous étions tricards auprès du gouvernement d'Addis-Abeba, qui n'ignorait pas notre travail “clandestin” dans les maquis indépendantistes érythréens. »

En décembre 1983, miracle, Charhon reçoit un courrier de l'ambassade l'invitant à discuter des modalités d'une « visite » dans le pays. Deux mois plus tard, notre médecin est en mission exploratoire. « Une fois passé Dessié, capitale régionale de la province de Wollo, les deux cents kilomètres que nous parcourons nous permettent d'avoir un aperçu de l'ampleur du désastre, écrit-il dans son rapport de retour de mission. Nous croisons des troupeaux efflanqués à la recherche de quelques maigres pâturages, des carcasses d'animaux jalonnent notre chemin, les villages sont surpeu-

1. *Libération,* 24 avril 1985.

plés par l'afflux des paysans ayant quitté leur terre. Arrivés là, après plusieurs jours de marche, ils n'ont plus rien, et ils errent dans l'attente d'une assistance leur permettant de survivre. Plus nous remontons vers le nord, plus les problèmes semblent aigus; à Kobo, vingt-cinq à trente mille personnes errent dans les rues du village dans l'attente de distributions gouvernementales. (...) Dès les premières évaluations, les taux de malnutrition des enfants apparaissent extraordinairement élevés. Les témoignages concordent : chacun a quitté sa terre, car il n'a pas ou peu plu depuis dix-huit mois.» À Korem, où le missionné se rend ensuite, le même constat : «Une immense concentration d'indigents, mais à 1500 mètres d'altitude. Sur ce haut plateau, le climat est différent : il pleut. Mais ce qu'on pourrait prendre pour une bénédiction entraîne un désastre ici... Des milliers de gens croupissent dans la boue et le froid glacial, les bâtiments de tôle, les dizaines de tentes dressées en hâte n'abritent que partiellement leurs occupants des intempéries. Beaucoup mourront de maladies pulmonaires. Les familles décimées, le tissu social ne peut résister face à de telles situations où chaque être cherche d'abord à survivre.»

Charhon n'a rien oublié de cette équipée dans les ténèbres. «MSF avait souvent rencontré des situations semblables, du fait des hommes ou de la nature, mais, depuis le Cambodge et l'Ouganda, je n'avais pas vu pareille horreur. Du coup, j'ai pris la décision de ne pas aller plus loin : notre place était à Korem, où le travail était énorme, d'autant qu'il n'y avait pratiquement aucun secours sur place. Seule une équipe de l'organisation britannique Save the Children Fund distribuait une espèce de bouillie pour malnutris; une poignée d'employés de la Relief and Rehabilitation Commission, dépendant du ministère des Secours et du Développement éthiopien, ne disposaient d'aucun moyen. L'Éthiopie n'était pas encore à la mode dans l'hémisphère nord. Personne n'évoquait la famine...»

Il faudra patienter deux mois avant que les visas parviennent au boulevard Saint-Marcel. Quatre, en tout et pour tout, alors qu'on en espérait le double au moins… « Quatre filles sur le terrain, raconte Brigitte Vasset, qui est du nombre. Nous sommes parties avec cinq cents kilos de médicaments récupérés à l'entrepôt. D'énormes malles… »

Pour elle, il s'agit d'une mission classique, plus tranquille en tout cas que celle qu'elle vient d'assumer un an durant dans un Ouganda plongé dans la guerre civile. Elle ignore tout de ce qui la guette. L'une des épreuves les plus douloureuses et frustrantes qu'elle ait jamais connues, me confie-t-elle. Elle en relate les épisodes tragiques comme s'ils dataient d'hier, elle les développe en phrases sèches, claquantes, comme pour brider l'émotion à l'évocation de ces souvenirs.

C'est d'abord, en avant-goût, l'interminable attente dans Addis-Abeba. Un mois à courir d'une administration à l'autre avant d'obtenir les autorisations et les tampons nécessaires à l'ouverture de la mission. « Nous arrivons à Korem au mois de mai. C'est un plateau aride, lessivé par les pluies, des maisonnettes de terre cuite ici et là ; quatre abris de tôle zinguée hébergent, entassées, des centaines de personnes. Dix à quinze mille réfugiés se sont installés où ils le peuvent, grelottant dans le froid vif, à même le sol. À l'écart, le centre nutritionnel de l'équipe de Save the Children. Nous nous répartissons : un médecin et une infirmière auprès des abris précaires, deux autres en renfort de nos amis anglais. On tente ce qu'on peut… Les gens ne vont pas bien, mais nous parvenons à les aider, car ils ne sont pas vraiment nombreux encore. Beaucoup de paysans des montagnes alentour restent à Korem, le temps d'obtenir un peu de la nourriture que nous distribuions, et repartent. » La pluie est annoncée, mais elle ne vient pas. Juillet, août… Les réfugiés arrivent, chaque jour plus nombreux. Dans un état effrayant. « Au lever, chaque jour, la même question lancinante : combien de victimes cette nuit ? Vingt, vingt-cinq… Nous n'avons pas le temps de penser. Consultations, hospitalisations, visites des tentes et abris pour identifier les malades. La bataille est impossible : comment sauver les affamés alors que nous ne sommes que quatre et que nous disposons de si peu de vivres ? »

Début septembre, un délégué onusien du Programme alimentaire mondial (PAM) fait une apparition impromptue au camp de Korem. « Je lui dis : "Il n'a pas plu, la famine gagne, ça va très mal." J'ignore comment ce type répercutera mes propos, toujours est-il que je suis vite convoquée par Dawit Giorgis, le chef de la RRC, la commission éthiopienne pour l'aide et la réhabilitation, à Addis-Abeba. Il est cinglant : "Il n'y a pas de famine en Éthiopie, elle n'existe pas." Pourtant, la sécheresse est là, implacable, lui dis-je. Il ne m'entend pas, il ne veut rien entendre, personne ne veut me croire dans la capitale. »

Il n'est question que de la préparation des festivités du dixième anniversaire de la Révolution, organisée par le colonel Hailé Mariam Mengistu, qui, à la faveur d'un coup d'État marxiste-léniniste, renversa l'empereur autoproclamé Hailé Sélassié Ier, en septembre 1974, au terme de quarante-quatre années de pouvoir absolu. Sinistre paradoxe : ce fut la négligence criminelle du Négus face à une famine terrifiante, provoquant deux cent mille morts dans la province de Wollo, qui engendra le soulèvement des officiers progressistes. Des images rapportées par le cameraman anglais Jonathan Bimbelby montraient le Roi des Rois, au plus fort de la famine, distribuant des quartiers de viande de premier choix à ses lions et à ses chiens avec tendresse. Une décennie plus tard, les causes de la tragédie se reproduisent à l'identique : la réalité est délibérément occultée par ce régime stalinien, en raison du démenti déplorable qu'elle infligerait aux fastes des célébrations révolutionnaires…

« Pendant ce temps, à Korem, poursuit Brigitte Vasset, les réfugiés sont quatre-vingt mille, dont vingt mille enfants, entassés dans huit hangars construits en hâte. Le vent est glacial, de vingt-cinq la mortalité augmente à cent vingt décès par jour en seulement trois semaines. Les renforts de Paris, que nous attendions désespérément depuis des mois, sont enfin au boulot… Nos quatre médecins et infirmières ont dû patienter quatre semaines avant d'obtenir des sauf-conduits. On installe alors un deuxième *shelter-hospital*, Save the Children agrandit son centre de nutrition, on doit creuser la terre gelée pour inhumer les corps. L'infirmière avec qui je bosse s'épuise, elle me confie : "J'en ai marre d'être un bourreau !" La situation s'aggrave et nous emporte : nous devons décider de choisir, parmi les réfugiés, quels seront ceux que nous hospitaliserons ou non… Nous prenons en charge les adultes aux bras squelettiques, les autres attendront. Dès que les muscles ont grossi un peu, nous les congédions, et nous passons aux suivants… Moi, je "craquais" sur les vieillards, car je pensais : ceux-là ont survécu à la famine de 1974, je ne peux pas les laisser mourir ainsi. Mais les épidémies apparaissent bientôt, typhus, rougeole, les gens tombent comme des mouches… »

Mi-octobre, les festivités de la Révolution d'Addis-Abeba passées, une équipe de reporters britanniques débarque à Korem. Les premiers auxquels le gouvernement éthiopien ait donné son feu vert pour « monter » au nord. Leur reportage, « Seeds of Dispair », diffusé peu après, le 24 octobre 1984, sur la BBC, révélera au monde entier l'effroyable famine éthiopienne. Ainsi s'enclenche le formidable mouvement de solidarité que l'on sait.

Quelques jours avant la diffusion télévisée, le dictateur Mariam Mengistu n'a-t-il pas évoqué explicitement la sécheresse à l'occasion d'un discours-fleuve prononcé devant les cadres du Parti des travailleurs, l'appareil communiste éthiopien ? « La situation se dégrade, admet-il même, mais le gouvernement révolutionnaire a pris des mesures concrètes et immédiates pour réhabiliter les victimes d'un fléau résultant, précise-t-il, de conditions climatiques globales anormales. » Et d'annoncer l'installation d'un bureau du Comité central, chargé tout exprès d'organiser et de mettre en œuvre le *resettlement*[1] et la villagisation d'un million et demi de paysans du Nord, stérile et surpeuplé, au Sud, la vallée du Nil offrant, explique le président-colonel, de vastes étendues fertiles qui n'attendent qu'à être exploitées. « La villagisation, déclare-t-il en substance, est la base du mouvement révolutionnaire, elle va permettre de restructurer la vie rurale en très peu de temps. En relançant la production, en améliorant nos services médicaux, sociaux et éducatifs, nous allons changer la vie du paysan, ses vues et sa pensée, et, par conséquent, ouvrir un chapitre inédit de la construction d'une société moderne dans nos zones rurales. »

La lointaine Éthiopie n'a pas encore l'oreille des médias, et les courants tiers-mondistes, favorables à la jeune Révolution, n'entendent pas dans ces mots l'écho des utopies meurtrières des Khmers rouges de naguère… Après tout, cette politique de « bascule », consistant à déplacer les populations des provinces du Tigré, du Wollo et de l'Érythrée vers les entités administratives de Jaffa, de Wolfgang et d'Illubabor, n'a rien d'inédit : en 1978 déjà, conseillé par des experts américains, le Roi des Rois avait « transféré » des milliers d'Érythréens vers le Sud, où promesse d'autosuffisance alimentaire avait été faite sous trois ans ! En 1984, l'opinion diplomatique internationale a oublié le cruel échec de cette opération… Sous Mengistu, seule compte la volonté d'une camarilla maoïste, donc « progressiste », d'arracher des centaines de milliers d'affamés à la mort.

« À Korem, les journalistes défilent en hélicoptère et en 4x4, se souvient Brigitte Vasset. C'est même le secrétaire général des Nations unies, Perez de Cuellar, accompagné de diplomates et de Madame, chaussée de talons aiguilles, s'écriant : “C'est affreux !” Le showbiz international

1. *Resettlement* : réinstallation.

déboule, Éthiopie sans frontières, US for Africa, We are the World, les chanteurs font leur tour de piste. Qui encore ? Un fils, un frère Kennedy ? Je ne sais plus. C'était sympa ! De MSF-Paris débarque notre directeur, Malhuret, flanqué du ministre socialiste Sapin, puis il revient une fois encore, en compagnie de Longuet et Madelin, la "bande à Léo". Ils étaient mal, les mecs, à six heures du matin, quand ils découvraient ce mouroir en plein air, et nous, distribuant un stock de couvertures aux arrivants... Nous entretenions alors des relations correctes avec le commandant militaire et le chef du Parti communiste. L'aide internationale arrive, énorme. Fallait voir le tarmac de l'aéroport de Dessié ! Des avions du monde entier, allemands, français, polonais défilaient, les camions n'arrivaient pas à entamer les stocks gigantesques des ports. Le gouvernement rouvre la route du Nord, et chaque semaine deux convois de nourriture arrivent à Korem. Je pensais naïvement que le cauchemar s'effilochait, que nos quatre-vingt mille réfugiés allaient s'en sortir enfin, que nous autres, médecins, allions nous occuper de médecine, de corps en souffrance, plutôt que de courir partout pour nous procurer un sac de blé. »

Ère nouvelle à Korem : des équipes aménagent des puits, on creuse des latrines, on organise la circulation autour des points d'eau, on dresse des centaines de tentes, et lentement la situation du camp s'améliore. Mais des grains de sable enrayent bientôt les rouages de la machine : les médecins sans frontières constatent que les équipes éthiopiennes de la Relief and Rehabilitation Commission, assurant coordination et distribution des secours, des quasi-fonctionnaires militants et compétents avec lesquels ils travaillent au coude à coude, perdent chaque jour un peu plus leurs prérogatives au profit des membres du Parti. « Cela ne nous regardait en rien, dit Brigitte, si ce n'est que cette... "passation" de pouvoir s'accompagnait d'étranges phénomènes de rétorsion : la nourriture abondante, les stocks de tentes étaient bien là, mais il fallait se battre avec les bureaucrates pour nourrir, équiper les réfugiés. Alors que nous venions de recevoir de Paris plusieurs centaines de couvertures, on nous “recommanda” de ne les distribuer qu'au petit matin ; or, la température nocturne était négative, il gelait. Un autre jour, nous serons contraints de négocier avec les “stals” afin d'être autorisés à monter les tentes que nous avions en stock… Le chef du Parti, que nous harcelons, répond que Korem ne doit pas devenir “confortable”, qu'ici les gens ne sont que de passage, qu'ils doivent repartir sous peu. Les choses ont failli mal tourner quand il s'arrogea le privilège de sélectionner les réfugiés nécessitant hospitalisation ! J'eus un affrontement violent avec ce type, mais, grâce aux gars de la RRC, nous avons pu rattraper l'affaire… »

À la nuit tombante, un jour de décembre, une équipe du comité central du parti débarque d'Addis-Abeba. Les cadres font le tour des abris, « invitant » fermement les « sans-rien » à se réunir sur un terre-plein pour assister à une séance de cinéma… Les bureaucrates dressent un écran sur le plateau d'un camion, installent un projecteur, et les images défilent dans la nuit glaciale : le Nil, les plaines riantes du Sud, où des vaches grasses paissent sur de vertes prairies infinies ; sur des tracteurs, des moissonneuses-batteuses, des paysans heureux récoltent les épis de sorgho et de maïs blonds. Un éden virtuel à bord du camion : « Dans le Nord, ici, les terres épuisées ne peuvent vous nourrir, crie le leader du Parti. Au Sud, là-bas, nous vous offrons des hectares de terres en friche, qui ne demandent que vos bras pour donner des fruits. Voilà où vous devez partir, voilà ce qui vous attend : la Californie, l'Eldorado ! »

Des centaines de réfugiés répondent à l'appel. Qu'ont-ils à perdre ? Les jours suivants, ils embarquent leurs maigres bardas dans la noria de bus affrétés pour le paradis. Puis, avec les jours, le flot diminue et se tarit peu à peu. Étrangement, les distributions de secours diminuent d'autant dans le camp. « Pourtant, les entrepôts sont pleins, mais le ravitaillement des réfugiés s'espace, et nous remarquons bientôt que tous n'en bénéficient pas également. Je proteste auprès du chef du Parti, qui me répond qu'en effet seules les personnes âgées de plus de quarante-cinq ans auront droit aux rations, désormais... Les plus jeunes ne recevront alimentation, vêtements et couvertures qu'en échange d'une promesse de départ en bus pour le Sud ! Ségrégation autoritaire par la faim... Je m'insurge ; le type m'explique que le nombre des volontaires en partance est insuffisant, qu'il doit respecter ses quotas, qu'il se fera virer sinon. Dès lors, nous devrons ruser... » Puis, ce sera l'époque des « disparitions » soudaines... « Nous n'en étions pas les témoins directs, car elles se déroulaient la nuit, en notre absence[1]. Au petit matin, quand nous revenions au camp, nous trouvions des enfants seuls, errant dans le camp : leurs parents étaient introuvables. Ou bien alors, c'était une femme nous suppliant de retrouver son mari “enlevé”. »

Au siège, à Paris, où sont réceptionnés les rapports réguliers de l'équipe de terrain, on s'interroge. Ces « incidents » sont-ils le fait d'agissements isolés de fonctionnaires zélés, ou bien les résultats de l'application d'une politique mûrement réfléchie ? « Il était trop tôt pour comprendre, dit Rony Brauman. À dire vrai, le travail l'emportait sur les questions. Le boulot, au sens quotidien le plus concret, était énorme, intense, car nous devions tout acheminer de Paris par avion. Et, avouons-le, nous étions aspirés par l'ambiance générale, les concerts, les disques, les appels d'urgence, ce martèlement de solidarité auquel nous participions nous-mêmes. »

Cependant, des voix discordantes se font entendre... La presse s'interroge à propos des énormes stocks acheminés et d'une répartition qui relève seulement de la souveraineté

1. Le camp de Korem se trouve situé dans une zone contrôlée par le Front de libération tigréen, en guerre contre l'Érythrée. De ce fait, la nuit, les équipes de secours étrangères sont contraintes de loger à trois kilomètres de là, dans un village encerclé par l'armée et soumis à couvre-feu.

éthiopienne, sans que l'on puisse en vérifier les destinations ; on évoque les sacs de céréales pourrissant dans les docks, bloqués sous n'importe quel prétexte bureaucratique, quand ils ne prennent pas le chemin des garnisons de l'armée éthiopienne, engagée au feu contre les guérillas nationalistes d'Érythrée et du Tigré, au nord. On s'inquiète de la nature des opérations de *resettlement* mises en œuvre par des militaires qui utiliseraient les moyens formidables du système d'aide internationale pour « déporter », selon la tradition totalitaire de l'URSS à la Chine, du Vietnam au Cambodge, les populations rurales indécises, hostiles, donc difficilement « contrôlables », vers des zones placées sous le commandement ferme du Parti communiste.

Les soupçons prennent tournure à la fin du mois d'avril 1985, quand les médias, reprenant les informations du *Washington Post*, révèlent les méthodes éthiopiennes au camp d'Ibnat, province du Gondar, afin de « convaincre » les réfugiés de rejoindre les centres de développement du Sud. Après que quatre mille « volontaires » ont été rassemblés, puis embarqués en hélicoptères militaires, les cases de vingt mille réfractaires sont incendiées, ceux-ci ayant été chassés, à pied, vers les régions de famine qu'ils avaient fuies auparavant... Si l'ONU se garde encore de tout commentaire, la réaction des États-Unis, premier fournisseur de l'aide alimentaire, est des plus vives à l'égard d'un « acte brutal, barbare, inexcusable, qui équivaut à une sentence de mort pour ces réfugiés dans un état de faiblesse extrême[1] ». Par la voix du ministre français Christian Nucci, chargé de la coopération et du développement, la Communauté économique européenne s'inquiète de l'acheminement de l'aide internationale, soulignant, tout de même, que « les pays donateurs ne peuvent rester indifférents au sort des centaines de milliers de victimes de la famine et de la guerre ».

1. *Libération*, 3 mai 1985.

« Aider les victimes et fermer sa gueule »... *Libération* remarque que les organismes humanitaires, gouvernementaux ou non, écartelés entre désir d'aider et considérations politiques, cherchent à maintenir avant tout leur présence, leur « travail » dans le pays. Critique démentie sans détour par Marc Brunschweiler, secrétaire général de la Cimade, de retour d'Éthiopie : « C'est un gouvernement marxiste-léniniste, ils se conduisent comme des brutes, mais les comparer à Pol Pot, c'est faux[1]. » Selon lui, l'aide humanitaire parvient bien aux victimes de la famine, mais les moyens de transport manquent, aussi prie-t-il le gouvernement français de mettre ses Transall à disposition de l'Éthiopie afin d'acheminer les stocks alimentaires qui encombrent les ports. Point de vue qu'est loin de partager ce militant anonyme d'une organisation française qui préfère s'abstenir d'intervenir en Éthiopie. Cité par *Libération,* celui-ci évoque « la complicité du silence de certains qui hurlent en privé sur la façon dont se déroulent les opérations, mais se taisent en public. Sans oublier les intérêts propres à certaines organisations qui perdent leur esprit critique et deviennent otages dans leur tête en s'installant dans un pays, en raison des masses d'argent que ça attire. On hésite à choisir, à dénoncer[2]... »

Interrogé par *Libération*, le président de Médecins sans frontières se démarque des « silencieux » : « Cette affaire dépasse les limites du tolérable, déclare Rony Brauman, nous ne pouvons que la condamner avec la dernière fermeté, ce qui provoquera sûrement des problèmes à nos équipes sur place. » Il poursuit plus précis : « Depuis le début, à périodes régulières, il y a des moments où l'on se dit que ça ne peut plus durer. Des moments où nous estimons que le côté positif de l'action ne compense pas l'utilisation de notre travail par les autorités. » Décrivant par

1. *Libération,* 2 mai 1985.
2. *Ibid.*

le menu les incidents auxquels les MSF ont été confrontés à Korem, il révèle : « Voici un mois, nous étions pratiquement prêts à nous retirer à la demande des équipes, suite à un affrontement, rattrapé à la dernière minute, avec les autorités. » Insistant sur le fait que MSF a toujours réussi à faire respecter ses principes, il admet : « Sur le terrain, on a tendance, et c'est un tort, à mettre des œillères pour éviter de voir ce qui se passe au-delà », avant de conclure : « Le plateau de la balance de l'action en Éthiopie penche du bon côté, mais il peut très bien basculer[1]... »

Contre toute attente, les critiques de MSF exprimées sans ambages ne provoquent aucune représaille à Addis-Abeba. L'association est même sollicitée par Dawit Giorgis, le responsable de la RRC, pour intervenir à Kelala et Sekota, deux missions qui ouvriront en juillet, grâce aux apports recueillis par l'exploitation du disque des Chanteurs sans frontières français. Entre-temps il est vrai, l'équipe Mengistu, qui, dans un premier temps, avait revendiqué l'opération d'Ibnat révélée par le *Washington Post*, est revenue sur ses déclarations précédentes et a condamné cette « bavure », mise sur le compte de responsables communistes locaux, et suspend *sine die* les opérations de *resettlement.*

L'aide internationale reprend de plus belle. L'euphorie des méga-concerts de Londres et de Philadelphie dégénère, la vague d'éthiophilie submerge l'hémisphère nord. Boîtes de conserve, emballages de biscuits, lait déshydraté ou sucre, bouteilles d'huile végétale, ustensiles de cuisine, citernes à eau, tee-shirts, tentes et couvertures, les œuvres de charité, les écoles, les paroisses et associations de quartiers du monde entier rassemblent des dons destinés aux victimes de la faim. À New York, les étudiants de la Brooklyn High School chantent *We are the World* sous la bannière étoilée, le jour de la remise des diplômes de fin

1. *Ibid.*

d'année, hymne repris en chœur dans les églises noires de Harlem. Bob Geldof atteint la sainteté. Il est partout, plein d'idées, de Washington à Addis-Abeba, afin d'amplifier le succès de Live Aid. Ici, il annonce la création d'un « Fashion Aid » avec des designers, qui offriront des modèles de couture inédits, vendus aux enchères par Sotheby's ; ailleurs un « School Aid » mobilisera les scolaires au secours de l'Afrique ; on réfléchit avec les leaders de l'agro-alimentaire à un « Shop Aid », assorti de collectes dans les grands magasins. Comme on lui demande comment il compte gérer les fortunes récoltées par le concert, Geldof répond : « Je viens de recevoir une excellente nouvelle : le gouvernement éthiopien nous a autorisés à travailler sous les auspices des Nations unies, nous pourrons aller au Tigré et en Érythrée. L'urgence, c'est le développement ! Je souhaite donc que l'essentiel de l'argent soit dépensé sur des projets d'aide à long terme. Pour ce faire, nous allons mettre sur pied un groupe d'experts agricoles, afin d'élaborer des programmes à l'échelon des villages, pour réinsuffler l'espoir[1]. » Tout est donc pour le mieux dans le meilleur des mondes…

Au mois de juillet, précisément, au plus fort du battage et de la félicité du consensus caritatif, un rapport à en-tête de l'association américaine Cultural Survival parvient au siège de MSF, boulevard Saint-Marcel. Le document, signé d'un certain Jason Clay, anthropologue, enseignant à Harvard, rend compte de l'enquête effectuée dans les camps de réfugiés éthiopiens du Soudan. Témoignages à l'appui, il décrit par le menu les méthodes de *resettlement* éthiopiennes dans plusieurs villes, telles Acxoum, Adua, Wilmo et Mekele. « Les opérations de transfert ont lieu sans avertissement, révèle-t-il notamment. Les villages, généralement proches d'une garnison, sont encerclés par l'armée ou la milice pendant la nuit ou au petit matin. Tous les habitants saisis sont rassemblés. On leur annonce qu'ils vont

1. *Libération,* 19 août 1985.

être amenés à la ville voisine pour une réunion politique. Dans d'autres cas, les paysans pensaient qu'on les emmenait en prison pour collecter l'impôt. D'autres "candidats au voyage" sont rattrapés en train de moissonner, de labourer, de battre le grain, de garder le bétail, de réparer une clôture ; ou simplement dans la rue d'un village, alors qu'ils passaient au moment de l'une des opérations. Ailleurs, il s'agit d'une rafle brutale sur un marché, ou lors de fausses distributions de nourriture. Dans ce dernier cas, généralement, la distribution est effectuée afin de donner une apparence de vraisemblance, puis interrompue quand suffisamment de monde est réuni pour entreprendre l'objectif véritable : la déportation[1]. » Le texte recense sept cent mille personnes ainsi déplacées, de décembre 1984 à juin 1985. « La façon dont s'effectuent les recrutements des "volontaires" l'indique clairement : les transferts de populations ne doivent rien à la situation agricole des régions concernées, mais correspond au tracé de la route reliant Addis-Abeba à la capitale de l'Érythrée, Asmara. Deux groupes ethniques sont visés : les Tigréens, d'une part, dans le but probablement d'enrayer l'extension du Front populaire de libération du Tigré (FPLT) vers l'est et de le couper d'une partie de ses soutiens populaires réels ou potentiels, tout en conservant le contrôle sur l'axe routier du nord ; les Oromos musulmans, d'autre part, dont le pouvoir central s'est toujours méfié, et qui représentent plus de 90 % de la population déplacée de Wollo. Les autorités escomptent ainsi contenir leur poussée[2]. »

Rony Brauman : « La lecture du rapport prolongeait notre propre questionnement. Mais nous n'allâmes pas jusqu'au bout de la réflexion. Pourquoi ? Sur le terrain, nous bossions comme des brutes, de l'aube au coucher du soleil. Le travail relativisait nos questions, les éludait, les mettait

1. Archives internes MSF.
2. *Ibid.*

en suspens. Enfin, les pluies, si longtemps espérées, étaient au rendez-vous, les transferts de populations ne semblaient plus à l'ordre du jour. Pour nous, un épisode sombre se clôturait... » Partie remise...

Les premiers rapports de l'équipe en poste au camp récemment ouvert de Kelala parviennent à Paris courant août et septembre. Ils ne sont pas très encourageants. Un procès-verbal du conseil d'administration du 21 septembre 1985 l'indique : « Après deux mois de fonctionnement, une estimation permet de conclure que 4348 enfants de moins de cinq ans sont au stade 2, c'est-à-dire qu'ils pèsent 60 à 70 % de leur poids normal. Il est évident que la distribution de rations sèches chaque quinzaine ne répond pas au problème urgent des enfants marasmiques; elle permet tout au plus d'empêcher la dégradation de l'état des enfants modérément affectés. L'organisation d'un centre de nutrition intensive a été proposée à deux reprises déjà aux autorités éthiopiennes qui ont appuyé leur refus sur le fait qu'elle entraînerait une concentration de population importante autour du centre; nous avons même été sommés d'arrêter la prise en charge des orphelins... »

Aucune des suggestions n'aboutira, pas plus que celles entreprises auprès des autorités provinciales. « Si notre présence à Kelala avait une raison d'être, c'était celle-là, affirme Rony Brauman : nous avions l'équipe, les moyens, la logistique nécessaire. De guerre lasse, Michel Fizbin, notre administrateur à Addis-Abeba, alerte les délégués des Nations unies, présents dans la capitale : des observateurs se pointent en hélicoptère à Kelala. L'appareil se pose à cinq cents mètres du camp, les ambassadeurs cheminent un quart d'heure sur une piste de crête, escortés des bureaucrates éthiopiens du Parti, qui leur offrent un tour du camp vu d'en haut. Puis ils remontent dans l'hélico. Mission accomplie. Pour eux tout allait bien. Des centaines de gosses mourront, faute de soins... Ce n'est que des mois plus tard que nous réaliserons les mobiles des autorités éthiopiennes qui nous refusent d'installer le centre de nutrition : en attirant les réfugiés, il aurait contrecarré les opérations de déplacements au sud. »

Que faire ? Paris ronge son frein. Aux derniers jours d'octobre, un événement inattendu provoque l'explosion.

Rony Brauman : « Dominique Rigaux, notre responsable-com, nous avait concocté un club de la presse anglo-saxonne à Paris, un déjeuner-débat réunissant les poids lourds des médias internationaux, Reuter, Upi, Cepi, *Washington Post*, etc. Discours un brin institutionnel, j'ouvre la séance par la présentation de MSF. Questions des journalistes. Celle, apparemment anodine, de la correspondante de Reuter allume le feu : "Quels sont les principaux problèmes que vous rencontrez sur le terrain en ce moment ?" À l'époque, je n'avais pas vraiment l'habitude de la presse, je n'avais donc rien préparé, hormis mon laïus introductif. Alors j'improvise. J'évoque trois situations, trois pays : l'Afghanistan, nos hôpitaux bombardés par la chasse soviétique, les populations, cibles premières de la guerre ; le Sri Lanka et la difficulté de franchir les lignes de feu pour les équipes de secours. Et, bien sûr, le camp éthiopien de Kelala, dont je resitue le contexte. C'était la première fois que j'organisais cela en récit, une façon réactive de relater les problèmes de terrain de manière aussi cohérente que possible. Étrangement, alors que je parlais, les choses s'éclaircissaient, comme si je les explicitais pour moi-même. Je me sentais emporté dans une sorte d'exaltation, le brouillard se dispersait. Je racontai l'histoire de notre complicité avec une politique criminelle… J'en viens au dilemme auquel nous sommes confrontés, et je m'en tiens là. "Et maintenant ?" reprend alors la journaliste de Reuter. Je lance : "Si les autorités ne nous laissent pas ouvrir le centre thérapeutique, eh bien, nous nous trouverons devant des choix très difficiles !" Elle insiste : "Et que ferez-vous alors ?" Je lâche, sans réfléchir vraiment : "Dans ce cas, nous serons obligés de partir !" C'est sorti d'un trait, comme si toutes les questions qui me taraudaient en sourdine depuis des mois explosaient, d'un coup.»

Aux côtés de Brauman, Claude Malhuret vacille : le président de Médecins sans frontières est en train d'annoncer tout simplement l'éventuel retrait des équipes d'un lieu qui concentre les regards de la planète! «En voiture, dans Paris, un peu plus tard, nous avons eu une discussion un peu orageuse. Non sur le fond du problème, mais sur le fait qu'une décision de cette envergure devait être d'abord discutée au sein de MSF. Claude tirait une gueule de six pieds de long, je lui avais fait le coup du passage en force.»

Le téléphone ne cesse de sonner dans les heures suivantes boulevard Saint-Marcel : Reuter en veut plus, l'AFP, TF1, Antenne 2, la BBC aussi. La valse des interviews commence : «Il se trouve qu'à ce moment-là Dominique Rigaux préparait une campagne de collecte de fonds avec le magazine *Elle* sur le thème : "à Noël dernier, MSF vous a mobilisés en faveur des affamés éthiopiens, aujourd'hui, récompense, nous vous offrons le sourire d'un enfant!" Avec mon discours : «L'aide humanitaire à l'Éthiopie tue!», je cassais la baraque de toute l'opération. Comment aurions-nous pu justifier ce sourire de môme alors que des atrocités terrifiantes se déroulaient là-bas? Le mensonge était général. Nous ne pouvions collaborer!»

Simultanément aux événements parisiens, l'équipe de MSF constate d'étranges manœuvres au camp de Korem. Depuis août, la situation générale s'améliorant avec les pluies, la RRC demande aux réfugiés de la région de Maïchew, distante d'une quarantaine de kilomètres au nord, de rentrer chez eux. Sur les vingt-cinq mille réfugiés du camp, douze mille hommes, femmes et enfants se soumettent. Le CICR, soutenant l'initiative à juste titre, distribue semences, outils et vivres à chaque candidat volontaire au retour, étant entendu avec les Éthiopiens qu'une distribution régulière de nourriture leur sera offerte toutes les trois semaines. Ainsi en ira-t-il un trimestre durant, jusqu'à ce que les autorités éthiopiennes changent brutalement de comportement, fin octobre : les distributions de la Croix-Rouge sont soudain interdites. Privés de tout, les gens de Maïchew repartent pour Korem. La suite est relatée par les MSF dans le mémorandum qu'ils diffusent à la presse.

« Vendredi 5 octobre, au matin, lorsque nous arrivons au camp, celui-ci nous apparaît comme vidé de sa population... Six mille personnes seulement s'y trouvaient, dont six cents rassemblées dans un enclos. Dans chacun des sept baraquements d'hospitalisation hébergeant cent cinquante patients, quinze à cinquante personnes manquent. Renseignements pris, nous apprenons que la milice est arrivée la veille, à la nuit tombante, avant d'encercler le camp. Quinze mille personnes, averties par la rumeur, fuient alors dans les montagnes avoisinantes, mais l'armée réussit tout de même à en coincer six mille. Six cents, choisies au hasard, un grand nombre dans un état de santé préoccupant, sont poussées à coups de bâtons à bord de camions réquisitionnés à l'organisation britannique Save the Children Fund. Deux chauffeurs qui refusent de participer à l'opération sont arrêtés. »

Le même jour, sur la route de Dessié, au sud de Wollo, une infirmière MSF, accompagnée de John Mitchell, fonctionnaire des Nations unies, croise un groupe de cent cinquante réfugiés allant à pied, encadrés par des miliciens armés. Interrogé, un pérégrin confie aux humanitaires qu'on le contraint par la force, qu'il abandonne derrière lui une femme enceinte, de bonnes terres, des bœufs et un champ tout prêt à être récolté...

Boulevard Saint-Marcel, le voile se déchire. La réalité du programme de *resettlement*, organisé par un régime de terreur auquel le mouvement humanitaire prête la main malgré lui, explose.

Rony Brauman : « La présence des équipes humanitaires servait le dessein gouvernemental sur deux points au moins : d'une part, elle inspirait confiance à une population qui comprenait que des témoins étrangers lui assureraient une certaine sécurité à l'intérieur des camps ; d'autre part, cette présence des ONG permettait aux bailleurs de fonds d'être tranquillisés, puisque les opérations de secours se déroulaient correctement. Et, il faut le dire, les ONG de terrain ne témoignaient pas du contraire… » Le président de MSF n'évoque pas les ONG qui prennent le parti des déportations vers « l'avenir radieux », ainsi du Secours populaire français, voire de l'ONU, dont l'assemblée générale admet ces déplacements de population. Quant à la Communauté européenne, elle est elle-même favorable à une « villagisation humanitaire » !

La direction de MSF brise le silence. « J'étais en relation quotidienne avec Michel Fizbin, notre administrateur d'Addis-Abeba, poursuit Brauman. Très vite, nous nous mettons d'accord pour “balancer” à la presse toutes les informations dont il dispose à propos de notre analyse de la situation, de l'instrumentalisation de l'aide. Ainsi nos petits camarades des ONG anglo-saxonnes auront la surprise de découvrir dans le *Sunday Times* et le *Guardian* les déclarations, les critiques confidentielles qu'ils ont formulées lors de réunions inter-ONG en Éthiopie ! Fizbin, qui n'avait rien oublié de ses antécédents de journaliste, relevait fébrilement tout ce qu'il entendait. Ça ne dura qu'un temps : il devint vite tricard ; quand il passait le seuil d'une salle de réunion, tout ce petit monde se taisait… »

Paris ne se prive pas d'enfoncer le clou, au risque de voir ses dizaines de volontaires de terrain expulsés d'Éthiopie. « Il s'agit d'une question basique de déontologie, déclare le président lors d'une interview accordée à *La Croix*. Nous considérons que nous avons deux contrats à honorer : le premier, moral, avec la population que nous aidons ; le second, vis-à-vis des donateurs auxquels nous devons rendre des comptes. Si l'on se tait, ou si l'on dit à l'opinion : “Passez votre chemin, il n'y a rien à voir”, ces contrats sont bafoués. » Alerter est donc une question de morale ? relance le journaliste. « C'est cela, réplique Brauman : une question de morale minimum. (...) Cela me rappelle les orchestres juifs qui jouaient dans les camps de concentration nazis... démontrant ainsi que tout allait bien. Ce n'est pas l'idée que je me fais de MSF : la confiance accordée à l'association repose sur sa réputation d'action médicale efficace et concrète[1]. »

Aider ou la boucler... Ce débat apparaît d'autant plus délicat que la conscience mondiale réclame des États le soutien à un peuple sinistré qui aura besoin, pour une année encore, d'un million de tonnes de céréales de l'aide internationale. Une commission d'enquête indépendante, chargée d'étudier les programmes de transferts des populations, décrisperait l'atmosphère ; elle examinerait les arguments. C'est la demande que formule le président de MSF, aux premiers jours de novembre, quand il débarque dans la capitale éthiopienne.

« Je n'ai pu obtenir l'autorisation de sortir d'Addis-Abeba, reprend Rony Brauman, j'ai donc demandé aux équipes MSF de m'y rejoindre ; nous devions évoquer la situation, prendre des décisions ensemble. Ce fut un bonheur. L'ensemble des volontaires étaient soudés comme un seul homme et, malgré les milliers de kilomètres, ils partageaient les déclarations que nous avions faites à Paris. Ils étaient même soulagés, certains ayant envisagé de démissionner si MSF ne protestait pas publiquement ! »

Brauman tentera vainement de prendre langue avec les ONG présentes à Addis. « Aucune ne voulut me recevoir, dit-il, alors que quelques mois auparavant elles ne se privaient pas de dauber en coulisse, quand elles relataient les atrocités dont elles avaient été témoins. Plus rien, maintenant. Silence général... J'ai cherché à rencontrer Dawit Giorgis, le patron de la RRC, un homme important, occupant le rang de ministre. Il avait disparu depuis

1. *La Croix*, 1er novembre 1985.

plusieurs semaines ! On le disait en mission officielle en Europe, mais une rumeur insistante – elle sera vérifiée par la suite – prétendait que Dawit avait profité de cette tournée occidentale pour mettre les voiles, réclamer l'asile politique. Il avait "choisi la liberté", comme on disait alors... »

Le lendemain, Brauman poursuit sa tournée des officiels. Il se rend au siège local des Nations unies, pour un rendez-vous avec Michael Priestley, « Resident Representative » – REP, dans le jargon humanitaire – du PNUD[1], qui chapeaute la coordination des opérations humanitaires en vertu du protocole signé entre l'organisation onusienne et le gouvernement éthiopien. La visite ne peut pas mieux tomber : la veille, en effet, un rapport interne du Programme alimentaire mondial (PAM) est parvenu au bureau de MSF, à Addis-Abeba... Glissé dans une enveloppe de papier kraft, à l'attention du « président Brauman », il est déposé par une main anonyme sous la porte du bureau. Rédigé par un *field monitor*[2], le mois précédent, le document décrypte le fonctionnement réel des camps de transit de Weggegi et de Lemi, destinés aux déportés des provinces du Wollo et du Tigré vers le « Sud radieux ». Le contenu est consternant : les sites sont dépourvus des installations sanitaires de base, privés d'eau potable et de latrines. Des masses de gens croupissent, faméliques, deux à quatre semaines durant, en vrac, dormant à même le sol, tentant de se réchauffer par une température descendant au-dessous de moins 10° la nuit. La ration alimentaire se résume à une poignée de maïs. Se fondant sur les registres de l'administration éthiopienne, l'auteur du rapport fait état d'une mortalité moyenne de sept décès par jour sur une population de neuf mille personnes au camp de Lemi. L'hécatombe est plus lourde

1. Programme des Nations unies pour le développement.

2. Observateur du PAM chargé de contrôler l'application des opérations de secours alimentaire mises en œuvre par les Nations unies.

encore au camp de Weggegi : sur dix mille personnes, on relève quotidiennement une moyenne de seize à vingt-cinq cadavres. Mais, pour les survivants, ce n'est là que la première étape de l'enfer. Le rapport décrit alors les conditions dans lesquelles des cohortes chancelantes, affaiblies par des mois de sous-alimentation, sont embarquées dans les bennes des camions qui les conduisent vers l'un ou l'autre des deux cents centres de réinstallation «aménagés» dans l'ouest et le sud de l'Éthiopie et distants de six cents à mille kilomètres. Trois à cinq jours de piste, sans savoir si l'on recevra la moindre bouchée de nourriture le lendemain. Sur sept cent mille personnes «déplacées» du Wollo et du Tigré depuis un an, le document estime que cent cinquante mille auraient succombé au cours de ce long voyage ou lors des trois premiers mois sur les sites de destination. En fait d'Eldorado, ces régions ne sont que plaines marécageuses, insalubres, souvent impaludées, dépourvues des infrastructures minimum. Les pionniers doivent dessoucher, défricher à la force du poignet, construire dans un environnement porteur de maladies inconnues dans leurs montagnes d'origine. Ainsi, au moment même où les moyens rassemblés par les humanitaires du monde entier s'amplifiaient, des centaines de milliers d'Éthiopiens disparaissaient du seul fait de la politique d'une dictature meurtrière.

«Fort de ce rapport du PAM, poursuit Rony Brauman, j'évoque la nature des transferts de population menés par l'équipe Mengistu devant Michael Priestley. Le fonctionnaire nie mes informations en bloc, réfute, relativise et conclut, textuellement : "Je n'ai aucune raison de penser que ces gens quittent les camps contre leur gré." "*I haven't any reason...*" – la formule m'est restée gravée dans la mémoire... Ça faisait vingt minutes que je lui apportais des témoignages de première main sur la réalité des déportations, arguments issus d'un document du Programme alimentaire mondial qu'il avait sans aucun doute dans le tiroir de son bureau ! “Dans ces conditions, nous n'avons plus rien à nous dire”, lui répliquai-je, hors de moi, et je me suis tiré, en claquant la porte le plus violemment possible, à la manière de Xavier Emmanuelli à MSF, quand il était en fureur… »

De retour au bureau de MSF, Brauman apprend qu'il est quasiment convoqué, l'après-midi même, par Berhane Deressa, numéro deux de la fameuse RRC, la Commission éthiopienne de secours et de réhabilitation. « Je me rends donc au bureau du monsieur en compagnie de Brigitte Vasset, de notre coordinateur médical Bernard Desmoulins et de Michel Fizbin, notre administrateur. Dans la cour, nous croisons José Paoli, l'ambassadeur de France, un Corse bonnasse en fin de carrière. L'avant-veille, il m'avait convié à la résidence, pour discuter le bout de gras. Les MSF étaient les protégés de son épouse, elle aimait offrir des cartons de chocolat, de la confiture et du vin aux équipes de terrain. Les bonnes œuvres de madame l'ambassadeur de France… La discussion n'en avait pas moins été tendue : Paoli ne niait rien des tragédies qui se déroulaient, mais il estimait que personne n'y pouvait rien… »

Arrive alors Berhane Deressa, haut fonctionnaire éthiopien : « Un grand mec, 45 ans, allure de mannequin grisonnant, athlétique, s'exprimant dans un anglais impeccable. Il nous invite à nous asseoir, non pas autour du bureau, mais à ses côtés. Une table à tapis vert, face à une assemblée de journalistes éthiopiens, à l'exception d'Isabelle Baillancourt, l'envoyée spéciale de TF1, et du correspondant du *Washington Post* à Nairobi, Blaine Harden. Je ne comprends pas ce que je fais là ; je venais m'expliquer avec le chef responsable de la RRC, et je me retrouve participant à une conférence de presse ! Il y avait encore, je l'oubliais, l'Anglais David Taylor, numéro deux des Nations unies en Éthiopie, visiblement furieux contre nous. »

Deressa prend la parole : « Il m'est venu aux oreilles que MSF a bien des choses à nous reprocher : l'Éthiopie n'ayant rien à cacher, j'ai tenu à ce que nous nous en expliquions publiquement. Voilà pourquoi j'ai convié la presse internationale à cette réunion, afin que les choses soient définitivement éclaircies. »

Après un long préambule, où le fonctionnaire dément point par point les allégations formulées depuis plusieurs jours par Brauman dans la presse internationale, il cède la parole à l'imprécateur. Sans se démonter, celui-ci réitère les accusations de l'ONG contre la politique de réinstallation des populations affamées du Wollo et du Tigré. Il dénonce les déplacements forcés, les conditions de transport indignes, l'impréparation des sites dits d'accueil. « Un speech de quarante minutes, à la Castro. À l'issue duquel, pas déstabilisé pour deux ronds, Deressa reprend : "Comme vous le constatez, deux positions absolument incompatibles s'opposent. Nous en tirons donc les conclusions qui s'imposent." J'ai compris plus tard la raison de ce raout inopiné : en me confrontant à la presse, le type escomptait que, ainsi désarçonné, je me rétracte. »

La conférence est vite levée, les journalistes s'ébrouent, quand, assis à la gauche du représentant de la RRC, l'ambassadeur de France, Paoli, les interpelle : « *Excuse-me, please, stay here, I must say something.* » Rony Brauman : « Il s'exprimait dans un anglais très scolaire, il avait dû faire le gros de sa carrière en Afrique de l'Ouest. Et voilà l'ambassadeur qui s'en prend à nous : "MSF déshonore les ONG françaises, les propos proférés ici par leur président sont inacceptables, je tiens à m'en écarter publiquement. La France n'est en rien comptable ou impliquée par ces calomnies..." En un mot, il nous traitait publiquement de menteurs. J'étais estomaqué, sidéré. Là-dessus, Paoli se lève et se dirige vers Bertrand Desmoulins, notre coordinateur médical, un garçon adorable, peu enclin aux affrontements : "Enfin, Bertrand, vous ne pouvez pas laisser dire des choses pareilles ! Rendez-vous compte de ce que cela implique." Alors je bondis, furieux : "Pétainistes en 40, gaullistes en 45, nos fonctionnaires sont désormais mengististes ! Monsieur l'ambassadeur, vous incarnez ce que je méprise par-dessus tout, barrez-vous avant que je ne vous foute la main sur la gueule !" Son visage a viré au gris. Il s'éclipsa vite fait. »

C'est par une dépêche de l'Agence France-Presse que le boulevard Saint-Marcel apprend, le lundi 2 décembre 1985, l'avis d'expulsion des MSF d'Éthiopie...

« La RRC a accepté les offres répétées de l'organisation Médecins sans frontières de cesser ses opérations en Éthiopie, et, en conséquence, décide de mettre fin à ses services », déclare le communiqué, signé de la Relief Rehabilitation Commission. Le lendemain, mardi, un second communiqué justifie la décision éthiopienne en dénonçant « les accusations à motif politique et sans fondement » lancées par « les petits Tarzan de Rony Brauman qui font plus de bruit que de miracles ».

Le « retrait » d'Éthiopie des dix-huit volontaires se fera dans des conditions acrobatiques...

« Nous pensions que nous avions huit jours au moins pour régler les "affaires courantes", se souvient Yves Thibord, alors en poste à Sekota avec trois autres MSF, quand il apprend la nouvelle sur les ondes de Radio-France internationale. Nous avons simplement arrêté les admissions tout en continuant de soigner. Le surlendemain, les cadres du parti et Wubei, chef de la sécurité, sont arrivés au camp, nous réclamant sur-le-champ les clés du centre et celles des stocks de médicaments. Je téléphone au siège de MSF d'Addis, où l'on me prévient qu'un avion de la Croix-Rouge se posera dans l'après-midi. Nous devons le prendre sans protester. "Pas question", répliquent les autorités, qui nous contraignent de rentrer par la route sous bonne garde, une piste de 92 kilomètres, uniquement empruntée par les convois militaires, en raison des attaques fréquentes de la guérilla érythréenne. Ce fut le suspense jusqu'au bout. À hauteur de Dessié, sur la route de l'aéroport, Wubei nous fait débarquer en rase campagne. Fouille des bagages. Il sait que l'un de nous n'a pas de "permis de voyage" en règle, mais il finit par laisser tomber. Quand l'avion a décollé, nous avons poussé un gros "ouf" de soulagement[1]. »

Au siège d'Addis-Abeba, Michel Fizbin et Bertrand Desmoulins sont pris dans d'autres rets. « En accord avec la Relief Rehabilitation Commission, nous avions décidé de clore chacune des missions en les confiant à d'autres organisations non gouvernementales, puis nous avons payé les deux cent cinquante Éthiopiens qui travaillaient avec nous. Le retrait devait se dérouler sur ces bases officielles, mais la réalité fut autre... Nos employés sont menacés de représailles, alors nous avons fourni la liste de leurs noms au représentant de l'ONU, afin qu'il les protège. Le lundi suivant, les flics éthiopiens interdisent le décollage au pilote d'Aviation sans frontières chargé de récupérer nos équipes. Le compte en banque de MSF est bloqué, puis délesté de son contenu ; à Sekota, Kelala et Korem, des miliciens armés encerclent, fouillent les maisons MSF de fond en comble. À Kobo, nos véhicules sont réquisitionnés, volés disons... les équipes s'entassent dans deux voitures de la RRC en état déplorable. Les chauffeurs inexpérimentés conduisent mal, et c'est l'accident : deux travailleurs locaux de MSF sont grièvement blessés, deux infirmières rapatriées d'urgence à Paris. »

L'expulsion fracassante des MSF alimente les conversations au salon de l'hôtel Hilton d'Addis, quartier général des quarante-sept organisations humanitaires à l'œuvre en Éthiopie. Si, sur le fond, aucune d'elles ne conteste les accusations des médecins sans frontières à propos du « transfert » des populations, pas une ne manifeste le moindre soutien à l'égard des expulsés, quand elles ne se désolidarisent pas purement et simplement du témoignage public porté par leurs collègues... Outre l'obligation de

1. *Message*, bulletin d'information interne MSF, décembre 1985.

réserve commune que MSF a violée, on reproche à Rony Brauman et à Michel Fizbin d'avoir voulu imposer leurs vues à un État souverain, de se comporter en «champions des droits de l'homme»! Mieux, aucune ONG occidentale ne jugera utile de démentir ni d'exprimer un quelconque soutien quand, le lendemain de l'avis d'expulsion, le Christian Relief and Development Association (auquel toute ONG désireuse de travailler en Éthiopie doit obligatoirement adhérer dès son entrée dans le pays), co-présidé par l'Église orthodoxe éthiopienne et l'organisation britannique Oxfam, cautionnera dans un texte, au nom de toutes les organisations internationales présentes dans le pays, la politique gouvernementale de *resettlement*! Sans qu'elles protestent, les ONG sont ainsi englobées dans une entreprise d'asservissement. «Nous avons écrit à chacune d'entre elles, dit Rony Brauman, du moins à la vingtaine dont nous avions réussi à obtenir les adresses dans la capitale, pour leur demander si elles avaient vraiment signé ce document du CRDA! Aucune réponse. J'ai cherché alors à contacter Save the Children, avec qui nous travaillions à Korem : ils ne m'ont jamais pris au téléphone. À Paris, le conseil d'administration d'Action internationale contre la faim a bien voulu me recevoir à l'occasion d'une de ses réunions. Quand je leur ai demandé de se positionner sur ce texte infâme, non pas sur le fond, mais simplement sur la forme, leur directeur médical, Jean-Christophe Ruffin, pourtant absolument d'accord avec nous, s'en est tenu à une réflexion pleine de suffisance : "Aucun système, si totalitaire soit-il, n'est parfait. Notre mission de grandeur est de nous introduire dans les brèches. Tel est le 'vrai' savoir-faire humanitaire." Et de conclure, en substance : "Je vous propose qu'AICF ne suive ni la politique de MSF, ni la politique de Mengistu, mais celle d'AICF." Autrement dit, MSF abandonne l'Éthiopie pour des raisons politiques qui la regardent. Tout n'est pas clair, mais, pour notre part, nous faisons le choix d'accomplir notre mission qui est de sauver ce qui peut l'être… Pour moi, dit Rony Brauman, il s'agit là des effets d'une démagogie victimaire dégoûtante.»

«Bosse et tais-toi», voici la règle à l'œuvre dans le petit monde de l'aide humanitaire… Paradoxalement, seul le Comité international de la Croix-Rouge (CICR), la plus grosse institution implantée en Éthiopie, rompt avec sa traditionnelle réserve. Son chef de mission d'Addis-Abeba dénoncera à plusieurs reprises dans la presse, preuves à l'appui, les départs forcés, le chantage à la survie alimentaire, allant même jusqu'à évoquer une stratégie délibérée de la famine. Léon de Rietmatten, c'est le nom de ce fonctionnaire, paiera le prix de cette initiative individuelle : il sera «remercié» par sa hiérarchie genevoise un trimestre plus tard. Quant au ministère des Affaires étrangères français, il se contentera d'un communiqué sibyllin, «roulé» par l'AFP, pour déplorer le contentieux opposant le gouvernement éthiopien aux «jeunes médecins de l'organisation non gouvernementale qui ont accompli en Éthiopie, dans des conditions difficiles, une mission de secours et d'assistance suscitant l'admiration», regrettant «qu'ils ne puissent poursuivre leur action humanitaire qui avait déjà sauvé des milliers de vies humaines».

La presse écrite, exemplaire, ne manquera pas de relayer les accusations des «gêneurs sans frontières». Les journaux donneront une grande ampleur à l'événement : la confrontation singulière d'une organisation d'urgence humanitaire et d'une dictature dans son propre espace.

Les organisations humanitaires doivent-elles taire des actions d'État inhumaines ou doivent-elles témoigner du pire ? Du *Monde* au *Quotidien de Paris,* de *Libération* à *La Croix* et au *Figaro,* de *Paris-Match* au *Nouvel Observateur*, jamais débat ne fut plus vif.

Invités à s'expliquer, les humanitaires condamnent tous l'attitude de leurs «collègues» sans frontières… «Imposture !» clame Bernard Kouchner, fustigeant, pour *Le Quotidien du Médecin*, la rigueur de son ancienne maison. «En intervenant en Éthiopie, les organisations volontaires connaissaient la nature de ce gouvernement, comme nous, à Médecins du Monde, acceptons les gouvernements du Laos ou du Nicaragua, même si nous ne les approuvons pas. Nous avions décidé, voici deux ans, que nous devions répondre à l'appel des Éthiopiens, non pas à l'appel de l'Éthiopie. Et les Éthiopiens restent menacés!» Ravalant son propos aux seuls enjeux marketing, le président de MDM ajoute : «Trop facile de dire : "Nous ne travaillons plus avec vous en raison de vos exactions" à un moment où l'Éthiopie, qui, jusqu'alors, rapportait gros pour l'image de marque des intervenants humanitaires, est à la baisse à la Bourse des valeurs.» On aurait pu s'attendre à d'autres arguments de la part de celui qui s'instituera bientôt propagandiste du principe international de «l'ingérence humanitaire[1]».

«Tout plutôt que le Cambodge et l'Afghanistan, qui se sont fermés à tout contact avec les Occidentaux[2]», déclare, pour sa part, Jean-Manuel Piétri, secrétaire général d'Action internationale contre la faim. Et de préciser que les volontaires d'AICF ont choisi d'intervenir auprès des populations non déplacées de la région du Tigré, et qu'ils continueront de le faire dans cette partie indépendante de l'Éthiopie. «Des milliers de vies sont en jeu. Peut-on demander à ceux qui en traitent de ne pas en parler à la légère?» renchérit Françoise Giroud, la présidente d'AIF. Drapée dans ses principes, elle ajoute : «Nous croyons que la politique de la présence est la seule qui puisse sauver l'Éthiopie du pire. S'en aller, c'est déserter[3]!» Quant à Jean-Christophe Ruffin, interrogé à son tour à propos des camps du Nord «épurés» de leurs réfugiés, il explique le phénomène, certes, par «la réinstallation de certaines personnes dans le Sud, mais aussi

1. *Le Quotidien du Médecin,* 5 décembre 1985.
2. *Le Monde,* 4 décembre 1985.
3. *Libération,* 4 décembre 1985.

par le retour dans leurs foyers de réfugiés, étant donné l'amélioration du climat et des cultures», avant de regretter : «Dommage que tout cela se politise[1].» Un an plus tard, lors de la publication de son ouvrage *Le Piège*[2], l'oublieux vire casaque : «L'élan humanitaire canalisé par le régime éthiopien et ses relais internationaux est détourné à des fins politiques. Grâce aux aides recueillies, le gouvernement met en œuvre une politique cynique de déportation de population et de concentration des villageois dans des villages contrôlés et endoctrinés»! Entre-temps, convaincu du bien-fondé des accusations de MSF, AICF a préféré suspendre ses missions éthiopiennes...

«Nous ne pouvons punir doublement un peuple obligé de vivre sous un régime qu'il n'a pas choisi en lui refusant notre aide, s'insurge Bernard Holzer, secrétaire général du Comité contre la faim et pour le développement et "compagnon de route" des "progressistes" du tiers-monde. Au-delà des polémiques stériles qui démobilisent l'opinion publique, nous voulons être et rester aux côtés de ceux qui souffrent, tout en posant nos conditions et en dénonçant ce qui ne va pas, en essayant de vivre la leçon que Jésus nous enseigne dans son Évangile du Bon Samaritain : nous ne sélectionnons pas nos pauvres... Nous ne leur demandons ni passeport ni carte du parti. Nous les aidons à se lever et à repartir du bon pied[3].»

Dans le même registre, Charles Condamines écrit pour *Le Monde Diplomatique* : «Désormais, il existe de "bons" affamés qui ont droit à notre aide, et de "mauvais" pauvres qui, comme en Éthiopie, n'en sont pas dignes. Leur régime n'a pas l'heur de plaire aux nouveaux idéologues français, de M. Claude Malhuret à M. André Glucksmann, en passant par Médecins sans frontières. La sélection est peut-

1. *Le Monde*, 5 décembre 1985.
2. *Le Piège*, Jean-Claude Lattès, 1986.
3. *La Croix*, 29 octobre 1986.

être l'un des maîtres-mots de la pensée néo-libérale, elle n'en est pas moins encore plus choquante lorsqu'elle s'applique à des principes humanitaires.»

«D'abord alléger la misère, estime, quant à lui, Claude Cheysson, ancien ministre des Relations extérieures, chargé des relations Nord-Sud au sein de la Commission des communautés européennes de Bruxelles. Nous ne devons pas interrompre notre aide à l'Éthiopie. Mais lorsque le gouvernement, l'autorité nous semble discutable, critiquable, haïssable, il ne faut pas passer par elle, mais par les organisations non gouvernementales, qui heureusement se multiplient...» Singulière parade d'un mandarin qui évacue ses responsabilités politiques en se défaussant sur les acteurs humanitaires.

Les arguments «victimaires», commandés par la seule et impérieuse nécessité de l'urgence, disqualifient mécaniquement toutes les interrogations des esprits critiques. Hors de tous jugements, forcément politiques, l'*ultima ratio* du volontaire humanitaire consisterait donc à tendre une main secourable aux victimes. Quels que soient les contextes, l'apolitisme d'alors équivaut à l'adhésion passive à une politique d'État meurtrière. Cette neutralité s'associe de fait à l'entreprise compassionnelle globale.

«Nous ne sommes pas dangereux, nous ne sommes pas des ennemis idéologiques, tout ce que nous voulons, c'est garder les gens en vie», clame Bob Geldof, grand ordonnateur du formidable mouvement de solidarité. Pressé par la presse écrite anglo-saxonne, interrogé sur les déportations orchestrées par les dictateurs éthiopiens, le héraut de la Cause répond sans ambages : «Les organisations qui participent à ce programme ne doivent pas être critiquées. À mon avis, il faut aider sans se soucier des transferts de population[1].» Quant aux cent mille morts, victimes de l'opération? «Dans le contexte de la famine, ces morts ne me choquent

1. *Irish Times*, 4 novembre 1985.

pas.» Commandé par la seule logique de l'aide caritative, otage d'un apolitisme de principe, le chanteur précise : «Si nous avions existé pendant la Seconde Guerre mondiale, si nous avions entendu parler de gens mourant dans les camps de concentration, aurions-nous refusé d'apporter la nourriture et les secours dans les camps? Évidemment non[1].»

Aujourd'hui, Rony Brauman analyse la période : «Cette incapacité de la majorité du mouvement humanitaire à se considérer comme partie du problème est insupportable. De véritables Papon, voilà ce qu'étaient les acteurs humanitaires en Éthiopie. En ne dénonçant pas le gouvernement qui utilisait les ONG afin de regrouper les réfugiés devenus des captifs dans des camps, puis de les "transférer" dans des lieux où ils crevaient comme des mouches, elles contribuaient à l'ignominie. Complices de crimes contre l'humanité.»

Sauver les corps, rien que les corps, quel qu'en soit le prix, quels que soient les effets pervers d'une implacable logique... Alors bien inspiré, Robert Rodecker écrira ceci en 1994 : «Cet humanitaire-là prend en charge un autre homme que celui dont l'humanisme, dans sa longue et problématique histoire commencée avec les réflexions d'Aristote, avait travaillé les contours. L'homme comme corps, comme organisme, comme consommateur, comme usager. L'homme comme réserve génétique, comme banque vivante d'organes. L'homme, être-corps vivant, que l'on s'applique à sauver comme Greenpeace les baleines. (...) Cet humanitaire-là n'est même pas de l'éthique, il n'envisage l'homme que comme animal biologique dont on doit préserver l'existence. L'homme déconnecté de sa nature raisonnable et de sa nature d'animal politique, ses deux attributs essentiels selon l'humanisme[2].»

1. *Ibid.*

2. Robert Rodecker, «Regards sur l'humanitaire», in *L'Homme et la Société* n° 129, 1998.

Bien solitaires, les médecins sans frontières maintiendront le cap contre le syndrome de «collaboration». Inlassables, ils rappelleront encore et toujours le rôle, le sens, les limites de l'action humanitaire : «En Éthiopie, nous nous sommes trouvés pris dans un véritable tourbillon politique. Nous aurions souhaité oublier la politique, mais c'est elle qui s'est rappelée à nous, sous sa forme la plus terrible : la violence. Lorsqu'un médecin traite un blessé, il n'a rien d'autre à faire que panser ses plaies; si le couteau s'abat une fois encore, il recoud la plaie. Mais si le couteau s'abat à nouveau, chaque fois plus fort, et que de plus le médecin est empêché de soigner, il doit alors s'interroger sur son rôle pour que le meurtre s'arrête[1].»

Publications, prises de position, colloques, conférences de presse, d'Italie en Allemagne, de Belgique au Royaume-Uni et aux États-Unis, c'est une période intense d'agitation publique afin de mobiliser l'opinion contre les exactions éthiopiennes, le détournement du soutien humanitaire par ce gouvernement, une action transformée en instrument de mensonge et d'oppression. MSF ose la solitude.

«Contrairement à ce que beaucoup croient, estime encore Rony Brauman, nous avons contribué à sauver des êtres en protestant. J'ai la conviction que nous avons hâté, sinon provoqué l'arrêt de la politique de *resettlement* menée par le gouvernement éthiopien.» Quelques jours après l'expulsion des Médecins sans frontières, la CEE et les États-Unis décident en effet de conditionner la poursuite de leur aide à l'arrêt des «déplacements forcés». Sous la pression, le gouvernement éthiopien annonce l'arrêt du programme au début 1986. Trois ans plus tard, le régime Mengistu s'effondre. La politique de *resettlement* aura provoqué une centaine de milliers de victimes!

---

1. Rony Brauman, «Pourquoi nous avons été expulsés», in *Messages,* bulletin d'information MSF, décembre 1985.

Vingt ans plus tard, Rony Brauman persiste : « Le témoignage n'était pas contradictoire avec l'efficacité médicale, car, effectivement, le silence tuait plus qu'il ne sauvait... Placé sous le feu des médias, dépendant de l'aide internationale pour sa simple survie, le gouvernement éthiopien était en réalité dans une position politique d'une fragilité insane. Il est tout à fait concevable qu'une protestation vigoureuse contre sa politique meurtrière aurait permis, sinon d'y mettre un terme, du moins de l'interrompre plus tôt. Traitées comme des pions, les ONG auraient pu sortir de leur rôle d'otages en se rassemblant sur l'échiquier pour affirmer une détermination à ne rien faire qui soit contraire à l'attente des populations pour lesquelles elles œuvraient. Ensemble, elles représentaient un colossal poids moral que le gouvernement éthiopien n'aurait pu ignorer longtemps. Prises comme un tout, il est probable que les ONG étaient inexpulsables alors. Mais, leçon de l'histoire, aucune ne voulut s'exposer à un risque qui n'était certes pas nul. Leur maintien sur le terrain, quel qu'en soit le prix, était pour elles une priorité absolue. De ce fait, toute prise de position publique les mettait “en danger”. »

Cet épisode peu glorieux de l'histoire humanitaire marque son échec politique et moral, le rendez-vous manqué des rapports complexes entre les exigences des principes et la soumission aux pouvoirs.

Les risques d'une moyenne entreprise

12

Avec son allure de paquebot, le bâtiment tranche sur les modestes façades de la rue Saint-Sabin. C'est à Bastille que les Médecins sans frontières s'installent en juillet 1988, dans ce quartier qui n'est pas encore celui des «bourgeois bohèmes», mais le Paris miraculeux des ébénistes du faubourg Saint-Antoine, où règne encore l'ombre des gouapes qui ont fait le prestige des dancings tango de la rue de Lappe. «La fourmilière étouffait dans ses galeries du boulevard Saint-Marcel, explique Francis Charhon, alors directeur de MSF et instigateur de cette installation définitive. Je rêvais de vastes volumes ouverts, de bureaux transparents, de plateaux géants. À l'époque, un tel dispositif était introuvable dans Paris.» En désespoir de cause, une menuiserie délabrée fera l'affaire, en 1987. Un an plus tard, la bâtisse vermoulue s'est métamorphosée en un navire superbe, aux lignes claires.

«À l'origine, il n'était question que de réhabilitation, se rappelle Pascal Sirvin, l'architecte qui réalise cette transformation avec son associé Noël Baduel. Comment réhabiliter un édifice aussi fragile? Alors, nous avons fait place nette. Il fallait imaginer quelque chose de singulier dans cet ensemble immobilier du vieux Paris.» Vingt ans plus tard, le quinquagénaire n'a rien oublié de cette commande inédite : «Nous étions toujours sept ou huit, rassemblés, discutant de tel ou tel aménagement. Les MSF, leur directeur surtout, savaient exactement ce qu'ils voulaient : ils voulaient faire savoir, démontrer que leur structure était sérieuse. Charhon me faisait un peu peur; à la fois charmant, beau gosse, tombeur – une doublure de feuilleton télé –, et en même temps très... patron, aux attitudes tranchées. Parfois, la tension était vive. L'homme avait le caractère d'un chef d'entreprise! Nous, les archis, nous étions proches du personnel, des logisticiens, infirmières et administratifs, tous gens disponibles et curieux, qui allaient déployer leur activité sans fin dans cet espace. Comment l'architecture pouvait-elle témoigner de cette ouverture, de cette effervescence? Nous nous sommes déchaînés.»

Le résultat est cette maison de verre sur quatre niveaux suspendus, libérée des contraintes, d'une verticalité impressionnante, inondée de lumière. Un assemblage de galeries, de passerelles, de coursives et de jetées d'escaliers, distribuant des enfilades de bureaux vitrés. Le parti pris d'isolement et de communication collective a fait naître un espace multi-dimensionnel n'arrêtant aucun regard, organisant la libre circulation des hommes. Une métaphore, en somme, des principes de MSF. «Vingt ans plus tard, le "cargo" a vieilli, et c'est tant mieux, constate Pascal Sirvin, mais à l'inauguration il avait un côté ostentatoire dans ce quartier d'artisans. Il disait : "Voyez, nous sommes performants." Une image aux antipodes de l'association humanitaire telle qu'on la concevait dans les années quatre-vingt.»

Une telle vitrine provoquera quelques perturbations au sein de MSF. «Passer sans transition d'un souterrain de 300 m^2 à une cathédrale de verre avait de quoi effrayer, confie Antoine Crouan. Les locaux étaient beaucoup trop beaux, ils nous paraissaient même démentiels. 2700 m^2...

Qu'allions-nous faire d'un tel volume ? La honte nous taraudait, pour tout dire. "Ne vous en faites pas, nous aurons tôt fait d'occuper l'espace", répétait Charhon. Mais lui-même éprouvait mal le paradoxe : il s'empressa de fixer un panneau à l'attention des visiteurs ; il détaillait la nature, le coût de l'opération immobilière, précisant qu'une belle partie des travaux avait été financée grâce à la générosité de quelques entreprises mécènes. Après tout, les 33 millions de francs déboursés équivalaient à six annuités de loyer. Superbe affaire, d'autant qu'à deux pas de l'Opéra la valeur de l'immeuble a triplé, voire quadruplé depuis. »

L'équipe du siège rassemble une soixantaine de salariés de MSF, deux fois plus qu'en 1984. Outre le secteur logistique animé par Jacques Pinel – neuf personnes – et la coordination médicale spécialisée – quatre permanents –, conduite par Jean Rigal, la structure s'est étoffée : ressources humaines, administration, gestion et secteur communication-marketing. Sans compter les cinq équipes de programmes chargées de l'élaboration et de la mise en action des missions de terrain. Le tout est chapeauté par Brigitte Vasset. L'ensemble reste sous l'égide d'un directeur, Francis Charhon, et d'un président, Rony Brauman. Claude Malhuret ? Il est passé à autre chose, à l'occasion de l'un de ces étranges coups de bonneteau qui pimentent la politique française : la cohabitation de juin 1986.

À l'issue d'un scrutin législatif déplorable, le président François Mitterrand est contraint de nommer un Premier ministre appartenant à la nouvelle majorité parlementaire. Il feint de choisir Jacques Chirac. Pour la première fois dans l'histoire de la Ve République, les citoyens découvrent qu'un président minoritaire peut confier la gestion politique du gouvernement au camp de ses adversaires.

« Au surlendemain des élections, me confie Claude Malhuret, je reçois un coup de fil d'Alain Madelin. "secrétaire d'État aux Droits de l'homme, ça t'intéresse ?" Je tombe des nues… "Décide-toi vite, insiste-t-il, tu n'as que dix minutes, les avis changent toutes les heures. Et, si tu dis oui, il n'est même pas sûr que Chirac approuve." J'ai répliqué : "Je ne sais pas. Je dois en parler aux copains." Brauman et Charhon ont saisi le sens du film sans grand plaisir. Ils craignaient, à juste titre, que la présence du directeur de MSF au sein de l'équipe Chirac n'entraîne de funestes retombées sur le mouvement. Reste que ma nomination sera sans conséquence, sinon à court terme : elle amènera Brauman à gauchiser son discours, histoire de démontrer que MSF n'est pas une annexe du gouvernement.» Sur l'épisode, l'avis de Brauman est plus nuancé : «Claude Malhuret est mal "parti" de MSF. Il nous quittait du jour au lendemain, pour rejoindre la droite au gouvernement. En interne, sa démission fut reçue comme un abandon, car les MSF le considéraient comme le véritable patron de la maison. Charhon et moi étions les deux seuls au courant de ses engagements politiques.» Il ajoute, sans ambages : «D'une certaine manière et d'un point de vue exclusif, ce départ fut une aubaine pour moi : je n'aurais pas tenu bien longtemps le rôle de porte-flingue de Claude. Avec l'affaire éthiopienne, j'avais pris de l'assurance, et il y aurait eu tôt ou tard deux chefs à MSF. Nous nous serions inévitablement engueulés…»

Rendant hommage à celui qui marqua de son sceau le développement de MSF, le président Rony Brauman, amical et sibyllin, écrit en juin 1986 : «Les options politiques de Claude n'ont jamais altéré les actions de terrain. Ceci démontre qu'à Médecins sans frontières, la cohabitation se pratique depuis longtemps; en ce qui nous concerne, ça marche sans problème. Mais, sans doute, il serait hasardeux, hors de propos d'en tirer des leçons générales. Son engagement conduit Claude Malhuret à occuper un poste exposé. Nos vœux l'accompagnent dans ses nouvelles fonctions. Nous lui souhaitons d'être aussi efficace qu'il l'était auparavant. Bonne chance[1] !»

1. *Médecins sans frontières,* bulletin interne de MSF, juin-août 1986.

Las, celui qui, par des capacités d'analyse peu ordinaires et une intelligence anxieuse, fut le moteur du « sans-frontiérisme » se révélera moins bien taillé pour évoluer dans le marigot politicien. Candeur, naïveté ? À un journaliste intrigué par son parcours d'ancien militant du PSU et de l'UNEF, qui partage maintenant les convictions d'hommes autrefois d'ultra-droite, Claude Malhuret répond : « Je me suis aperçu que l'anticommunisme nous rapprochait. De même, le fait d'être passé d'une position antidémocratique, voire totalitaire, à une position démocratique, voire libérale, une fois déposées les barres de fer de Mai 68, nous nous sommes rendu compte que nous avions les mêmes mobiles, à défaut d'avoir vécu les mêmes circonstances. Je sais que je suis sincère en ayant évolué dans ce sens, je n'ai donc aucune raison de ne pas accorder le même crédit de sincérité à mes amis Alain Madelin et François Léotard[1]. »

Claude Malhuret était des premiers « gauchistes » à rallier la droite politique sans le passage obligé – on en verra tant un plus tard ! – par le sas du mitterrandisme. Ministre, il prendra Jean-Christophe Ruffin comme conseiller, celui-là même qui l'avait contesté violemment six ans plus tôt au sein du bureau de MSF, lors de la Marche pour le Cambodge...

Le ministre sans frontières, promu au poste de garant des droits de l'homme, aura bien du fil à retordre pour justifier les actions du gouvernement Chirac et de son collègue, le ministre de l'Intérieur Charles Pasqua : généralisation des contrôles d'identité, détention des citoyens rétifs à la présentation de leurs documents administratifs, rémunération des délateurs, expulsion des étrangers sur simple décision préfectorale... Piètre spectacle, en vérité, que celui du sous-ministre moustachu, ainsi croqué par le dessinateur Soulas dans *Libération* : ce dernier le représente, frêle créature tenue en laisse par un flic obèse ; commentaire dans une bulle : « On est vraiment peu de chose. » À la

1. *Le Journal du Dimanche,* 26 octobre 1986.

télévision, le 18 octobre 1986, Claude Malhuret devra cautionner l'expulsion *manu militari* de cent un Maliens de Paris. « Soyons clair, dit-il, le fond de cette mesure est légal. (...) Il est vrai que j'aurais préféré qu'on les expulse par groupes de vingt. Enfin, ces gens étaient tous en situation irrégulière. Savez-vous qu'on en expulse cent cinquante chaque semaine de Roissy, et une centaine d'Orly ? Le seul bémol dans cette affaire a trait à son aspect spectaculaire. Il donne l'image d'un pays qui expulse massivement des étrangers. Or, le secrétaire d'État aux Droits de l'homme que je suis doit servir à combattre le racisme et la xénophobie. Je ne supporterai aucune banalisation[1]. »

Quelques semaines après cette expulsion massive, les cent un Maliens « trans-frontières » verront leur recours juridique accepté par les juges français. Une nouvelle fois migrants appauvris, ils devront retrouver les filières pour regagner Montreuil-sous-Bois, capitale malienne de l'Europe.

L'occasion est trop belle : Bernard Kouchner, l'ennemi juré, sort du bois. Le président de Médecins du Monde a beau jeu de titrer sa tribune donnée à la presse : « Le ministère de l'indignation ». « On ne doit cautionner aucune atteinte aux droits de l'homme au nom de la raison d'État ou de la solidarité gouvernementale. Ce sont là deux domaines nécessairement et heureusement différents. On ne peut pas être dehors et dedans. Le secrétariat aux Droits de l'homme doit disparaître. Il fait du tort à la cause qu'il prétend servir. La position est intenable. En ces temps de libéralisme, ne nationalisons pas les droits de l'homme[2] ! »

Ironie du sort, deux ans après cette « leçon », Bernard Kouchner se retrouvera dans une posture identique à celle du rival détesté, quand Mitterrand, réélu au Palais

1. *Le Journal du Dimanche,* 26 octobre 1986.
2. *Libération,* 20 octobre 1986.

en 1988, ratifiera la proposition du Premier ministre Rocard : celui-ci nomme le « patron » de Médecins du Monde en place de Claude Malhuret... Kouchner, qui ne cessera de rompre des lances contre l'ex-MSF, démissionnera, comme lui, de ses fonctions de président de MDM. Il obtiendra que son sous-ministère des « Exclus » devienne finalement « secrétariat d'État à l'Action humanitaire », placé sous la houlette autocratique du ministre des Affaires étrangères, Roland Dumas... Par un invraisemblable tour de passe-passe, Kouchner « nationalisera » le devoir d'ingérence humanitaire – une philosophie de l'action indépendante des pouvoirs – et inventera le droit d'ingérence humanitaire des États démocratiques, qui pourront dès lors s'immiscer dans les affaires de gouvernements fautifs... On mesurera plus tard les redoutables implications de ce rapt de l'action humanitaire, quand les puissances diplomatiques et stratégiques, étrangères par nature aux finalités humaines des conflits, en useront...

Revenant sur deux années de fonctions ministérielles, Claude Malhuret avoue : « Je me croyais destiné à la politique. Je m'étais trompé. » Il songea même plus d'une fois à démissionner, au mois de décembre 1986 notamment. Le projet de loi Devaquet proposant l'augmentation des droits d'inscription, mais surtout l'introduction d'une forme de sélection à l'université, précipite des centaines de milliers de jeunes gens dans les rues. L'étudiant Malik Oussékine ne survivra pas au passage à tabac commis par les « voltigeurs » à moto de la Police nationale dans l'entrée d'un immeuble de la rue Monsieur-le-Prince, au Quartier latin. Patient sous dialyse, sa mort soulève l'indignation. Le secrétaire d'État aux Droits de l'homme prend alors une décision : il se rendra le lendemain chez son ministre de tutelle, François Léotard, et remettra sa démission. Jean-Christophe Ruffin, conseiller de Claude, le rattrapera par la manche : « Ne fais surtout pas cette connerie, au contraire : tu n'es pas en première ligne.

C'est Pasqua qui va encaisser[1] ! » Le ministre entendra... C'en sera fini des illusions.

Rony Brauman : « Claude était moins armé pour la politique qu'il ne le pensait. Trop intello, bien moins magouilleur qu'on peut le croire. » Malchanceux, il pourra au moins s'enorgueillir d'avoir obtenu de Jean-Bernard Raimond, ministre des Affaires étrangères, l'éviction du complaisant José Paoli, ambassadeur de France en Éthiopie...

Claude Malhuret n'a pas tort : l'image de MSF ne pâtit guère de son propre « recentrage idéologique ». L'épisode est anecdotique, si l'on considère le prestige que l'association emporte depuis l'attitude courageuse de ses expatriés d'Éthiopie. En décembre 1986, pas un seul média ne fera défaut lors du quinzième anniversaire de la fondation de MSF, promue « Grande Cause nationale » de l'année par une commission interministérielle réunissant les ministres de la Santé, de l'Intérieur, de la Culture, et le secrétaire d'État aux Droits de l'homme, Claude Malhuret ! Reportages télévisés, articles et spots de soutien sont diffusés gratuitement par RTL, RMC et Europe 1. Régine Desforges, Yves Duteil et Jean-Paul Belmondo invitent les auditeurs à suivre leur exemple : il faut aider MSF comme ils le font eux-mêmes depuis tant d'années... La campagne bat son plein pendant dix jours. Elle est habilement orchestrée par Paula Bénichou, responsable de la communication de MSF, suivant les directives de Rony Brauman : « Lors des interviews, nous ne devons pas regarder en arrière, mais annoncer les tendances de MSF, affirmant notre volonté d'efficacité, notre désir d'améliorer la qualité des missions par un surcroît technique. Il est essentiel de démontrer que nos activités, fondées sur le démarrage rapide, la mobilisation des énergies humaines, sont nos atouts principaux et qu'elles s'inscrivent dans l'avenir[2]. »

1. Olivier Weber, *French Doctors*, Robert Lafont, 1995.
2. Procès-verbal du conseil d'administration, 4 octobre 1986.

Soigner l'image, au risque du dérapage... Ainsi cette affiche «4x3», placardée sur les murs des villes françaises. Un enfant noir, sourire aux lèvres, est affublé d'un bonnet médical blanc trop grand pour lui. Et ce commentaire : «Un jour, je serai Médecin sans frontières.» «Cet enfant, archétype de ceux que les médecins rencontrent quotidiennement, illustre l'œuvre des MSF (donner le sourire) et l'attraction croissante des jeunes pour remplir cette mission[1]», explique Paula Bénichou. D'aucuns contesteront cette pub, perçue comme la promotion d'une facette de la profession, peu conforme avec celle des singuliers médecins de MSF. Les contestataires découvriront d'autres placards quelques mois plus tard. Cette fois, l'équipe entière des MSF pose, tout sourire, devant l'objectif. L'image disparaîtra vite des panneaux d'affichage sous la pression de volontaires choqués par une «vedettarisation» en contradiction avec l'article de la charte relatif à l'anonymat rigoureux des MSF. Qu'à cela ne tienne : l'image d'une organisation performante, sans équivalent dans le monde des ONG françaises, concentre la déférence médiatique. La revue de management *Tertiel* synthétise la pensée générale : «Bénévole, mais pro. MSF est une PME sans but lucratif. Mais pas sans politique financière[2].» Quelques chiffres en donnent la mesure : un budget multiplié par dix en dix ans; pour 1988, 145 millions de francs de cash-flow, dont 70 % issus de fonds récoltés auprès de cinq cent soixante mille donateurs. Parmi ceux-ci, cinq mille entreprises et quatre mille collectivités locales. Les 30 % supplémentaires proviennent de financements accordés au coup par coup par la Communauté européenne et le Haut-Commissariat aux réfugiés. MSF est dotée d'une trésorerie de 20 millions de francs investis en Sicav, d'un personnel interne de soixante-cinq salariés et d'une échelle de rémunérations serrée, de 7000 à 14000 francs, salaire d'un assistant hospitalier.

1. *Le Figaro,* 11 octobre 1986.
2. *Tertiel,* décembre 1988.

L'évolution des actions de MSF n'est pas moins impressionnante : en 1987, mille cent médecins, infirmières et logisticiens quittèrent l'Europe pour une soixantaine de missions dans vingt-cinq pays; ils étaient sept cents en 1986, trois cent quarante-quatre en 1984... MSF occupe désormais la première place du mouvement humanitaire planétaire.

Nouveauté : si ses interventions demeurent axées sur les situations de crise d'urgence – conflits, catastrophes naturelles, déplacements de populations –, l'organisation s'aventure maintenant dans des missions de longue durée, jusque-là étrangères à son champ d'action. Des équipes sont déployées au Yémen, à Madagascar, au Niger, au Guatemala, au Vietnam, au Laos et en Guinée, où, en collaboration avec les autorités sanitaires étatiques, elles se consacrent à la mise en œuvre et à la gestion de programmes nationaux et régionaux, telles les réhabilitations de structures, les installations d'hôpitaux de brousse et de dispensaires, mettant même sur pied des filières de formation médicale de personnels locaux. Le président Brauman s'en explique : « Peut-on distinguer de manière catégorique celui qui donne un poisson à l'affamé et celui qui lui apprend à pêcher ? La réalité de terrain est beaucoup plus complexe, nuancée. Ainsi l'action de Médecins sans frontières débute souvent dans un contexte d'urgence. (...) Sans la durée, on ne peut penser efficacité. L'activité se poursuit jusqu'à ce que les équipes autonomes prennent en charge leur propre politique de santé. On le voit, l'urgence ne contredit pas le long terme. Elle est, bien souvent, un point de départ[1]. »

Certes, quoi de plus normal que de poser la question du prolongement de ce que l'on aura accompli en quittant le pays ? Lors des entretiens, j'entendrai souvent : « Quand vous arrivez quelque part, il est difficile de dire non. Vous débarquez dans l'urgence, vous résolvez les problèmes, ça va mieux. Mais à quel moment peut-on repartir en se

1. « L'urgence et le long terme », Bulletin MSF n° 31, mars-mai 1987.

disant : nous avons rempli notre mission, débrouillez-vous, on vous laisse ? Il faut avoir une philosophie singulièrement cynique… »

Il n'en demeure pas moins que le tournant amorcé en 1987 brouille le sens des fondamentaux de MSF. Au vrai, ce changement de cap en faveur des missions au long cours épouse les stratégies récentes de l'OMS et de l'Unicef. Cette année-là, réunis en assemblée régionale à Bamako, les experts onusiens planchent sur l'état de sous-médicalisation catastrophique des pays dits « en reconstruction », et concluent qu'ils sont de véritables « déserts sanitaires ». Les experts proposent aux jeunes États exsangues une « recette » destinée à suppléer leur incapacité financière en matière sanitaire. Coup de baguette magique : la gestion décentralisée des services de santé par les structures médicales elles-mêmes est « la » solution. En clair, les communautés villageoises sont invitées à contribuer au financement de leurs dépenses sanitaires, au réapprovisionnement en médicaments et en matériel de leurs dispensaires. En participant au coût des soins prodigués, ces communautés autogérées stimuleront formation et maintien sur place des cadres et des personnels compétents. Aujourd'hui, le jargon humanitaire dénomme cette théorie le « recouvrement des coûts ».

Quel chef de village, quel préfet, quel directeur de service sanitaire n'aspirerait-il pas à voir fonctionner ainsi les centres médicaux de son ressort ? Invités par les onusiens à participer à la mise en œuvre de ces programmes d'un « genre nouveau », les Médecins sans frontières acquiescent.

« Une telle évolution était inéluctable, estime aujourd'hui encore Francis Charhon. Nous disposions d'un outil logistique performant, d'un incomparable savoir techno-médical, acquis dans les camps de réfugiés. Pourquoi, avec cette formidable technique, ne pas rendre plus de choses possibles ? Sans oublier nos médecins, épidémiologistes, nutritionnistes et pédiatres, des “poids-lourds” formés à la santé publique par nos soins. Nous devions les faire “tourner” et, il faut le dire, les situations d’urgence ne suffisaient plus... D’un pur point de vue organisationnel, les programmes à long terme nous offraient l’avantage de conserver “sous le coude” un pool de volontaires compétents, réorientables vers toute urgence nouvelle.»

Au risque d’imiter les agences de coopération et de développement des «sans-frontières» belges, justement fustigés il y a peu pour leur «participationnisme» dans les politiques nationales de santé des États! Le président Brauman s’enthousiasme : «De toute évidence, l’utilité des interventions multiples ne fait aucun doute. Il est fort probable que de larges possibilités de financement seront disponibles dans les années à venir[1]...» Toutefois, il ajoute, prudent : «Reste à évaluer le retentissement de ces missions en amont, notamment le risque d’alourdissement qu’elles induisent dans le fonctionnement de MSF. Dans ce domaine, l’expérience solide de nos amis de MSF-Belgique permettrait de tirer un enseignement commun, afin de savoir quelle place accorder à ce type de programme et si, par ailleurs, nous ne voulons renoncer à aucune de nos autres activités.» Exit la problématique urgence-développement, judicieusement critiquée par Liberté sans frontières trois ans plus tôt! Le président de MSF préfère le concept de «relation substitution-formation, infiniment plus riche». Nouveau mot d’ordre, le transfert du savoir fait alors florès...

«Langue de bois! s’écrie aujourd’hui Rony Brauman quand je l’interroge sur cette idée énigmatique. Substitution-formation, c’étaient les mots de la mode. Quant au transfert, de quel savoir parle-t-on? La vérité, c’est qu’emportés par la dérive ambiante, la tendance interne au “*do something*”, propre à toute institution mue par un désir d’action constant, le “toujours plus”, la folie de l’auto-évaluation, la multipli-

1. Rapport moral, assemblée générale, 1988.

cation des programmes, des budgets, les masses de volontaires expatriés, nous ne nous sommes pas aperçus que, loin de fabriquer nos propres idées, nous engloutissions le discours des Nations unies selon nos recettes. »

La distance est souvent incommensurable entre les discours institutionnels et la réalité. Ainsi en fut-il pour la mission guinéenne, présentée alors comme un projet pilote de MSF…

24 mars 1984 : le dictateur guinéen Sékou Touré rend l'âme. La Guinée sort de la longue nuit où le despote l'avait plongée.

D'ethnie malinke, l'anticolonialiste de juillet 1958 avait été le seul parmi les parlementaires métropolitains de l'empire colonial à prôner le « non » au référendum gaulliste sur l'association franco-africaine. Le 2 octobre, la Guinée était donc indépendante. Élu président le 15 janvier 1959, Sékou Touré choisit l'option socialiste d'alliance avec les « démocraties populaires » du bloc de l'Est. Les relations Paris-Conakry virent à l'aigre, jusqu'à la rupture définitive en 1965. Le régime autocratique plonge alors sa population dans une pauvreté sans nom. Elle contraindra le démagogue à islamiser l'État. À la mort de Sékou Touré, la Guinée est un pays dévasté. Mais les initiatives volontaristes éclosent. À l'orée de 1987, une mission MSF s'ouvre dans des circonstances cocasses. Antoine Crouan, acteur-clé de cette aventure, se souvient de son réveillon de 1986, en Bretagne. « Mon père avait convié un professeur de pédiatrie, l'un de ses amis rennais. La conversation glisse sur la malheureuse Guinée, enfin sortie du cauchemar. Tout y est à reconstruire. "N'est-ce pas incroyable, intervient alors notre invité, un Guinéen de mes assistants, âgé de trente-deux ans, vient d'apprendre hier, par télégramme de son ambassade à Paris, qu'il était nommé ministre de la Santé de la nouvelle équipe." Je réagis au quart de tour, dit Antoine Crouan. Un rendez-vous est convenu pour le lendemain matin même à l'hôpital de Rennes. Je découvre alors un jeune toubib, minuscule, très maigre, en jeans. Exilé depuis des années, il avait maintenu des liens politiques très forts avec quelques médecins et camarades de Conakry. Ceux-là avaient décidé pour lui : ministre de la Santé. Nous faisons connaissance. Il me dit : “Je suis très emmerdé, je ne sais pas comment me rendre en Guinée. Je n’ai pas un rond, et l’ambassade pas plus. – Pas de problème, lui dis-je : il y a MSF !” Nous voilà tous les deux à Paris, boulevard Saint-Marcel. Je présente mon nouvel ami à Rony : “Tu as devant toi le nouveau ministre de la Santé guinéen. L’ennui, c’est qu’il n’a pas les sous pour rentrer au pays… Que peut-on faire ?” Brauman : “On lui avance son billet !” Notre copain ministre quitta Paris le 8 janvier. Je le suivis le lendemain, chargé d’une mission exploratoire de MSF… » C’est ainsi que les « sans-frontières » s’embarquent dans la galère guinéenne.

« C’était un pays fou, poursuit Antoine Crouan. Il n’y avait plus rien, tout était en ruine, partout, des hôpitaux vides, déserts, sans eau, sans électricité, sans médocs. Équipements vétustes, déglingués, personnel fantomatique. » Le nouveau ministre propose alors aux MSF de prendre en charge l’intégralité du système sanitaire national : « À vous de jouer, dit-il, allez où bon vous semble, saisissez-vous du pays. Vous avez carte blanche. » « Quand on est jeune, fiérot, on pense : ce type est super, la collaboration sera aisée. Monter de toutes pièces une structure de santé à l’échelle d’un pays, c’est en soi une belle et grande aventure. »

Forts de leurs moyens, convaincus de leur savoir, les expatriés ne soupçonnent pas les écueils affleurants. « Nous nous trouvons d’emblée face à un problème de taille : le salaire du médecin guinéen qui bosse avec nous à l’hôpital de Kankan est de 200 balles… dix fois moins que nos indemnités MSF, déjà dérisoires ! Notre ami l’apprend. Choc culturel. Mais que dire du toubib de brousse qui ne dispose pas même d’un salaire, d’aucun moyen, d’aucun médicament, d’aucune seringue, et qui assiste, éberlué, au surgissement de Land-Rover rutilantes, de jolies MSF déguisées, se la jouant un peu docteur Schweitzer ? Convaincre le ministre, lui conseiller de multiplier les salaires par dix ? Lui dire : "Vos médecins ne peuvent pas vivre avec 200 balles" ? Il aurait répondu : "Les caisses de l'État sont vides." »

Qu'attendre d'une politique de santé qui évince la question centrale, la rémunération de ses cadres ? Qu'importe : la mission guinéenne est de construire un service sanitaire cohérent… Facile à dire. Mués en technocrates, les « sans-frontières » deviennent prisonniers d'une logique de l'action où comptent seuls expertise, supervision, recours aux connaissances et aux moyens techniques lourds. Ils oublient qu'ils sont d'abord médecins, que les pratiques médicales s'inscrivent toujours dans un cadre socio-culturel spécifique. « Il était loin, le temps de l'Afghanistan, où les équipes prenaient le temps de se roder aux réalités complexes du pays. Rien de ça en Guinée, poursuit Crouan, ni même ailleurs dans le monde… Plus aucun briefing. Nous envoyions de Paris des techniciens, des types calibrés OMS, des "développeurs" qui perdaient toute mesure. Ah ça ! ils étaient fortiches pour monter des stages sur l'art et la manière de vacciner, pour rédiger des textes pédagogiques à propos de la conservation des médicaments en frigo, de la stérilisation, de la crémation des seringues après usage, afin qu'elles ne soient ni réutilisées, ni revendues… Les réalités étaient plus prosaïques : comment se fier aux infirmiers, aux aides-soignantes, à des médecins dont la survie dépendait de quelques francs ? Comment être sûr que ce chauffeur chargé du transport d'un stock de vaccins ne profite du véhicule tout-terrain pour charrier du bois de chauffage pour son village deux jours durant, au risque d'interrompre la chaîne de froid indispensable à la conservation des ampoules en climat tropical ? Il fallait tout surveiller. Alors, ce fut le flicage permanent, insupportable ! Sans oublier nos amis guinéens, qui, à juste titre, n'appréciaient guère l'autorité des MSF. Il n'y avait plus que la technique, rien que la technique, on se moquait du reste. Nous eûmes beaucoup de “pétages de plomb” de volontaires écœurés, refusant d’être des “fonctionnaires” MSF. La motivation de l’aventure se dissolvait. Mais que foutait-on en Guinée, bon Dieu ? Quel était notre rôle, sinon celui du médecin blanc dans toute sa morgue ? »

Il faudra moins de deux ans avant que le malaise n’imprègne toute la structure MSF de bas en haut. Une expression cruelle, « assistance technique », émaille les conversations dans les coursives du paquebot Saint-Sabin. Le dégoût de ces missions associées aux politiques de coopération, sur le « pré carré » africain de la France, les slogans dévastateurs des experts en « développement international » diluent le sens premier de la vocation des MSF. Quelle part l’organisation doit-elle consacrer à ces « programmes lourds » par rapport aux missions d’urgence et de crise ? Quelle limite fixer aux collaborations avec les gouvernements et les instances internationales ? Ces questions récurrentes ponctuent les procès-verbaux des conseils d’administration de l’année 1988.

À l’image du navire de la rue Saint-Sabin, l’expansion s’accélère, ces années-là. MSF-Logistique, nouvelle structure, est inaugurée. Dotée d’une gestion autonome, mais contrôlée par la maison-mère, la filiale dispose de vastes hangars près du tarmac de l’aéroport de Lézignan. Là, sous douane, près de deux cents tonnes de matériel non médical – tentes et couvertures – sont stockées. Sans oublier les véhicules, les fameux kits de tous genres, patiemment mis au point au fil des années, prêts à être expédiés sur-le-champ. MSF-Logistique se veut aussi une centrale d’achat pour le compte de beaucoup d’ONG. Ainsi, deux cent cinquante tonnes de matériel spécifique sont exportées au cours de 1988 ; volume d’affaires : 2,8 millions de francs. Même objectif pour Épicentre, autre association satellite créée la même année. Outre un support scientifique offert aux équipes expatriées de la « maison », Épicentre commercialise des services d'expertise médicale, de formation en santé publique, jusqu'alors réservée au seul usage de MSF.

« À terme, l'idée était que MSF soit en mesure de répondre selon ses compétences à toute offre globale, explique le très entrepreneurial Francis Charhon. Nous devions occuper tous les dispositifs, l'association se réservant la fonction opérationnelle en utilisant ses rouages comme autant de prestataires dont elle demeurait cliente privilégiée. Du moins est-ce ainsi que j'imaginais notre paysage. Un puzzle, des boîtes imbriquées peu à peu les unes aux autres. On m'a laissé quartier libre un certain temps... » Il ajoute sans détour : « J'ai toujours pensé qu'une organisation n'avait pas d'autre alternative que de croître, de se développer. Si l'on ne prolifère pas, c'est la mort. Il fallait agir, initier, augmenter toujours plus l'échafaudage. »

Bien sûr, les dépenses progressent d'autant. De 1985 à 1988, elles passent de 118 à près de 148 millions de francs, soit une croissance de 25 %. 70 % des budgets proviennent des missions de terrain, elles-mêmes en augmentation constante. Désormais, 100 millions de francs sont nécessaires chaque année afin d'assurer les achats, l'acheminement des médicaments, des matériels médicaux et logistiques, le transport des équipes, les indemnités et les salaires. Le tiers des dépenses globales se répartit entre coûts de fonctionnement du siège parisien (de 6 à 8 %) et ceux (23 %) liés à la recherche de fonds. Ces dernières charges courantes, 25 millions en 1986, sont passées à 32,7 millions de francs, soit une augmentation de 30,8 % ! Il faut donc reconstituer les mêmes enveloppes budgétaires chaque année...

Pour l'essentiel, les ressources escomptées reposent sur la générosité et la fidélité des donateurs anonymes, uniques garants du maintien de l'indépendance de MSF. Qu'une désaffection, qu'une lassitude de ceux-ci se manifeste, et c'en serait fini de l'association. Dès lors, conserver la confiance des donateurs constitue un impératif de taille.

Publicité, location de fichiers, mailings, routage... Les campagnes de *fund raising*, instituées par Claude Malhuret en 1983, sont désormais menées systématiquement et à grande échelle. D'autant que la collecte à vocation humanitaire n'est plus le seul apanage des MSF : trente organisations se sont installées dans le sillage du vaisseau amiral ! Certes, le nombre des donateurs est en constante augmentation d'une année sur l'autre. Deux cent mille en 1984, quatre cent mille en 1986, ils atteignent, fin 1987, cinq cent soixante mille. Pourtant, une telle progression est insuffisante. D'autant que le fichier « s'effrite » d'environ 10 % l'an. Il faut donc conquérir d'autres contributeurs et prospecter toujours plus large. D'ores et déjà, l'achat de trois millions d'adresses auprès des sociétés spécialisées est indispensable pour assurer la pérennité du budget de l'association. À raison d'un coût de 60 centimes à 1,40 franc l'adresse, et pour deux prospections semestrielles, les sommes deviennent impressionnantes : ainsi, 15 % des dons sont immédiatement recyclés pour relancer les anciens donateurs ou en conquérir de nouveaux.

Au nom de l'efficacité, MSF s'est doté – révolution interne – d'une équipe de professionnels du marketing. Parmi eux, Jacques Girerd et Sébastien de la Selle, anciens de la compagnie d'assurances Afnor, pour le premier, et du constructeur automobile Renault, pour le second. Les deux hommes travaillent de concert avec les agences de communication et de publicité en vue ; à charge pour celles-ci de concevoir le message des mailings expédiés aux donateurs potentiels. « Concept », « marché », « rentabilité », « profit », « ciblage » : un nouveau vocabulaire s'installe.

« Les agences de pub traitaient les donateurs comme de vulgaires clients, elles n'avaient pas plus de considération à l'égard de nos valeurs, se souvient Antoine Crouan qui, un peu plus tard, rejoindra le service Communication de MSF, qu'il contribuera à réformer tant il s'est dévoyé. Ces boîtes n'investissaient pas de gros moyens pour ce travail, elles envoyaient leurs "juniors" rencontrer nos responsables. Ces pubeux en herbe ne disposaient que d'une ou deux journées pour découvrir la maison MSF. Comment, dans ces conditions, saisir notre singularité ? L'humanitaire n'est pas un grand sac dont on tire une ONG plutôt qu'une autre : chaque mouvement est doué d'une spécificité propre, selon son terrain d'intervention, sa manière d'appréhender les événements politiques du monde. » Les bévues se multiplient, à l'image de ce mailing réalisé par l'agence BDDP, en 1985. Le prospectus montre la photo d'une enfant colombienne, prisonnière d'un puits de boue. L'image est ainsi légendée : « Elle s'appelait Omeira. Elle avait neuf ans. Vous ne l'oublierez jamais. D'habitude, moins de deux personnes sur dix répondent à nos lettres. J'ai la conviction profonde qu'aujourd'hui, en pensant à ce qui aurait pu être fait pour sauver Omeira, vous serez trois, peut-être quatre sur dix, à nous donner de bonnes raisons de croire en la solidarité des hommes. » Le papillon est adressé aux donateurs de MSF avec la lettre suivante :

« Chère Madame, cher Monsieur,

« Trois heures du matin. Un grondement dans la nuit, et un fleuve de boue qui engloutit une ville de Colombie. C'était il y a quelques mois, à Armero. Parmi eux, la petite Omeira. Vous l'avez vue mourir devant vous, à la télévision. Mais avant, vous l'aviez entendue transmettre à ses parents et aux enfants du monde entier <u>le plus beau message d'amour</u>[1], d'amitié et de confiance en l'être humain qu'il nous ait été donné d'entendre. Cette petite fille a réussi ce jour-là ce que personne au monde n'avait jamais fait : <u>vaincre l'indifférence</u> dans un monde où le malheur, la guerre et la souffrance sont terriblement banalisés. »

Dix-huit ans plus tard, la colère d'Antoine Crouan est intacte : « Ce texte écœurant manipulait l'actualité pour

1. Souligné dans le texte.

notre compte : il captait un événement médiatisé à l'extrême, la mort d'une petite fille en direct. Ces phrases dégueulasses ont scandalisé volontaires et donateurs. Les lettres de protestation affluèrent. Nos correspondants nous accusaient d'être des prescripteurs à la manière de La Redoute. Ils se sentaient devenus "cibles" d'un commerce à vomir.»

Le clash est consommé. L'agence incriminée changera de client, et offrira ses talents à Médecins du Monde, lui fournissant même un mailing auparavant destiné à MSF! Le *charity-business* est à son comble...

Ceci explique-t-il cela? En 1986, pour la première fois de son histoire, alors que les missions de terrain se multiplient, la croissance budgétaire de MSF marque une pause : 153,6 millions de francs récoltés, contre 162,4 millions l'année précédente. C'est la crise. En écho, cet appel culpabilisant, extrait d'un bulletin d'information interne : «Il est de plus en plus difficile de faire appel à la générosité du public. Situation préoccupante pour une association dont le fonctionnement est assuré à 75 % par les dons des particuliers... Une désaffection serait fatale aux centaines de milliers de sinistrés pour lesquels nous sommes le dernier lien avec la vie. Nous ne voulons pas croire que cette situation soit le reflet de l'égoïsme de chacun[1].» C'est ainsi que MSF entend réveiller la fibre «émotionnelle» d'un «public las»...

Alors, des professionnels de la communication proposent aux donateurs le parrainage d'une mission MSF qui les maintiendrait à leurs côtés en les associant abstraitement à l'action de terrain. «Il fallait inventer autre chose, prévient Antoine Crouan. Faire passer l'idée que les "coups de cœur" suscités par les images télé, les élans ponctuels, ne suffisaient plus. Il fallait faire comprendre que les équipes MSF étaient en permanence sur le terrain, chaque jour, où que ce soit dans le monde. Nous avons alors imaginé l'opé-

---

1. *Médecins sans frontières*, bulletin n° 34, décembre-février 1986-1987.

ration “Un franc par jour”, manière de fidéliser nos donateurs en les invitant à accepter l'idée d'un prélèvement bancaire automatique de 35 francs, comme pour une facture EDF… Bref, un mécanisme administratif dénué de sens, anti-humanitaire, que nous avons testé lors de la commémoration du quinzième anniversaire. Nous l'avons lancé à l'occasion d'une émission de “La Marche du Siècle”, de Jean-Marie Cavada, sur FR3, en 1986. Sans vraiment y croire. Nous avons accueilli cent soixante-dix mille donateurs supplémentaires en 1987… Ce fut une de nos opérations les plus enviées par nos concurrents, et elle fonctionne aujourd'hui encore. » Sans doute la déductibilité fiscale des dons désormais reconnus « d'utilité publique » était-elle pour quelque chose dans ce succès.

Faisant feu de tout bois, les stratèges en marketing s'aventurent sur le terrain vierge du mécénat d'entreprise. Un colloque est organisé dans ce but. En vain… À défaut, les professionnels de la communication préconisent une opération tout aussi innovante : les produits partagés. Principe : en échange de la croix blanche sur rouge de MSF, imprimée sur les emballages de produits commerciaux, l'association recevrait un pourcentage sur les ventes des industriels associés à l'initiative. L'idée, présentée devant le conseil d'administration en juin 1986, soulèvera d'âpres discussions. L'opération, d'abord perçue comme « faire-valoir des intérêts des entreprises », sera finalement adoptée à la majorité. Flacons de shampooing Mixa-Bébé, paquets de corn-flakes Kellog's, yaourts Gervais-Danone, les rayons de supermarché fleurissent de produits labellisés MSF. Sans oublier la panoplie du parfait écolier : boîtes de peinture Lefranc-Bourgeois, gommes Mallat, cahiers Hamelin, compas Maped et stylos Waterman. Un sondage des 8-13 ans n'a-t-il pas révélé que le « médecin sans frontières » incarnait « le héros des temps modernes » aux yeux de cette tranche d'âge ? Avec Nathan, on envisage même un « jeu stratégique » qui représenterait le parcours d'une équipe médicale sur un terrain de guerre civile ou d'un séisme... Pour cette activité d'un genre nouveau, MSF s'est doté d'une SARL, une énième structure baptisée «6-8 Assistance».

Pour 1987, Mixa-Bébé rapportera 150000 francs, les céréales Kellog's, 390000 francs, sommes remises en mains propres par le chanteur Jean-Luc Lahaye à Rony Brauman, lors d'une émission-charité de TF1, le 4 décembre 1987.

«Comme beaucoup l'ont constaté, le commerce et l'humanitaire se sont mis en ménage, écrit Brauman dans son rapport moral de 1988. Certes, il s'agit d'un "ménage de raison", car les couples se font et se défont au gré des circonstances, mais la tendance est là, elle s'affirme avec le temps. Ce phénomène, fréquent sous d'autres latitudes, outre-Atlantique plus qu'ailleurs, est né de la rencontre d'un problème et d'un climat relativement nouveaux. Le problème, c'est la difficulté plus grande de trouver de l'argent, le coût croissant du *fund raising* et la nécessité de faire appel à des techniques complémentaires. Le climat changeant tient au besoin des marques de "créer" une sorte de valeur d'ordre moral ou social "ajoutée" à des produits qui "mériteraient" la sympathie du public pour cette forme de financement. Après pas mal d'hésitations, d'atermoiements, nous nous lançons à notre tour dans le bain. En prenant garde que l'utilisation commerciale abusive n'entame notre image.»

Que cent fleurs s'épanouissent, disait le président Mao. Au même moment, le très dynamique directeur, «militant» du processus de développement sans frein, préconise la mise sur pied d'un comité des grands patrons : «Il fallait désenclaver MSF, m'explique Francis Charhon, tirer l'organisation hors de son autocentrisme en la mettant en prise directe avec les grands du monde industriel, le parti des décideurs. Ces relais d'opinion sauraient porter l'idée MSF, ils nous apporteraient de l'argent, éventuellement.» Il avoue des difficultés à faire avancer l'idée en interne. «Finalement, on me laissa faire, poursuit-il. J'ai commencé avec Patrice-Alain

Dupré, directeur commercial du banquier Bébéar, que j'avais rencontré au festival du film industriel de Biarritz. J'ai pu compter sur l'aide amicale de Sébastien de la Selle, électron libre fort bien introduit dans le milieu : propriétaire d'une chasse en Sologne, son épouse américaine était fondatrice de la revue d'art *L'Œuf*. Il nous amena Jean Dromer, l'ancien boss de l'UAP, puis le baron Antoine Seillière, de l'ASGIP, qui favorisa nos contacts auprès d'autres, et ainsi de suite.» Péchiney, Havas, *Les Échos*, les cognacs Martell, Saint-Gobain, Alsthom, le groupe Ouest-France : une dizaine des plus grands PDG français répondent en quelques semaines. «Un fan-club, en quelque sorte, précise Charhon. Je ne leur demandais rien d'autre que de verser une cotisation annuelle à MSF et de participer, deux fois l'an, à un petit déjeuner, afin de les ouvrir à nos actions. Rony leur "faisait" un tour du monde en une dizaine de minutes, il leur racontait les aventures de MSF en Afghanistan, ou ailleurs. Nous promotionnions nos tapis, en somme. Enfin, nous débattions des problématiques auxquelles nous étions confrontés et des moyens de les résoudre. Comment, par exemple, récupérer 80 millions de trésorerie promis pour nos interventions en Éthiopie auprès des bailleurs de fonds institutionnels? Tel patron se tournait vers son voisin : "Tu appelles le ministre des Finances? – OK!" répondait l'autre. L'affaire était réglée. François-Régis Hutin, le PDG de *Ouest-France*, se révéla particulièrement efficace. Sa philosophie : chaque lecteur du quotidien doit être acteur, il suffit simplement de l'impliquer. Alors, il se fendait d'un éditorial. C'était un million de francs assuré. Sans oublier les dons qui venaient de son association, Ouest-France Solidarité.»

Antoine Crouan se souvient de l'un de ces thés mondains, par un après-midi de l'automne 1988. «L'ambiance était assez tendue. Des attentats avaient frappé Paris quelques jours plus tôt… Une vingtaine de patrons arrivèrent à bord de limousines blindées, vingt-cinq chauffeurs, vingt-cinq gardes du corps, vingt-cinq secrétaires, en tout quatre-vingt-quinze personnes! La rue Saint-Sabin était bloquée, bagnoles de flics, types avec holsters au côté, partout. Le commissaire du 11e arrondissement s'était déplacé en personne. Pensez : le tiers de la fortune française se trouvait rassemblé à la Bastoche! Le *tea for two* fut convivial, ces patrons s'encanaillaient, ils se tutoyaient à tour de bras. C'était charmant... »

Le bulletin de MSF loue bientôt les efforts de « l'infatigable capitaine du navire aux couleurs de la vie, le docteur Francis Charhon, qui, ajoutant à sa passion de la médecine celle du management, a mis le cap sur de nouveaux horizons propices au développement de Médecins sans frontières et barre au compas sous la meilleure voilure[1]... »

Pourtant, à mesure qu'ils gagnent en efficacité, les Médecins sans frontières perdent leurs certitudes. D'autant que l'exercice budgétaire 1987 confirme la stagnation des ressources amorcée l'année précédente. Pis, fait inédit, les recettes – 127, 3 millions de francs – sont inférieures aux dépenses – 141,7 millions. Si un déficit de 14 millions est heureusement comblé par la réserve des excédents cumulés les années précédentes, son ampleur alarme.

Au début de 1988, un plan d'urgence draconien est adopté par le CA : 40 millions de francs de restriction, soit le tiers du budget. Ces mesures devront être appliquées dans les délais les plus brefs, l'idéal étant le trimestre entamé... « Chacun aura du mal à réduire le secteur d'activité dont il a la charge, indique un procès-verbal, mais la situation ne laisse aucun choix : la non-application d'un tel programme mettrait la vie de MSF en jeu. »

En juillet, une équipe déboussolée se presse dans l'immeuble de la rue Saint-Sabin. Constituée quelques semaines plus tôt, la commission Budget a pour charge de décortiquer le fonctionnement, et de réduire la dépense de chaque poste. Le temps des embauches intempestives,

---

1. *Médecins sans frontières*, bulletin du 1er trimestre 1988.

accordées au gré des réclamations des services auprès d'un siège débordé, est révolu. Les équipes de terrain ne sont pas plus épargnées : outre la consigne de comprimer les frais généraux des missions par une réduction du «train de vie» (location de maisons, achat de véhicules), administrateurs et coordinateurs sont priés de se débrouiller pour trouver sur place les financements nécessaires à la poursuite des activités, quitte à taper aux portes des bailleurs institutionnels locaux. Une commission composée des responsables du service des opérations et d'administrateurs du CA passe chacune des missions au crible. C'est l'époque de «l'épreuve du POTEM», un acronyme inédit : PO, pour critère politique, incluant le respect des principes d'action de MSF (camps de réfugiés et situations de conflit restant évidemment prioritaires); TE, pour qualité technostructuelle des missions; M, pour critère médiatique, c'est-à-dire potentialité d'exploitation communicationnelle des actions. Chaque critère est noté de 0 à 5. Du total réuni dépend la poursuite ou la fermeture de la mission. + 10 : accord de poursuite; de 8 à 10 : mise en question; – de 8 : interrogation sur l'avenir de l'opération. L'objectif est de réduire chaque budget de 10%, seul moyen d'économiser 10 millions de francs! On l'imagine, cette mise en coupe autoritaire alourdit l'atmosphère rue Saint-Sabin.

Délégué par le conseil d'administration pour mener à bien cette tâche ingrate, Gérard Bollini se souvient de la virulence des débats. «Oser critiquer la viabilité des missions, leurs objectifs, le nombre souvent exagéré de salariés de terrain était iconoclaste. Il faut bien comprendre que dans une organisation de cette nature la seule légitimité vient du terrain! Les volontaires ont toujours raison, ils sont intouchables. Mais pourquoi le seraient-ils davantage que les autres? Au nom de quel principe, par exemple, s'interdirait-on d'examiner la justification de trois logisticiens au regard de la nature et de la taille de la mission menée? Cette seule suggestion provoquait une levée de boucliers, aussi bien sur le terrain qu'au siège, d'autant qu'elle émanait d'un clampin comme moi, élu et bénévole du CA… À MSF, la tension a toujours été de mise entre permanents de l'exécutif et gens du CA, ces hôtes extérieurs, installés dans la vie professionnelle. On acceptait mal notre immixtion dans les "affaires" de la maison. Considérée avec méfiance, notre instance était pour tous peuplée de bavards ignorant la complexité des problèmes structurels internes, nous étions un ramassis d'irresponsables, de véritables freins à l'action… Le CA a toujours été victime de cette sorte d'antiparlementarisme de principe. C'est très humain… Mais examinons le dessous des casquettes des quinze élus du CA, présentés comme garants de l'éthique MSF. Leur rôle se limiterait-il seulement à donner leur aval à ce que la structure a concocté, à poser une signature au bas d'un PV mensuel ? Alors, à quoi bon ? MSF n'est pas Vivendi ! Le rôle du CA est d'écouter, de s'informer, de comprendre, de questionner, de jauger l'opportunité de telle mission, d'appréhender le bien-fondé des décisions, d'ouvrir sa gueule quand il est nécessaire. Ces logiques, aussi défendables l'une que l'autre, ne pouvaient que s'affronter. Et c'est tant mieux ! N'était-ce pas la preuve que l'organisme était encore vivant ? »

Fort de sa propre expérience de terrain – il a naguère mené nombre de missions d'urgence, avant d'intégrer le CHU de la Timone, à Marseille –, Bollini se lance dans l'arène et rue dans les brancards. « Une sacrée bagarre ! Il faut dire que je n'y suis pas allé avec le dos de la cuiller, mes critiques étaient féroces, impitoyables parfois. Nous devions convenir que nous nous étourdissions souvent de succès supposés sur le terrain ! En réalité, nombre de missions étaient d'une routine affligeante, des gaspillages navrants. Il fallait mettre un terme à tout ça. Mais la clôture d'une mission est dure à digérer, à cause de l'instinct de propriété souvent… Ces décisions me valurent des haines coriaces. Je me suis fait écharper, pour tout dire, traiter de "pauvre con", de "criminel" et de "salaud". On m'accusait de vouloir la mort de MSF. Beaucoup percevaient mes critiques comme autant d'attaques *ad hominem*, alors que je n'ai jamais éprouvé la moindre inimitié à l'égard de quiconque. J'aimais les MSF comme les miens, et dans toute famille on s'engueule, n'est-ce pas ? »

De gré ou de force, les efforts accomplis porteront leurs fruits au fil des mois. Les dépenses de terrain seront ramenées de 110 à 99 millions de francs, soit une économie de 10 %. Si, en 1988, le nombre de missions n'évolue guère – une soixantaine –, celui des volontaires expatriés n'excédera pas trois cent quarante, soit une réduction d'effectifs de sept cent soixante personnes. Côté recettes, c'est une divine surprise : contrairement à la plupart des organisations concurrentes, la collecte de fonds est fructueuse : 25 millions de francs, 11 millions de plus qu'en 1987.

La crise financière jugulée, le malaise qu'elle a révélé persiste, tenace. Questionnements, critiques et récriminations fusent. Elles disent beaucoup de l'état d'esprit ambiant. « Paris ressemble à un monstre, la structure est implacable, on presse les gens en mission comme des citrons qu'on jette quand on n'a plus besoin d'eux » ; « On est là pour servir les missions, mais l'esprit général s'amoindrit. La priorité est à l'organisation parisienne, le processus de restructuration et de professionnalisation n'est pas un but en soi[1]. » Des demandes d'augmentation de rémunération à l'ancienneté se multiplient au siège, tandis que les équipes de terrain, redoutant les risques de fonctionnarisation, préconisent des mesures administratives incitant à la mobilité, à la relève des permanents parisiens, unique gage de renouvellement de la créativité et des idées.

Crise d'identité, crise de développement ? Xavier Emmanuelli : « Le départ de Claude Malhuret, du jour au lendemain, avait déstabilisé la totalité de la machine, il avait engendré une crise molle. Charhon avait pris beaucoup trop

---

1. Archives internes de MSF.

d'importance, mais sans l'inventivité, sans la générosité de Claude. Quant à Brauman et son incessante mise en perspective politique, il était trop souvent absent et bien peu disponible. La direction tanguait entre ces deux-là, sans le facteur d'équilibre et de lucidité incarné par Claude Malhuret : une cheville ouvrière manquait. »

L'arrivée de Bernard Kouchner au gouvernement ne fait qu'attiser le malaise, comme en témoigne la réunion du CA de septembre 1988. Le procès-verbal s'ouvre sur l'intervention de Rony Brauman. Il remarque la fâcheuse tendance du ministre à s'ériger en tuteur du mouvement humanitaire non gouvernemental, tout en assurant la promotion de Médecins du Monde, son œuvre, à chaque occasion. De fait, MDM est devenue l'annexe du secrétariat d'État. « Soudan, Bangladesh, Rwanda, chaque fois qu'une aide d'urgence est décidée par le gouvernement, l'équipement aéroporté arbore les stickers de MDM, constate Brauman. Toutes les ONG ne sont-elles pas par définition non gouvernementales ? » Alors, une discussion s'engage sur les risques de confusion dans l'esprit du public, voire au sein même de MSF, entre l'humanitaire gouvernemental et des organisations qui ne le sont en rien. Sans oublier que deux donateurs sur trois ne font aucune différence entre MSF et MDM... Faut-il se taire, considérer cette confusion comme négligeable et passagère, au risque de consentir à la récupération gouvernementale ? Faut-il, au contraire, s'aventurer sur ce terrain délicat, au risque d'engager une polémique ? « Sommes-nous si banalisés que nous ne soyons plus que les emballages, les valises de l'aide gouvernementale ? s'insurge à son tour Francis Charhon. Il n'est pas suffisant que MSF soit indépendant effectivement, il est nécessaire que nous le soyons visiblement ! Nous devons retrouver notre identité ! » Mais quelle identité, au juste ? Le procès-verbal se clôt par un flot d'interrogations : « Qui sommes-nous ? Comment affirmer notre différence à l'égard de Kouchner et de MDM? Quelle spécificité définir, quelle image donner : professionnalisme médical, engagement humain, valeur morale, efficacité technique?» Questions sans réponse. Néanmoins, le président Brauman est instamment prié de prendre une position publique face à la nouvelle donne.

«Je ne le voulais pas, se souvient celui-ci, ce qui me valait d'être malmené par le CA et Charhon. Les récriminations étaient violentes : “Tu ne fais pas ton boulot! Tu n'es pas assez présent dans les médias, tu dois rentrer dans le lard de Kouchner!” Je n'y arrivais pas. Les bases n'étaient pas suffisamment claires, et il n'était pas question que je me lance dans une querelle de boutiquiers, du genre “MSF, ce n'est pas lui, c'est nous”.»

La discussion revient sur le tapis quelques mois plus tard. Comment promouvoir MSF, non seulement sur le plan médical, mais dans le monde tel qu'il devient? Comment identifier son action, en quoi se démarque-t-elle des autres organisations humanitaires et de l'action politique menée par Kouchner au gouvernement? Alors, des divergences de conception profondes éclatent au grand jour entre Brauman et Charhon. Les débats s'ouvrent sur ce constat de Xavier Emmanuelli : «Tout comme l'humanitaire, MSF traverse une sérieuse crise d'identité. Voici vingt ans, nous croulions sous les initiatives; depuis, nous exploitons un filon. “La dernière génération avant la fin du monde”, tel est le slogan qui s'applique à MSF aujourd'hui. Pourtant, nous disposons de toutes les compétences et d'un formidable outil. Mais pour quels objectifs? Nous ne savons plus ce que nous sommes. MSF s'est institutionnalisée. Au risque d'être devenue aussi transparente que la Croix-Rouge, cannibalisée par les pouvoirs. Est-ce le mal qui guette toute organisation réussie? Comment réunir les gens autour d'un message commun? Faut-il nous structurer comme un gouvernement, en nous dotant d'un ministre des Affaires étrangères, d'un Commissariat politique, d'un ministère du Peuple[1] ? »

Francis Charhon intervient : « Nous n'avons pas les moyens de vivre une crise d'identité, dit-il en substance ; en effet, nous sommes une institution, une entreprise qui doit faire vivre ses propres salariés au passage. Mais, dès que nous voulons lancer des choses nouvelles, on nous rétorque que nous n'avons pas le temps... L'institutionnalisation, c'est ça ! Rony se tient dans une attitude démotivatrice. Plus la structure sera puissante, plus nous aurons les moyens de communiquer, mieux nous travaillerons[2]. »

Ainsi mis en accusation, Rony Brauman réfute : « Cette stratégie du développement est dangereuse. Car elle charrie des attitudes et des comportements qui ne sont plus ceux d'une association humanitaire, mais ceux de n'importe quelle entreprise commerciale. » Puis, revenant sur les arguments de Xavier Emmanuelli : « Ne confondons pas crise d'identité et crise de croissance. Concernant la première, l'appréciation de Xavier est toute subjective. D'un point de vue général, l'humanitaire *est* l'urgence (...). Quant à moi, j'ai peu d'interrogations sur les grands axes de MSF : je sais pourquoi je suis ici. MSF n'est pas un attrape-tout, il ne doit pas gober tout ce qui est "à la mode". Je suis sûr, par ailleurs, que ce n'est pas en accumulant plus d'argent que nous deviendrons plus valides. MSF recèle une force d'innovation impressionnante, mais en termes de volume notre développement n'est pas nécessaire. Bien au contraire, plus nous grossissons, plus nous affaiblissons notre dynamisme interne[3]. » Rony Brauman s'oppose alors à la stratégie induite : « L'idée de croissance doit être perçue comme une interrogation, non comme une évidence, assène-t-il. Quels choix d'évolution voulons-nous ? N'existe-

1. Archives internes de MSF.
2. *Ibid.*
3. *Ibid.*

t-il pas d'autres modèles à opposer à la tendance du développement avant tout? La volonté d'en faire toujours plus, toujours plus gros, toujours plus nombreux, toujours plus technique, n'entraîne-t-elle pas l'emballement[1]? »

Aujourd'hui, il précise : « Depuis longtemps j'éprouvais physiquement ce poids de la croissance. Grilles des salaires, barèmes de progression, litiges entre services, concurrences, élaboration des budgets, statuts, tout ce temps perdu à régler des problèmes étrangers aux raisons pour lesquelles j'étais à MSF... Sans parler de la nuée parasite d'experts en tout genre, communication, télécommunication, évaluation... Ils gravitaient autour de chaque mission, comme s'il s'agissait de constructions précaires qu'il fallait "évaluer" sous les moindres coutures. Nous franchissions la barre des cent salariés. Je me souviens d'une discussion que j'eus avec Jacques Pinel; la seule question qui valait à nos yeux était : quand donc arrêterons-nous? Nous nous sentions les otages d'un drôle de truc : on cavalait, on recrutait sans cesse, ça ne pouvait pas continuer ainsi... »

Alors, une lutte interne acharnée s'engage. D'un côté, Francis Charhon, directeur de MSF, et les partisans de la croissance; de l'autre, Rony Brauman et ses amis, pour qui le dynamisme de MSF repose d'abord sur l'engagement intime des volontaires, la définition clarifiée des objectifs.

« Les arguments de nos adversaires étaient difficiles à contrer, explique ce dernier. Comment répliquer à des généralités de cette eau : "Dans la vie, tu te développes ou tu meurs", "Tu te renforces, sinon tu t'affaiblis", "Tu grandis ou tu disparais" ? Pour Charhon, un bon bilan de fin d'année, c'était l'accumulation de plus de fric, pour plus de missions encore. Or, une "bonne année" n'était-elle pas celle où l'on avait mieux agi, en vertu d'un resserrement d'objectif, d'un projet plus affiné encore? Emportés par l'activisme pour l'activisme, multipliant achat et déploie-

---

1. *Ibid.*

ment de 4x4 tout-terrains, de talkies-walkies derniers modèles, nous nous bercions d'illusions. Il ne faut jamais penser qu'on est utile à l'humanité.»

Contre une logique infernale, Brauman, inlassable, revient à la vocation première des Médecins sans frontières : engagement lors de crises civiles, de conflits internes, de guerres inter-étatiques ou ethniques, et de leurs conséquences immédiates : déséquilibre, lacération du tissu social préexistant. «À partir du moment où on admet cette condition restrictive de l'action humanitaire, on mesure l'ineptie d'une croissance au pas de charge. Dès lors, les idées redeviennent claires, la démarche saine, bien plantée institutionnellement, reconnue de part et d'autre. On pouvait dire à nos interlocuteurs locaux : "Vous êtes dans la merde. C'est normal. Les circonstances font que vos structures ont éclaté. Nous venons vous aider. En remplaçant pour un temps vos praticiens sanitaires, en rassemblant ceux qui sont encore là. Votre hôpital fonctionne grâce à nous, non parce que nous sommes meilleurs, plus intelligents, mais en raison de circonstances singulières. Passé le cap difficile, à vous d'agir. Au revoir. Nous avons été contents d'être avec vous."»

Le conflit s'exacerbe au sein de l'association. «Pour la majorité des MSF, notre action devait s'ancrer sur les situations de sous-médicalisation chronique, poursuit Rony Brauman. Une étrange idée émergeait : le monde est un vaste hôpital dépourvu de médecins, eh bien, nous allons le garnir! En quelque sorte, emportons ces sociétés vers l'avenir, l'épanouissement et la maturité. Cette vision vertueuse du médecin en action, nimbé de normes, d'une aura, d'autant qu'il dispose d'un chéquier, d'un *per diem* et d'un parc de véhicules, m'insupportait... Quelle légitimité avons-nous pour afficher un tel orgueil? Quand bien même nous prétendrions jouir d'une légitimité supérieure – celle de la certitude de l'évolution progressive de l'humanité –, ça ne suffirait pas pour être légitime aux yeux de gens qui ne nous ont rien demandé de cet ordre. Et nous tranchions!

"Non, ce n'est pas comme ça qu'il faut faire." Aujourd'hui encore, je n'en démords pas : la mission du médecin est de soigner la maladie, pas la santé ! L'action humanitaire a du sens quand elle se donne pour but d'aider des individus à franchir un cap difficile, à restaurer leur capacité de choisir. Ce qui signifie seulement soins médicaux, éventuelle aide alimentaire et nutritionnelle, secours et compétence logistique. À eux de décider ensuite comment ils veulent développer leur organisation sanitaire. À la limite, ce n'est même pas notre problème. »

Rony Brauman saisit la crise interne à bras-le-corps. Au siège, sur le terrain, il orchestre tout, assure la marche de l'exécutif, tranche, décide des nominations, de l'ouverture ou de la clôture des missions. Une sorte de despote éclairé. « Ce fut un combat permanent. Sisyphe. Tu pousses ton rocher, tu le hisses plus haut, et tu recommences tout en bas. Rôle pénible, frustrant. On m'accusait d'être castrateur, doctrinaire. Alors, parfois, de guerre lasse, je lâchais du lest, je ne pouvais pas toujours dire non. » La tâche est d'autant plus lourde qu'il doit remplir en outre les fonctions éprouvantes de représentant officiel et de porte-parole de MSF. Le recrutement d'un directeur général, chargé d'assurer la coordination et le pilotage de la structure, s'impose. Le poste est décisif, puisqu'il devra imprimer la politique de la « maison ».

« Je ne voulais pas m'engager dans cette bataille, poursuit Brauman, car celui qui fatalement aurait rempli la fonction ne pouvait être que Francis Charhon. Dans l'humeur générale déplorable, c'était impossible. D'autant qu'une génération émergeait, pleine d'allant. Par un invraisemblable coup de poker, je réussis à cantonner Francis dans la fonction de directeur administratif. Moyen institutionnel de contenir sa volonté de devenir le "patron bis" dans un contexte d'achèvement, de fin de course. Le temps de la *dream team* était révolu. Nous n'étions plus sur la même longueur d'onde. Et je ne me faisais aucune illusion : il faudrait l'affronter tôt ou tard. »

Rony Brauman tiendra plus d'un an, seul.

« En 1991, j'ai proposé au CA de créer un poste de "directeur général" dans l'organigramme. Deux candidatures se présentèrent : celle de Francis Charhon et celle de Bernard Pécoul, qui dirigeait jusqu'alors Épicentre. Francis ouvre la fameuse séance. Il présente son programme en lisant un texte de quelques pages, parfaitement rédigées. Un discours de président... Il proposait une stratégie censée circonscrire le thème brûlant de la croissance et définir les terrains nouveaux de l'intervention de MSF. Puis, ce fut au tour de Bernard... Autre chose ! Sa présentation était heurtée, il ne trouvait pas les mots, il semblait tétanisé. Ensuite, réunion du CA à huis clos pour le vote à bulletins secrets. Dépouillement. Les six premiers suffrages se portent sur Charhon ; le septième, Pécoul ; huitième, Charhon... Je réfléchis à toute blinde : que faire si Francis l'emporte ? Remettre ma démission ? Ramer pour obtenir l'annulation du vote ? J'étais dans une belle merde ! Les sept derniers bulletins seront en faveur de Pécoul. J'étais sauvé ! »

Non sans une amertume amusée, Francis Charhon se souvient de la scène : « On ne voulait plus de moi. Vous occupez le sommet. La sociologie des collaborateurs évolue, et, d'un coup, vous ne représentez plus ce qu'ils sont. Votre place n'est plus là. C'est fini. La roue tourne. Je suis parti. J'ai bien fait. Je crois que je me serais ennuyé à MSF... »

Depuis, Francis Charhon occupe la fonction de directeur général de la prestigieuse Fondation de France. Bernard Pécoul assurera celle de directeur général de MSF jusqu'en 1996. Avant d'être élu par les membres de l'association responsable de la Campagne pour l'accès aux médicaments essentiels...

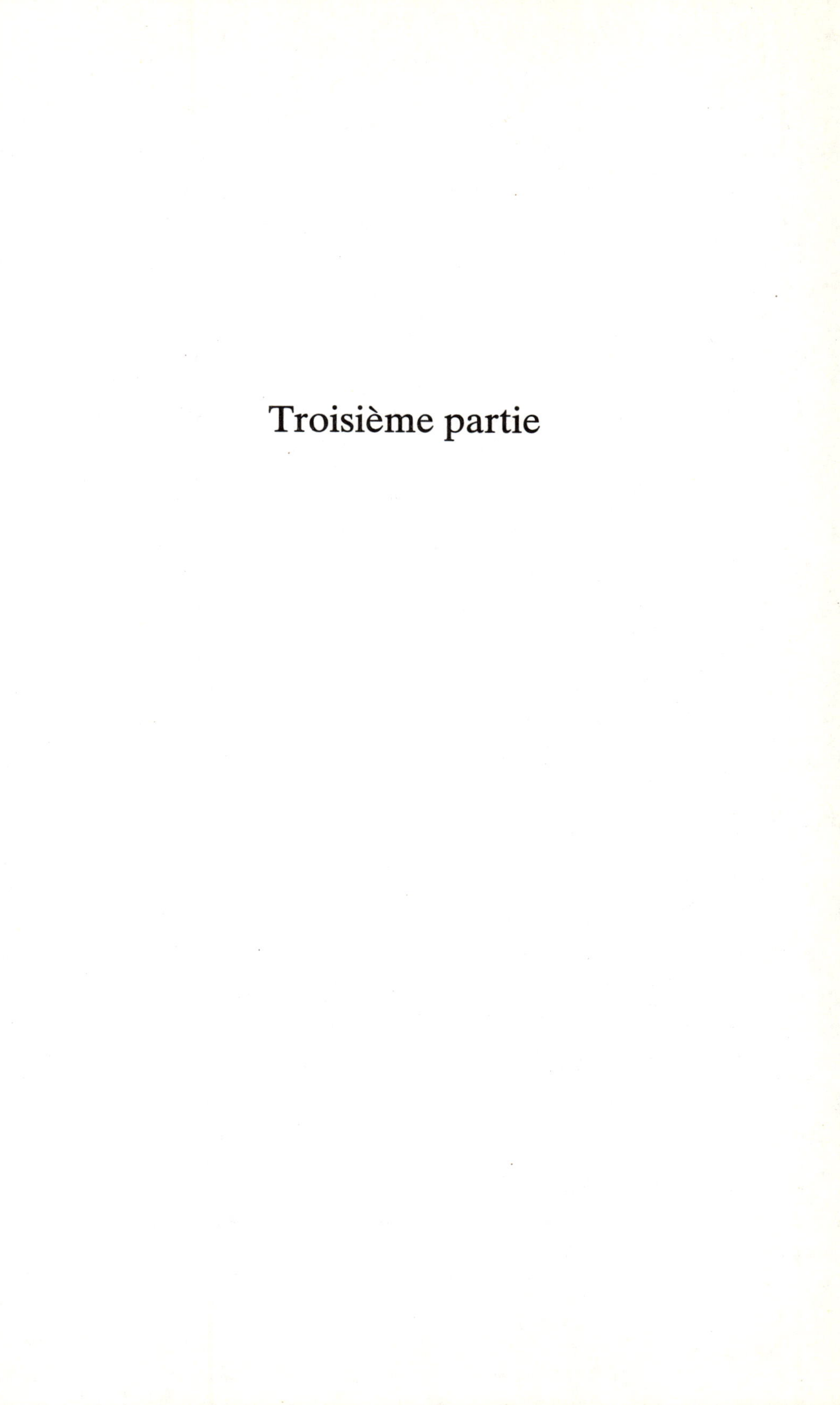

Troisième partie

L'HISTOIRE, MALGRÉ LE MUR

1

Berlin, porte de Brandebourg. Sous les projecteurs et les caméras de télévision, un homme jeune, en jeans et blouson de cuir, grimpe. Les *vopos*, les gardes-frontières, le repoussent. Une fois, plusieurs fois. Il recommence, tandis que la foule gronde. Il se hisse, ose l'escalade. Maintenant, il est perché sur le mur de béton. Il appelle l'assistance à l'imiter. Bouleversés par son audace, des centaines d'hommes et de femmes le suivent. À leurs pieds, sans grande conviction, la police tente de les intimider. Un canon à eau progresse. Assis, debout, les contestataires rient. La force se retire. Alors, des Berlinois armés de burins et de marteaux s'attaquent à la paroi. « Nous sommes libres ! », « Il doit tomber ! ». Le peuple de l'Est crie.

Postdamerplatz. Sans vraiment y croire, un monsieur d'âge mûr entrouvre un portillon qui cède sans résistance. Il tend aux uniformes impassibles une feuille froissée : sa carte d'identité. Cette nuit-là, sans aucun visa, sans le moindre tampon, l'Ouest est là… L'homme semble hésiter un instant : « Circulez ! Avancez ! crie un *vopo*, vous ne pouvez aller que de l'avant ! Allez, passez ! » Alors, des milliers d'autres lui emboîtent le pas, sans aucun regard pour le mur mâchuré de graffitis. La dernière porte. De l'autre côté, à l'Ouest, la foule s'écarte sur son passage. On le salue, on applaudit. Cette nuit berlinoise ne cessera de retentir de hurlements de joie. Des mains se tendent, elles offrent des friandises, des fleurs et du champagne. Les *Westis* s'emparent de leurs frères, les embrassent. Jeunes en bande, moins jeunes en famille, couples émus, tenant les enfants par la main, répondent aux vivas par des gestes maladroits, des mots sans suite, des sanglots. Les journalistes, innombrables, sont juchés sur les perchoirs qui autrefois servaient aux curieux, aux parents séparés, aux touristes qui scrutaient cet au-delà du mur. Cette nuit, les regards enregistrent en une même image les instants inoubliables d'un événement hors du commun : à l'extrémité de Leipzigstrasse, l'attente, au débouché de Bellevustrasse, les premières minutes de l'extase, la liberté. Les *vopos* débonnaires contemplent le flot ininterrompu de leurs compatriotes bouleversés.

Ce 9 novembre 1989, par un fort vent d'Est, le mur de Berlin, symbole du despotisme tragique, de l'enfermement et de la surveillance, s'effondrait.

Pour nos générations, ce fut le plus beau jour de notre vie.

Ironie : un mois plus tôt, les drapeaux de la Deutsch Democratic Republik claquaient sur Unter den Linden, les Champs-Élysées de Berlin-Est, clos depuis longtemps par une impasse... La liesse, organisée par le Parti communiste, célébrait le triomphe de quatre décennies de socialisme réel, le jour de gloire d'un régime qui se posait en gardien de l'orthodoxie stalinienne.

La révolution, écrivait Lénine, surgit quand «ceux d'en haut» ne peuvent plus gouverner, et que «ceux d'en bas» ne veulent plus être gouvernés.

Les premiers craquements s'étaient fait entendre au début de cette année 1989 : l'avènement de Mikhaïl Gorbatchev à Moscou (sa révolution conjuguée de *glasnost* et de *perestroïka*), l'épopée de l'électricien de Gdansk, Lech Walesa, prix Nobel de la paix (à l'origine avec Solidarnosc du premier gouvernement non communiste dans un pays du pacte de Varsovie), les réformes hongroises se terminant en sabordage du Parti... Aucun de ces événements considérables n'eut la puissance évocatrice de la destruction du mur, après vingt-huit années d'absurdité bétonnée, censée «préserver le peuple socialiste» de l'influence capitaliste. Tranchant l'Europe en son milieu, divisant les hommes en deux univers hostiles, la muraille incarnait le «socialisme réel», la guerre froide et la menace du feu nucléaire. Balafre de ciment, héritage de la victoire soviétique sur les nazis. Berlin, le seul endroit au monde où troupes américaines et soviétiques avaient été en contact. Ex-capitale nihiliste de l'Europe, Berlin restera longtemps le tensiomètre des relations internationales. Gels et redoux s'estimaient à l'aune de cette ville grosse de tragédies. Afin que nul ne l'ignore, l'URSS, dans sa démesure conquérante, avait opposé à l'Ouest une autre Allemagne, censée humilier la première par la réussite éclatante du modèle soviétique. Orgueil des apparatchiks brejnéviens, la vitrine du socialisme scientifique, greffe monstrueuse du stalinisme sur le terreau prussien, devait durer mille ans !

Les scénarii de sa disparition avaient été envisagés, sauf un : en dehors de toute concertation, de toute négociation, et d'insurrections sanglantes, le Mur tombait de lui-même. En quelques semaines. Sous les pics, les massettes et les broches des ouvriers berlinois.

Par la voix de son numéro un, l'Union soviétique de Mikhaïl Gorbatchev accordait aux peuples de l'Est le droit à l'autodétermination.

En mai de cette même année, les Hongrois sectionnent les premiers les barbelés qui les séparent des Autrichiens; les Allemands de l'Est commencent à fuir par ces brèches. C'est un véritable exode. Des dizaines de milliers de «touristes» profitent de la relative liberté de circulation à l'intérieur du « camp soviétique ». Le saute-muraille devient un jeu européen en cette année de célébration du bicentenaire de la Révolution française. On croise les « Osties » allemands dans les rues de Budapest ou dans les parcs transformés en campings. En plein jour, ils sonnent aux portes des consulats occidentaux pour obtenir informations et visas, ils s'approchent de la ligne frontière, reviennent, réfléchissent, s'en retournent. Croix-Rouge internationale et Chevaliers de Malte installent des toilettes de campagne, des lits de camp et des douches dans les jardins publics. Des dizaines de milliers d'Allemands passent la frontière austro-hongroise à bord des Trabant, des Lada, et des centaines d'autobus et de trains spéciaux sont affrétés par les caritatifs. *Remake* cinémascope du célèbre wagon plombé, noir et blanc, qui transporta Lénine de Suisse en Russie en 1917, mais en sens contraire, pour fuir un régime se prétendant l'héritier direct du premier des bolcheviks. Dès lors qu'on le contournait, le Mur devenait monumentalement inutile.

Les manifestations de l'opposition civique et morale relaient les fuyards. D'abord prudente, la contestation se propage, sous la protection vigilante des églises protestantes. Bravant les policiers omniprésents, des marches spontanées s'enchaînent sous l'impulsion du Nouveau Forum, dans grandes et petites villes. Mouvements informels, nés de l'initiative d'une poignée d'écrivains rebelles, parmi lesquels Christa Wolf, Stefen Heym le magnifique, Christoph Heine, Heiner Müller et Jens Reich. Ceux-là refusent de déserter les ruines; ils croient en un socialisme réformé que les gens ne fuiraient plus... C'est le cycle monstre des cortèges du lundi sur le *ring* de Leipzig. Trente mille manifestants le 7 octobre, cinquante mille le 9, trois cent mille le 23. Tous âges réunis, accourus de Halle, de Dresde et de Berlin pour crier : « Nous sommes le peuple ! », « Liberté pour la DDR ! ». On chante *L'Internationale*, on ose le *We shall overcome* (« Nous vaincrons ») des progressistes et des pacifistes américains. En quelques semaines, le phénomène prend une ampleur inédite. Toute une population conteste « son » régime. Le 18 octobre, lors de la convocation d'un comité central extraordinaire, Erich Honecker, 77 ans, abandonne ses titres en invoquant la maladie : président du Conseil d'État, président du Conseil national de défense, secrétaire général du SED, le Parti communiste allemand, qu'il dirige depuis dix-huit ans. Son dauphin, Egon Krenz, ancien responsable des questions de sécurité, promet d'amorcer un tournant, mais il faut avant tout « reprendre l'offensive politique et idéologique ». Le discours publié le lendemain dans le quotidien du Parti porte ce titre engageant : « Notre visage est tourné vers le peuple. » Mais le temps des rhétoriciens n'est plus. La foule des manifestants exige, s'enhardit. Ils sont trois cent mille à Leipzig, les 23 et 30 octobre, un million à Berlin, le 4 novembre. Plus de réformes ! Un véritable gouvernement ! Le sommet accède à la deuxième revendication des rues. L'équipe gouvernementale démissionne le 6 novembre. Le Comité central annonce aussitôt la composition d'un groupe rajeuni, sous la direction éclairée de Krenz. Rien n'y fait : l'émigration se poursuit. À flots. C'est la faillite d'un régime.

Le 9 novembre, le Conseil des ministres décide d'ouvrir les frontières sans conditions. Pour la première fois depuis 1961, il autorise ses citoyens à franchir le mur... En quelques heures, cent mille ressortissants se ruent vers les points de passage pour « aller respirer l'Ouest ». Ils seront douze millions en quatre jours seulement. Folie d'une liberté révélée, soudaine, après vingt-huit ans d'enfermement. Mais la crainte s'installe : et si la brèche dans le béton stalinien n'était que temporaire ? On s'épuise en attentes interminables pour risquer le privilège de respirer enfin. À la stupéfaction générale, le régime est emporté comme un fétu de paille par ce flux.

À Dresde, début décembre, le chancelier Helmut Kohl est fêté par la rue : le cri « Nous sommes un peuple ! » a remplacé « Nous sommes le peuple ! » des premiers contestataires de Leipzig et de Berlin. L'unité allemande est une question de mois. En Europe de l'Est, les manifestations se multiplient, les bureaucraties s'effondrent les unes après les autres. « Révolution de velours » à Prague, « transition douce » en Hongrie, « tentative réformiste » à Sofia. En Roumanie, un « coup d'État » sanglant renverse Nicolae Ceausescu, lequel a régné sans partage sur le pays avec la bienveillante tolérance des Occidentaux ; il est arrêté avec sa femme, la *tsarine* ; ils sont exécutés au terme d'un procès sommaire. À Moscou, la « démocratie » tente ses premiers pas. Un contingent de députés, élus librement à la Douma, permet à Boris Eltsine, éliminé de la direction soviétique en 1987, de faire son retour. Alors que les partis communistes perdent le pouvoir l'un après l'autre, Gorbatchev se refuse à l'abandon de la direction du PC à l'issue d'une altercation avec le dissident Andrei Sakharov, prix Nobel de la paix. Le pionnier de la démocratie meurt quelques jours plus tard, le 14.

L'effondrement des bastilles entraîne l'autodissolution de l'Union des républiques socialistes soviétiques.

C'est l'euphorie. On célèbre la victoire des valeurs et des institutions occidentales sur le totalitarisme gris. Avec l'écroulement, les optimistes caressent désormais l'idée que démocratie et liberté constitueront le socle d'une fusion entre économie de marché, morale et politique. Résolument assurés de l'universalité de ces options, d'aucuns n'hésitent pas à distinguer, au-delà de l'« année-frontière », la « fin de l'Histoire », selon une formule de Francis Fukuyama, politologue et porte-parole de ce courant de pensée. Le raisonnement du professeur d'économie politique internationale de l'université John Hopkins du Maryland est lumineux : avec la chute du communisme, il n'existe aucun régime alternatif hors la démocratie libérale. Ce système, dont la forme américaine est l'aboutissement, sera naturellement, automatiquement adopté par les peuples convaincus de ses bienfaits.

Plus d'antagonisme Est-Ouest, plus d'opposition Nord-Sud : c'en est fini des conflits générés par la guerre froide. Durant un demi-siècle, l'empire soviétique avait fédéré les oppositions; il avait été tuteur des mouvements de décolonisation, d'autonomie nationale et avait régné en maître absolu sur les foyers qui concouraient à déstabiliser le camp occidental. Et voilà qu'en quelques mois seulement le «meilleur ennemi» faisait défection. Dans les couloirs de l'ONU, Alexandre Arbatov, diplomate de l'entourage du président Gorbatchev, prévenait : «Nous allons vous priver d'ennemi.» Réduisant à néant la structure binaire des relations qui prévalait depuis quarante ans entre les États, l'autodissolution de l'Union soviétique supprimait l'enjeu! De l'autodestruction du «Grand Satan» naîtrait une humanité réconciliée autour des valeurs humanistes; le concert des nations assurerait l'équilibre du monde. Le retour de l'ONU sur la scène internationale, symboliquement marqué par l'attribution du prix Nobel de la paix 1988 aux Casques bleus, couronnait tous ces espoirs. Jusqu'alors paralysée par l'hostilité des deux super-puissances, qui abusaient de leur droit de veto au Conseil de sécurité, l'institution serait enfin en mesure de réaliser – rêve de sa fondation – les dynamiques de paix et de solidarité…

Las, l'optimisme fait long feu. L'Histoire décidément ne se résigne pas à sa fin.

La première surprise surgit au tournant des années quatre-vingt, quand l'opinion constate que le désengagement des puissances du théâtre des conflits, bien loin de créer les conditions naturelles de restauration de la paix, ne fait au contraire qu'enflammer les violences. Que Cuba et l'URSS se retirent d'Éthiopie ne suffit pas à régler l'antagonisme séculaire entre Érythréens et Abyssiniens. La retraite soviétique d'Afghanistan n'apporte aucun soulagement aux rivalités ethniques du pays, laissant intacts les problèmes posés depuis un siècle et demi par les affrontements des clans et de l'État moderne qui prétend les fédérer.

Cambodge, Mozambique, Nicaragua, Sri Lanka, les conflits ne sauraient se réduire aux seules influences extérieures. Les mois suivant la fracture de 1989, un certain désenchantement gagne les peuples de l'Europe centrale et orientale. Injuste mais sécurisant, l'ordre ancien de la guerre froide génère maintenant des désordres. Comme si le cours de l'Histoire, malencontreusement oublié, rappelait aux contemporains qu'un empire se défaisant génère inévitablement désordres, meurtres et séismes. Abkhazie, Géorgie, Haut-Karabakh, les violences caucasiennes se succèdent ; les lointains bornages soviétiques se décomposent dans des surenchères nationalistes d'affirmations d'autonomismes et de sécessions. Les idéologies nationales resurgissent, comblant les vides de l'ancienne férule. Elles n'en sont pas moins dramatiques. Le réveil des quêtes identitaires écarte les rêves démocratiques. Là où la soumission communiste avait éradiqué tout signe de société civile, les droits de l'homme sont bafoués de nouveau au nom de la nation. L'Autre, ce minoritaire, est exclu ; le droit du sang l'emporte sur l'illusion citoyenne, partout les États vacillent dans le désordre des antagonismes ethniques. Ce ne sont que luttes claniques, clivages religieux, rivalités mafieuses. Le principe d'intangibilité des frontières, règle d'or depuis 1945 et la fin des combats du Pacifique, laisse le champ ouvert aux ambitions. Les impérialismes régionaux secondaires se substituent aux impérialismes planétaires, avec des conséquences encore imprévisibles.

Dénoncées durant quarante ans comme facteurs de perpétuation des conflits, les puissances sont sommées de ne pas se désengager, au nom même des principes démocratiques… Quant à elle, Moscou initie le concept fallacieux « d'étranger proche » afin de maintenir les frontières des peuples qui pourraient lui échapper.

Forte de ses prérogatives, assurée d'une collégialité restaurée par les « décideurs », membres permanents du Conseil de sécurité, l'Organisation des Nations unies se retrouve à l'avant-garde de la gestion des crises. L'institution est même investie de nouvelles missions : rétablissement de l'ordre, imposition de la paix, protection des opérations de secours humanitaire. En quatre ans, de 1988 à 1992, l'ONU, mécanique débridée, lance treize interventions, autant que lors des quatre décennies précédentes... De dix mille, le nombre des Casques bleus passe à cinquante-deux mille !

La nouvelle donne clôt la longue période où les humanitaires civils, CICR et « sans-frontières », avaient pris l'habitude d'être seuls, ou presque, sur le théâtre des crises, les institutions internationales se gardant d'intervenir dans des affrontements, des guerres civiles où les intérêts des blocs étaient directement ou indirectement engagés. Qui, sinon les « non gouvernementaux », était à même de passer, clandestinement, les cols afghans, de s'enfoncer dans les jungles du Sud-Est asiatique ? Avec la mutation des relations internationales, le retour en force des États et de l'ONU sur le champ humanitaire, les Médecins sans frontières, jusqu'alors isolés dans leurs tentatives de porter secours aux populations vulnérables, seront désormais confrontés à un environnement inédit. Des doctrines nouvelles émergent, l'humanitaire s'étatise, se militarise ; des intervenants inconnus surgissent sur une scène sur-fréquentée, complexe, où jamais l'humanitaire n'avait été autant sollicité. ONU et ONG devront apprendre à vivre ensemble. Cohabitation conflictuelle, à l'instar des combats qui déferlent sur un monde déchiré par les particularismes, l'exacerbation des antagonismes, l'apparition des fondamentalismes. D'un côté, des forces incontrôlées, rendues à elles-mêmes, agissent pour leur compte ; de l'autre, une communauté internationale impuissante, se réfugiant le plus souvent dans le cynisme et la veulerie... Plus d'équilibre, aucune capacité d'imposer les négociations.

Loin d'inaugurer la fin de l'Histoire et ses illusions de paix définitive, les décombres berlinois inaugurent l'ère des tragédies. Au cours des années quatre-vingt-dix, jamais les volontaires de MSF ne seront autant assaillis par le doute et l'impuissance...

Kurdistan-91

2

« À deux reprises, dans ce siècle, l'espoir d'une paix durable naquit des horreurs des guerres mondiales. Deux fois, ces espoirs se révélèrent n'être que des rêves hors de portée... Maintenant, nous pouvons voir apparaître un nouveau monde sous nos yeux. » C'est par ces mots prononcés le 6 mars 1991, devant le Congrès des États-Unis, que le président George Bush senior célèbre la victoire de l'opération « Tempête du désert » sur l'envahisseur irakien du Koweit.

Sept mois auparavant, le 2 août 1990, le raïs de Bagdad avait décidé d'annexer son voisin pétrolier afin de renflouer une économie irakienne épuisée par sept ans d'une guerre atroce contre l'Iran des mollahs, alors honni par les nations du monde développé[1]. Ulcéré par le défi de l'Émirat – revendiqué comme province irakienne par le parti Baas –, Saddam Hussein pense, à tort, que ses alliés américains lui laisseront les mains libres. Médiocre politique, le dictateur

1. Le conflit Iran-Irak, de 1981 à 1988, se soldera par un million de morts et près de cinq cent mille prisonniers.

était sans doute l'unique chef d'État à n'avoir pas saisi la nature du séisme planétaire issu de l'implosion du bloc communiste. Il n'a pas compris qu'en portant la main sur les réserves koweïtiennes, l'un des poumons des économies occidentales, il menaçait les équilibres des nations coalisées du Nord. La réplique sera foudroyante. Dans une belle unanimité, le 3 août, le Conseil de sécurité des Nations unies condamne l'invasion. Commence alors un déploiement logistique qui culminera au mois de février 1991 : 482 000 soldats américains, 500 000 tonnes de fret et près de 173 navires sont acheminés vers le Golfe par un pont aérien colossal. La coalition de trente-sept pays, parmi lesquels la Grande-Bretagne, la France, l'Italie, mais aussi l'Égypte et la Syrie, engagera 800 000 hommes prêts à affronter une armée irakienne présentée comme la quatrième du monde par sa puissance.

Deux jours après l'ultimatum fixé par les Nations unies au 17 janvier, les télévisions diffusent, en *prime time*, le ciel de Bagdad illuminé par les explosions des missiles à longue portée. *Desert Shield* («Bouclier du désert»), transformé en *Desert Storm* («Tempête du désert»), marque la seconde étape de la guerre du Golfe. Cinq semaines de guerre ultra-technologisée, à distance, au rythme de deux mille sorties aériennes quotidiennes. 227 000 bombes, missiles de croisière et projectiles «intelligents» sont dirigés sur les infrastructures irakiennes. Tornado britanniques, Jaguar français et panoplie américaine sont à la fête… L'offensive terrestre est engagée le 24 février; cinq jours plus tard, les défenses irakiennes sont enfoncées au sud. Le 3 mars, une délégation d'officiers est reçue sur le sol irakien par le général américain Norman Schwartzkopf, commandant l'opération militaire : c'est la reddition, le Koweit est libéré…

Cette victoire de la coalition internationale est saluée par le président des États-Unis le 3 mars 1991. Se déclarant désormais seul responsable de la sécurité d'un monde unipolaire, Bush senior promet l'avènement d'un «nouvel ordre mondial», fondé sur la vérité et le droit.

Au même moment, Marcel Roux et Nicolas de Metz, deux volontaires de MSF, parviennent à Kameshli, une bourgade syrienne, frontalière du Kurdistan irakien. Ils doivent pénétrer clandestinement en Irak afin d'analyser les répercussions de la guerre du Golfe dans les montagnes de ce Nord rebelle au régime de Bagdad, où, selon la rumeur, les *peshmergas* se sont insurgés, saisissant au vol la débâcle des troupes de Saddam Hussein. Il faut dire qu'ils ont été encouragés à l'offensive par un appel lancé par Bush lui-même, incitant les oppositions irakiennes à engager un bras de fer contre le régime baasiste. Le médecin et le logisticien français voyagent depuis Damas, où François Jean, l'un des leurs, s'est installé deux mois auparavant afin d'établir les contacts nécessaires avec les représentants de Jalal Talabani, chef de l'Union patriotique du Kurdistan.

«Dès les premiers jours de la guerre du Golfe, raconte Marcel Roux, François, fin connaisseur de la question kurde, nous avait convaincus que les montagnes du Nord se révolteraient fatalement à la faveur de ce conflit dit "chirurgical". Nous avions tous en mémoire les images effrayantes des ruelles de la petite ville d'Halabja, jonchées de corps pétrifiés, asphyxiés par les bombardements d'Ali-le-chimique, chef de l'aviation baasiste, lors du printemps 1988. Si ces images avaient alors bouleversé les opinions publiques, elles avaient beaucoup moins ému gouvernements et organisations internationales, qui, par contre, allaient répliquer vivement, trois ans plus tard, à l'invasion du Koweit pétrolier par Saddam... Souvenons-nous que la Commission des droits de l'homme des Nations unies n'avait pas plus condamné l'Irak à propos de cette décimation de masse. Rempart contre la république fondamentaliste des ayatollahs iraniens, Saddam était choyé alors... Il avait combattu l'Iran, recevant des stocks d'armes terrifiantes de l'ensemble des démocraties "civilisées". S'il y avait un seul endroit où nous nous devions d'être, c'était bien dans les montagnes kurdes. »

Quand il rejoint MSF, en 1982, Marcel Roux est interne en hôpital psychiatrique : « Je n'étais porteur d'aucune aspiration politique ou philosophique particulière, dit-il, je n'étais muni que d'un simple bagage de médecin et d'une intense curiosité. Je ne pouvais que flasher pour MSF. » Première mission en Afghanistan, puis beaucoup d'autres. Il parcourt la hiérarchie de MSF, médecin de base, coordinateur de terrain, puis « responsable de capitale », avant de finir spécialiste des missions exploratoires. « J'ai beaucoup voyagé. Au Yémen en 1986, à la frontière birmane à partir de la Thaïlande, puis en Yougoslavie, en Somalie, au Libéria, tous les conflits de l'année 1991. Des missions délicates, aux géographies et aux environnements hasardeux... Il fallait des hommes de sang-froid, avec du flair pour comprendre les situations, identifier les partenaires adéquats, afin d'implanter progressivement nos missions. J'ai, je l'avoue, beaucoup donné. »

En cette mi-mars, c'est à bord d'un canot à moteur piloté par des fidèles de Talabani qu'il franchit, en compagnie de Nicolas de Metz, la frontière d'Irak. « En route sur le Tigre... Un impressionnant petit matin. Le fleuve était en crue, il fallait résister au courant puissant, afin de ne pas dériver, au risque d'échouer sur le territoire irakien. Des *peshmergas* nous accueillirent sur la rive opposée. "Bienvenue au Kurdistan libre !" Nous n'en revenions pas, le Kurdistan était libéré, un moment historique ! Les guérilleros nous conduisirent jusqu'à la ville de Zakho. Extraordinaire : des milliers de Kurdes sur les toits des maisons, aux fenêtres, sur les terrasses, ça tirait en l'air, une explosion joyeuse, une formidable kermesse ! »

Les MSF restent deux jours dans la ville libérée de la dictature, ils visitent les hôpitaux, évaluent les besoins en matériels médicaux, en médicaments, en personnel, avant de poursuivre leur voyage dans l'intérieur du pays. Ils prennent la route du Sud, traversent les villes insurgées, rencontrent médecins et autorités, étudient l'état des lieux, dressent l'inventaire des besoins. Sur les pistes, ils croisent des convois de camions toujours plus nombreux, véhicules tout-terrains chargés de combattants, jeeps remorquant des pièces d'artillerie vers le Nord. « Un moment incroyable, un peuple en arme ! Un peu plus tard, nous avons compris les raisons de ces mouvements ; en fait, le commencement du repli militaire… »

À Soulemanieh, les MSF croisent Marc Kravetz de *Libération*, Gilbert Arté de *Sud-Ouest* et Jonathan Randan, du *Washington Post.* Ceux-là racontent les morts sur les routes, les hélicoptères lourds bombardant les abords de Kirkouk. « Nous n'arrivions pas à les croire : des hélicoptères ? La reddition des armées de Saddam n'avait-elle pas été assortie de l'interdiction d'utiliser son aviation ? » Plus tard, on découvrira que, arguant de l'état déplorable de ses voies de communication, le dictateur avait obtenu la permission de l'état-major américain de faire usage de ses hélicoptères…

« La situation bascule en trois jours. « De l'euphorie d'un Kurdistan libéré, nous nous sommes retrouvés pris dans une nasse. À l'exception de Randal, les journalistes repartirent vers Zakho ; nous étions donc les seuls Occidentaux à Soulemanieh. La débandade, l'anarchie, les entrailles de la ville étaient à nu ; alors, dans les bâtiments de la Sécurité, nous avons découvert les centres de torture du parti Baas, les cadavres mutilés. L'horreur. » Un fait aura son importance : Marcel Roux achète la caméra vidéo d'un Kurde. « Un réflexe. Je savais qu'il faudrait montrer, témoigner. Sinon, qui me croirait ? » Les blessés affluent dans Soulemanieh. La plupart, des femmes et des enfants, jambes et bras éclatés, sont brûlés au phosphore. Dans les dispensaires de fortune, on ampute à la hâte, et Marcel Roux filme… « Kirkouk était tombé, puis ce fut Arbil, en plaine. La Garde républicaine du raïs remontait la grand-route, ses avions, ses hélicos bombardaient tout, quartiers civils, hôpitaux. La terreur.»

Sommé de s'expliquer sur l'absence de réaction du commandement américain face à une violation flagrante de l'accord de cessez-le-feu par l'état-major irakien, en montagnes kurdes mais aussi à Bassora, les villes saintes du Sud chiite, soulevées à leur tour contre la tyrannie, le président des États-Unis, qui a lui-même inspiré la révolte, déclarera qu'il n'était pas question que Washington risque «les précieuses vies américaines dans les affaires intérieures irakiennes». Cette trahison de la parole donnée, on l'apprendra bien plus tard, se soldera par un bilan humain dramatique : 300000 victimes seront découvertes dans des centaines de charniers à l'issue de l'invasion anglo-américaine de l'Irak, en 2003. Washington, Paris et Londres n'étaient pas résolus à poursuivre plus avant les opérations militaires en territoire ennemi, pas plus que les princes et les émirs du Golfe, qui craignaient qu'un succès des soulèvements combinés chiites et kurdes ne fasse tomber l'Irak dans l'escarcelle de l'ennemi numéro un, l'Iran islamiste...

«On nous conseilla de quitter Soulemanieh, reprend Marcel Roux, alors nous avons profité d'un véhicule *peshmerga,* mais nous avons vite été bloqués. Toute la ville était en fuite, chacun dans l'état où il se trouvait au moment du départ, gens des faubourgs et des campagnes, en pyjama, pieds nus, sans vivres, sans le moindre bagage. Camions, bennes, véhicules du génie civil, tracteurs, tout ce qui roulait faisait l'affaire.» Alors, les MSF rebroussent chemin et rejoignent le quartier général des chefs kurdes, Jalal Talabani, de l'Union patriotique du Kurdistan, et Massoud Barzani, du Parti démocratique kurde, qui tentent d'organiser ensemble la défense de la ville. «Ils décident de nous aider à partir vers l'Iran, avant d'opter finalement pour la Turquie. Des *peshmergas* nous embarquent, mais, au bout d'une centaine de kilomètres, ils nous larguent dans la nature : ils avaient autre chose à foutre que de trimballer deux péquenots. Comment, du reste, se déplacer dans ce flot humain qui devenait énorme ? C'était la fin des espoirs kurdes. » Marcel Roux filme routes et chemins encombrés, obstrués, submergés de fuyards, de familles entières, éperdues, dépenaillées, de combattants anéantis, tentant vainement de remonter la foule à contre-courant pour aller défendre les villes. « Un exode comme je n'en avais jamais vu. Nous nous sommes laissé porter. On disait que l'aviation bombardait les colonnes de traînards, quoique ça, je ne l'aie pas constaté, mais des bruits terribles, des rumeurs contradictoires parcouraient cette marée humaine. La crainte de l'extermination poussait les gens à partir le plus loin possible. Nous étions tous les deux dans ce maelström, pétris des mêmes incertitudes, des mêmes angoisses que les fuyards. On ne savait rien, on ne pouvait rien vérifier. »

Contre quelques centaines de dollars, un paysan accepte d'embarquer les deux MSF sur son tracteur, en direction des montagnes de Turquie. Alors, ils se lancent à l'assaut des pentes. « C'était la déroute, le naufrage d'un peuple abandonné, dispersé sur les sentiers. Cette humanité progressait à l'infini sur les flancs de l'énorme massif montagneux, douché par des pluies glaciales. Ici et là, des groupes détrempés s'échouaient sous les éperons rocheux, pour souffler : vieillards à bout de force, enfants morts de fatigue, femmes transies, en chemise de nuit, serrant leurs bébés grelottants, pleurant de faim. Nous ne pouvions rien faire… La nuit tomba. Froid de loup, mais la colonne poursuivait toujours sa progression. Les gens allumèrent des lampes : dans la pénombre, une nuée de lumignons tapissa bientôt le défilé. Au matin, nous sommes parvenus au sommet d'un col, gelés, affamés, puis nous avons dévalé la pente avec les fuyards vers un village dont j'ai oublié le nom. » Quelques maisons, une dizaine de tentes militaires, englouties par la masse humaine. La Turquie ! « Les habitants recueillaient ceux qu'ils pouvaient loger, mais il en arrivait sans cesse et ils s'entassaient comme ils le pouvaient dans la boue glacée, bloqués par les détachements militaires turcs qui leur interdisaient de progresser plus avant.»

Après moult négociations, Marcel et Nicolas arrachent l'autorisation de poursuivre. «Nous avons marché, marché, crevés au-delà de tout. Contre une poignée de dollars, nous avons finalement réussi à embarquer à bord d'une voiture qui allait sur Van, la grande ville toute proche de l'Arménie. Nous avons roulé six heures. De là, j'ai enfin pu appeler MSF à Paris.»

Alors employée au service communication de la rue Saint-Sabin, Anne Fouchard se souviendra longtemps de ce coup de fil. «Depuis des jours, nous étions sans nouvelle de Marcel et de Nicolas, les dépêches faisaient état de combats violents dans le Nord, avec bombardements de civils, massacres, exécutions, exode. Nous trouvions le temps long. Je passais des heures à appeler les journalistes qui étaient là-bas pour tenter de savoir s'ils avaient rencontré nos MSF. Au gré des informations glanées çà et là, je piquais des petits drapeaux sur la carte du Kurdistan. Grâce à la compagne de Jonathan Randal, nous avons appris de la rédaction du *Washington Post* que deux *humanitarian workers* accompagnaient les populations en exode. C'était maigre, mais déjà ça. Un soir, il devait être 23 heures, je bossais au bureau, quand la ligne d'urgence sonna. "Allô? C'est Marcel ici!" Il appelait de l'arrière-boutique d'un marchand de tapis.»

Nicolas restant à Ankara pour établir les contacts avec les officiels turcs, Marcel débarque à Paris le surlendemain. Fort de ses deux mauvaises bandes vidéo et de son témoignage, preuves de la tragédie cachée qui se joue dans les montagnes kurdes, MSF décide d'organiser immédiatement une conférence de presse. L'épisode est d'importance, car l'ONG mobilisera médias et opinion publique sur la réalité brutale de l'après-guerre du Golfe. Anne Fouchard : «La veille, nous avons préparé la conférence avec Marcel, nous lui avons conseillé de classer ses idées, d'identifier les axes forts ; il devait s'efforcer de relater le plus précisément possible les faits dont il avait été le témoin direct, dans les hôpitaux comme sur les pistes. Encore sous le coup de la monstruosité de ce qu'il avait vu, Marcel s'emporte : "C'est comme au Cambodge ! C'est un génocide !" Une discussion vive s'ensuit. François Jean explique que le terme définit des qualifications de faits précis, que Marcel ne rapporte aucun témoignage direct révélant, par exemple, l'usage d'armes chimiques. L'acharnement de la soldatesque de Saddam ne s'apparenterait-elle pas plutôt à une persécution de masse, à des massacres ? Marcel n'en démord pas : "Ce que j'ai vu, je l'ai vu. Vous n'y étiez pas ! Vous n'imaginez pas les souffrances des gens." Finalement, nous parvenons à le convaincre : "D'accord, nous dit-il, je n'emploierai pas ce terme." Mais, quelques heures plus tard, le mot jaillit de ses lèvres, Marcel enfonce le clou : "On me dit qu'il ne faut pas prononcer le mot "génocide", mais moi je le fais : ce qui se passe là-bas est un génocide." Le lendemain, les "unes" des médias titraient là-dessus. »

Le drame kurde s'impose. Les équipes des télévisions occidentales rejoignent les sommets du Nord irakien et diffusent en direct les images de l'apocalyptique exode, épilogue de la guerre alliée. Les précédentes images des combats dans Bagdad, que les médias d'outre-Atlantique appelaient la guerre « zéro mort », s'effacent… MSF en appelle à la mobilisation d'urgence des Occidentaux, « responsables directs du drame ». S'appuyant sur la résolution 43-131 adoptée deux ans plus tôt par l'assemblée générale des Nations unies à propos du libre transit de l'assistance humanitaire vers les victimes, les médecins réclament la création immédiate de « zones de sécurité » le long des frontières turque et iranienne. Outre l'accès aux sites, ces zones garantiraient l'asile à deux millions de réfugiés. MSF exige par ailleurs le déblocage de fonds spéciaux permettant l'acheminement de l'aide.

« Grâce à notre réseau européen, se souvient Rony Brauman, nous avons réussi à faire passer un appel direct en quatre points au Premier ministre luxembourgeois, alors président en exercice du Conseil européen. Je sais que ce mémorandum est parvenu effectivement à son bureau, avant d'atterrir, quarante-huit heures plus tard, sur celui de George Bush. Je n'aurai pas l'outrecuidance d'en déduire que le président des États-Unis a suivi notre programme, mais il reste que ce que nous avions formalisé fut appliqué. » Quoique revu et amendé…

Quelques jours plus tard, le 5 avril, sous la pression conjointe des médias et des opinions, le Conseil de sécurité vote, sur initiative française, la résolution 688 condamnant la répression de masse des populations civiles. Le texte prévient que ces actions ont « pour conséquence de menacer la paix et la sécurité internationales dans la région ». Il somme les dirigeants de Bagdad de « permette un accès immédiat des organisations humanitaires internationales à ceux qui ont besoin d'assistance dans toutes les parties de l'Irak, et qu'ils mettent à leur disposition tous les moyens nécessaires à leur action ».

Pour la première fois dans l'histoire du droit international, une relation est établie entre des événements se déroulant à l'intérieur des frontières d'un État – en l'occurrence la violation massive des droits de l'homme – et leurs répercussions sur la sécurité des États voisins. En d'autres termes, l'étape « humanitaire » de la guerre du Golfe, baptisée *Provide Comfort* (« Procurer du réconfort »), est justifiée par le souci de préserver la stabilité des pays de la coalition, en évitant tout débordement de l'exode kurde sur le territoire turc. C'est un événement diplomatique inédit : la non-assistance à population en danger, qui jusqu'alors prévalait au nom du sacro-saint principe des frontières, s'inverse en son contraire au nom des mêmes principes…

À la fin d'avril 1991, George Bush paraphe l'ordre d'expédition de six mille soldats américains dans le nord de l'Irak afin de sécuriser les Kurdes. L'opération *Provide Comfort* est enclenchée ; elle sera mise en scène spectaculairement par les caméras du monde entier.

Zoom. À l'extrême limite de l'image, des abris de toile, chiffons, cartons d'emballage dispersés sur une pente, jusqu'à l'aplomb des falaises. Au-delà d'une première vallée ouverte sur un col, on en devine une autre aussi follement peuplée. « La vallée de la fin du monde », selon la formule d'un correspondant américain, présent sur le site de Cukurça.

Gros plan. Des grappes humaines piétinent face au cordon d'uniformes militaires turcs, armes pointées sur cette foule misérable. La pression augmente sur le mur de soldats, qui cède, jusqu'à ce que des ordres résonnent. Les coups pleuvent, la ligne crève, libérant les réfugiés. Des nourrissons agonisent en direct, des malades sont transportés à dos d'hommes.

« Ce n'était pas un camp, mais un clapier immense, dépourvu de la moindre structure, raconte Xavier Emmanuelli, qui est présent sur les lieux dès mi-avril avec les premiers MSF. Les gens s'étaient installés par vagues successives, la plupart totalement démunis. Ils butaient vers l'avant, contre les soldats ; la frontière turque était infranchissable, fermée par des grillages. Ils étaient piégés comme en une nasse par une sorte de clapet qui permettait que d'autres exilés arrivent, mais empêchaient ceux qui le désiraient de revenir en arrière[1]. »

D'autres images. Un camion fraye son chemin dans la marée humaine, hérissé de gens agrippés aux ridelles, crispés sur les amarres qui retiennent des ballots. La multitude tente de le prendre d'assaut : distribution de pain à la volée, bras innombrables, mêlées, empoignades. « Les caméras étaient omniprésentes au camp, écrit encore Xavier Emmanuelli. On rencontrait les équipes de télé et

1. Xavier Emmanuelli, *Les Prédateurs de l'humanitaire,* Albin-Michel, 1991.

les photographes sur la crête, au détour d'une tente, autour d'un point d'eau, mais surtout chaque fois qu'il se passait un incident pittoresque, dramatique ou inaccoutumé. Leur objet de prédilection était l'arrivée de l'un de ces rares camions de secours locaux[1]. »

Quant à l'assistance internationale, hormis la Croix-Rouge turque, elle ne se manifestait guère, si l'on en croit Emmanuelli. « Nous étions la seule agence – et nous le resterons presque jusqu'à la fin de l'épisode. L'unique manifestation de l'Occident – mais elle était de taille – résidait dans les largages de vivres qui survenaient plusieurs fois par jour, selon un rituel invariable[2]. » Souvenirs. Un avion de reconnaissance exécute le tour rapide de la cuvette ; il est suivi de deux chasseurs de protection annonçant trois cargos à hélices. Parfois, après un passage pour rien, ils larguent leurs chapelets de cartons. Boîtes de conserve, planches de construction, couvertures, rouleaux de plastique, rations et sandwiches, cordages, médicaments... Les colis dispersés sont pris d'assaut par les plus robustes. « Les largages n'étaient pas très ajustés, il leur arrivait de tomber en territoire turc. Les réfugiés (...) regardaient alors, impuissants, les paysans turcs organisés en longues cohortes qui allaient à l'assaut des rochers pour atteindre les marchandises éparpillées[3]. » Parfois, un colis écrasait une tente. Si ses propriétaires survivaient, la toile de parachute leur permettait de construire un nouvel abri. « Parfois, ils tombaient en terrain miné, alors les toiles pendouillaient, stupidement aplaties dans les rochers. Personne n'allait les chercher, sinon quelque fou suicidaire[4]. »

Dans l'autre monde, celui des diplomates, on applaudit l'action des États. « Ingérence humanitaire » : le maître mot

1. *Ibid.*
2. *Ibid.*
3. *Ibid.*
4. *Ibid.*

est lâché comme la promesse d'une ère nouvelle dans les relations internationales. Des commentateurs vantent même un monde où « Auschwitz ne serait plus possible »...

« Un nouveau virage s'amorce. Nous entrons maintenant dans le XXIe siècle, où il ne sera plus possible d'assassiner massivement à l'ombre des frontières », déclare le secrétaire d'État à l'Action humanitaire, Bernard Kouchner, qui se trouve être à l'initiative de la résolution onusienne inédite [1]. « Le communisme est mort, renchérit-il, et aucun des Grands n'ose utiliser son droit de veto au Conseil de sécurité des Nations unies. Profitons-en pour avancer prudemment. Efforçons-nous d'arriver avant les batailles. Apprenons à nous hâter. Le droit d'ingérence fondé sur les droits de l'homme esquisse une nouvelle politique à la mesure des défis. Il faut faire accepter l'action humanitaire et la prévention des conflits comme l'un des droits de l'homme. Écoutons la leçon des ONG, soyons attentifs aux expériences humanitaires, aux nouvelles du terrain que rapportent les volontaires [2]. »

Toutefois, les envolées du secrétaire d'État sont loin de faire l'unanimité chez les hommes de terrain, au premier rang desquels Claude Malhuret et Rony Brauman. Pour ceux-ci, lucides, l'opération *Provide Comfort* apparaît moins comme un engagement spontané que comme un « service après-vente » adopté sous la pression des opinions publiques bouleversées par les images du petit écran. Ils ne se privent pas de faire remarquer que les Kurdes auraient été moins malmenés si les gouvernements occidentaux avaient agi auparavant : « Dire que c'est une grande avancée que d'avoir défendu l'ingérence humanitaire alors qu'on pouvait empêcher Saddam Hussein de bombarder les Kurdes relève, à mon avis, de la plus haute hypocrisie, remarque le premier. Les ONG ont fait leur travail, car

1. Bernard Kouchner, in *Le Monde,* 30 avril 1991.
2. *Le Monde. 1944-1994.* Numéro relié du cinquantenaire.

MM. Bush, Mitterrand et Major ont failli. Il serait dramatique que ces gouvernements utilisent l'argument humanitaire en se lavant les mains des responsabilités politiques qu'ils auraient dû prendre auparavant. On a laissé faire, et maintenant on envoie les corbillards et les ambulances[1]. »

Rony Brauman enfonce le clou à son tour, lors de l'assemblée générale de MSF en mai 1991 : « S'agit-il, comme le prétendent les armées coalisées, d'une armée humanitaire ? A-t-on vu, lors de ce spectaculaire rebondissement du feuilleton de l'année, le droit d'ingérence humanitaire progresser pour devenir un devoir que les États assumeraient désormais en incarnation renouvelée de la Raison et du Progrès dans l'Histoire ? La réponse est non, bien qu'à la question de l'utilité du déploiement la réponse soit oui, indiscutablement. Mais, si l'opération *Provide Comfort* a permis effectivement un sauvetage à grande échelle, elle ne fait que poser à nouveau la question de savoir si le pompier pyromane doit être félicité pour avoir éteint l'incendie ou sanctionné pour l'avoir allumé. En fait, cet épisode me paraît relever de la protection internationale et de l'improvisation politique. » Brauman s'en prend ensuite à la conception même de l'ingérence humanitaire d'État édictée par Kouchner : « Ce qui est regrettable, c'est la confusion des genres que le discours politico-humanitariste introduit et entretient. Au fil des quinze dernières années, les organisations humanitaires avaient hissé au rang de coutume une certaine forme d'ingérence inspirée par les exigences morales – l'aide aux victimes, à toutes les victimes, sans choix préalable. L'irruption des gouvernements, et en particulier celle de l'État français, vide l'ingérence humanitaire de son contenu, en mettant sur le même plan l'action des gouvernements et des ONG. Dans cette récupération par le politique, il y a un "coup" : on fait main basse sur la morale humanitaire pour la transformer

1. *Libération,* 14 avril 1991.

en ressource politique. Un gouvernement ne pratiquera l'ingérence que lorsqu'elle lui rapportera quelque chose, ou pire, quand elle ne lui coûtera rien. (...) Une morale dont l'application est dictée par l'intérêt n'est pas une morale, mais une forme sophistiquée d'opportunisme. Pour ma part, j'y vois aussi une forme de néocolonialisme sournois. Il y a des concordances assez troublantes entre des thèmes de la fin du XIXe siècle et du XXe siècle relevant de la mission civilisatrice de l'Occident, de "l'impérieux" devoir d'apporter les Lumières aux barbares.»

Propos qui se révéleront prémonitoires, au fil des événements d'une décennie tragique, jusqu'à la deuxième version de la guerre d'Irak, en 2003, menée cette fois par Bush junior. C'est un fait : la rhétorique humanitaire est devenue l'outil complémentaire des diplomaties traditionnelles.

Pour l'heure, me confie aujourd'hui Rony Brauman, «Kouchner, dans son exaltation furieuse, avait l'agaçante tendance de s'annexer d'autorité le mouvement humanitaire français. Il se percevait dans le rôle tout neuf du coordinateur général des ONG. Comme si nous allions nous laisser mener par un ministre! Comme si nous allions attendre des directives pour nous mettre à pied d'œuvre!»

MSF n'attendra pas plus l'autorisation d'Ankara. Dès le 10 avril 1991, deux avions-cargos spéciaux, chargés de quarante-cinq tonnes de matériel et de vingt-quatre volontaires, atterrissent sur le tarmac de l'aéroport de Van. Placées devant le fait accompli, les autorités turques donnent leur aval au débarquement; à Paris, en simultané, un appel à volontariat est lancé. «On a ouvert un standard de vingt lignes téléphoniques rue Saint-Sabin, se souvient Anne Fouchard. Les gens de la maison au complet se relayaient toutes les deux heures.» En quarante-huit heures, mille cinq cents médecins et infirmières appellent de toute la France et du Maghreb. Comme cette célibataire de vingt-cinq ans, disant que ce message MSF à la radio était pour elle le bon moment pour «réaliser quelque chose; aller voir où je pouvais servir professionnellement, personnellement. Rompre la routine, soigner ailleurs qu'à l'hôpital». Comme ce médecin généraliste, quarante ans, père de deux enfants, qui ne sait pas exactement pourquoi il a téléphoné : «L'actualité, peut-être. Après dix ans de travail, je me sens disponible. Et puis, les Kurdes sont si nombreux, si paumés dans les montagnes.» Ou comme telle autre, célibataire, infirmière, trente-cinq ans, avouant avoir choisi une «optique un peu catho» : «J'ai envie d'être utile sur cette terre. Ce n'est rien, quinze jours dans une vie de soixante ou quatre-vingts ans. Pourquoi ne pas braver sa peur ?»

MSF retiendra deux cents candidats, chirurgiens et infirmières, des pédiatres surtout. Il s'agit de rassembler le personnel compétent dans l'heure, afin d'organiser un départ groupé toutes les six heures. L'opération d'urgence commence. Elle sera la plus grosse aventure de l'histoire de MSF… «Nous mettions en place un véritable pont aérien, se souvient Brauman. C'est *a posteriori* que je me rends compte qu'il s'agissait de cela : on a fait décoller soixante-quinze avions, une énorme opération non programmée, mais lancée de chic. Nous avons réussi dans l'enthousiasme, ce fut comme la lune de miel de MSF !» En moins de dix jours, grâce à 7 millions d'écus délivrés par le fonds d'aide d'urgence de la Communauté européenne, cent soixante volontaires quittent Paris pour la frontière turque, avant d'essaimer sur une douzaine de camps. Les avions se succèdent, acheminant deux mille cinq cents tonnes de matériel, d'abris préfabriqués, d'aliments spécialisés, de réservoirs d'eau, de véhicules et de kits médicaux. L'ensemble des sections française, belge et hollandaise de MSF, réunies pour la circonstance sous la coordination d'Amsterdam, se répartit sur les frontières irakienne, turque et iranienne, déployant un dispositif sans précédent. «Au cours des deux premiers mois, les trois premières semaines surtout, où il n'y avait quasiment personne sur le terrain, dit Rony Brauman, nous avons assuré 80 % de la couverture médicale des réfugiés. En l'espace de quinze jours, nous avons installé les équipes, monté hôpitaux mobiles et dispensaires, livré matériels et vivres. Nous occupions tout le terrain. Un travail accompli dans les conditions optimum. Se vivait là une sorte de légende qui n'était plus l'humanitaire d'urgence sac à dos, mais la mobilisation d'un savoir-faire pointu, avec des gens rodés à la gestion d'une épidémie de choléra, des bons qui savaient s'y prendre pour capter les sources capables de ravitailler dix mille personnes en eau potable. Un moment magique. Nous poursuivions la logique du Cambodge dix ans plus tôt : foncer ! Avec Brigitte Vasset aux opérations, et Jacques Pinel à la logistique, c'était gagné. Parfois, tout de même, Jacques me disait : “Tu es sûr qu'on envoie cet avion ? Tu sais combien ça coûte ?” Imperturbable, je lui répondais : “On y va ! On fera les comptes plus tard !” »

« Nous étions confrontés à une situation atypique, fluctuante, qui exigeait d'adapter en permanence notre système d'approvisionnement, dit Jacques Pinel. Nous avons envoyé des équipes dont le rôle consistait à identifier les besoins au jour le jour, en transmettant aussitôt les demandes à MSF-Logistique ; un petit avion de douze tonnes quittait Toulouse chaque soir ; le lendemain matin, les équipes de terrain étaient livrées. Tel jour, des robinets à eau, tel autre, les tuyaux aux calibres demandés et leurs raccords. En fallait-il trente ? Quarante ? MSF-Logistique faisait le nécessaire. Un vol par jour, deux semaines durant. Inimaginable : l'aéroport de Van n'accueillait pratiquement que des avions MSF. Un coup de génie ! »

« Les logisticiens ont fait entrer leurs 4x4 par toutes les frontières, pour qu'ils remontent jusqu'au Kurdistan, ajoute Anne Fouchard. Des milliers de kilomètres… D'autres ONG arrivèrent plus tard, les militaires américains aussi, mais MSF assumait, *de facto*, la coordination du camp. Je revois encore le logisticien Guy Jacquier, si frêle dans sa combinaison, avec ses grandes bottes, faisant le *briefing* des

GI's. Les Américains s'étaient lancés dans une logistique complexe : ils creusaient des tranchées au bulldozer dans la roche pour poser des kilomètres de canalisation, et chaque jour ils prenaient leurs consignes auprès de Guy qui leur disait comment et où creuser… »

Anne n'oubliera jamais son dernier jour à Cukurça. « Je suis partie pour Van à bord d'un camion piloté par un chauffeur kurde turc. Il ne parlait pas un mot d'anglais, nos dialogues étaient donc franchement limités. Il me filait clope sur clope, je lui passais mes cassettes de rock français. Un moment, on a croisé un château fort de l'époque de Soliman le Magnifique, dans un état de conservation extraordinaire ; j'étais folle, ébahie. Alors, le chauffeur a saisi mon émotion : nous nous sommes arrêtés un moment au pied de cette splendeur. Puis, nous avons repris la route, et, sans prononcer un mot, sans me donner d'explication, mon compagnon m'a fait faire le tour de tous les châteaux, dans des sites affolants. J'ai encore l'impression qu'il m'offrait ces cadeaux en remerciement pour tous les MSF arrivés là afin de secourir ses frères kurdes. »

Les premiers retours de réfugiés dans leurs villages et leurs foyers débuteront le 9 mai. Le 25, les camps de l'Ouest sont vidés ; ne restent que quinze mille personnes à l'Est, qui rentreront à leur tour peu à peu. Entre-temps, le *Memoranding Understanding* des Nations unies, imposant un blocus international de l'Irak, proclame le Kurdistan irakien « zone de sécurité » sous protection alliée. Hormis Kirkouk et Mossoul, les villes pétrolières, les trois quarts du territoire kurde échappent de fait à la tutelle de Bagdad. Des missions MSF s'installent alors dans les régions de Soulemanieh, Raniah et Dyanah. Mais l'insécurité engendrée par les luttes armées qui opposent alors partisans du Parti démocratique du Kurdistan de Barzani, lequel contrôle l'ouest et le nord du pays, à ceux de l'Union patriotique du Kurdistan de Talabani, à l'est, contraindra les équipes à travailler sous la protection de miliciens armés.

En mars 1993, un membre de l'ONG Handicap International est assassiné d'une balle dans la tête à quarante kilomètres de Mossoul. MSF décide alors de retirer ses équipes du Kurdistan irakien, après avoir confié ses programmes au ministère kurde de la Santé.

LE CRIME MILITARO-HUMANITAIRE

3

Janvier 1991. Alors que les caméras du monde filment la première guerre high-tech de l'Histoire au Golfe Persique – prémices du nouvel ordre planétaire –, un autre conflit, dans la Corne de l'Afrique cette fois, inaugure un des premiers épisodes de l'après-guerre froide. Ou comment, dans l'indifférence des grandes puissances, « parrains » d'hier, bandes et clans, livrés à eux-mêmes, s'installent pour leurs comptes avec des méthodes terrifiantes… Une préfiguration tragique des conflits qui, du Libéria à la Sierra Leone, du Zaïre à Haïti, ensanglanteront les années quatre-vingt-dix jusqu'à nos jours.

Dans un univers fragmenté et volatile, c'est l'époque des guerres sales, incontrôlables, dépourvues de cadre de référence…

Dans la mémoire des Médecins sans frontières, la guerre de Mogadiscio restera un moment de rupture, où les règles qui prévalaient jusqu'alors, tant au plan de la *Realpolitk* que de l'humanitaire d'urgence, se désintégrèrent. Plongés dans des situations inédites, lors de violences décuplées, étrangères à toute rationalité, les MSF seront prisonniers d'une guerre de tous contre tous. Dans l'horreur et la solitude, les volontaires devront s'adapter en permanence, dans l'improvisation le plus souvent, au prix de compromis jusque-là impensables.

Du mois de janvier 1991 à la fin de mai 1993, la mission Somalie alimentera des débats passionnés, sur le terrain comme au siège, à propos des limites de l'intervention humanitaire, des principes de neutralité, d'indépendance et d'impartialité. Les différends s'exacerbent à propos de la place de l'ONG au cœur des dynamiques de violence. MSF peut-elle échapper aux implications internationales d'un conflit couronné par le débarquement des *marines* américains sur les côtes somaliennes, lors de l'opération *Restore Hope*, première intervention massive d'une police humanitaire sur le terrain du monde unipolaire ?

Quand, le 23 janvier 1991, le premier détachement de MSF débarque à Mogadiscio, des combats acharnés opposent les forces gouvernementales du président général Siyad Barré aux rebelles de l'United Somali Congress du général Mohammed Farak Aïdeed. Les sept volontaires d'alors s'attendaient au pire, ils seront servis. Ils savent qu'une mission précédente, ouverte le 4 janvier, a dû évacuer le pays dix jours plus tard, en raison de la fureur des affrontements. Mission d'urgence en situation de guerre…

« L'équipe s'est envolée de Nairobi grâce à l'entremise d'Osman Ato, un businessman somalien rencontré sur place, raconte Patrick Vial, qui rejoindra la mission quatre mois plus tard. L'aéroport de Mogadiscio étant impraticable, ce type dont nous ignorions tout, sinon qu'il faisait dans le trafic du kat, nous proposa son aide. "J'ai un petit avion. Je vous organise un vol si vous voulez. Vous atterrirez à cinquante kilomètres de Moga. De là, je vous transporte jusqu'à votre hôpital en ville. Vous êtes *welcome* !" Le début d'un engrenage infernal… Nous étions maqués dès le départ ! Et nous n'en avions pas la moindre conscience… »

Comme Marcel Roux, Patrick Vial est l'un des vieux «routiers» des missions à risques. Kinésithérapeute de profession, il avait vingt-cinq ans quand il rallia MSF en 1985. «Aucune démarche militante, j'avais même une appréciation plutôt négative des humanitaires; pour moi, ces types incarnaient la charité, ce côté "je vais soulager mon prochain", et ça ne m'inspirait pas du tout.» Pourquoi MSF, alors? «Très égoïstement, par goût de l'aventure, un billet gratuit pour l'Afrique, continent que je ne connaissais pas encore. Une manière plus intelligente de voyager que celle que je pratiquais jusqu'alors, sac à dos, routard, *guesthouse*, sommeil sur les plages. J'étais fatigué de ces périples. Les MSF me séduisaient *a priori*, ils galéraient dans des zones difficiles, en conflit. Me plaisait aussi leur côté impertinent, mais je n'en savais guère plus sur eux. Je suis tombé sur des gens atypiques, ni curés, ni bien-pensants, des gens incroyables, doués d'une conscience politique, pleins de créativité. Ils avaient traîné leurs guêtres dans pas mal de coins du monde.» Cette aventure ne devait être qu'une parenthèse dans la vie de Patrick Vial; elle se prolongera dix ans durant.

C'est une annonce dans le journal qui le décide : «MSF cherchait un kiné pour le Soudan. J'ai appelé. On m'a expliqué qu'il s'agissait de traiter des blessés de guerre éthiopiens, tigréens, érythréens, il fallait se charger de leur réhabilitation après les interventions chirurgicales. J'ai fait : "OK. C'est dans mes cordes. Quand dois-je partir? – La semaine prochaine. Rentre chez toi, prépare ton sac."» Patrick Vial se souvient de cet entretien peu orthodoxe : «"Outre ton boulot de kiné, m'a-t-on dit, tu seras aussi administrateur et logisticien de la mission." J'ai répondu : "D'accord. Mais c'est quoi tout ça?" Ainsi, d'emblée, je me suis retrouvé leader de la mission soudanaise, sans en connaître plus de MSF. Je devais m'occuper à la fois des relations avec un représentant éthiopien et avec les autorités soudanaises du coin, de la comptabilité, du travail clinique, de la réparation de la 4L quand elle tombait en panne. Je n'y connaissais strictement rien. Des techniciens MSF m'aidèrent, aujourd'hui on bosse tous au CICR.» Après six mois de Soudan, Patrick Vial sera expédié en Thaïlande, huit mois sur la frontière cambodgienne, puis ce sera le Niger, le Sri Lanka et l'enfer somalien…

Établi aux premiers jours de février 1991, alors que le dictateur Siyad Barré, vaincu par les troupes rebelles, vient tout juste de prendre la fuite, le rapport de mission du chirurgien Patrick Faure donne une idée de l'état de décomposition de la capitale somalienne : «Nous traversons le quartier de Villa Somalia, puis l'aéroport, où les combats des derniers jours ont eu lieu : nous voyons des cadavres à peine recouverts de chaux autour du palais présidentiel, des scènes de pillages se poursuivent dans les rues. Les boutiques sont éventrées, les maisons du centre-ville en très mauvais état, les façades des bâtiments couvertes d'impacts. Insécurité totale, anarchie complète. À l'hôpital Medina, les urgences affluent : accidents de voiture (en ville, les gens roulent comme des fous), beaucoup de plaies par balle (ça tire dans tous les coins). Nous sommes débordés. Les soins sont portés sur les blessés à même le sol, sans asepsie aucune, la désorganisation est générale : il me faut attendre dix minutes pour obtenir une seringue. Les gestes sont effectués sans anesthésie locale, une même paire de ciseaux sert à tous les médecins qui doivent exciser les tissus, couper les fils et bien d'autres choses encore. Les gens sont très nerveux : des altercations ont lieu dans l'hôpital même, deux quidams sortent des revolvers et sont séparés à grand-peine. Beaucoup de gens armés. Les infirmières MSF ont passé la matinée à faire des pansements, il y a du sang partout, l'odeur est épouvantable. Un mort gît dans la cour depuis la veille au soir; depuis hier, un cadavre est à terre dans la salle de consultations. Soignés ou non, les blessés occupent les moindres espaces. Que faire ? Il est affolant de constater son impuissance devant une telle situation. L'équipe n'en est pas à sa première mission, mais aucun d'entre nous n'a connu ni même envisagé une situation sanitaire aussi déplorable. Les médecins somaliens prétendent que c'est bien pire en ville : beaucoup d'enfants diarrhéiques meurent, nos confrères prédisent une famine imminente. »

Après vingt ans d'une dictature sanglante, la fuite de Siyad Barré, loin de rétablir la paix, laisse le pays en proie à la dévastation des bandes armées. Chassés par les massacres, les destructions et les pillages, privés de moyens de survie, des centaines de milliers de civils du Centre et du Sud somaliens sont réduits à l'état de réfugiés dans leur propre pays, tandis qu'autant tentent de trouver un asile précaire en franchissant les frontières d'Éthiopie et du Kenya voisins. La capitale exsangue est transformée en un champ clos, où les clans se disputent les dépouilles d'un État liquéfié. « Nous n'y comprenions rien, se souvient Patrick Vial. Pour nous, les clans se réduisaient aux Darod, partisans du président déchu, et aux Hawiyé, de l'USC, dirigé par les chefs Aïdeed et Ali Mahdi. Ce n'est que plus tard, quand ces derniers commencèrent à se foutre sur la gueule, que nous réaliserons l'existence de sous-clans, de sous-sous-clans au sein des Hawiyé… Pour faire simple, les Hebr-Guedir et les Saad étaient pour Aïdeed, les Abgal pour Ali Mahdi, une architecture qu'on avait intérêt à ne jamais perdre de vue si on voulait savoir où poser les pieds. Quand enfin nous l'avons compris, il était trop tard, nous étions piégés… »

Pour l'heure, rien ne dévoile encore ces divergences claniques : la capitale est aux mains d'une USC unifiée sous la direction conjointe de ses deux chefs. Hormis une petite équipe de l'organisation humanitaire britannique Save the Children Fund, de deux délégués du CICR chargés de la coordination des missions dans l'intérieur du pays, les MSF sont seuls à l'hôpital Medina de Mogadiscio. « Le bloc opératoire neuf offrait des conditions d'asepsie selon les normes européennes, et nous pouvions occuper les lieux vingt-quatre heures sur vingt-quatre dans le cas où les conflits reprendraient. » L'hôpital est parfaitement adapté à la chirurgie complexe de la traumatologie reconstructrice, activité principale des expatriés français. « Nous avions recensé six cents cas de fractures sévères, généralement surinfectées avec début de gangrène. Nous avions un nombre important d'amputés aux moignons purulents dans des pansements sales, sans parler des fractures ouvertes, immobilisées par de simples attelles de carton, car il n'y avait pas de plâtre. »

Entre le 8 février et le 10 mai 1991, près d'un millier de patients passeront entre les mains des MSF; cinquante urgences quotidiennes, dont une grosse vingtaine de blessés par balle, car la situation se dégrade en ville. Les rues sont aux mains de guerriers nomades répondant à des logiques claniques. Toute apparence de légalité est effacée, la ville est littéralement mise à sac, les pillards s'en prennent même aux câbles souterrains : « Les enfants creusaient dans le sable à mains nues, le long des rues, pour le compte d'adultes équipés de tracteurs. Une fois le câble sectionné, la force motrice permettait d'en tirer des morceaux, revendus sur le "marché aux voleurs" grâce à leur teneur en cuivre. Outre les armes et les munitions de tous calibres et de toutes provenances, on trouvait des interrupteurs électriques, des gaines de caoutchouc, des parpaings descellés des ruines. »

L'hôpital Medina n'échappe pas à l'atmosphère ambiante ; comment en irait-il autrement alors que les structures civiles sont disloquées ? Des patients se présentent armés, des véhicules bardés d'équipes chargées de kalachnikovs, les fameux *Mad Max*, passent l'enceinte de l'établissement et pénètrent en salle d'opération… L'équipe médicale est régulièrement soumise à des pressions, des menaces pour opérer tel blessé plutôt que tel autre. Un système de sécurité s'avère indispensable, ne serait-ce que pour filtrer les entrées. Le coordinateur MSF entreprend alors des démarches auprès du général Aïdeed et d'Ali Mahdi, qui acceptent d'installer un service de police aux portes de l'hôpital, mais ce dispositif se révèle bientôt inefficace. En accord avec les deux leaders de l'USC, MSF accepte l'offre d'Osman Ato : l'homme d'affaires de Nairobi propose quelques miliciens armés pour assurer la sécurité. À ce moment, le recours aux gardes ne suscite aucun débat de principe dans l'équipe et à Paris. «Pour moi, c'était une nécessité, une évidence, me dit Jean-Hervé Bradol, qui a rejoint les MSF au mois d'avril 1991. Sinon, nous n'aurions pu traiter aucun blessé : il était impossible de survivre dans cet univers sans être militairement protégé. Tu avais intérêt à trouver tout normal dès le premier jour, du reste, il ne fallait pas s'étonner de ce que tu comprenais mal autour de toi.» Après tout, les conventions de Genève, qui forment le socle le plus élaboré des principes et du droit humanitaire, n'autorisent-elles pas le port d'armes destinées à l'autodéfense des personnels eux-mêmes? «Le personnel sanitaire n'est autorisé à porter que des armes légères, il n'a le droit d'en faire usage que pour sa propre défense, celle des blessés et des malades dont il a la charge», lit-on dans la bible du CICR au chapitre relatif aux «Droits et devoirs des personnels sanitaires lors des conflits armés». «Cela dit, nous ne le faisions pas, poursuit Jean-Hervé Bradol, nous préférions nous en remettre à des gens qui avaient du sang-froid, une meilleure connaissance du terrain pour exercer l'effet dissuasif que nous étions incapables d'exercer nous-mêmes. Et puis enfin, s'insurge-t-il, qu'entend-on sous le vocable générique de "garde armée"? Pour la plupart, c'étaient de jeunes volontaires, quinze ou dix-sept ans, tous bénévoles. Chaque matin, ils rejoignaient l'hôpital à pied, au risque de se faire flinguer dans les rues. Comme la situation alimentaire se tendait en ville, nous leur assurions le manger à midi, c'est tout ce qu'ils percevaient. Ils nous aidaient à soigner les malades, sans restriction clanique. Ils comprirent vite le fonctionnement des appareils, des alarmes, du respirateur médical, et ils préparaient les perfusions, nettoyaient les plaies. C'étaient des humanitaires. La jeunesse de Mogadiscio brillait d'une lumière éclatante dans ce monde obscur ! Nous habitions, nous rigolions, nous vivions ensemble. Youssou, mon garde armé d'une kalach, ancien soldat professionnel, très religieux, pas excité le moins du monde, calmait beaucoup les choses, je l'aimais. Abi, Hassan... Le chef de clan leur avait dit : “Vous protégez ces Blancs.” Pour eux, c'était une question d'honneur. Ils n'étaient pas encore corrompus par l'argent qui arriva un peu plus tard... »

En avril 1991, les Médecins sans frontières acquièrent leur premier véhicule; d'autres suivront. Redoutant la convoitise des pillards, ils embauchent de nouveaux gardes chargés d'accompagner les déplacements de l'équipe. C'est ainsi que MSF se retrouve bientôt à la tête d'une petite « armée » de quarante gardes. Alors, décision est prise de rémunérer tout ce monde. « Cela nous semblait logique, explique Patrick Vial, ils fournissaient un travail au même titre que le reste du personnel salarié local. Par ailleurs, nous pensions qu'en les payant nous pourrions compter sur eux en toute circonstance. Sans le savoir, nous nous placions dans un état de dépendance vis-à-vis d'eux; alors, les pressions de type salarial, les embauches forcées commencèrent sans que nous puissions résister... Le problème s'aggrava dès l'automne de l'année suivante, lorsque, la crise somalienne enfin médiatisée, les ONG débarquèrent en masse à Mogadiscio. Les Somaliens réalisèrent qu'ils avaient trouvé la poule aux œufs d'or, que dis-je, un poulailler. La sécurité est devenue une véritable industrie ! L'équilibre basculait. Nos gardes avaient compris qu'ils étaient dans un rapport de forces favorable vis-à-vis de nous : ce n'était plus aux ONG de monnayer leur sécurité pour soigner : si elles n'acceptaient pas les conditions des miliciens armés, elles n'avaient qu'à lever le camp... À l'hôpital, les incidents se multiplièrent, racket, détournement de médicaments et de fuel. Les miliciens exigeaient toujours plus... Les coupables de vol se firent virer, mais, en termes voilés, un cacique nous conseilla de leur verser plusieurs mois de salaires pour éviter les ennuis. Un jour, Luc, le logisticien, pistolet braqué sur la tempe, fut menacé par l'employé qu'il voulait licencier. »

Le système mis en place interdit tout retour en arrière. Quitter la Somalie ? La question ne se pose pas, tant la raison d'être humanitaire à Mogadiscio va de soi. MSF est l'unique structure chirurgicale propre à répondre aux énormes besoins médicaux d'un pays isolé du monde, d'autant que la situation est des plus confuses depuis qu'Aïdeed et Mahdi sont entrés en conflit armé l'un contre l'autre. À l'hôpital, les urgences, en augmentation constante, atteignent maintenant une centaine chaque jour.

Le 17 juillet, un chauffeur MSF est abattu d'une balle dans la tête, l'infirmière qui l'accompagne est indemne, mais les deux gardes armés, présents dans le véhicule, n'ont pas réagi. L'équipe, choquée, doit renforcer encore sa sécurité. Visite au général Aïdeed, qui renouvelle les promesses : ses hommes vont « nettoyer » la ville. Sans effet. « Alors, nous avons décidé de recourir aux *Mad Max*. » Ceux-là, à bord des pick-up tout-terrains qu'ils utilisent depuis le début du conflit, ont dressé des mitrailleuses lourdes, servies par quatre ou cinq hommes armés, sur le plateau de leurs véhicules. Les *Mad Max* intègrent le dispositif logistique de MSF.

Lors de l'assemblée générale du mois de mai 1991, Rony Brauman s'en explique : « Il va de soi qu'agir dans le domaine humanitaire dans l'ombre des fusils, des canons et des bazookas, n'est pas simple du point de vue des principes ; rien n'est simple dans une telle situation de guerre, dans la mesure où celui qui détient les armes détient une partie du pouvoir. Les débats ont eu lieu à maintes reprises sur la question, des propositions de retrait et de suspension de mission en Somalie ont été avancées, mais les décisions finales ont toujours conclu au maintien de la mission. Cela compte tenu de sa grande utilité pratique, car nous avons opéré des centaines, voire des milliers de blessés. Il n'y a pas vraiment de solution alternative, d'où la décision qui rend mal à l'aise nombre d'entre nous. Mais nous assumons pleinement ce choix des moyens. »

Alors responsable du « programme Somalie » à Paris, Odile Delacote est de ceux que cette attitude révolte : « Comment pouvais-je assumer ? Ah ! Ils étaient extraordinaires, nos baroudeurs MSF, pionniers, tailleurs de route, rentre-dedans, va-t-en-guerre humanitaires ! J'avais l'impression de ne plus parler la même langue. Il fallait imaginer le fanion MSF, revendiqué neutre, indépendant, flottant sur l'aile ou collé sur le pare-brise d'engins de guerre hérissés de créatures armées de kalachnikovs. Qu'étions-nous en train de faire ? Je me moquais des explications relevant du contexte local, car, si nous en étions réduits à cette extrémité, mieux valait se casser. C'était mon avis en tout cas, simpliste peut-être... J'ai menacé de démissionner. Alors, on m'enleva le dossier Somalie. Et je me suis enfoncé des boules *Quies* dans les oreilles. »

« C'est moi qui ai monté "l'armée Cirque", comme on l'avait baptisée, reprend Patrick Vial, je n'en suis pas spécialement fier, mais c'était le seul moyen de travailler. » Pour celui-ci, le recrutement des *Mad Max* s'inscrit dans la continuité de l'adaptation de MSF au contexte local et à ses contraintes. Partir ? « Une nouvelle fois, à quelques rares exceptions près, l'équipe de Mogadiscio ne formulait même pas la question. Dès lors, notre dispositif permettait d'honorer le choix de rester pour soigner. » Interrogé par *Libération,* Rony Brauman, président de MSF, ne dit rien d'autre : « Nous devons savoir que, pour nourrir les victimes, il faut nourrir les bourreaux, il y a là une sorte de "péage humanitaire" à honorer. Notre lucidité, toute notre détermination doivent être consacrées à faire en sorte que ce péage soit aussi minime que possible. Pour protéger nos convois, nous avons puisé du personnel dans les milices existantes. Indiscutablement, c'est un pas dans la mauvaise direction.

Pour nous, c'est une question éthique permanente. Si on agit ainsi, c'est que la vie de centaines de milliers de personnes est suspendue au fil humanitaire qu'il ne nous appartient pas de trancher. Nous sommes conscients que nous violons l'un de nos principes, et dès que possible il faudra procéder à la démobilisation des "milices humanitaires"[1]. » Du reste, deux autres organisations présentes, le CICR et Save the Children, se sont résignées à recourir au dispositif dissuasif. Seul SOS-Village d'Enfants, installé de longue date dans la capitale avec son orphelinat et une mini-clinique obstétricale, joue la confiance en son « immunité humanitaire » dans cette anarchie régnante.

Le débat à propos de l'usage et de la rémunération de la force n'interviendra qu'au mois d'août suivant, à la faveur d'un article de Stephen Smith dans *Libération.* Il interroge les effets pervers d'une machinerie propice à une économie de guerre des plus lucratives. « La "sécurité" se loue à raison de 60 dollars par jour. Mais devait-on pour autant, et sans exception, employer les hommes du général Aïdeed, qui appartiennent tous au clan des Hebr-Guedir ? Là encore, visiblement, il n'y avait pas le choix, quitte à opter pour le camp du plus fort. À moins que le général Aïdeed ne soit aussi devenu le plus fort parce que les ONG estimaient ne pas avoir le choix[2]... »

À MSF, on réalise alors que la nasse s'est refermée. La personnalité réelle d'Osman Ato, l'homme providentiel de Nairobi qui permit aux expatriés de débarquer à Mogadiscio, apparaît au grand jour. « Nous ignorions que cet homme appartenait au sous-clan Saad, affilié au Hebr-Guedir du général Aïdeed, dont il était un proche par ailleurs, confie Patrick Vial. Si jusqu'alors nous avions eu recours à ses services, c'est qu'il nous paraissait tout simplement le seul à même de répondre vite et bien à nos soucis logistiques, à

1. *Libération,* 26 novembre 1992.
2. *Libération,* 14 août 1992.

notre sécurité.» Élément-clé de la mission Somalie, Osman Ato est en quelque sorte le patron d'un groupe d'entreprises filialisées... Outre le recrutement des gardes armés, c'est lui qui a déniché la maison de l'équipe MSF, située en face de son propre *workshop*, c'est lui encore qui loue les 4x4 convertis en *Mad Max*, sans parler d'un générateur, d'un camion à eau, et d'une grue mise à disposition occasionnellement... Pour les mois d'octobre à décembre 1991, ses factures s'élèvent à 60000 dollars. S'il préserve MSF de l'inflation des prix de ses «services», on peut chiffrer, par une simple multiplication, à près de 400000 dollars les sommes qui lui furent versées par l'ONG durant la durée de la mission Somalie. Un fameux trésor de guerre! Plus inquiétante : la filiation clanique des gardes fournis par le Somalien. On réalise que la plupart des *Mad Max* appartiennent comme lui au groupe des Saad, ce qui compromet singulièrement la neutralité de la mission, ainsi placée dans le camp des Hebr-Guedir d'Aïdeed contre les Abgal d'Ali Mahdi! «Je me souviens, dit Patrick Vial, dès les premiers jours de mon arrivée à Mogadiscio, en mai 1991, les réflexions que suscitait mon tee-shirt MSF dans les rues : "MSF Saad!" Je demandai plus d'une fois à mes gardes ce que cela signifiait. "Rien, rien du tout", me répondaient-ils. Je compris un peu plus tard que nous étions identifiés au camp Saad aux yeux des Somaliens. Tant que l'United Somali Congress était unifié, ceci ne portait pas à conséquence, au contraire même, ça renforçait notre système de sécurité, car Osman Ato, respecté pour sa puissance, était vraiment très craint des Somaliens... Le problème s'est posé lors de l'explosion de la guerre interclanique. Postés à l'entrée de la voie menant à l'hôpital Medina, nos gardes ne se contentaient pas de filtrer le passage des armes, mais celui des blessés aussi, en fonction de leur appartenance à tel ou tel clan. Il était clair que les blessés Abgal évitaient de passer chez nous...»

C'est en août 1991, à l'occasion de la visite du MSF parisien François Jean, qu'est posé le problème du positionnement de la mission. « Dès lors, mon job a consisté à nous sortir de ce guêpier, poursuit Patrick Vial. J'ai développé des contacts avec les clans rivaux, nous avons stimulé l'approvisionnement des dispensaires sur l'ensemble de la ville, en tentant, parallèlement, de corriger le recrutement des gardes. Hélas, mes initiatives se heurtèrent à celles d'Osman Ato : il n'était pas content que nous puissions diversifier notre staff, il tenait, et on le comprend, à conserver l'exclusivité de la sécurité des MSF. Un moment, nous avons pensé installer une seconde équipe dans les quartiers nord, tenus par les hommes d'Ali Mahdi, mais, compte tenu de la précarité des événements, la solution se révéla inenvisageable : la dispersion de l'équipe aurait décuplé les risques. » À défaut, les médecins passent un accord avec le CICR, qui occupe un hôpital au nord de la ville, sur le territoire des Soleyman, énième clan, neutre celui-là. Les Genevois assureront l'action chirurgicale, tandis que MSF se chargera de l'approvisionnement en médicaments. Mais la manœuvre est abandonnée quelques semaines plus tard, à la suite d'incidents graves. Malgré le feu vert d'Aïdeed, « alors que nous franchissions la ligne de front avec un convoi de médicaments, poursuit Vial, des gardes de son clan nous ont pris en otages. Finalement, les choses s'arrangèrent, mais, dès lors, nous avons réduit nos déplacements au minimum ».

La violence atteint son comble dans Mogadiscio : près de huit cents blessés de part et d'autre. Les médecins sont débordés. Au nord, trois cents victimes gisent à même les rues. En accord avec les parties en conflit, les sans-frontières passeront plus d'une fois la ligne de front pour organiser des secours en *cross-line*. Les combats se prolongeront quatre mois et provoqueront une dizaine de milliers de morts et trente mille blessés.

« Le far west, l'anarchie totale, dit Patrick Vial. L'hôpital était devenu une boucherie. J'ai vu des choses que je ne souhaite plus voir... Je n'oublierai jamais ces deux années de ma vie. »

L'équipe évacue l'hôpital dans la nuit du 10 septembre pour échapper au bombardement du quartier par les troupes Abgal. Elle se réfugie auprès du CICR, qui, lui-même victime des pillages, a réduit ses activités médicales et les distributions de vivres. L'un de ses membres est abattu à bout portant le 15 décembre. «Wim, un très bon copain... Il est arrivé à l'hôpital, chez nous. "J'ai deux balles dans le ventre, il faut m'opérer tout de suite." Nous l'avons maintenu quelques jours grâce aux réserves de sang que nous avions recueillies chez les humanitaires du coin. Il a expiré dans l'avion qui le rapatriait vers l'Europe.» Un deuxième délégué du CICR sera abattu au début de l'année 1992.

Le rapport d'activité de la mission Somalie clôt froidement le bilan de l'année 1991 écoulée : «9386 admissions, 2250 interventions chirurgicales, 110 MSF se sont relayés à Mogadiscio, 350 tonnes de matériel ont été acheminées. Budget : 2,5 millions de dollars.»

Depuis un an, au siège de la rue Saint-Sabin, on remue ciel et terre pour alerter l'opinion sur l'ampleur de la guerre civile somalienne et ses conséquences tragiques pour les populations. «On harcelait littéralement les rédactions, se souvient Anne Fouchard. Seul le témoignage des journalistes pouvait réveiller les Occidentaux; on proposa même aux équipes de télévision de prendre en charge leurs billets d'avion pour Mogadiscio. En vain, à de rares exceptions. Nous avons envoyé deux délégués à New York et à Washington, afin de sensibiliser les médias américains, d'ouvrir des conversations aux Nations unies et auprès des élus du Congrès.» Mais l'attention du monde est ailleurs : depuis début juillet, les caméras se sont déplacées du golfe Persique vers les provinces balkaniques, où ont éclaté les premiers affrontements serbo-croates de Yougoslavie. Il faudra attendre l'été 1992, soit un an et demi après le désastre somalien, pour que les Occidentaux, encore et encore par MSF bousculés, s'intéressent à cette terre désolée de la Corne de l'Afrique, qui sombre maintenant dans la famine.

«Nous en avions reçu les premiers échos en décembre par le témoignage d'une infirmière du CICR, alors en poste à Merca, se souvient Patrick Vial. J'ai prévenu les "Opérations" à Paris; elles nous demandèrent d'accomplir une mission exploratoire, afin d'appréhender la situation, mais la violence des combats à Mogadiscio et aux abords de la ville était telle, et notre activité hospitalière si délirante, que nous n'avons pu enquêter que trois mois plus tard, au début de mars 92. J'ai parcouru alors le sud du pays en compagnie du coordinateur de la section belge de MSF, présente à Kismayo. À Merca, à Audegle et à Qorioley, la situation était catastrophique.»

Face à l'ampleur de la tâche, et pour déterminer plus finement les besoins, une mission complémentaire d'Épicentre quitte Paris début avril. Il faudra trois semaines au médecin épidémiologiste Serge Manoncourt et à l'infirmière Brigitte Doppler pour établir un diagnostic précis dans ces provinces à feu et à sang, parcourues par des flots ininterrompus de civils terrorisés, contraints à l'errance. 78,6 % de malnutris sur une population approchant cent dix mille personnes, des taux de mortalité passés de 50 à 150 % en une année. Les populations urbaines déplacées sont les plus vulnérables; un tiers des enfants est atteint par un taux de malnutrition sévère de 40 à 60 %. Les résultats de l'enquête d'Épicentre sont sans appel : la moitié, voire les deux tiers du territoire somalien devraient être couverts par l'aide humanitaire d'urgence. «Fin juin, nous avons installé six centres nutritionnels à Merca, dit Patrick Vial, mais ils n'avaient de sens que si, en parallèle, une distribution générale de nourriture était assurée afin de fournir les apports alimentaires nécessaires aux personnes. Or, les stocks faisaient défaut… Ni MSF, ni du reste aucune ONG n'avait les capacités de lancer une opération d'une telle ampleur, et *a fortiori* dans une telle insécurité. Le CICR s'y était attelé, mais encore fallait-il qu'il dispose des denrées alimentaires nécessaires; or, les besoins se chiffraient à cinquante mille tonnes par mois.»

«1,5 million de Somaliens en danger de mort immédiat. Cinq cents enfants meurent de faim chaque jour. 3,5 millions de personnes sont menacées si l'aide n'arrive pas rapidement. Il faut inonder la Somalie d'aide alimentaire. C'est aux politiques, c'est aux États d'assumer leur responsabilité, car les acteurs humanitaires ne pourront résorber à eux seuls la famine somalienne.» Ce message, diffusé conjointement en juillet par MSF, le CICR et Save the Children Fund, est enfin entendu. «D'un coup, et par centaines, les journalistes téléphonent, passent rue Saint-Sabin. Tous voulaient savoir ce qui se passait là-bas, se souvient Anne Fouchard, une vague, un raz-de-marée médiatique ! Nous avons profité de l'agitation pour convier, lors d'un petit-déjeuner d'information au siège, une vingtaine d'ambassadeurs des pays capables de peser sur les événements.» Sur place, l'arrivée impromptue de la marraine de l'Unicef, Sophia Loren, à Baidoa, entourée par une nuée de photographes et de cameramen la suivant parmi des enfants agonisants, remue l'opinion estivale. Les caméras du monde convergent alors vers la Somalie. La campagne télévisée déterminerait-elle les décisions gouvernementales ? En tout cas, les États-Unis, suivis de la France et de ses partenaires européens, organisent alors un pont aérien depuis le Kenya pour acheminer les secours d'urgence. Au mois d'août, Bernard Kouchner, le secrétaire d'État à l'Action humanitaire, qui, plus que tout autre, articule ses stratégies sur le «battage médiatique», lance l'opération «Un sac de riz pour la Somalie». Malgré les vacances d'été, le ministre tient à sensibiliser les écoliers de France…

Les ONG débarquent à Mogadiscio. «La plupart s'installeront dans les centres urbains, quand elles ne demeuraient pas dans la capitale, se souvient Patrick Vial. Ce faisant, outre le fait qu'elles contraignaient les gens affamés à marcher parfois dix kilomètres pour atteindre l'aide, elles contribuèrent à cristalliser un peu plus les problèmes de sécurité. Elles louaient voitures, maisons, montaient des convois de bouffe… Des cibles idéales pour les Somaliens armés qui voulaient leur part du gâteau. On s'engueulait, nous leur disions : il faut décentraliser les moyens, afin d'éviter au plus vite cette attraction, il faut minimiser les risques, d'autant que, hors des villes, l'insécurité était moins vive. Certes, des bandes armées traînaient ici et là, mais on savait au moins à quel clan nous avions affaire quand nous pénétrions dans tel ou tel territoire. C'était plus simple. Enfin, si l'on veut… »

Les salaires des *Mad Max* s'envolent, les attaques de convois alimentaires se multiplient; MSF renonce à se lancer dans l'acheminement de vivres à l'intérieur du pays. À Paris, la question est débattue par le conseil d'administration. Les décisions provoqueront nombre de frustrations. Anne Fouchard : « "On ne peut rien faire, c'est trop dangereux", répétaient nos expatriés arc-boutés sur la chirurgie de guerre à Mogadiscio. Nous polémiquions par téléphone et radio : "Nous ne pouvons pas rester l'arme au pied, alors que les gens meurent par centaines sur les routes. Votre engagement médical n'est plus adapté à la situation, le problème majeur, maintenant, c'est la survie alimentaire." À Paris, notre responsable de programme, morte de trouille, en pleurs, s'opposait à l'envoi de nouveaux volontaires au casse-pipe… » Aucun convoi alimentaire estampillé MSF ne circulera sur les routes de Somalie, les raisons en sont consignées dans un rapport du conseil d'administration : « D'autres, plus compétents que nous, le font; nous n'avons pas l'expérience de ce type d'aide requérant des réseaux spécifiques dépassant largement les capacités techniques de MSF-Logistique[1]. »

Malgré tout, MSF installe vingt-six centres de nutrition, destinés aux enfants en péril vital; une action d'une ampleur sans précédent. Cent cinquante-six volontaires se relaient des semaines durant et réalimentent progressivement trente-cinq mille gosses. Il reste que le fonctionnement

1. C.A., juillet 1992.

des centres nutritionnels demeure tributaire du système de distribution général des denrées. Or, les convois demeurent irréguliers, chaotiques, toujours à la merci des attaques des pillards, qui vont se multipliant. L'arrivée à Mogadiscio de cinq cents Casques bleus des Nations unies, à l'issue d'un accord négocié avec le général Aïdeed, ne change rien à la donne : l'insécurité des convois grandit. « Cette présence, dérisoire, fragilisa un peu plus l'action des humanitaires, qui s'en remettaient à la protection des N.U., dit Patrick Vial, sans renoncer pour autant à leurs propres arrangements avec les milices somaliennes armées... Bien sûr, les bandes en profitèrent pour racketter un peu plus, tandis que les miliciens poursuivaient leurs activités en liberté au cœur même de Mogadiscio. » Bientôt le chaos est alimenté par les Casques bleus eux-mêmes : ils recrutent leurs propres *Mad Max*, afin d'assurer leur protection, alors que leur mission consiste précisément à protéger les convois alimentaires ! Faute de sécurité, les forces onusiennes resteront, de fait, cantonnées dans l'enceinte du port de Mogadiscio. « Nous nous sommes très vite retrouvés enfermés dans des situations inextricables, délirantes, à la merci des menaces, des tirs en rafales... Une schizophrénie générale ! » Patrick Vial devra lui-même quitter Mogadiscio précipitamment, quand il apprend que sa tête est mise à prix par le Foreign Secretary du général Aïdeed : « Je m'étais confronté vivement aux gens du ministère de la Santé, qui détournait toujours plus de fuel, de stocks de médicaments. J'en avais marre. Je leur ai dit : "Désolé, on vous en accorde une quantité limitée, un point c'est tout." Si je ne m'étais pas tiré dans les trois jours, j'étais mort. »

Depuis avril, l'envoyé spécial de l'ONU à Mogadiscio, l'ambassadeur Mohamed Sahnoun, s'est attelé à une diplomatie de terrain destinée à la réconciliation des belligérants. Il ne dissimule plus ses critiques à l'égard de l'appareil onusien, cette « trop lourde machine », animée par « les trop faibles motivations de ses membres, inaptes à franchir les obstacles». Le 9 août, dans *Le Monde*, le diplomate reconnaîtra implicitement que 30 à 40 % de l'aide internationale est détournée, accusant tacitement la communauté internationale de cautionner racket et banditisme. Les événements se précipitent. Début septembre, le secrétaire général des Nations unies, Boutros Boutros-Ghali, annonce l'acheminement imminent et non négocié de deux mille soldats supplémentaires. Quant au représentant de l'ONU, Mohamed Sahnoun, il est tout simplement «remercié» pour sa trop grande lucidité ! Ce n'est plus à Mogadiscio, mais de New York, que l'opération est désormais conduite. Le ton est donné, les décisions récentes ont l'apparence de la fermeté. Mais les Casques bleus de renfort n'arriveront jamais... Cette seule annonce embrase en revanche Mogadiscio : soufflant sur les braises, les chefs de clans se livrent à de folles surenchères terroristes. «La situation est de plus en plus incontrôlée, lit-on dans le procès-verbal du conseil d'administration de MSF du mois d'octobre. Le mitraillage d'une voiture a tué trois gardes et blessé trois observateurs des N.U., les troupes de Morgan ont pris Barbera, considéré comme le quartier général des forces d'Aïdeed. Ce renversement de situation a pris au piège des milliers de civils. Un mouvement anti-Casques bleus anime la plupart des Somaliens et semble se transformer en une vague anti-occidentale, chez les partisans d'Aïdeed particulièrement.» À aucun moment, le compte rendu n'évoque le désengagement possible des MSF du théâtre du conflit. En ces heures de feu, la campagne de presse bat son plein au sujet de navires de secours bombardés, empêchés d'accoster aux quais de Mogadiscio. En novembre, l'émotion est à son comble quand le secrétaire général de l'ONU déclare que 80 % de l'aide serait pillée, ce qui signifie que *toutes* les ressources expédiées finissent dans les réserves des profiteurs de guerre somaliens. Selon le porte-parole du Département d'État américain, «un millier de personnes meurent de faim en Somalie chaque jour»; Bernard Kouchner surenchérit, affirmant qu'autant d'enfants s'éteindraient quotidiennement[1]. Qu'importe si les chiffres contredisent ceux des organisations humanitaires à l'œuvre sur place, lesquelles estiment que le pourcentage des détournements s'établit entre 30 et 40 % dans les régions les plus exposées; le CICR, qui approvisionne directement deux millions de vulnérables, estime les pillages dont il est victime à environ 10 %. Rony Brauman écrira : «Sorti d'un bureau new-yorkais, repris comme une donnée de fait, ces pourcentages manipulés joueront dans l'affaire somalienne le même rôle déclencheur que les faux assassinats de bébés koweitis par les troupes irakiennes de la guerre du Golfe[2].»

«*Shoot to feed*», «Tirer pour nourrir», telle est la formule consacrée quand on évoque la situation somalienne aux États-Unis. Sur le terrain, le coordinateur de MSF, Nicolas de Metz, se dit «atterré par la complicité ou l'ignorance des médias», qu'il accuse de colporter des chiffres sans vérification aucune. Il estime qu'il s'agit là, ni plus ni moins, d'une «propagande pro-interventionniste[3]».

Le 23 novembre, dans un climat de tension exacerbée, George Bush père, récemment battu aux élections par Bill Clinton, expédie les affaires courantes. Il se déclare prêt à fournir trente mille soldats américains aux Nations unies. Annoncée la veille du *Thanksgiving Day*, la nouvelle est entendue comme un message évangélique. Dans son «adresse à la Nation», Bush définit le sens de la mission confiée aux troupes : «Ouvrir les routes d'approche, faire circuler la nourriture et préparer le chemin pour qu'une force de paix des Nations unies assure sa distribution.» L'intervention rallie l'opinion américaine. Le démocrate Jesse Jackson salue, pour la première fois de sa carrière politique, la décision d'un président républicain. Le

1. *Libération,* 6 décembre 1992.
2. Rony Brauman, *Le Crime humanitaire. Somalie,* Arléa, 1993.
3. *Libération,* 6 décembre 1992.

3 décembre, la résolution 794 du Conseil de sécurité des Nations unies autorise « le secrétaire général et les États membres qui coopèrent à employer tous les moyens nécessaires pour instaurer sitôt que possible des conditions de sécurité pour les opérations de secours humanitaires en Somalie ». Un concert de louanges salue cette « décision historique ». La naissance de la première armée humanitaire est présentée par le secrétaire d'État Bernard Kouchner comme « un fantastique pas en avant en direction du droit d'ingérence[1] ». Ainsi, après *Desert Storm* et *Provide Comfort*, l'évident désintéressement de *Restore Hope* (« Restaurer l'espoir ») libère des flots rhétoriques qui emportent l'adhésion du monde : « La misère toute nue face à la pure pitié, déclare Bernard Kouchner. L'Occident veut sauver la Somalie pour sauver la Somalie, et rien d'autre[2]. » Quant à elle, la France confirme qu'elle participera à l'opération en engageant mille sept cents hommes à partir des bases de Djibouti. Prises dans une contradiction redoutable, les ONG restent partagées : elles craignent que les bandes armées, avec lesquelles elles composent depuis des mois, se retournent contre elles-mêmes, et mettent en garde contre les risques « d'enlisement » réels d'une action militaire, fût-elle d'envergure. Étrangement, le vétéran de la présence humanitaire en Somalie, MSF, se distingue. L'annonce en fanfare de l'intervention « militaro-humanitaire » ne suscite aucune réaction officielle rue Saint-Sabin. Ce mutisme, qui pourrait valoir approbation, recouvre les profondes perturbations qui se jouent alors dans l'association. Elles sont nourries par le poids écrasant des interrogations des Médecins sans frontières face au nouvel environnement international. Le CA de décembre 1992 révèle la vivacité des débats. D'aucuns considèrent la non-prise de position de MSF comme une hypocrisie réellement choquante au regard

1. *Libération*, 6 décembre 1992.
2. *Ibid.*

des efforts déployés depuis près de deux ans pour faire connaître l'épouvantable crise somalienne. D'autres rétorquent que les divergences au sein de l'association sont si intenses qu'elles empêchent toute décision claire à propos de l'intervention militaro-humanitaire. Tout juste rentré de Mogadiscio, Patrick Vial s'étonne de l'absence de commentaires, ne serait-ce que pour souligner l'irresponsabilité de Washington et de l'ONU depuis le début d'un conflit qui débouche maintenant sur une intervention armée. De son côté, Bernard Pécoul, directeur général de MSF, s'interroge sur la nécessité de «penser» l'échec des appels que l'ONG adressa des mois durant aux mêmes États. D'autres remarquent enfin que l'humanitaire atteint ses limites en Somalie, et que MSF est dans l'incapacité d'exercer une action concrète. «À ce stade de gangrène sociale, expliquent ceux-ci, force est d'admettre la nécessité de recourir à d'autres moyens, y compris une intervention militaire des Nations unies, dans laquelle, du reste, de nombreux Somaliens placent un ultime espoir[1].» Cette intervention armée ne répond-elle pas aux thèses de MSF? «Des mois durant, n'avons-nous pas appelé nous-mêmes à une intervention des pays démocratiques et au renforcement de l'action des Nations unies?» Les minoritaires estiment que toute prise de position publique ne changerait rien au décor du théâtre. Brigitte Vasset, la directrice des Opérations, va plus loin : pour elle, MSF n'a pas à prendre position systématiquement. Rony Brauman intervient à son tour. Selon le président, l'humanitaire est confronté à ses limites, mais ce n'est pas la première fois de son histoire; il partage le sentiment que MSF doit parfois conserver le silence : si aucune position officielle n'est édictée, développe-t-il en substance, c'est qu'en dépit de sa dénomination l'intervention est purement politique, en totale contradiction avec la volonté constante de MSF de dissocier les enjeux humanitaires des enjeux

1. Archives internes MSF.

politiques. Il invoque néanmoins la nécessité de «peser de tout notre poids pour qu'un amalgame de la notion militaire-humanitaire ne s'installe pas dans les consciences, et qu'enfin les négociations politiques ne soient pas oubliées». Voilà pourquoi il juge plus opportun de dénoncer les effets pervers que l'opération internationale «d'ingérence humanitaire» laisse déjà présager. Il note même les imprécisions du mandat de l'ONU, insistant sur le désarmement des combattants, considéré comme «condition indispensable d'assurance de sécurité», alors que le commandement américain définit la mission en termes strictement humanitaires... «Tenons-nous-en aux faits objectifs, préconise Brauman, car ce sont eux seuls qui sur le terrain démontreront fatalement l'incompatibilité fondamentale entre principes humanitaires et logiques étatiques.»

Faute de consensus, le conseil d'administration décide que MSF ne commentera pas l'opération *Restore Hope* sur le fond. Il s'en tiendra à la diffusion d'un communiqué qui, précise le procès-verbal, «fera état de la coopération de MSF avec les troupes américaines et d'une analyse des risques d'effets pervers».

Lors d'un débat organisé, un mois plus tôt, par *Libération*[1], Rony Brauman clarifiait déjà ce point de vue : «(...) Je ne suis pas pacifiste, mais tout en moi se hérisse lorsque je m'imagine, en tant que médecin MSF, arrivant comme une sorte de service après-vente d'une armée que l'on qualifie d'"humanitaire".» À la question du jour – peut-il y avoir une politique humanitaire d'État? –, le président de MSF tranche : «Pour être brutal, je dirai non. Un État peut avoir pour politique de soutenir des actions humanitaires, de mettre en œuvre les moyens nécessaires pour que des organisations non gouvernementales puissent travailler

1. «De Sarajevo à Mogadiscio», par Rony Brauman, Pierre Hassner, Hassen Fodha et le général Maurice Schmidt, in *Libération*, 26 novembre 1992.

dans les conditions les plus efficaces, les plus ouvertes et les plus dynamiques. De là à ce qu'un État ait une politique humanitaire, je ne le crois pas. Pour une raison simple : les principes humanitaires ne se partagent pas, tandis que l'action politique de l'État se partage en fonction de ses intérêts propres. Et une morale à géométrie variable n'est qu'une morale de tartuffe. Il ne peut pas y avoir de véritable politique humanitaire d'État, mais il peut y avoir une politique humanitaire des États, ce qui est différent.»

On sait ce qu'il adviendra de *Restore Hope*; ou comment, sous l'œil avide des caméras mondiales, la superproduction hollywoodienne célébrant les exploits des redresseurs de torts vire en un western minable, où shérifs et *desperados* ont les mêmes visages.

Quelques clichés, savamment mis en scène, subsisteront : le 4 décembre 1992, Bernard Kouchner débarque au port de Mogadiscio. Saharienne sable, l'eau jusqu'aux cuisses, le secrétaire d'État ploie sous la charge d'un sac de riz déchargé du cargo *Le Tadorne.* Devançant de cinq jours l'arrivée des *marines*, le ministre a prévu plus fort encore : il compte réunir sur le navire français les frères ennemis Aïdeed et Mahdi, qui acceptent l'idée d'un dialogue au sommet. Photographes et journalistes sont conviés, puisqu'il n'y a désormais plus d'événements sans vidéo. Las, le coup avorte. La réconciliation ne se fera pas, du moins pas sous la bannière tricolore et l'autorité du *french doctor.*

Le 9 décembre, les *marines* débarquent à leur tour. De nuit, sous les projecteurs. Les caméras se bousculent sur la grève. Tout a été minuté, de l'heure exacte de l'émergence des sous-marins à celle de l'accostage des zodiacs et des hydroglisseurs géants... D'autres clips encore. L'ombre du *Seapearl* se profile; c'est, diront les médias, «le premier bateau de vivres entrant à Mogadiscio depuis cinq semaines»... Le cargo géant *Jack Lummus*, chargé de quarante-cinq mille tonnes de matériel et de mille quatre cents véhicules, occupe le port à lui seul. Image ô combien symbolique : une centaine de journalistes couvrent « le premier convoi de secours – vingt tonnes – escorté par l'armée américaine », s'éloignant du port pour gagner les quartiers nord de Mogadiscio... Le 11 décembre, c'est encore la poignée de main historique entre les maîtres de Mogadiscio, Ali Mahdi et Aïdeed, célébrant l'accord signé dans les bureaux de la compagnie pétrolière américaine Conoco, où réside l'ambassadeur Oakley, patron de l'intervention militaire : cessez-le-feu, ouverture d'une « ligne verte », retrait et dissolution des *Mad Max* ! Les choses vont leur train, l'heure est à l'optimisme. Le commandant de la force multinationale s'est fixé la date limite du 1er février 1993 afin que Mogadiscio retrouve son calme.

Froidement retranscrite dans les rapports de MSF, l'énumération des faits donne la mesure de l'évolution de la situation sur le terrain au gré des actions du commandement américain.

« *Janvier 1993*. Selon le CICR, cent cinquante à deux cent mille Somaliens sont encore malnutris. Un véhicule MSF tombe dans une embuscade à Mogadiscio. Plusieurs impacts (américains ?) sur la carrosserie de la voiture.

» *2 janvier*. Assassinat du représentant Unicef à Kismayo.

» *4 janvier*. Ouverture de la conférence d'Addis-Abeba réunissant les factions sous l'auspice des Nations unies.

» *14 janvier*. Assassinat d'un délégué CICR à Barbera.

» *15 janvier*. Signature d'un nouvel accord pour l'instauration d'un cessez-le-feu et désarmement immédiat des factions.

» *20 janvier*. Mise en suspens des activités MSF à Brawa pour raison de sécurité. »

En dépit de l'optimisme ambiant, la situation est loin de se clarifier. Les pillages se multiplient dans la capitale et les villes de province, malgré le déploiement spectaculaire du matériel militaire. Les combats se poursuivent dans les régions, en principe contrôlées par les forces internationales.

Si l'on s'en tient aux rapports MSF, la situation empire le mois suivant.

«*2 février*. Une voiture MSF est prise dans une embuscade entre Mogadiscio et Baidoa. Elle essuie des coups de feu sur la route de Merca. MSF est contraint de travailler uniquement dans les zones militaires sécurisées.

»*5 février*. Début d'une opération de distribution de vivres à Mogadiscio. Dure six jours au lieu des quatre-vingt-dix prévus.

»*16 février*. Le siège de l'Unicef dans la capitale est dévalisé.

»*22 février*. Mort d'une infirmière de l'ONG Concern.

»*23 février*. Attaques du siège d'Action humanitaire France et des locaux de l'ambassade d'Égypte, de l'Unicef et du PAM.

»*27 février*. Les *Mad Max* de MSF-Hollande se retournent contre l'équipe expatriée et dérobent 35 000 dollars.»

De toute évidence, les conditions de l'action humanitaire, loin de s'améliorer sous la pression de «l'ordre international», semblent au contraire cruellement mises à mal. Les manifestations d'hostilité de la population de Mogadiscio à l'encontre des soldats des Nations unies s'exacerbent, alors que les négociations entre factions sont au point mort. Par conséquent, le Conseil de sécurité des Nations unies hausse le ton et vote, en mars, une nouvelle résolution s'inscrivant dans le cadre du chapitre VII de la Charte : pour la première fois dans son histoire, au-delà du *maintien de la paix*, l'ONU s'engage dans une intervention pouvant conduire à *imposer la paix.* Vingt-huit mille Casques bleus sont dirigés vers la Somalie, où ils relèvent trente mille *boys* américains. Les États-Unis sont pressés de rapatrier leurs gars à la maison. Le mandat des nouvelles recrues s'étend désormais à tout le pays. Outre les acheminements de l'aide humanitaire, leur mission inclut l'établissement d'une force de police, des opérations de déminage, le désarmement des factions, un processus de réconciliation politique, le rapatriement des réfugiés, la réintégration des populations déplacées et la reconstruction du pays. Rien de moins...

Consultons les rapports MSF.

«*16 mars*. Violents combats dans Kismayo.

»*21 mars*. Contraint, le CICR se retire de Mogadiscio-Nord. Une réunion de sécurité est prévue entre humanitaires et représentants de l'ONU. Nouvelle évacuation de Kansardhere.

»*26 mars*. Un garde MSF-Hollande est abattu par erreur par des Casques bleus australiens.

»*27 mars*. Signature d'un accord de paix entre quinze factions représentées à Addis-Abeba. La mise en place de mécanismes de transition est définie.

»*30 mars*. Nouveaux combats à Kismayo. MSF-Belgique évacue le secteur.»

Pourtant, à Kismayo, les forces de l'ONU ont mis sur pied une force de police. Erreur : elles en ont confié la direction au clan au pouvoir... Armées, équipées, officialisées par la communauté internationale, ces patrouilles rackettent passants et véhicules, terrorisent les réfugiés, sans que les victimes aient la moindre possibilité de réclamer justice ou une protection de l'ONU contre le gang qu'elle a elle-même chargé de la sécurité policière. «Quant aux "soldats de la paix", installés dans les locaux des ONG, ils offraient aux volontaires éberlués le spectacle d'hommes le plus souvent ivres, urinant des toits, sifflant les femmes, brutalisant les enfants, tabassant les gens ici et là sans autre raison que leur caprice ou leur mauvaise humeur. Si bien que le médecin de l'équipe de MSF n'est pas autrement surpris quand, un jour, l'un des paras avoue qu'il ne supporte plus d'entendre ses collègues se vanter du nombre de Somaliens qu'ils ont eux-mêmes abattus. (...) Rien d'étonnant, donc, si, au cours des trois premiers mois de l'année, plus du tiers des lits de chirurgie de l'hôpital a été occupé par les victimes des Casques bleus. Blessés par les soldats humanitaires, puis soignés par les médecins humanitaires, voilà une intéressante expérience du recyclage des bonnes volontés[1].»

Alors que la presse française considère l'opération militaire en Somalie comme une réussite, les informations de terrain ne laissent pas d'inquiéter la rue Saint-Sabin. Courant mars, une réunion rassemble à Nairobi les Parisiens et les coordinateurs de terrain de l'ensemble des sections internationales de MSF présentes en Somalie. On constate que la couverture sanitaire ne cesse de se restreindre, tandis que l'insécurité va augmentant. Les besoins deviennent même impossibles à évaluer tant les déplacements hors des centres de nutrition sont devenus malaisés. «Les troupes onusiennes ont failli à toute neutralité, remarque-t-on, attaques et pillages se multiplient, groupes et sous-clans sont prêts à tout pour se procurer des denrées; les alliances évoluent et changent en permanence. Le déplacement des équipes dépend le plus souvent des militaires, mais l'efficacité de ces derniers est toute relative. Du coup, les tensions ne cessent de croître avec nos gardes armés qui n'apprécient guère d'être évincés au profit des militaires. Toute négociation avec eux est désormais impossible, la confusion des rapports entre population somalienne, ONG et Casques bleus est à son comble, les étrangers sont de plus en plus rejetés[2].»

Constatant la réduction considérable de l'espace de liberté d'action, les MSF, du moins ceux de la section française, posent pour la première fois la question du maintien des volontaires en Somalie. Décision épineuse, d'autant que les Belges et les Hollandais n'envisagent aucune évacuation. Dès lors, le seul retrait de MSF-France ne risque-t-il pas de se retourner contre les missions sœurs, les miliciens somaliens appréciant peu la disparition d'une source potentielle de profit? La réunion se clôture sur cet arrangement singulier :

1. Rony Brauman, *Le Crime humanitaire,* Arléa, 1993.
2. Archives internes MSF.

MSF-France se retire de Somalie, mais s'interdit tout commentaire officiel sur les raisons du retrait jusqu'à la fermeture totale des missions, afin de ne pas compromettre la sécurité et la vie des volontaires. Ce n'est qu'au mois de juillet suivant que les Médecins sans frontières français, belges et hollandais témoigneront ensemble et publiquement des dérapages onusiens en Somalie.

Dans cet entre-deux, les événements ont pris une tournure dramatique. L'errance et les échecs du processus politique ont mené au divorce des forces onusiennes et de celles du général Aïdeed; en réaction, celui-ci, radicalisant ses positions, incite ses partisans à la rébellion. Le 5 juin, au prétexte de protéger le bâtiment de la radio de Mogadiscio, une série d'émeutes déclenchées par le chef de guerre est réprimée par les Casques bleus pakistanais. Bilan : vingt-trois morts dans le détachement d'Islamabad, trente-quatre chez les Somaliens. Le 15 juin, une nouvelle opération terroriste est matée par le détachement pakistanais : quatorze morts. Le lendemain, l'ONU accuse Aïdeed, naguère son interlocuteur privilégié, de la mort de trois cent mille hommes, et le crime contre l'humanité est évoqué. Sa tête est mise à prix : 25 000 dollars. La chasse à l'homme commence. Deux hélicoptères Cobra bombardent son quartier général le 17 juin. La maison des humanitaires d'AICF, toute proche, est attaquée à la mitrailleuse, malgré les drapeaux de la Croix-Rouge qui ornent sa façade. Présente dans les parages, la voiture de l'envoyé spécial de *Libération,* Stephen Smith, essuie un tir de missile dont les éclats fauchent neuf Somaliens. Les hélicoptères se dirigent ensuite vers l'hôpital Digfer et ses trois cents malades et blessés. Les engins attaquent le bâtiment à l'arme lourde, puis les blindés de l'ONU l'encerclent. Une justification sera invoquée plus tard : des tireurs somaliens s'y seraient embusqués. Le 12 juillet, un nouveau raid des Nations unies tourne au massacre…

Les illusions de l'armada de secours international se sont envolées. «Pour la première fois, on a tué sous la bannière de l'humanitaire en Somalie, écrit Rony Brauman. Non par accident, mais au cours d'opérations réalisées par des armées professionnelles. Non sous le couvert d'une légitime défense, mais dans des raids menés au nom du droit de vengeance[1].»

Au nom de quelle logique absurde les Casques bleus libérateurs sont-ils devenus l'une des factions supplémentaires du conflit somalien, quitte à bafouer les règles humanitaires et les droits de la guerre édictés par les conventions de Genève ? Pourquoi le désarmement coordonné des clans, imposé par mandat international, n'est-il pas intervenu dès l'origine de l'opération ? Pour quelle raison Mahommed Farak Aïdeed, allié des États-Unis en décembre, est-il devenu leur ennemi principal en juin suivant ? Telles sont, en substance, les problématiques qui sous-tendent le recours juridique introduit par MSF, dès le 27 juillet 1993, auprès des Nations unies, et qui dénonce les violations du droit commises sous couvert des N.U. à Mogadiscio.

Non sans dérision, Rony Brauman évoquera les conclusions de cette plainte dans son rapport moral d'avril 1994 : «Les réponses obtenues à ce jour sont suffisamment drôles pour être mentionnées. Pour certains experts, l'ONU, ne répondant qu'à sa charte, est donc exonérée du respect des conventions de Genève ! Ainsi ses armées ne seraient-elles pas tenues de respecter des principes au nom desquels elles sont censées intervenir... Intéressant. Pour d'autres juristes, c'est encore mieux : il n'y avait pas d'état de guerre en Somalie ! Ainsi, puisqu'il n'y avait pas de guerre, il n'y avait aucune raison de respecter les conventions de Genève, puisque chacun sait que ces conventions ne s'appliquent qu'en état de guerre. CQFD ! Pour d'autres, enfin, tout s'est correctement passé. Il n'y aurait donc rien à redire.» Et de conclure : «Ce simulacre d'ingérence, ce dévoiement, qui

1. Rony Brauman, *Le Crime humanitaire,* Arléa, 1993.

était peut-être inscrit dans cette notion même d'ingérence militaro-humanitaire – c'est en tout cas mon avis –, met admirablement en scène un fantasme occidental dont on avait analysé les prémices lors de la guerre du Golfe. Celui de l'incarnation de la divine providence, dont on sait que l'attribut central est de donner, de protéger la vie à sa guise aussi facilement qu'elle s'arroge le droit de l'anéantir. Ici, la providence avait le profil d'un hélicoptère de combat. Quel symbole y déceler ? Je laisse à votre sagacité le soin d'apporter la réponse. »

Un lauréat irrespectueux

4

Strasbourg. siège du Conseil de l'Europe. L'institution est née en 1949 des efforts d'unification économique, entrepris deux ans plus tôt par l'Organisation européenne de coopération économique (OECE). Dans une architecture désuète, une bureaucratie dépourvue de pouvoir exécutif délibère à vide. L'Assemblée des nations tente désespérément de démontrer qu'elle sert à quelque chose. C'est pour cette raison qu'elle décerne chaque année une infinité de prix et de médailles.

Le 5 octobre 1992, le président de Médecins sans frontières reçoit le «prix des Droits de l'homme» des mains du ministre turc des Affaires étrangères, Hikmet Cetin. Après les remerciements de circonstances, Rony Brauman déroge aux discours convenus. Il promet de faire un «usage irrespectueux» du prix décerné. Après ce préambule, il exprime l'indignation de MSF devant l'absence de politique européenne dans les Balkans, fustigeant «la lâcheté et la démission» des continentaux dans le conflit qui déchire depuis deux ans l'ex-Yougoslavie. «C'est une leçon pour tous les dictateurs en herbe d'Europe, lance-t-il : massacrez, purifiez, ouvrez des camps de concentration ! Tant que vous laisserez "passer" l'aide humanitaire, tant que vous permettrez à quelques avions d'approvisionnement d'atterrir, vous pourrez agir tel que vous l'entendez[1] ! »

Le lauréat tiendra parole. Par sa voix, les Médecins sans frontières useront comme jamais auparavant de cette liberté de témoignage et de dénonciation qui fonde leur singularité dans le concert prudent des ONG internationales. Critiques, analyses, enquêtes cinglantes seront sans cesse diffusées tout au long d'un conflit sans merci.

La guerre balkanique va durer cinq ans. Elle témoignera des tâtonnements de l'action de MSF au fur et à mesure des épisodes qui se succéderont dans cette poudrière de l'Europe. Elle inaugurera surtout un cycle de combats induits par la désintégration du système soviétique dominant, au centre et à l'est du continent.

Médecins sans frontières ne peut saisir, dès ses origines, la nature d'une guerre qui n'avoue pas encore son nom. En Europe, la tendance massive des analyses est de renvoyer Serbes et Croates dos à dos. Le rôle respectif des deux camps lors de la Seconde Guerre mondiale complexifie la nature du présent. Les *oustachis* croates appartenaient alors à l'axe national-socialiste, tandis que les *tchetniks* serbes soutenaient le camp démocratique des Alliés. Ce n'est qu'à l'été 1992, quand les opinions publiques stupéfaites découvriront l'horreur des camps de détention de masse en Bosnie, qu'apparaîtra la nature réelle du déchaînement nationaliste de Belgrade : sous couvert de conquête territoriale, les « centralisateurs » serbes mènent une politique d'hégémonie raciale ! L'épuration ethnique est le fondement de leur action militaire, mise en œuvre par l'alliance de l'armée fédérale « yougoslave », et des redoutables milices de tueurs qu'ils contrôlent.

---

1. *Libération*, 6 octobre 1992.

Fait inédit dans l'histoire contemporaine, la communauté internationale bornera ses interventions dans le cadre exclusif du fameux « droit d'ingérence humanitaire ». C'est ainsi que Rony Brauman et ses amis pourront dénoncer l'immoralité de cette nouveauté diplomatique, mobilisée aux fins politiques des États : l'« urgence humanitaire » érigée en géopolitique. En définitive, elle se retournera contre des populations qu'elle était censée secourir. Favorisant de fait les desseins des agresseurs serbes, elle amènera l'opinion publique mondiale à les légitimer pour un temps. En privilégiant l'intervention des moyens humanitaires au prétexte qu'il était impossible d'agir politiquement et militairement sur le terrain du conflit, la communauté internationale entretenait une illusion : elle contribuait, dès lors, à « humaniser » un processus de conquête territoriale et d'hégémonie raciale !

Tout au long de la guerre de Yougoslavie, l'activisme humanitaire des gouvernements démocratiques masquera, de fait, la volonté de maintenir les rapports de force militaires en l'état, et donc d'obtenir le règlement diplomatique du conflit. Les conséquences de ce point de vue seront observées implacablement par Rony Brauman tout au long de la guerre : les principes essentiels de maintien de la paix, de justice et de respect des droits de l'homme, qui fondent l'existence de l'Organisation des Nations unies, étaient bafoués par ceux-là mêmes qui en étaient les prétendus garants.

Et pourtant, tout au long de la guerre, soixante-dix résolutions seront adoptées par le Conseil de sécurité. Elles relèvent toutes d'une innovation politique sans précédent : la remise en cause du traité de Westphalie définissant le principe intangible de souveraineté territoriale des États… Rien n'y fera, aucune d'entre elles ne sera respectée par les Serbes, ni appliquée par l'ONU. Les bombardements de civils, les destructions sélectives de villes et de villages, les décimations collectives, les tortures et les viols ne cesseront jamais. L'ONU réduite à un rôle totalement passif, les États n'auront d'autres ressources que l'anxiolytique humanitaire, destiné à protéger, non pas les victimes de la guerre, mais les secouristes et leurs convois menacés de toutes parts, sous le regard passif des Casques bleus, retranchés dans leurs véhicules blindés.

Quotidiennement confrontés à la perversité d'une « diplomatie humanitaire » internationale bafouant les principes qu'elle édicte, les Médecins sans frontières, preuves à l'appui, dénonceront sans cesse l'ineptie criminelle de cette politique, symbole de la démission des États démocratiques.

Quand, le 25 juin 1991, Slovénie et Croatie décident simultanément de rompre tout lien avec la Yougoslavie fédérale, les observateurs au fait des complexités balkaniques s'attendent au pire. Nul besoin d'avoir accès à des informations confidentielles, l'honnête homme n'a qu'à consulter les meilleurs quotidiens qui, depuis des mois, publient reportages et analyses sur les risques d'une guerre civile généralisée. À MSF, l'inquiétude grandit : une guerre est près d'éclater au cœur même de l'Europe, à moins de deux heures de vol de Paris. Dès le début du printemps, chacune des sections, française, belge et hollandaise, a envoyé sur place des missions exploratoires chargées de recenser les besoins qu'il faudrait éventuellement pallier. Elles reviennent toutes avec ce constat identique : la Yougoslavie est un pays « quasi occidental », lit-on dans la revue interne de MSF. Ce qui signifie que cet îlot « différent » au sein du bloc communiste bénéficie d'infrastructures médicales et de personnels soignants de haut niveau. Aucune assistance ne semble nécessaire, *a priori*.

On le verra plus loin, cette observation brouillera indubitablement les repères.

Fin juin, la guerre éclate en Slovénie, quand l'armée fédérale intervient pour prendre le contrôle et verrouiller les frontières avec l'Italie, l'Autriche et la Hongrie. Les combats se poursuivent une dizaine de jours, quand, le 7 juillet, à Brioni, les parties serbe, slovène et croate, réunies à l'initiative de la CEE, adoptent une déclaration commune prévoyant un cessez-le-feu global. La tension décline en Slovénie, mais rejaillit le 25 juillet, quand la Croatie à son tour décrète son indépendance. Des affrontements meurtriers entraînent l'exode des minorités serbes et des Croates vivant paisiblement à leurs côtés dans les cantons à majorité serbe. Quatre cents morts en six semaines. Forces croates et milices serbes locales s'opposent. Ces dernières, ouvertement soutenues par l'état-major fédéral de Belgrade, accentuent leur offensive sur plusieurs provinces de Croatie, tandis que les Croates nationalistes, qui ont perdu 40 % du contrôle de leur territoire en quelques mois, organisent le blocus des casernes de l'armée fédérale dans leurs frontières. Au mois de septembre, les combats gagnent Zagreb; la ville de Dubrovnik est ravagée par les bombes en octobre, tout comme Osijek et Vukovar. Des centaines de milliers de Croates fuient les provinces de Slavonie et de Krajina, aux mains des fédéraux. À ce moment de la crise, seule la CEE a lancé des initiatives diplomatiques : des centaines d'observateurs civils et militaires, revêtus de blanc, sont dépêchés dans les différents camps; ils seront bientôt surnommés les «marchands de glace».

En France, l'émotion est palpable. Dubrovnik, l'antique Raguse, classée au patrimoine mondial de l'humanité, privée d'eau courante et d'électricité, est tenaillée par le blocus serbe. Des collines, les milices tiennent la ville en respect, tandis que, sur mer, les garde-côtes assurent l'étanchéité du dispositif. La communauté internationale organise alors, au début du mois d'octobre, une opération de ravitaillement, baptisée «Un Bateau pour Dubrovnik». Chargé de dix tonnes de vivres et de huit tonnes de matériel médico-chirurgical, le cargo s'approche des côtes adriatiques. À bord, trois Médecins sans frontières chargés d'évaluer les besoins de la ville assiégée. «Le bateau, sous pavillon croate, a longé la côte, de nuit, se souvient l'un d'entre eux. Nous avons déchargé du matériel, et nous sommes repartis dans l'obscurité. Nous n'avons rien vu...» La mission sera synthétisée en une phrase laconique extraite d'un rapport interne de MSF : «En fait, les besoins sont déjà couverts par les structures locales, aidées de l'équipe de MSF-Hollande sur place, à Dubrovnik.»

«La ville ne manquait strictement de rien, confie Rony Brauman aujourd'hui. Le besoin humanitaire avait été créé de toutes pièces, et nous y avions répondu. Mais réponse et nécessité étaient virtuelles...»

Les projecteurs du monde sont braqués sur Dubrovnik, alors que, sur la rive sud du Danube, la province de Vukovar (soixante mille habitants, grenier agricole de la province croate de Slavonie orientale) vit l'enfer depuis trois mois : encerclée par l'armée fédérale serbe, elle est pilonnée sans relâche, jour et nuit. Quelques petits groupes de partisans croates osent franchir les lignes au travers des récoltes de maïs abandonnées. Aucun journaliste indépendant n'entre dans la ville assiégée ni ne la quitte. Seule une correspondante de la radio locale émet une heure par jour. Inlassable, elle décrit Vukovar privée d'électricité, d'alimentation et de médicaments. Deux cents blessés s'entassent dans l'hôpital bombardé; choqués, épuisés par les opérations continues, les chirurgiens ne parviennent plus à assurer les soins. La Croix-Rouge elle-même ne peut franchir les lignes des assaillants serbes. Mais Vukovar résiste.

Pour les MSF missionnés à l'hôpital de Zagreb, le médecin Alain Desthexe et l'infirmière-anesthésiste Marianne Fleury, c'est là qu'il faut être : «Évacuons les blessés avant qu'il ne soit trop tard : dans quelques jours ce sera le massacre», plaident-ils auprès des agents de la CEE, présents dans la capitale croate. Depuis des semaines, les fonctionnaires européens tentent de trouver le moyen d'acheminer les secours nécessaires à soixante mille assiégés. La dernière tentative a échoué quelques jours auparavant. Le convoi – quarante-cinq camions chargés de vivres et de médicaments réunis par la diaspora croate à l'étranger – avait finalement été bloqué à un kilomètre de Vukovar par les milices croates, au prétexte qu'un tel passage favoriserait l'infiltration de francs-tireurs serbes dans la ville assiégée… Pour cette seconde tentative, Alain Desthexe obtient l'accord des experts européens. Par téléphone, il en informe aussitôt les responsables des sections MSF, qui approuvent son initiative. Pari risqué, d'autant que jamais dans leur histoire, les Médecins sans frontières n'ont procédé à l'exfiltration de blessés au travers des lignes de front. Aux abords de Vukovar, celles-ci sont particulièrement difficiles à franchir, car d'innombrables barrages croates et serbes contrôlent la route d'accès. Desthexe négocie trois jours durant avec les belligérants. Il promet que cette opération, réservée à la seule évacuation des blessés de Vukovar, sera entièrement sous le contrôle opérationnel de MSF, responsable unique du convoi humanitaire.

Le grand jour est fixé au 20 octobre 1991. À Zagreb, douze médecins et infirmières, six logisticiens ont pris place à bord d'une douzaine de véhicules. Cette partie de l'accord est respectée : ils franchissent les lignes sans encombres et pénètrent dans Vukovar. Dans les sous-sols de l'hôpital central, qui manque cruellement de médicaments et de poches de sang depuis des semaines, deux cent cinquante blessés graves attendent le convoi. Les MSF ont moins de deux heures pour valider les diagnostics, «trier» parmi les cas vitaux ceux qui supporteront un tel transport. Cent neuf blessés sont ainsi retenus.

Le convoi quitte Vukovar à l'heure dite et progresse dans sa banlieue. C'est alors qu'une mine anti-char, manipulée intentionnellement par un partisan (serbe ou croate ?), explose sous l'un des camions. Gravement blessées aux jambes, les infirmières Ghislaine Jacquien et

Fabienne Schmidt seront évacuées vers Belgrade en ambulance militaire. Dévié de sa route, embourbé dans un champ, le convoi mettra douze heures pour regagner sa base, Zagreb, distante seulement de trente kilomètres...

On mesure, à la lecture d'un procès-verbal du conseil d'administration, la vivacité des réactions suscitées à Paris par cette action : «Les circonstances de l'opération posent question : était-elle opportune ? Est-ce là le rôle de MSF ? Un tel convoi exige une organisation minutieuse qui n'a pu être effectuée, puisque négociations et préparations n'ont duré que trois jours. Pour mener de telles discussions, le paravent de la CEE était-il nécessaire ? En tout cas, il semble que l'opération ait utilisé l'action humanitaire à des fins étrangères; elle pose la question de la manipulation politique.» Un peu plus tard, Alain Desthexe démontrera la trahison de la parole donnée : «Les Croates de Zagreb avaient profité du passage du convoi pour négocier un échange de bons procédés avec les Serbes ! L'exfiltration des blessés de Vukovar a été négociée contre le desserrement et l'évacuation des troupes serbes de la fameuse caserne de Borongaj...»

«Cette histoire de mine fut un choc terrible, rue Saint-Sabin, se souvient Anne Fouchard. Certes, nous avions sauvé deux cents personnes, mais nous eûmes du mal à nous remettre de cette épreuve et, par la suite, à circonscrire un mode opérationnel dans la région. Nous avions la désagréable impression que tout était vicié, qu'aucun espace humanitaire n'était possible puisqu'on nous attaquait avec des mines !» Quelques jours plus tard, au terme d'une réunion, l'ensemble des sections MSF décide néanmoins de rester en Yougoslavie sous «coordination commune», afin de poursuivre la distribution de médicaments et de matériel sanitaire.

Quelques semaines après l'événement tragique de Vukovar, Anne Fouchard rejoint la côte dalmate pour exécuter une mission exploratoire, en compagnie du médecin

Vincent Brown. Elle se souvient de l'instant où elle franchit le seuil de l'hôpital de Split : «Mille trois cents lits, l'hôpital nord de Marseille ! Nous arrivions très sûrs de nous, avec nos listes de médicaments essentiels, chloroquine, rifampicine et autres "standards" africains… "Nous voudrions rencontrer la pharmacienne !" L'accueil est chaleureux, mais nos confrères n'avaient que faire de nos médocs pour régions du tiers-monde. Comme ceux de Paris, de Bruxelles et de Hambourg, l'hôpital de Split vivait à l'heure de l'insuline et des médications anticancéreuses, il ne manquait de rien. Nous étions dans un pays développé, avec un hôpital équipé, des médecins en nombre, parfaitement compétents.»

Les Croates n'avaient pas besoin d'une aide de cette nature… «On nous emmena alors, yeux bandés, visiter, de nuit, les hôpitaux de campagne. Nous découvrons des sous-sols de maisons privées équipés du matériel nécessaire pour des pratiques optimum de la chirurgie. Rien ne faisait défaut, pas même les personnels. Aussi, quand les Croates nous demandèrent d'envoyer un de nos chirurgiens pour bosser avec eux, nous avons mal compris. Que souhaitaient-ils ? Un témoin seulement, ils voulaient que nous soyons "avec" eux pour témoigner des effets de l'agression serbe. Nous n'avions rien compris. Nous étions sous le coup de l'émotion de l'attentat délibéré de Vukovar, des manipulations armées des Serbes et des Croates.»

À Paris, des clivages inattendus opposent publicistes et politiciens. Dès les origines de la guerre, seuls le gaulliste Jacques Baumel, Valéry Giscard d'Estaing et Michel Rocard semblent avoir saisi l'ampleur du conflit ; ils ont compris que les références historiques à l'«antinazisme serbe» n'étaient plus d'actualité, et qu'une «nation» opprimée, contrainte dans ses singularités ethniques et nationales, explosait sur les décombres du jacobinisme titiste. En revanche, les partisans du «maintien» d'une Yougoslavie défunte dans des frontières virtuelles sont plutôt des journalistes : Jean-François Kahn, Bernard

Guetta, pour France-Inter, Alexandre Adler, ou encore l'historienne éditorialiste du *Figaro,* Annie Kriegel.

La Communauté européenne a peur d'assister maintenant à la dissolution de la Yougoslavie. Excluant toute autre procédure dynamique, les Européens tenteront une bonne dizaine d'actions diplomatiques, destinées à convaincre les belligérants de négocier des cessez-le-feu, aussitôt rompus après leur signature... Le 25 septembre, en désespoir de cause, les Douze font appel au Conseil de sécurité des Nations unies. Une résolution immédiate décrète l'embargo sur les livraisons d'armes à la Yougoslavie. Un mois plus tard, elle sera suivie d'une mission de l'émissaire Cyrus Vance, chargé de favoriser les conditions d'un déploiement de Casques bleus.

Entre-temps, Vukovar, symbole de la résistance croate, tombe le 19 novembre 1991. Les écrans diffusent ces images stupéfiantes de gens quittant les caves, de longues files hébétées allant sur les chemins, sous la garde des miliciens serbes. Les hommes sont en pleurs, les enfants avancent comme des automates. Deux jours durant, les Serbes interdiront l'accès de l'hôpital au personnel délégué du CICR. Quatre cents blessés, dont trois cents femmes, enfants et personnes âgées, en sont expulsés, tandis que les hommes sont emmenés pour des destinations inconnues[1]. Le représentant du CICR tentera courageusement de s'opposer à l'évacuation de l'établissement. En vain. « Aujourd'hui, Guernica s'appelle Vukovar ! » écrit, dans une radicalité admirable, Annie Le Brun, historienne du surréalisme[2], unique voix à s'élever contre le non-sens, tandis que la mobilisation des élites françaises est toute consacrée au sauvetage de Dubrovnik, joyau architectural de l'Adriatique.

---

1. Un an plus tard, la découverte d'un charnier confirmera les pires spéculations.

2. *Libération*, 13 novembre 1991.

Depuis des semaines, Bernard Kouchner se démène en vaines négociations avec les Serbes afin d'obtenir l'ouverture de couloirs de secours maritimes sur les côtes d'une ville encerclée depuis le 1er octobre 1991 par la flotte de guerre yougoslave. Après maints échecs, le navire-hôpital italien *San Marco* est autorisé à décharger médicaments, produits lactés, aliments pour bébés et environ quatre mille litres d'eau, le 19 novembre. Un peu plus tard, il débarquera sur la côte italienne de Brindisi huit cent cinquante réfugiés de Dubrovnik, des femmes et des enfants. Toutefois, comme le remarque *Libération,* «les assiégeants serbes ont profité de cette opération d'évacuation pour parfaire leur dispositif d'assaut[1]» : alors que le *San Marco* est encore à quai dans le port de Gruz, des unités de l'armée fédérale investissent les quartiers ouest de Mokosica, tout proche. Les Croates n'opposeront aucune résistance, de crainte que l'armée ne bombarde le *San Marco*...

Bernard Kouchner et Magharita Boniver, ministre italienne de l'Immigration, lancent alors un appel destiné à faire de Dubrovnik et de ses environs une «île de paix» placée sous la protection des Casques bleus des Nations unies. «Les Serbes se moquaient ouvertement du ministre, notent les journalistes Michel Floquet et Bertrand Coq, présents à Dubrovnik. Et aux barrages, les miliciens crachaient sur sa voiture dès qu'il avait le dos tourné. Alors, les combats reprenaient. En réalité, son fameux "corridor humanitaire" s'ouvrait sur son passage et se refermait derrière lui[2].»

Le 31 décembre, nuit de la Saint-Sylvestre, le ministre organise un «concert pour la paix» à Dubrovnik. Accompagnée de l'Orchestre de chambre de Toulouse, Barbara Hendricks chante l'espoir. «Sans prétention, nous avons contribué à construire un fragile et minuscule îlot de paix

1. *Libération*, 20 novembre 1991.
2. *Tribulations de Bernard K. en Yougoslavie*, éditions Albin-Michel, 1993.

autour d'une ville, l'ancienne Raguse, qui appartient au patrimoine mondial», écrit Bernard Kouchner dans une tribune du *Monde* du jour, titrée «Obstinations[1]». À propos de l'action humanitaire, le ministre expose le bilan modeste de «petits gestes constants, dans de petits endroits, pour des gens en petit nombre». Propos antagonistes, d'autant que cette soirée lyrique pour la paix se déroule dans une ville tombée aux mains des nationalistes serbes depuis le 6 décembre !

La défense de Dubrovnik avait failli le jour de la Saint-Nicolas. Après douze heures d'intenses bombardements, les *tchetniks* l'envahissaient. À Paris, ce jour-là, une dizaine de personnalités lucides, dont André Glucksmann, Jean d'Ormesson et Eugène Ionesco, dénonçaient, sous l'intitulé «La Croatie brûle !», une «Europe encombrée de cadavres[2]». Ils réclamaient un geste fort : que les représentants des pays européens tiennent aussitôt une réunion plénière dans Dubrovnik !

En cette fin 1991, la cruauté des faits s'impose : les milices serbes, appuyées par Belgrade, ont conquis la Krajina (un quart de la Croatie), proclamée République de Krajina serbe; selon le HCR, six cent mille personnes originaires de Croatie sont déplacées ou réfugiées en ex-Yougoslavie et au-delà. On évoque un bilan provisoire de dix mille victimes...

«À MSF, on ne savait plus quoi faire, relate Anne Fouchard. Il y avait de grosses discussions entre les sections. Hollandais et Belges tenaient à poursuivre leur assistance technique, c'est-à-dire l'approvisionnement des dispensaires et des hôpitaux. Pour nous, rue Saint-Sabin, ces actions paraissaient dérisoires, voire inutiles, hors de la réalité des faits. Le contexte était celui d'un pays en guerre, il exigeait donc des missions d'urgence ! Or, la mésaventure de Vukovar nous avait convaincus qu'il était presque impos-

1. *Le Monde*, 31 décembre 1991.
2. *Le Monde*, 6 décembre 1991.

sible d'agir réellement. Nos équipes ne pouvaient parvenir là où les besoins étaient énormes, et les hôpitaux étaient pourvus là où nous pouvions travailler. Notre présence était donc symbolique, elle n'était qu'un voile masquant le réel, elle entretenait l'illusion d'un activisme humanitaire bidon, agité notamment par Kouchner, le secrétaire d'État. Nous avons préféré nous retirer, en laissant le terrain à nos amis des sections européennes de MSF : les Belges sur la côte dalmate, avec Split ; Sarajevo à la section MSF Hollande. »

Aucun volontaire français ne travaille donc sur le terrain de l'ex-Yougoslavie. Pour autant, à Paris, MSF ne renonce pas et relance le débat sur la « diplomatie humanitaire ».

« Je dois dire que mon meilleur attaché de presse était Bernard Kouchner en personne, se rappelle Rony Brauman. La moindre de ses interventions m'offrait matière à contestation, et il intervenait souvent ! Loin de moi la volonté de me "kouchnériser", voire de régler par une polémique dérisoire quelques contentieux, comme certains rédacteurs se plaisaient à le dire. Non, je tenais à exprimer haut et fort une position politique engageant Médecins sans frontières : il n'était pas suffisant que nous soyons *effectivement* indépendants, il était nécessaire que nous le soyons *visiblement.* Ce qui m'amenait à formuler des affirmations intempestives, à rechercher le conflit : il fallait démolir la rhétorique humanitaire dont le gouvernement français usait comme seule réponse à la guerre d'ex-Yougoslavie. »

Les journalistes saisissent au vol l'intérêt de ce point de vue engagé. Ils apprécient l'acuité des analyses de cette personnalité singulière, ses convictions, son éthique. Brauman contre-argumente, ferraille, fustige les apparences trompeuses de l'humanitarisme gouvernemental, « baguette magique qui change la citrouille de l'indigence politique en ingérence humanitaire[1] ». « Ici, fait-il remarquer, un navire-hôpital pour faire face à une agression militaire ; là,

1. « Contre l'humanitarisme », *Esprit,* décembre 1991.

quelques sacs de grains pour honorer la chute d'une dictature; ailleurs, quelques boîtes de médicaments pour répondre à l'embrasement d'un foyer de violence. On n'égrènera pas le chapelet de ces "petits cadeaux" de la démocratie, dont l'effet, sinon le but, est de déplier un paravent pudique afin de masquer notre propre impuissance politique et ces violences d'un autre âge[1].» Et Brauman de répéter, inlassable : «Les principes – le droit des gens, d'humanité, d'exigence de la conscience publique, pour reprendre les termes de la Convention de Genève –, au nom desquels agissent les organisations humanitaires privées, s'obscurcissent. Transformés en "coup de communication", ravalés au rang de substitut de l'action politique, ramassés en un droit d'assistance qui, en pratique, renforce plus la position des États que celle des organisations humanitaires, ces principes-là sont affaiblis par les coups répétés que leur portent les gouvernements sous forme de bourrades complices[2].»

En ce début d'année 1992, un cessez-le-feu (le quinzième depuis le début du conflit), négocié par l'envoyé spécial du secrétariat des Nations unies, marque le commencement d'un lent processus de déploiement d'une force de protection (la Forpronu) en Croatie, censée faire respecter les dispositions du plan Vance. Quatorze mille Casques bleus devront désarmer et démobiliser les milices, superviser le retrait de l'armée nationale yougoslave et faciliter le retour de six cent mille déplacés dans des zones de protection. Six cents policiers de l'ONU auront pour tâche de veiller au respect des droits de l'homme; ils seront théoriquement mandatés pour enquêter sur leurs violations et accueillir les plaintes.

Les effets pervers de cette mission classique de maintien de la paix apparaissent rapidement : chargée d'assurer une fonction d'autorité intérimaire en attente de solution

1. *Le Nouvel Observateur*, 20-26 février 1992.
2. *Ibid.*

politique définitive, elle ne dispose d'aucun moyen pour remplir son mandat. Si la Forpronu maintient effectivement le *statu quo* entre Serbes et Croates en Krajina, elle fige en fait la situation militaire au profit des milices serbes, qui bénéficient d'une autorité politique *de facto* ! Ce simulacre de règlement du conflit dissimule donc le parachèvement du « nettoyage ethnique » à l'œuvre : pas un seul des cinq cent mille réfugiés croates ne regagnera son foyer dans la période de déploiement de la Forpronu.

Survient alors la guerre bosniaque.

Le 29 février 1992, le « oui » au référendum sur l'indépendance de la Bosnie-Herzégovine emporte 63 % des suffrages. Les Musulmans et les Croates (43 % et 17 % de la population bosniaque) ont voté pour la séparation avec Belgrade. Les Serbes, un tiers environ des Bosniaques, n'ont pu faire pencher le vote dans le sens opposé, malgré une forte mobilisation.

La Bosnie est pourtant le condensé du rêve d'une unité yougoslave improbable. Des six républiques, elle est l'unique ensemble territorial où groupes et ethnies sont imbriqués à ce point ; la seule où pratiquement jamais un différend ethnique ne fut résolu par les armes. Les observateurs les plus pertinents l'avaient prédit : si la guerre éclate en Bosnie, elle sera pire qu'ailleurs. L'Histoire leur donnera raison.

Les incidents inter-ethniques se multiplient dès la clôture du scrutin. Tout s'accélère le 6 avril, quand la Communauté européenne reconnaît l'indépendance de la Bosnie-Herzégovine. Le jour même, Sarajevo est bombardé par les Serbes. Les affrontements sporadiques mais violents qui depuis quelques semaines opposaient miliciens bosniaques et serbes, ces derniers étant soutenus par l'armée « yougoslave » de Milosevic, se transforment en guerre totale. Le 4 mai suivant, le président bosniaque, Alija Izetbegovic, réclame une intervention militaire étrangère. Hélas, reconnaissance internationale ne signifie pas traité d'assistance militaire : les démocraties rejettent les demandes du gouvernement bosniaque, en maintenant par contre leur embargo sur les armes. Une mesure qui ne pénalise que les Bosniaques, car leurs assaillants, héritiers des stocks fédéraux, sont dotés d'énormes moyens de destruction. S'ensuit une course contre la montre entre Serbes et Croates : il s'agit de prendre le contrôle des enclaves ethniquement homogènes. Commence alors le dépeçage de l'ex-Yougoslavie. Le 6 mai 1992, les deux camps concluent un accord à Graz (Autriche), mais celui-ci n'apaise en rien les combats : au nord, les Serbes veulent ouvrir au plus tôt un couloir vers Banja Luka, capitale d'une nouvelle « République serbe de Bosnie » ; à l'ouest, les Croates conquièrent un fief qui sera bientôt une république associée, la « Herzeg-Bosna », proclamée le 3 juillet suivant.

Tous les regards convergent alors vers Sarajevo. Encerclé par les Serbes, bombardé des collines, ce symbole d'une coexistence pacifique entre nationalités devient le champ clos du martyre des Musulmans bosniaques. Tandis que l'essentiel des conquêtes serbes et croates est réalisé, le Conseil de sécurité de l'ONU décrète, le 30 mai, un embargo commercial, pétrolier et aérien contre la Serbie et décide du déploiement supplémentaire d'un millier de Casques bleus afin de protéger l'aéroport de Sarajevo, assailli depuis le début du conflit par les Serbes. Cette dernière mesure permettra, dit-on, d'acheminer l'aide internationale à la Bosnie-Herzégovine. La réalité des faits est autrement cruelle...

Présente dans la ville, une équipe de MSF-Hollande témoigne : « Il n'y a plus de limite, nous ne sommes plus en Europe, mais quelque part sur une planète barbare. Comme nous le faisons partout, nous avons tenté de négocier avec les belligérants pour assurer au moins le passage de nos ambulances prises sous le tir des *snipers*. Ces discussions n'ont aucun sens. Quand nous parlons avec les responsables serbes, il n'y a jamais de problèmes... Tout le monde se dit conscient des considérations humanitaires, mais, en réalité, aucun engagement n'est tenu. Voilà pourquoi, il y a deux semaines, nous avons décidé de retirer notre équipe. Même au Salvador, malgré les risques que nous courions alors, nous n'avions pris pareille décision. En Amérique centrale, il nous était arrivé de suspendre nos activités à cause de l'intensité des combats, mais jamais nous n'étions partis[1]. » Peu après le départ de MSF, du HCR et des représentants de la communauté internationale, Heidy Huber prend à son tour la décision de fermer l'antenne du CICR dont elle est responsable. Frédéric, son ami, a trouvé la mort lors de l'attaque d'un convoi. « Dans l'histoire du CICR, cette décision de fermeture est extrêmement rare, explique le délégué. Mais il nous est impossible de faire autrement. Devant l'ampleur de l'horreur et l'impossibilité de travailler, il nous faut plier bagage. Aujourd'hui, nous devons réfléchir sur ce nouveau type de conflit[2]. »

Le retrait de MSF-Hollande et des organisations humanitaires institutionnelles ne surprend guère Rony Brauman. Il n'était pas d'accord avec la présence des Médecins sans frontières dans la capitale bosniaque, qui, à ses yeux, contribuait au show humanitaire. Jusqu'à ce matin de juin 1992.

« J'étais dans mon bureau. Nos discussions butaient : "Ça ne peut plus durer, ce massacre est insupportable." La veille, on avait relevé vingt victimes civiles à la boulangerie de Sarajevo bombardée. J'ai basculé à ce moment-là : le déploiement humanitaire mis en œuvre par les Européens n'était qu'une mascarade, l'acceptation passive d'un carnage à grande échelle. Des gens assiégés, un blocus, comment pouvait-on tolérer le bombardement d'une capitale européenne ? Ce n'était pas en distribuant des pizzas aux otages qu'on réglerait la question ; au contraire, l'assistance humanitaire servait la logique de l'assaillant,

1. *Le Nouvel Observateur*, 4-10 juin 1992.
2. *Ibid.*

puisqu'elle dépendait de son bon vouloir. La question relevait du terrain politique ! Dès lors que son indépendance était diplomatiquement reconnue par la Communauté européenne, il fallait défendre ce pays agressé, il fallait aider les Bosniaques à desserrer l'étau armé qui les emprisonnait. À ce moment, le recours à l'humanitaire par les États m'apparaissait comme un alibi, une manière de masquer leur indécision. Mais, en fait, je faisais fausse route ! J'ai compris plus tard : loin de signifier un renoncement, cette option humanitaire s'intégrait à une politique déterminée, il s'agissait bien d'un acte stratégique délibéré des États ! Ceux-là donnaient le change avec des véhicules blindés, leurs hommes armés ne protégeaient qu'eux-mêmes... Ce décor de carton-pâte permettait aux démocraties de faire croire qu'elles se portaient au secours des Bosniaques, alors que cet activisme n'était qu'une façade. Le but était de figer le rapport de force existant afin de maximaliser les chances de solutions diplomatiques. »

En colère, Brauman appelle alors Philippe Caloni, de RTL. Les deux hommes se connaissent. Le MSF confie au journaliste qu'il veut évoquer la Yougoslavie et le siège de Sarajevo à l'antenne. « Je me retrouve devant le micro. Dans ma tête, j'avais passé la "blouse blanche" du président de Médecins sans frontières. L'interview commence. Puis, vers le milieu de l'entretien, je me dis : on en a marre de cette mascarade, ce n'est plus le médecin d'urgence, mais le citoyen Brauman qui parle. Je ne suis pas sûr de m'être exprimé exactement ainsi, mais, en tout cas, je me dédouanais de l'humanitaire. Certes, c'était parce que j'étais humanitaire que j'avais accès à la parole publique, mais il n'empêche : j'abandonnais mes oripeaux, je prenais la parole du citoyen, du militant, et je lançai à l'antenne : "Ce sont les collines de Sarajevo qu'il faut bombarder. Il faut déclarer la guerre aux nationalistes serbes !" C'est sorti comme ça. »

Quelques jours plus tard, Brauman enfonce le clou, lors d'un entretien accordé au *Nouvel Observateur*. « L'Europe s'est proclamée pour l'universalité des droits de l'homme, la démocratie et la solidarité ; elle a déclaré la guerre hors-la-loi sur son sol, elle invoque le droit d'ingérence et parle même de diplomatie humanitaire. (...) Aujourd'hui, il faut prendre conscience de la sauvagerie de cette guerre et réagir en conséquence. Cesser de se payer de mots avec des envois d'aide humanitaire qui ne servent à rien. Et mettre en place un dispositif qui assure une véritable protection de la population civile, c'est-à-dire une force d'interposition suffisamment puissante pour être dissuasive et imposer ainsi l'arrêt des combats, en évitant l'enlisement à la libanaise[1]. » Il s'en prend à « la monstrueuse démission des Européens », qui se bornent « à réglementer la chasse à la tourterelle, la composition du camembert et le calibrage des boutons[2] ».

Ces appels à l'intervention militaire de l'Europe de la part d'un humanitaire, qui plus est président de Médecins sans frontières, est une première. Cet acte de résistance par le biais des médias face aux choix diplomatiques français est loin d'être le seul alors. Pascal Bruckner s'en prend à une Europe qui « s'est révélée être un gigantesque ectoplasme, enivré de formules creuses et noyé dans sa propre impuissance[3] ». Jacques Julliard, dans une chronique intitulée « Les assassins de Sarajevo », démonte la logique « d'agression impérialiste du nationalisme grand-serbe contre la Bosnie[4] ». Enfin, Pierre Hassner prend acte de « la mort à Sarajevo de l'ex-nouvel ordre mondial de Georges Bush » et se demande : « Comment parler d'une Europe nouvelle si on reproduit, sinon la guerre de 1914, du moins l'exode de 1940 et les transferts forcés des années vingt ou de 1945 ? Nous voulons une Europe, mais une Europe dont nous soyons fiers. Soyons plus modestes : exigeons une Europe dont nous

1. *Le Nouvel Observateur*, 4-10 juillet 1992.
2. « L'Europe doit intervenir militairement », *Le Quotidien de Paris,* 30 mai 1992.
3. *Le Monde*, 28 mai 1992.
4. *Le Nouvel Observateur*, 30 avril 1992.

puissions ne pas avoir honte[1].» Le 10 juin, Edgar Pisani, Edgar Morin et Félix Guattari signent un appel dans *Le Monde*, dans lequel ils dénoncent «les majorités pacifiques qui sont bâillonnées et les minorités haineuses qui parlent au nom des peuples». Le 25 juin, une manifestation est même organisée, place du Panthéon, à l'initiative d'Olivier Mongin de la revue *Esprit*, mobilisant Pascal Bruckner, Alain Finkielkraut, Annie Le Brun et François Fejtö. «Que fait l'Europe autoproclamée? Que vaut-elle si elle ne fait rien pour arrêter cette guerre et pour empêcher son extension?» demande le tract de la manifestation, sur lequel figure également un dessin : un médecin de «l'Ouest» devant la tombe ouverte de la Bosnie, et qui dit : «*I'm sorry for the delay!*»

Appels entendus? Le 28 juin, réunis en conclave à Lisbonne, les ministres des Affaires étrangères des Douze font savoir qu'ils n'excluent plus «l'utilisation de moyens militaires en Bosnie-Herzégovine», tout en précisant qu'ils seront mis en œuvre «à des fins strictement humanitaires»... Au même moment, le Conseil de sécurité des Nations unies donne quarante-huit heures aux forces serbes pour déplacer leur armement lourd dans des zones supervisées par la Forpronu.

L'opinion publique accueille avec bienveillance ces options politiques. Après l'Irak, la Serbie est donc placée au ban des nations. Le coupable étant désigné, les sanctions décidées, l'ultimatum devrait normalement être suivi d'une mise au pas.

C'est alors que François Mitterrand effectue un voyage-surprise à Sarajevo, le 28 juin 1992, date anniversaire de l'assassinat de François-Ferdinand, l'archiduc d'Autriche, soixante-dix-huit ans plus tôt. Concocté par le ministre des Affaires étrangères, Roland Dumas, l'escapade présidentielle a été réglée dans ses moindres détails par Bernard Kouchner, nouveau ministre de la Santé.

---

1. « De Maastricht à Sarajevo », *Libération*, 27 mai 1992.

Aéroport de Sarajevo. Mitterrand est revêtu d'un gilet pare-balles; le ministre Kouchner et une équipe de collaborateurs le suivent. Visite au pas de course. En compagnie du président bosniaque Alija Izetbegovic, Mitterrand est conduit dans un lieu symbolique de la souffrance du peuple croate : la boulangerie devant laquelle une vingtaine de civils ont été hachés par un obus serbe; puis, c'est l'hôpital central, les rues de Sarajevo, sous les «Vive la France!» et les «Mitterrand! Bosnia!». À bord de l'appareil qui le ramène à Paris, il précise, un peu plus tard, qu'il n'est «ni intermédiaire, ni négociateur», qu'il ne s'agit pas d'«ajouter la guerre à la guerre». Le président croit seulement à «la force symbolique des actes». Il a simplement voulu «voir, témoigner, observer, écouter». Le quotidien *Libération* le salue, avec cette une qui porte en bandeau : «Président sans frontières[1]».

On découvrira, un peu plus tard, que Bernard Kouchner a été dupé par l'Élysée : le ministre de la Santé aurait voulu user de l'humanitaire pour précipiter l'intervention militaire en Bosnie, alors que le président de la République voulait au contraire la neutraliser.

Sous le titre «L'humanitaire, nom moderne de la lâcheté», Rony Brauman traite à sa manière le sens de la visite-éclair mitterrandienne en Bosnie. «La population de Sarajevo acclamait, avec un immense espoir, un chef d'État, elle a vu repartir un responsable d'association humanitaire. Elle attendait que l'étau dans lequel elle agonise soit brisé, elle a reçu la promesse que des pansements seraient acheminés. (...) Les apprentis-führers et les caudillos en herbe peuvent d'ores et déjà en tirer une première leçon : la chasse est ouverte. (...) Et, s'il leur prenait fantaisie de faire refleurir les camps et les ghettos en Europe, qu'ils nous laissent au moins remplir sur place les armoires à pharmacie et le garde-manger. Ils n'auront pas d'autre souci majeur[2].»

1. *Libération*, 29 juin 1992.
2. *Libération*, 9 septembre 1992.

Rony Brauman revient sur l'épisode aujourd'hui : « L'humanitaire, nom moderne de la lâcheté ? Je dirais maintenant : nom moderne du cynisme achevé. Le cynisme habille une décision politique sous-jacente, alors que la lâcheté signifie qu'on ne sait pas, qu'on patauge devant une situation. Or, l'attitude de Mitterrand relevait du premier registre. Conservateur, donc pro-serbe, il était arc-bouté sur une mémoire historique des rendez-vous guerriers du XXe siècle. Il se référait mécaniquement à l'alliance russo-serbo-française d'hier. Il renouvelait la géopolitique française plaçant les Serbes comme alliés privilégiés de la France dans les Balkans ! Sous les invocations humanitaires, il n'avait qu'une stratégie : maintenir la stabilité dans une région qu'il percevait comme explosive et bien trop ouverte aux influences allemandes... »

En tout état de cause, le voyage de Mitterrand replace sur le devant de la scène le dévoiement de la cause humanitaire. Pour toute initiative, dès le lendemain, 29 juin 1992, la Communauté européenne décide d'ouvrir un pont aérien qui permettra d'acheminer vers Sarajevo son aide entreposée à Zagreb, tandis que le Conseil de sécurité des Nations unies adopte une énième résolution autorisant l'envoi de mille Casques bleus supplémentaires pour garantir la sécurité et le fonctionnement de l'aéroport de la capitale bosniaque. Le secrétaire général de l'ONU, Boutros Boutros-Ghali, admet que le « cessez-le-feu absolu » ne peut être constaté sur le terrain, mais il se félicite des « progrès considérables » qui ont abouti à la réouverture de l'aéroport.

Qu'en est-il en réalité ? Les Serbes n'interrompent en rien leurs bombardements sur Sarajevo, démontrant ainsi combien ils se moquent des admonestations internationales. Le message des obus de 155 est limpide : acheminez toutes les provisions que vous voudrez, nous massacrons les Bosniaques. Le pont aérien est régulièrement interrompu en raison des combats aux abords des pistes, le tarmac de l'aéroport est même délibérément visé parfois, quand ce ne sont pas les véhicules des Casques bleus, sur la route du centre-ville ; à tel point que l'état-major du contingent international menace de quitter la capitale bosniaque.

La Bosnie-Herzégovine tout entière est meurtrie. Les villes tombent les unes après les autres sous les assauts serbes ; les plus valeureuses tiennent des sièges depuis huit mois bientôt. L'ennemi a consolidé sa mainmise sur les quatre-cinquièmes du territoire bosniaque, selon des méthodes tactiques du XIXe siècle : avant l'assaut, chaque cité est isolée du monde ; ses routes, les voies ferrées qui la desservent sont détruites systématiquement. Ainsi les Serbes taillent au canon un long corridor sur le flanc de la frontière croate, une bande de terre nettoyée de ses autochtones relie maintenant les provinces du Nord et de l'Ouest à la Serbie. La prise de Jajce jette des milliers de réfugiés sur les routes ; l'artillerie serbe les pousse alors à dessein vers la nasse de Bosnie centrale. Au nord de Sarajevo, les villes de Travnic et de Majlaj sont encerclées, Gradacac, une ville de soixante mille habitants, est prête à tomber, cent mille personnes sont assiégées dans Tuzla, trois cent mille dans Bihac, soixante-dix mille à Gorazde, etc. Cependant, des combats opposent les anciens alliés croates et musulmans : ils se déchirent pour contrôler les villes d'Herzégovine. Les premiers se sont ainsi emparés de Prozor, de Vitaz, de Kiseljac, qui commandent les axes reliant la Dalmatie croate à la Bosnie centrale.

Dans ce climat de guerre totale, au début de l'été 1992, le *New York Newsday* publie des révélations qui seront reprises par les médias du monde entier : l'existence de camps de détention serbes où les Musulmans sont faits prisonniers. Les télévisions relaient l'image d'un homme au corps efflanqué s'approchant des barbelés qui le séparent du cameraman, et posant un regard d'une tristesse infinie sur l'œil de la caméra. Les images de Bosnie affluent : Manjaca, Omarska, Trnopolje… L'horreur. Elles éclairent sans aucun fard le sens de la politique de conquête territoriale et les méthodes d'hégémonie raciale des Serbes. Pour la première fois de son histoire, le CICR abandonne son devoir de réserve. Il dénonce les traitements inhumains infligés à des dizaines de milliers de prisonniers, civils pour la plupart, et dictés par des marchandages ethniques portant sur des transferts de population. Les camps sont décrits comme pièce maîtresse d'un système de persécutions destinées à terroriser les non-Serbes et à les contraindre à l'exil. L'expression «épuration ethnique» s'impose. L'indignation internationale trouble les débats du Conseil de sécurité des Nations unies. Celui-ci adopte une nouvelle résolution : condamnant les violations des droits de l'homme, l'institution exige l'accès et l'ouverture des camps aux enquêteurs de la Croix-Rouge. Mesure insuffisante pour l'ambassadeur bosniaque à l'ONU : «Votre résolution soigne les symptômes, mais non la maladie, s'exclame Mohamed Sacirbey. Si vous réussissez à libérer les détenus des camps serbes, où iront-ils ? S'ils retournent chez eux, ils seront tués. Car, si ces gens ont été placés dans des camps, c'est justement pour les contraindre à quitter leurs villages et leurs villes.» Dans *Libération,* Marc Kravetz signe des éditoriaux adaptés à l'horreur insensée qui se joue sur le continent : «Qui pourrait contester l'urgence, l'impérieuse évidence de l'action ? Insupportable de laisser des dizaines de milliers de civils, hommes, femmes, enfants, mourir affamés ou sous les bombes dans les villes et villages de Bosnie. (...) Intolérable de voir se rouvrir en plein cœur de la vieille Europe des camps qui, ne seraient-ils pas "d'extermination", n'en promettent pas moins la mort lente à leurs prisonniers. Ainsi déclinées, les horreurs du conflit qui déchire l'ex-Yougoslavie imposent à la communauté internationale un devoir qui ne peut se discuter : agir, et par tous les moyens, pour que cela cesse. En clair, user de la force s'il le faut pour que les convois humanitaires arrivent à destination.[1]»

1. *Libération*, 14 août 1992.

Les détenus, libérés des camps serbes par l'intervention du CICR et du HCR, sont si nombreux que la Croatie, submergée déjà par les centaines de milliers de réfugiés ayant fui la Bosnie depuis le début du conflit, est incapable de faire face à ce nouvel afflux. Les ONG se mobilisent massivement sur le terrain. « On en dénombrait plus de deux cent treize, m'explique Marcel Roux, alors vice-président du conseil d'administration de MSF. La confusion était totale. Les tout-terrains ornés de plaques minéralogiques, de passe-partout fournis par le HCR, affichaient sur leurs flancs le sigle du commanditaire principal, l'Union européenne. Des plus médiatiques aux plus obscures, des associations réputées pour leur sérieux, d'autres pour leur défaut de professionnalisme, défilaient dans toutes les provinces avec leurs petits drapeaux. Des cow-boys d'un nouveau genre… Des ONG inconnues au bataillon étaient dénoncées comme des "sous-marins infiltrés" en ex-Yougoslavie par les services de renseignements occidentaux. On imagine les troubles que cette confusion entretenait ; les populations se méfiaient des ONG[1]… »

C'est alors que Genève demande aux États d'accueillir sur leur sol des contingents de réfugiés. Au mois d'août, vingt-cinq nations ont répondu favorablement. Ces pays promettent d'offrir un asile aux victimes, mais bientôt il n'est question que de comptes d'apothicaires entre États sur le nombre de migrants que chacun est disposé à recueillir. Sur mille cinq cents « libérés » de Trnopolje, le gouvernement français accepte d'en recevoir trois cents, dont quatre-vingt-sept seront hébergés dans un foyer Sonacotra de Saint-Étienne. MSF s'interroge. Doit-on intervenir dans ces centres d'accueil ? N'est-ce pas participer de nouveau à une action humanitaire qui occulterait les responsabilités politiques

1. Face à « l'anarchie humanitaire » empêchant toute coordination convenable, les agences internationales, CICR, HCR et Fédération des Croix-Rouges, dont le travail était compromis, en viendront à réclamer l'établissement d'un « Code de bonne conduite » commun à toutes les associations en juin 1994.

occidentales ? Quelle action serait en mesure de dévoiler la mascarade de ces sauvetages en petit nombre ? Les propositions les plus folles fusent : pourquoi ne pas organiser l'évacuation « sauvage » des camps ? « Une telle opération, certes, nous placerait dans l'illégalité, mais l'action d'éclat consistant à inciter les réfugiés à franchir délibérément les frontières focaliserait l'attention. Ce serait là un coup de force majeur, dont l'impact sur les opinions publiques serait considérable[1]... » Mais il faut se rendre à l'évidence : MSF n'a ni la force, ni les moyens d'assumer un tel projet.

En désespoir de cause, une équipe rejoint les ex-détenus bosniaques et leurs familles en Forez, dans le foyer stéphanois de la Sonacotra. Objectif : évaluation médico-psychologique. « Au départ, il n'était question que d'une enquête épidémiologique, se souvient Anne Fouchard. Je n'étais pas d'accord et je le disais : "Ce n'est pas avec des statistiques médicales qu'on répondra aux violences que ces gens ont subies. Il faut aller plus loin : nous devons mener un travail d'investigation, recueillir des témoignages pour comprendre la nature de la répression serbe. Qui sont les réfugiés, d'où viennent-ils, qu'ont-ils vécu ?" Nous avons obtenu gain de cause. » Débute alors un travail auquel jamais MSF ne s'était livré jusqu'alors. « Nous avons mené des semaines d'entretiens avec une soixantaine d'ex-détenus, originaires de la ville de Kozarac et des villages alentour. Nous avons écouté, puis nous avons recoupé les témoignages, bribes par bribes. Ils nous ont permis de retracer ce que chacun d'eux avait vécu au cours d'un semestre. »

L'enquête, inédite, permettra de reconstituer dans le détail les actions de purification ethnique planifiées par les Serbes, et mises en œuvre du 24 mai au 1er octobre 1992[2].

1. Procès-verbal du C.A. MSF, nov. 1992.

2. *Le processus de purification ethnique dans la région de Kozarac*, rapport rédigé par Marie-Rosaire Beriot, Djallal Malti, Tashana Batista, Françoise Saulnier, Stéphane Saliège et Anne Fouchard, archives internes de MSF, 7 décembre 1992.

L'implacable synthèse donne corps à un sens général qui n'avait jusqu'alors jamais été dégagé par les faits épars rassemblés par les journalistes et les experts. Le document révèle que les hommes capables de combattre (c'est-à-dire âgés de dix-huit à soixante ans), ayant survécu à un premier massacre, ont été envoyés dans quatre camps. Les femmes, restées au village pendant un mois avec les enfants et les hommes âgés, ont été ensuite transférées en camp, puis expulsées vers les lignes bosniaques, par convois de wagons à bestiaux. Il est établi que, au cours de cette période, elles ont subi bon nombre de sévices. Les villages musulmans ont été détruits intégralement (mosquées, commerces et habitations) ou occupés par des familles serbes. Les hommes furent détenus dans des camps où la survie était presque impossible. « Aucune hygiène, aucun soin, aucune nourriture, même symbolique (chaque prisonnier a perdu en moyenne vingt kilos en un trimestre). Ils subissaient des humiliations et des tortures quotidiennes. Chaque nuit, cinq à dix détenus étaient passés à tabac avant d'être assassinés », précise le rapport. Selon les témoignages réunis; il apparaît que deux massacres ont provoqué respectivement deux cent trente et cinquante morts. Peu avant l'arrivé du CICR, fin juillet, les Serbes décidèrent de vider les camps les plus vétustes. « De nombreux détenus ont été transférés d'un camp à l'autre à l'occasion de ces visites, indique le document. À Keraterm, malades ou détenus portant des marques de torture ont été exécutés avant la visite du CICR. La présence des délégués suisses dans ces camps a permis de diminuer le nombre des exactions sans pour autant les faire disparaître. À la fin de septembre, les Serbes demandèrent aux prisonniers qu'ils allaient libérer de signer une reconnaissance de cession de biens et la promesse de quitter les territoires de l'ex-Yougoslavie. »

Ces informations, largement diffusées, sont adressées également au Congrès américain et au rapporteur de l'ONU pour la Yougoslavie, Tadeusz Mazowiecki. Forte d'une telle enquête, MSF ira plus loin que la seule dénonciation d'une violation des droits de l'homme ou des crimes de guerre invoqués par quelques dirigeants politiques occidentaux. Pour la première fois depuis le début de la guerre, Médecins sans frontières parle alors de « crime contre l'humanité », qualification qui finira par s'imposer, un peu plus tard.

Au début de l'année 1993, les « populations vulnérables », comme sont désignés les réfugiés dans les dépêches diplomatiques, totalisent trois millions de personnes. Deux millions sont recensés en tant que « réfugiés ». Avec ceux isolés dans les zones de combats de Bosnie – près d'un million de civils – et sept cent mille à l'abri à l'étranger, on obtient une population équivalente à celle de la Croatie avant le début du conflit. L'Europe n'a pas assisté à pareille errance depuis 1945.

L'hiver bosniaque, si redouté par les agences humanitaires, commence. À Sarajevo, les températures descendent jusqu'à vingt degrés au-dessous de zéro. Les obus, les tirs des *snipers* s'abattent sur la ville et provoquent des dizaines de morts et de blessés chaque jour ; on fait fondre la neige pour obtenir de l'eau, la seule énergie disponible provient de l'allumage d'une mèche trempée dans un bol d'huile mêlée d'eau et qui se consume en une fumée grasse. Pour se chauffer, on brûle des cartons, des ordures, des meubles d'habitation, des parquets, à l'occasion des branches vertes des arbres débités de Sarajevo. Pour se nourrir, on alterne riz, haricots blancs et lentilles. Il n'y a plus de pain depuis des semaines, la boulangerie industrielle est en chômage technique… Les chiffres alarmants fournis par le HCR permettent de penser que quatre cent mille « vulnérables » au moins pourraient périr de froid ou de maladie dans les montagnes d'une Bosnie labourée par les bombardements. Au fil des offensives, le territoire, laminé par les conquêtes serbes et croates, se réduit comme peau de chagrin. Deux régions sont encore sous le contrôle des forces musulmanes : celle de Bihac, appuyée sur la frontière croate, à l'ouest, et les pourtours de Sarajevo et de Tuzla, au centre. À l'intérieur de ces zones, des villes affamées, telles Gorazde et Srebrenica, résistent dans des conditions dantesques.

Les diplomates et les chefs d'État votent résolution sur résolution aux Nations unies. Mais les tueries continuent. De nouveaux camps sont localisés, sans qu'une seule initiative ne soit capable d'enrayer la purification ethnique.

À première vue, les conséquences du drame bosniaque pourraient être imputées à l'inefficacité de la communauté internationale, mais, en coulisse, il apparaît que les décideurs internationaux se rallient peu à peu à l'idée d'un «découpage» de l'ex-Yougoslavie. La création d'une Grande Serbie et d'une Grande Croatie, ainsi que d'une enclave réservée aux Musulmans, calmerait une fois pour toutes la question des nationalismes dans les Balkans, pense-t-on dans les chancelleries. On dénonce les crimes de Milosevic et de Karadzic, ceux de Tudjman et de Boban, mais pas une seule mesure n'est prise pour les empêcher de nuire.

La France – son président réaffirme qu'il n'est pas question d'engager de quelconques opérations militaires – préconise l'instauration de «zones de sécurité», où les Bosniaques seraient regroupés sous la protection d'une force militaire internationale. Par cette proposition, les diplomates français se réfèrent mécaniquement à la parade des lendemains de la guerre du Golfe, quand il s'agissait de «protéger» les Kurdes du nord de l'Irak... Mais la Bosnie n'est pas le Kurdistan! C'est un inextricable enchevêtrement de combattants et de populations civiles, et cette fois aucun parallèle géographique ne permettra d'interdire l'avancée des envahisseurs... Pourtant, l'idée fait son chemin, l'ONU la reprend à son compte. Une manière d'entériner les nettoyages ethniques? Les politiques français en conviennent, mais, rétorquent-ils, on ne dispose plus du temps nécessaire à la discussion des avantages et des inconvénients de la seule solution qui permette de sauver d'une mort certaine, en cet hiver 1993, des dizaines de milliers de Bosniaques. En conséquence, le Conseil de sécurité autorise le déploiement de six mille Casques bleus supplémentaires. Dotés de chars, d'avions et de moyens d'infanterie, ils devront ménager et maintenir des «corridors humanitaires» dans l'Est bosniaque, où, selon Tadeusz Maziowiecki, le «nettoyage ethnique» s'est intensifié. À charge pour les militaires de la paix de «recourir aux mesures nécessaires» afin de garantir l'acheminement de l'aide. Par la nature même de leur mission «strictement humanitaire» et en l'absence d'autorité politique, les Casques bleus sont paralysés. L'alternative est simple : recours à la force ou négociations avec les agresseurs! Ils seront contraints de choisir la seconde option.

«La situation des équipes humanitaires était intenable sur le terrain, se remémore Marcel Roux. Les véhicules siglés devaient franchir une succession de postes de contrôle, ils étaient harcelés, menacés ou pillés par les Serbes sous le regard des soldats de la Forpronu, qui se contentaient d'observer passivement depuis leurs véhicules blindés. En fait, le passage des convois humanitaires dépendait du bon vouloir des exterminateurs. Les Casques bleus, impuissants et rageurs, subissaient leurs provocations. Ils nous expliquaient qu'ils ne disposaient d'aucun mandat leur permettant de forcer la voie. Preuve était donnée une fois de plus : l'humanitaire était rabaissé au rang de pur objet de marchandages tactiques.»

Responsable du HCR chargé de coordonner les actions des Nations unies en Bosnie, José-Maria Mendiluce le reconnaît lui-même dans les colonnes de *Libération* : «On nous a donné des moyens extraordinaires, comme jamais auparavant. Mais l'obstacle principal est politique : on ne nous laisse pas arriver là où l'on a besoin de nous. Il est clair que l'humanitaire ne peut remplacer les solutions politiques[1]. »

Marcel Roux retrouve la rage qui l'animait à l'époque : « Dans une telle horreur, je ne voyais plus le sens de l'action humanitaire. Les gens n'attendaient rien, ni bouffe, ni médicaments. Devant cette situation humainement abominable, ils réclamaient seulement un engagement clair de la communauté internationale. J'écoutais leurs récits, et j'avais envie de vomir : l'humanitaire n'avait rien à faire là. Alors, avec deux ou trois amis désemparés comme moi, nous avons commencé à écrire un quatre-pages qui expliquerait tout. Nous étions prêts à cette action dérisoire : diffuser la vérité imprimée aux péages des autoroutes de l'Union européenne. »

Recrue nouvelle de MSF, Pierre Salignon n'a rien oublié lui non plus. Auparavant, le juriste travaillait à la Commission de recours des réfugiés, rattachée au ministère de la Justice, quand Françoise Saulnier, autre juriste attachée à MSF, lui propose de travailler à la collation des témoignages des réfugiés bosniaques de Saint-Étienne. Salignon se souvient de l'âpreté des réunions qui opposent alors la rue Saint-Sabin aux sections belge et hollandaise. Leurs équipes, réparties sur Zagreb, Split, Sarajevo, Srebrenica, Kiseljac et Tuzla, poursuivent l'approvisionnement des camps de réfugiés, des hôpitaux et des infirmeries des villes assiégées. « Nos amis belges et bataves étaient furieux. Ils reprochaient à MSF-France la campagne de presse lancée à propos des méthodes de purification ethnique serbe que démontrait notre travail de Saint-Étienne. Ils prétendaient que ces prises de parole mettaient leurs équipes de terrain en danger : "Vous n'êtes pas opérationnels en Bosnie, vous devez donc vous taire !" Nous rétorquions : "Nous menons mission en France, et nous parlerons haut et clair." »

---

1. *Libération*, 27 novembre 1992.

Les Français veulent convaincre Belges et Hollandais de se retirer d'un contexte où l'humanitaire n'a plus sa place. « Passer des provisions par la fenêtre sans rien faire pour déloger l'assassin présent dans la maison n'est pas un geste humanitaire », répète Brauman. Pierre Salignon : « Nous leur expliquions que l'humanitaire n'était que le cache-sexe d'une politique criminelle permettant aux Serbes de découper la Bosnie ; nous répétions qu'avec sa diplomatie des "corridors humanitaires" la Communauté européenne avait bricolé une machinerie monstrueuse destinée à humaniser la guerre. L'agresseur serbe comprenait parfaitement le scénario adressé par les Européens : nous vous laissons encercler Sarajevo, mais ne faites pas mourir trop de gens... Il fallait que Belges et Hollandais admettent qu'assurer la livraison de tonnes de couches-culottes et de lait en poudre dans l'enfer était un véritable scandale. Qu'il fallait dévoiler le simulacre, trouver les mots, inventer de nouvelles actions adaptées à une telle horreur. »

Un courrier de MSF au président hollandais, Jacques de Milliano, donne la mesure des arguments déployés :

« Chers amis hollandais,

» Nous avons décidé de vous écrire pour vous convaincre. De quoi ? Que l'assistance humanitaire comme seule réponse au drame subi par la population bosniaque a quelque chose de dérisoire. (...) Que le geste de sauver quelques vies devient l'unique réponse du monde face à l'humiliation endurée en Bosnie ; quand l'indignation se réduit en simple charité, la vocation de l'humanitaire disparaît pour devenir l'objet d'un marchandage politico-humanitaire destiné à quelques malheureux rescapés. (...) En évacuant la politique, l'humanitaire a fait de la pitié une valeur complice de l'épuration. Quand la vie est à ce point humiliée, des couvertures ne peuvent la camoufler. (...) Demain, de quelle sincérité les démocraties exportatrices des droits de l'homme pourront-elles se réclamer, alors que, devant l'épuration ethnique, elles n'opposent qu'une pâle gesticulation humanitaire, le marchandage de la pitié ? (...) L'avenir de l'homme réside dans son courage, non dans sa pitié. C'est pourquoi nous pensons qu'il ne faut plus faire d'humanitaire en Bosnie, mais sauver les Bosniaques ! Amis hollandais, aidez-nous ! Un retrait de tous les Médecins sans frontières permettrait une communication forte sur le rôle que la politique assigne à l'humanitaire dans ce conflit[1]. »

« Peine perdue, regrette Marcel Roux. Ils étaient d'accord sur la dénonciation de l'alibi humanitaire, sans pour autant reconnaître qu'il n'y avait plus d'espace... Ils évitaient de pointer les coupables, au contraire de ce que nous ne cessions de faire. »

Il se souvient néanmoins d'une initiative du mois d'avril 1993. Les Belges proposent de rassembler les énergies pour organiser une manifestation simultanée. Objectif : réunir deux cent mille Européens qui témoigneraient ainsi de l'exaspération de MSF devant l'épuration ethnique. Rue Saint-Sabin, la proposition belge provoque des débats houleux. Rony Brauman doute de son efficacité. Par ailleurs, le médecin Serge Stefanaggi informe le conseil d'administration qu'un collectif composé de Médecins du Monde, Amnesty International, SOS Racisme, les Verts, les partis de gauche et d'extrême gauche propose une réunion le 8 mai suivant à Strasbourg afin de lancer l'initiative d'une marche pour la Bosnie... Les arguments s'opposent, les conversations s'éternisent, avant d'aboutir au même questionnement, soulevé cent fois déjà, à propos de la seule solution qui vaille à ce point de la guerre : une intervention militaire. Pour Jean-Pierre Terville, membre du conseil d'administration, c'est la seule issue possible, mais, s'interroge-t-il, « n'est-il pas paradoxal que MSF s'associe à une telle démarche alors qu'elle demeure l'unique voix critique qui puisse ébranler les élites politiques ? » Rony Brauman rétorque que ce n'est ni la première fois, ni la dernière que

1. 14 mai 1993, Archives internes MSF.

les limites de l'humanitaire seraient outrepassées. Terville remonte au créneau : certes, l'action militaire est nécessaire quand les moyens diplomatiques sont à ce point épuisés, mais ce n'est pas à MSF, organisation humanitaire, de défendre cette option. La majorité du conseil se rallie à ses arguments. MSF n'appellera pas à l'intervention armée. Rony Brauman se soumet, afin de ne pas briser la cohésion du mouvement. Il n'en reste pas moins un citoyen libre qui a aussi le droit de faire entendre ses idées.

C'est à ce titre qu'il répond aux questions de *Télérama* : « À la fin du siècle dernier, on faisait une vertu de sa force ; aujourd'hui, on fait de son impuissance une qualité. On est même amoureux de l'état d'impuissance. Quelle étrange représentation de la démocratie ! Je pèse mes mots : un crime contre l'humanité se joue en Bosnie[1]. » Il écrit, peu après, un long texte, paru dans la revue *Le Banquet* : « L'anxiolytique humanitaire que la télévision administre chaque soir nous permet de supporter ce que chacun d'entre nous considère comme absolument intolérable. La médication ne nous prémunira pas contre les probables conséquences de notre inaction : le sceau de l'infamie marquera durablement une Europe qui tourne le dos aux principes mêmes sur lesquels elle est fondée. (...) Ni l'humanitaire, ni la politique n'en sortiront grandies[2]. » Brauman s'en prend désormais à ce qu'il appelle le « droit de l'hommisme » : « Le discours qui fait de la défense des droits de l'homme le seul horizon idéologique possible est impuissant à rendre compte de la réalité. Plus grave, c'est à cause de ces droits qu'on s'est aveuglé sur ce qui se déroule en Bosnie. On a voulu voir là une nuit de la barbarie indistincte, avec des violations, des crimes de guerre commis de toutes parts par des tribus d'égorgeurs. Avec un tel discours, lors de la guerre d'Espagne, on aurait pu renvoyer

1. *Télérama*, 1er janvier 1993.
2. *Le Banquet*, 1er semestre 1993.

dos à dos républicains et franquistes : après tout, les républicains aussi égorgeaient leurs prisonniers, ils les exécutaient au petit matin, ils brûlaient les églises. Je ne peux accepter cette idée : c'est un déni de citoyenneté. Au contraire, celle-ci consiste à tenter de tracer une ligne de partage, non pas entre bons et méchants, entre bien et mal, mais entre le juste et l'injuste. Or, en Bosnie, tout est clair : ce qui est juste, c'est de se défendre ; ce qui est injuste, c'est d'attaquer. Surtout quand on voit au nom de quel but (l'hégémonie raciale) cette attaque est commise[1]. »

Pierre Salignon se souvient de cet activisme public : « Brauman intervenait sans prévenir, pas plus MSF que les autres sections ; il alignait les déclarations, alors que sur le terrain les MSF belges et hollandais les recevaient en pleine gueule. »

En attendant, rue Saint-Sabin, on n'en continue pas moins de douter. Faut-il ou non retourner en Bosnie ? On ne se résout pas à trancher. Certains, s'appuyant sur l'enquête réalisée auprès des ex-détenus bosniaques de Saint-Étienne, estiment qu'il faut rejoindre le camp croate de Karlovac, où, dans l'attente de pays d'accueil, transitent quelque deux mille Croates et Musulmans, libérés des camps serbes par le CICR et placés sous l'égide du HCR. Pierre Salignon défend cette idée : « Nous sommes parvenus à convaincre Rony Brauman. Nous l'avons eu à l'usure : "Si vous voulez y aller, allez-y !" Alors, en mai, nous sommes partis avec une petite équipe composée d'une infirmière, d'un médecin psychiatre et de deux psychologues croates. »

Sur le terrain, la réalité dépasse l'entendement.

Installé dans les bâtiments d'une ancienne caserne de l'armée fédérale, au cœur de la ville de Karlovac, à un kilomètre de la ligne de front entre armée croate et forces serbes de la Krajina, le camp est régulièrement pris sous le

1. *Télérama*, 1er janvier 1993.

feu des duels d'artillerie que les belligérants se livrent le long de la frontière. « C'était Fort Alamo ! Des matinées calmes, puis secouées tout à coup par des nuées de grenades (un jour, nous en avons compté plus de trois cents, elles tuèrent huit habitants dans la ville et firent vingt-cinq blessés), quand ce n'étaient pas des obus. Les réfugiés, résignés et sans panique, couraient s'abriter dans les salles du dispensaire, au rez-de-chaussée, ou dans le couloir d'entrée du camp, protégé sommairement par des sacs de sable. Quant à nous, repliés dans une pièce, sans même un matelas pour protéger les vitres, dos tourné à la ligne de front, nous nous serrions en priant pour que les murs du bâtiment soient suffisamment épais pour résister au calibre des obus serbes qui tombaient dru. Après quoi, le silence retombait tout aussi subitement. Chacun reprenait ses activités : l'infirmière assurait son soutien médical, le psy, ses consultations censées permettre à des gens au bout du rouleau, arrachés à des situations extrêmes, de récupérer un peu, de faire en sorte qu'ils ne se foutent pas en l'air... C'était des hommes pour la plupart, dans un état effrayant, que leurs familles, femmes et enfants réunis, rejoignaient au fur et à mesure. Depuis des mois, ils attendaient, la mort dans l'âme, un signe, un mot du responsable HCR du camp annonçant leur nom sur la liste des prochains départs vers le pays d'accueil qui aurait bien voulu d'eux. Les visas tombaient au compte-gouttes. »

Pierre Salignon dit les interventions répétées auprès du *field-officer* du HCR, la haute hiérarchie de l'agence onusienne, à Zagreb, afin que soient envisagées les mesures de sécurité nécessaires, voire l'évacuation du camp. « Mais ils ne voulaient rien entendre. Les délégués de Zagreb minimisaient la situation ; en fait, ils n'avaient pas trouvé d'autre parade que d'utiliser, disaient-ils, le "regain de tension" comme argument destiné à contraindre la communauté internationale et les pays d'accueil d'accélérer le processus d'émigration de familles en transit dont personne ne voulait. Car personne n'en voulait... » Il se souvient du délégué de la Fédération internationale de la Croix-Rouge se démenant pour négocier le départ de deux cents réfugiés pour les États-Unis, sans cesse remis au lendemain en raison de « complications administratives ».

Autorisation enfin accordée, le 12 septembre 1993.

Pierre Salignon conserve de cette journée-là le souvenir d'une réalité obscène à laquelle il est confronté depuis tant de mois. « La ville essuyait des bombardements intensifs depuis trois jours. Ça pétait autour de nous, ça dégringolait de tous les côtés, comme jamais. Alerte générale en ville. Et puis, à 11 heures tapantes, les tirs s'interrompent tout à coup, comme par magie. Une colonne de bus aux couleurs des Nations unies pénètre dans l'enceinte du camp. Casques bleus et agents du HCR rassemblent au pas de course deux cents chanceux, qui embarquent dans les véhicules. Ronflement de moteurs, manœuvres... Un type de l'ONU s'apprête à embarquer, il m'aperçoit et m'offre un gilet pare-balles, puis un casque bleu. “Bonne chance !” me dit-il. La file de bus disparaît. Une demi-heure plus tard, les bombardements reprirent avec une intensité folle. Les NU et le HCR avaient tout simplement obtenu un cessez-le-feu des deux parties de 11 heures à 14 heures ! Le temps de faire le boulot : ramasser deux cents réfugiés de Karlovac. Ensuite ? Ce n'était plus leur problème... »

Finalement, le camp de Karlovac sera évacué le 14 septembre, entre 10 h 30 et midi. « Huit cent vingt-six réfugiés partirent à destination de Gasinci, en Slavonie, note Pierre Salignon dans son journal de bord. Deux cents manquaient à l'appel. Certains sont partis par leurs propres moyens dès les premiers bombardements, vers Zagreb ou ailleurs. D'autres ont plié bagage dans la nuit, de peur d'être acheminés sur l'île d'Obonjan, placée sous contrôle croate... »

Fin de mission pour Salignon. Il a l'espoir qu'il n'en vivra plus d'autre du même genre. Il ignore que cette expérience calamiteuse n'est que le prélude d'un engagement de plus de deux ans en terre bosniaque.

Au mois de novembre 1993, sitôt arrivé à Paris, Dominique Martin, le responsable du programme ex-Yougoslavie, lui propose de travailler à ses côtés. « Pas question, lui dis-je, jamais plus je ne remettrai les pieds là-bas après ce que j'ai vu et vécu. » Quinze jours plus tard, il est rattaché au « desk » Bosnie.

Entre-temps, la rue Saint-Sabin a décidé d'une nouvelle orientation : sous les appels répétés des Belges paralysés par un manque de recrues, décision a été prise de renforcer les équipes MSF de Bosnie orientale, à Gorazde, à Zepa et à Srebrenica. « À peu de chose près, c'était l'unique action que nous pouvions mener utilement, précise Salignon. Au-delà de l'assistance matérielle, nous envisagions cette présence dans ces villes assiégées comme un acte symbolique : la nécessité d'être des témoins. D'autant que MSF était la seule présence humanitaire sur les lieux. »

Gorazde, Zepa, Srebrenica... Assiégées par les forces serbes depuis deux ans, les enclaves bosniaques ont été déclarées « zones de sécurité » par l'ONU le 6 mai 1993. Ce qui signifie qu'un périmètre pacifié par les Casques bleus préserve ces villes des assauts serbes. Avant d'y parvenir, il avait fallu des mois de négociations ; maîtres de la situation, les Serbes avaient finalement accepté d'interrompre le bombardement de centaines de milliers de civils retranchés, à la condition – ratifiée par la communauté internationale – que les milices urbaines adverses soient désarmées.

Pierre Salignon, nouveau chargé de mission, sillonnera toute la région, d'une enclave l'autre, et découvrira ce qu'est réellement la version onusienne des « zones de sécurité »... Dix ans plus tard, il a encore beaucoup de difficultés à rendre compte des épisodes qu'il vécut alors. « Quelle représentation avais-je, à l'époque ? La mémoire est faillible, il est bien difficile de retrouver le sens réel des choses ressenties. Heureusement, ces épisodes ne se sont pas imprimés en moi pour la vie… » Reste un empilement de moments forts, absurdes, douloureux, ou grotesques.

Gorazde, fin 1993. « Nous étions deux, Dominique, logisticien, et moi, munis de gilets pare-balles, et les chauffeurs de notre véhicule blindé. C'était le premier convoi médical qui pénétrait dans la ville depuis un trimestre. Nous arrivons au checkpoint entre la Yougoslavie et la zone bosniaque, sous contrôle serbe ; des barbus armés jusqu'aux dents, dans des uniformes d'un autre temps, nous arrêtent. Nous resterons bloqués trois jours. Nous recevons de Paris des messages-radio du genre : "N'insistez pas ! Faites demi-tour !" Nous refusons. Par la force des choses, nous sympathisons avec les Serbes. Le premier jour, ils nous menaçaient de leurs armes, le deuxième, nous leur offrions des rasoirs et de la mousse à raser, le troisième, nous passons. » Salignon se souvient de la route qui serpente dans les montagnes, de la descente dans la vallée de la Drina. Atmosphère de guerre : villages fantômes, maisons calcinées, aucune circulation routière, des barrages serbes partout. « Comment oublier le dernier point de contrôle ? Quatre types dévalent d'une colline et font glisser des mines sur la route, à la limite des roues de notre voiture. » Après le barrage, un ultime contrôle effectué par les forces des Nations unies. Le petit groupe pénètre enfin dans l'enclave. Il parcourt un kilomètre, atteint les premières maisons : fenêtres béantes, bouchées par des films plastique, façades meurtries d'impacts d'obus, toits effondrés, masqués par des bâches tendues. Des tas énormes de bûches tranchées à la hache encombrent les cours intérieures et les balcons. Tout est recouvert de neige. « À notre arrivée, le pont sur le fleuve devint noir de monde ; les gamins riaient, couraient derrière le convoi. »

Les MSF réapprennent alors ce monde désolé, les interminables files de vieillards et de gosses aux points de distribution de l'aide humanitaire, aux derniers puits d'eau potable. Des échoppes de fortune revendent des rations militaires au détail. Dans cette économie de guerre, seuls les deutsche Marks et les coupons-papier émis par l'autorité municipale ont valeur d'échange. Les défavorisés survivent en bradant leurs affaires personnelles à même le sol, sur des bâches, sur le capot des voitures. « Un climat lourd ! Une ville-prison, où les gens étaient des condamnés : impossible d'en partir, impossible d'y pénétrer. Un confetti urbain de 3 km^2, et soixante mille personnes. Citadins et réfugiés mêlés avaient afflué là pour se mettre à l'abri des bombardements. On entendait le matraquage des obus dans le lointain, sans cesse. Les gens éprouvaient cet abandon et cet enfermement avec d'autant plus d'angoisse qu'ils étaient conscients que leur survie ne dépendait que du passage de convois alimentaires, laissé au bon vouloir des miliciens serbes qui tenaient les routes. Au gré de leurs humeurs, de leur rapacité, ces types accaparaient une partie des chargements, quand ils ne les confisquaient pas purement et simplement. »

Gorazde, Srebrenica, mais encore Bihac, Mostar. « Là-bas, ce n'était pas mieux. Je me souviens de Majlaj, au nord du couloir qui desservait Zvornic. Hallucinant... » Les souvenirs de mon interlocuteur errent d'une enclave à l'autre. Ainsi Srebrenica, ce réduit de 200 km^2, où quarante mille civils, des réfugiés de Zvornic pour la plupart, survivent, soumis à l'inhumain blocus serbe et surveillés par les Nations unies. La forme contemporaine du ghetto. « De la farine, des haricots, de l'huile, c'était à peu près tout ce qui entrait dans la ville. Des chaussures, des vêtements de friperie, parfois. Le bol alimentaire n'excédait pas 1100 calories par jour, alors que la ration de survie de n'importe quel réfugié est de 2100 dans un camp... On apercevait les Serbes à l'œil nu, dans les collines, aux banlieues de la ville, toujours là. Parfois tombaient un obus ou deux afin d'user les nerfs des gens, de leur rappeler qu'ils n'étaient qu'en sursis. Parfois encore, les appareils de l'OTAN survolaient le bourg et parachutaient quelques colis, avec un taux de réussite de 15 à 20 %. Les Casques bleus ? Ils se contentaient de noter que les Serbes avaient dynamité la station d'eau en lisière de la ville et que l'hiver serait rude... Ils étaient incapables d'adopter les mesures qui auraient permis de dépasser ces constats ; leur action se résumait au gel de la situation sur le plan militaire. Rien de plus. Ils n'envisagèrent jamais d'user de la force pour desserrer le siège sur l'enclave. Le bataillon canadien de la Forpronu sera même bloqué plusieurs mois avant d'être relevé. Enclos par les milices serbes et les Nations unies, les gens n'avaient d'autre choix que de quémander leur becquée. Aux souffrances et au déni de justice s'ajoutait une humiliation sans fond. »

Composée d'un chirurgien, d'un anesthésiste et du logisticien, l'équipe MSF se débrouille comme elle peut pour améliorer le quotidien des assiégés. On aménage quelques immeubles tant bien que mal pour loger les réfugiés, en récupérant du matériel trouvé sur place. Des latrines sont creusées le long de la rivière, devenue un véritable égout. Les volontaires parviendront à remettre en état une station de captage de l'eau sur les hauteurs, qui permettra d'alimenter quelques quartiers en eau potable. Mais, sans électricité ni eau courante, les conditions d'hygiène problématiques en ville. Les risques d'épidémie préoccupants. À l'hôpital, les MSF relaient une équipe locale, épuisée par deux années de blocus. « À Srebrenica, nous étions confrontés à une incontournable réalité : les assaillants serbes n'acceptaient notre accès à l'enclave que si nous mettions en place des programmes équivalents dans les villes et villages qu'ils contrôlaient... Alors, nous avons décidé d'entretenir une présence à Pale, fief serbe. Nous distribuions des médicaments, nous prenions en charge quelques catégories de patients, c'était le seul moyen d'obtenir des autorisations, de discuter avec les autorités. "Nous n'allons pas vous donner notre cargaison. Alors, discutons honnêtement : de quoi avez-vous besoin ?" Nous agissions ainsi. »

Salignon se remémore le paysage de Pale. « De la maison que nous occupions, nous surplombions le parlement des Serbes de Bosnie : la petite maison dans la forêt ! L'impression d'être au cœur d'une Suisse, habitants d'un bourg qui défiait l'univers. Et une interrogation, lancinante : que se passe-t-il donc ici pour qu'un tel capharnaüm règne tout autour ? Nous vivions et travaillions dans cet univers irréel. » Il se souvient d'une photographie parue en 1991, avant la guerre bosniaque : « Étaient réunis Tudjman, Milosevic, Izetbegovic, le leader macédonien et son homologue slovène. Pour moi, ce cliché résume *in fine* l'histoire de cette guerre ; chacun des acteurs a obtenu ce qu'il voulait : la partition de son territoire respectif. Voilà, c'est ça, la guerre d'ex-Yougoslavie. »

Pierre Salignon n'était pas dans Gorazde lors de la nuit du 17 avril 1994, à l'inverse de l'anesthésiste Pablo et du logisticien Olivier…

En compagnie des délégués du CICR et du HCR et de quelques observateurs militaires des Nations unies, ces deux-là seront les seuls étrangers témoins d'une tragédie qui se jouera en sept jours. Un massacre à huis clos que les expatriés relatent, jour après jour, par radio ou *capsat*, un système de liaison-télex satellitaire. À Paris, MSF est à l'écoute.

« Dimanche 17 avril, 10 h 50. Quinze obus sont tombés déjà. Pilonnage intense, tirs de chars et combats se poursuivent depuis l'aube. Plus d'une explosion par minute. Impossible de bouger pour le moment.

» 15 h 46. Les chars entrent à Gorazde. La population se précipite vers le centre-ville pour chercher refuge. Il semble que ce soit la fin de tout. Panique générale.

» 21 h 18. La liste des morts s'allonge à chaque heure avec son cortège de cris et de pleurs. À l'hôpital, c'est le chaos. Les balles traversent les fenêtres des chambres des patients, les obus éclatent dans le jardin, projetant leurs éclats meurtriers dans les pièces de ce lieu prétendument neutre.

La salle d'urgence est remplie de blessés et de cadavres. Ce soir, des femmes et des enfants dormiront dans les cages d'escalier des immeubles.

» Lundi 18 avril, 19 h 03. L'hôtel Gradina, qui abrite un grand nombre de réfugiés, est en feu. Nous l'apercevons depuis la délégation du CICR. Je ne connais pas le nombre de morts, car les blessés ne peuvent parvenir au dispensaire.

» Mercredi 20 avril, 18 h 10. Je suis épouvanté chaque jour par le nombre grandissant de mutilés et de blessés au dispensaire. Nous attendons qu'un obus ou une roquette explose sur notre bâtiment. Je ne comprends pas pourquoi le monde veut nous voir mourir ici.

» Jeudi 21 avril, 14 h 30. Deux roquettes ont tué vingt personnes dans l'extension de l'hôpital surpeuplé, des patients et des visiteurs.

» 18 h. Sur les deux rives de la Drina, les tirs de char et d'artillerie n'ont pas cessé de la journée. Ceux qui, parmi vous, sont venus à Gorazde auront certainement en mémoire l'image de cette petite fille de neuf ans qui aimait jouer devant la maison MSF. Elle s'appelle Mula. Cet après-midi, elle est arrivée au dispensaire. Son doux visage en sang, ses yeux clairs reflétaient la peur. Elle ne m'a pas souri. Que des larmes et du sang sur ce visage d'ange. Mula s'en sortira, mais elle gardera à jamais dans sa chair et dans son cœur d'enfant les traces infligées par les assassins.

» Dimanche 24 avril. L'offensive a cessé. Un convoi est entré dans Gorazde. L'équipe chirurgicale de MSF a pu enfin être relayée[1]. »

Les Serbes ont arrêté leur progression sur Gorazde après l'ultimatum de l'OTAN. Bilan de l'offensive : quatre cent trente-six morts et mille quatre cent soixante-sept blessés.

Tandis que le déluge s'abattait sur Gorazde, Yasushi Akashi, le représentant spécial du secrétaire général des Nations unies, Boutros-Ghali, affirme que le calme règne

1. *Messages*, journal MSF, mai-juin 1994.

sur la «zone de sécurité». Ainsi dissimulait-il la vérité au monde, pour éviter sans doute de trancher la question d'une éventuelle riposte internationale. La réaction politique de Rony Brauman ne se fait pas attendre : «Désormais, nous ne pouvons plus établir les relations de confiance minimales dont nous avons besoin pour travailler avec un tel faussaire. Le mensonge dont il s'est rendu coupable est de ceux qu'on ne peut pas passer par profits et pertes. Voilà pourquoi nous demandons la démission de M. Akashi[1].»

La consultation des procès-verbaux du CA établis les mois suivants fait transparaître un sentiment de révolte mêlée d'impuissance devant la réalité des «zones de sécurité», enfoncées par les assaillants sous le regard passif des forces de la Forpronu.

En février 1994, un nouveau missionné se rendra en Bosnie pour recadrer les activités de MSF. Il découvre que les agences des Nations unies ont déserté le terrain. Seuls le CICR et MSF sont restés sur place afin de poursuivre l'action, car ils redoutent le pire. «Gorazde est désolant de tristesse. Par l'ampleur des destructions, on sent combien la violence des combats fut grande. Les gens sont désespérés. L'acheminement de l'assistance dans l'enclave (alimentation, fuel et médicaments) est limité. Les fouilles serbes sont longues, minutieuses. Le chirurgien, l'anesthésiste et le logisticien, à pied d'œuvre, ont recruté un chauffeur de poids-lourd. Il est impératif qu'un camion puisse relier l'enclave au monde au moins une fois par semaine.»

Une question, lancinante, hante les volontaires de MSF : qu'adviendrait-il si Boutros Boutros-Ghali retirait les Casques bleus? En effet, un conflit d'autorité vient de surgir entre le secrétaire général des Nations unies et l'état-major des forces de l'OTAN. L'organisation du pacte atlantique menace de faire décoller ses appareils afin que la chasse serbe se soumette à l'interdiction de survol de la

1. *Le Nouvel Observateur*, 21 avril 1994.

Bosnie. Arguant de la vulnérabilité des « soldats de la paix », dont le mandat ne permet aucune riposte à l'encontre des tirs d'artillerie, le secrétaire général de l'ONU menace de retirer les quarante mille Casques bleus disséminés sur les zones de sécurité de Bosnie orientale.

Le 9 décembre 1994, Pierre Salignon rend compte des questions qui agitent MSF. « Plaçons-nous dans l'hypothèse extrême – mais, à mon sens, vraisemblable – d'un retrait de la Forpronu. Faut-il, d'ores et déjà, dénoncer l'éventualité de ce départ en raison de ses conséquences sur le plan humanitaire ? Convient-il de poser la question publiquement dès le moment où la communauté internationale accepte la "politique du fait accompli" en Bosnie ? Des "zones de sécurité" sacrifiées par ceux-là mêmes censés les protéger… Logique ! Mais qu'adviendra-t-il alors de la population civile assiégée ? Va-t-elle être tout simplement massacrée dans l'indifférence générale, loin des caméras ? Sera-t-elle déplacée ? Et où ? Sera-t-elle échangée ? Dans quelles conditions ? Dès lors, quel rôle MSF est-il prêt à jouer dans ce processus[1] ? »

La suite des événements confirmera les interrogations de Pierre Salignon. Le scénario-catastrophe aura bien lieu.

En ce début 1995, rien ne laisse présager une quelconque évolution dans la guerre civile qui détruit la Bosnie. Quelques semaines auparavant, un cessez-le-feu négocié avec la Forpronu apporte un peu de répit à la population de Sarajevo, mais, chaque jour, de nouvelles victimes tombent sous les balles des francs-tireurs. À la fin mars, dans l'espoir de desserrer l'étau autour des enclaves de Bihac et de Sarajevo, les forces croato-musulmanes lancent plusieurs offensives dans les régions de Tuzla, de Travnic, et de Krajina, en Croatie. La reprise de l'engagement militaire entraîne des représailles serbes contre les civils. Le général

1. Archives MSF.

britannique Rupert Smith, commandant la Forpronu, envoie un ultimatum aux différentes parties. Il leur enjoint de mettre un terme aux bombardements des « zones de sécurité », sous peine d'une réaction énergique de l'OTAN. Réponse ? Le 25 mai, un bombardement serbe sur la zone de Tuzla provoque soixante et onze morts et cent cinquante blessés. Le prétexte est trouvé : l'OTAN déclenche des frappes contre Pale, fief serbe de Bosnie. Le général Mladic ne cède en rien : il prend en otage trois cent soixante-dix Casques bleus en retour ; ils joueront le rôle de « bouclier humain ». Ceux-ci seront finalement libérés quelques jours plus tard, après négociation avec l'ONU.

La communauté internationale doit éviter la répétition d'un tel scénario. Elle redéfinit les termes du mandat de la Forpronu et achemine, le 16 juin, une Force rapide de réaction, composée de cinq mille hommes puissamment armés. Ils ont pour mission de protéger les « soldats de la paix » de la Forpronu, que l'ONU envisage maintenant de regrouper. Encouragés par les rumeurs persistantes d'un retrait des contingents internationaux, les Serbes accentuent l'étranglement des enclaves bosniaques : les convois de nourriture et de médicaments, la relève des personnels des organisations humanitaires et de la Forpronu sont bloqués.

« La situation est de plus en plus critique, lit-on dans un procès-verbal du CA de MSF de juin 1995. Les équipes ne reçoivent plus aucun matériel médical et logistique. L'accès aux "poches" est impossible, les mouvements d'expatriés sont irréguliers. Comment faire entrer du matériel ? »

« C'est dans ce contexte, raconte Pierre Salignon, que je séjourne à Pale, du 17 au 26 juin. J'y retrouve Stephan Oberreit, de MSF. Les équipes épuisées, soucieuses, refusaient de quitter les enclaves tant qu'elles n'auraient pas la certitude d'être remplacées. Les Serbes de Pale ne s'opposaient pas à leur départ, mais il n'était pas question qu'on les relève par des équipes fraîches. Les Serbes accusaient les gens de MSF d'être des espions, des ennemis manipulés par les Bosniaques afin de "couvrir" des actions militaires anti-serbes. Après quelques jours d'attente, nous obtenons sans autre explication l'autorisation d'entrer dans Srebrenica et Gorazde. Nous savions que des visites de responsables des Nations unies étaient prévues, celle notamment d'un envoyé spécial du HCR. Cyniques, les Serbes nous signifièrent que les autorisations d'accès qu'ils nous délivraient leur étaient fort utiles, elles tombaient même à point ! Elles leur permettraient de démontrer aux Occidentaux la bonne volonté des autorités de Pale, alors même que la Forpronu était coincée dans Srebrenica. Les Serbes de Pale étaient persuadés que la guerre était en train de se jouer, que le sort des enclaves était scellé et que la paix était pour demain ! »

Le 24 juin, l'infirmière Christina Schmidt et le médecin Daniel O'Brien gagnent le cœur de Srebrenica. Les Serbes ont refusé le renfort d'un chirurgien expatrié. De leur côté, les agents du CICR et de la Forpronu, qui négociaient un accès aux enclaves, restent bloqués.

« De retour à Paris, je savais que le sort de Srebrenica n'était qu'une question de jours », conclut Pierre Salignon.

Srebrenica, première enclave à être « protégée » par l'ONU, en 1993, sera aussi, dans cet est de la Bosnie, la première à disparaître, en juillet 1995. Trahie par les démocraties.

Les Serbes attaquent le 6 juillet. La petite équipe de MSF vivra, solitaire, les exécutions et la déportation des musulmans. Christina Schmidt relate ainsi la prise de l'enclave.

« Jeudi 6 juillet, 0 h 30. Six roquettes sont tombées sur la base de la Forpronu. À 7 h 30, le bruit nous réveille : nous nous réfugions dans le bunker. Bilan de la journée : treize blessés et quatre morts[1]. »

1. *Messages*, journal MSF, septembre-octobre 1995.

Le lendemain, l'équipe va au secours des blessés, sous les bombardements. Sept victimes, dont cinq graves. Trois mourront dans les heures suivant leur prise en charge. Le dimanche, des tirs à l'arme lourde tout le jour.

«Lundi 10 juillet, 7 heures du matin. L'hôpital est débordé. À partir de 10 heures, la zone qui le borde est prise sous le feu. Les vitres de la pharmacie, celles de l'hôpital sont brisées. Les bombardements s'intensifient vers 16 heures. On entend des mitrailleuses, ce qui laisse supposer que la ligne de front se rapproche[1].» Le soir, les gens désertent le centre-ville et se rassemblent autour de l'hôpital. Les membres du personnel local sont paniqués, leurs familles les ont rejoints. Quatre-vingts personnes se réfugient dans le bunker, prévu pour cinq. Le mardi 11 juillet, la fuite est générale. Les médecins bosniaques font tout leur possible pour évacuer les quatre-vingts patients de l'hôpital à bord des camions jusqu'à Potocari, la base des Nations unies. Le personnel sanitaire craint que le scénario vécu à Vukovar ne se reproduise… «Nous entendons des avions passer au-dessus de nous, sans savoir où les bombes vont tomber. Les Casques bleus accompagnent la population en fuite, tandis que des tirs violents partent des montagnes. Nous arrivons à la base de la Forpronu. Les Casques bleus ont déjà mis en place un hôpital de fortune dans un couloir sombre. Cinquante-cinq patients sont là. Blessures de guerre pour la plupart… Nous n'avons aucun médicament. À l'extérieur du camp, vingt mille personnes tremblent à chaque déflagration; elles cherchent abri dans les bâtiments détruits, pour échapper aux bombardements continus. La Forpronu accepte que plus de cinq mille femmes et enfants se réfugient dans leur base, installée dans une ancienne usine. Nous mettons en place un dispensaire sous tente dans l'enceinte du campement. Les bombardements se poursuivent jusqu'à 22 heures environ[2].»

1. *Ibid.*
2. *Ibid.*

Le mercredi matin, Christina note que les Serbes annoncent un cessez-le-feu jusqu'à 10 heures. Ils commenceront l'évacuation des blessés vers le stade de Bratunac, et transféreront les civils ensuite. L'infirmière remarque, vers 15 heures, que les *tchetniks* font monter les déplacés dans les bus et camions avec une célérité incroyable. « Il se dit que la destination est Tuzla. (...) À 18 heures, l'ONU prépare le premier convoi de blessés. Tout le monde tente sa chance, les gens grimpent dans les camions. »

Jeudi 13 juillet, à 7 heures, les Casques bleus tentent vainement de contrôler la foule désespérée. Christina écrit : « Ceux qui auraient pu mettre un terme à cet exode devraient, dans un jour futur, ressentir à leur tour la panique, le désespoir de ceux qui doivent partir, abandonnant tout derrière eux. (...) Tous devraient se souvenir de la violence des traits des soldats de l'armée serbe bosniaque, ordonnant à la foule de se diriger vers les bus. » Les enfants hurlent dans les bras de leur mère. « Un père est venu vers moi en pleurant, avec son enfant, âgé d'un an. La scène est insupportable : il n'a personne pour s'occuper du bébé ; un soldat serbe les emmène, alors je prends l'enfant dans mes bras. Je sais que son père ne le reverra jamais, sans doute. » L'infirmière relate qu'il y a eu sept accouchements – dont un mort-né – en vingt-quatre heures. « La plupart se sont déroulés dans des conditions incroyables, dans la foule, sans hygiène, sur l'unique civière sale, dans la boue d'un corridor humide, sombre. Les conditions sanitaires des déplacés du campement des Nations unies se sont encore détériorées. Une partie des hommes a été écartée, tandis que d'autres civils sont emmenés. »

Le camp est vidé en cours de soirée. L'infirmière obtient l'autorisation des Serbes de retourner dans Srebrenica. « Drôle d'impression de me retrouver dans une ville que je commençais à aimer, et qui est "purifiée" maintenant. Le pillage commence... Nombreux tirs d'armes légères dans la soirée. »

Sept mille personnes de Srebrenica seront portées disparues. Les cadavres de quatre mille seront découverts dans des fosses communes. Aujourd'hui encore en Bosnie, les médecins légistes mettent des charniers à jour.

« Tant de questions nous hantent à propos du rôle que nous avons joué à Srebrenica, dit Pierre Salignon. Notre équipe MSF n'a-t-elle pas contribué à maintenir l'illusion d'une protection internationale ? N'a-t-elle pas incité les réfugiés à rester dans l'enclave, plutôt que de chercher salut en zone bosniaque ? Certes, la présence des Casques bleus de la Forpronu était la pire des illusions, mais, nous installant à leurs côtés, n'avons-nous pas ratifié involontairement et endossé une part de l'imposture ? Nous disions aux gens : "On va tout faire pour vous aider." Ils ont été massacrés. Ces blessures restent à vif, même si nous savons que nous n'avions ni les moyens, ni le pouvoir d'arrêter les massacres. Mais nous ne pouvions nous contenter d'en rester là ! »

MSF mènera donc une campagne acharnée pour qu'une commission d'enquête au Parlement soit chargée d'établir les responsabilités diplomatiques et militaires du gouvernement français. Quel avait été le rôle de Paris dans la paralysie des Nations unies et de l'OTAN lors de l'attaque de Srebrenica ? L'enclave avait-elle été délibérément abandonnée aux Serbes ? Pourquoi les moyens aériens de l'OTAN n'avaient-ils pas été déclenchés, alors que depuis mars le général Rupert Smith avait prévenu les chancelleries du « groupe de contact[1] » d'une offensive serbe inéluctable contre les enclaves musulmanes ? MSF exige la clarté à propos des responsabilités du général Bernard Janvier, commandant les Casques bleus de l'ex-Yougoslavie, et du représentant spécial du secrétaire général des Nations unies, Yasushi Akashi ?

L'agitation menée pour obtenir la création de cette mission d'enquête parlementaire sera le combat de Pierre

1. États-Unis, France, Grande-Bretagne, Allemagne et Russie.

Salignon; «l'un des actes les plus forts que j'aie jamais faits», confesse-t-il.

Auparavant, il retourne en Bosnie pour préparer son audition. «Je suis parti en compagnie de Jean-Hervé Bradol et de Stephan Oberreit. Nous voulions savoir quelles étaient les attentes de ceux avec qui nous avions travaillé, ceux qui avaient survécu, médecins de l'hôpital, personnels, tous ces gens qui s'étaient comportés comme ils le devaient, c'est-à-dire en êtres humains. Au regard de ce que nous voulions dire à propos des événements, il fallait retourner à Srebrenica. Nous avons retrouvé beaucoup de gens, les chefs militaires bosniaques, les survivants installés dans d'incroyables conditions en Bosnie centrale.» Ainsi Eliaz, le chirurgien de Srebrenica, dont Salignon se rappelle précisément les propos : «Notre histoire est devenue un récit – sensationnel. Le nombre impressionnant de morts, que l'on prend avec réserve, que l'on relativise; on se demande d'ailleurs si tout ça est vrai», dit-il, avant d'ajouter : «Beaucoup devront répondre de leurs responsabilités dans ces crimes sans précédent dans l'Histoire. Je voudrais accuser les gens assis du palais de l'East River, l'ONU, pour leur incroyable cynisme. Je jugerais Boutros Boutros-Ghali, je ferais le procès de la Forpronu. Ensuite, seulement, sur le banc des accusés, derrière eux, je placerais les Serbes. Je suis écœuré : car les Serbes ne sont que les acteurs de crimes tolérés par ceux qui étaient pourtant garants de la sécurité de Srebrenica.»

Dans la ville même, les trois MSF rencontreront la nouvelle municipalité musulmane, qui gouverne dans ce lieu désormais serbe. Un membre serbe de la mairie dira le sentiment de culpabilité qui l'assaille et il se montrera favorable à un jugement qui puisse reconstruire l'avenir de tous. Les Français s'entretiennent avec des historiens, des universitaires. «Nous avions confié aux médias locaux ce que nous étions en train de faire en France, et nous avons mis à plat les questions que la mission MSF nous posait encore. C'était chaleureux, émouvant. Nous ferions d'étonnantes rencontres avec des gens qui exprimaient leur douleur. Nous avons vu le chef militaire musulman de l'enclave de Srebrenica, au fond d'un bar, en catimini. Un type pour lequel je n'avais guère de sympathie, mais il était de ceux qui résistèrent aux Serbes avec les moyens dont il disposait, avec ses propres méthodes, sans oublier son rôle dans le marché de l'économie parallèle… Il a quitté l'enclave d'une bien étrange manière, puis il fut rejeté par l'armée bosniaque, mis de côté. Pourquoi nous a-t-il parlé ? Parce que nous étions MSF. Pour nous, pour moi, c'était la seule manière de remettre les choses bout à bout, de boucler la boucle. »

La mission parlementaire retiendra trois dossiers, tous d'ordre militaire. Était-il possible de prévoir la chute et les massacres de Srebrenica ? Pourquoi n'y a-t-il eu aucune frappe aérienne pour défendre l'enclave ? Un contrat avait-il été passé entre les Serbes et l'état-major des Nations unies en échange de la libération des cinq cents Casques bleus ?

Quoi qu'il en soit, remarque Pierre Salignon, les députés missionnés n'envisagèrent à aucun moment d'inviter les survivants bosniaques à témoigner de l'extermination des leurs.

Rebelles

5

Depuis 1984, Odile Hardy a été l'assistante de chaque «patron» de MSF. Elle est aujourd'hui la collaboratrice d'une des principales figures de Médecins sans frontières, le président Jean-Hervé Bradol.

Quand, en 1994, Rony Brauman décide qu'il ne sollicitera pas de nouveau mandat à la présidence de l'association, un certain désarroi saisit l'équipe de MSF. Odile Hardy en témoigne : «Après douze ans de fonction, le départ de Rony en toucha plus d'un. Ce personnage en perpétuelle ébullition, doté d'un rare discernement, avait été l'âme de MSF. C'était vraiment le patron; d'ailleurs, on le surnommait "Tonton", "Dieu" ou le "Roi René". Véritable éponge organisationnelle, il décidait de tout, rien ne se faisait sans lui, et nul n'y trouvait rien à redire : avec lui, MSF n'avait accompli que des actions dignes, lucides.»

«C'est décidé, et cette fois, c'est pour de bon.» Ces quelques mots publiés dans *Messages,* le journal interne de MSF, au mois de janvier 1994, concluent quatre mandats successifs, soit douze années d'affilée à la tête de l'organisation. Rony Brauman est alors âgé de quarante-quatre ans.

« J'ai décidé de passer la main, écrit-il, avant que n'arrive le moment, bougres de mauvaises têtes, où vous viendrait l'envie de m'en souffler l'idée. Je m'en vais avant d'atteindre l'âge canonique de la moule accrochée à son rocher. Douze ans de présidence de MSF, un fameux bail, la chance de ma vie. De beaux moments, envoûtants, qui ne devraient pas être gâchés par l'inéluctable phase d'usure. Aucun fauteuil ne m'attend, aucune autre activité n'atteindra l'intensité de celle que j'abandonne. »

Dix ans plus tard, Brauman revient sur ce retrait. « J'avais été président durant plus de la moitié de l'existence de MSF. Il était donc temps que ça finisse. D'autant que l'association se référait un peu trop à ma personne. Pour moi, c'était un signe : l'institutionnalisation de la fonction signifiait l'affaiblissement du mouvement. Puis, je ne supportais pas l'idée de devenir dépendant à vie de la structure. Et, je l'avoue, j'étais fatigué... C'est ainsi, la dynamique interne de MSF repose sur les épaules de son président et de son implication dans le champ public. C'est beaucoup. Quand l'appétit vient à manquer, toute la mécanique en souffre, inévitablement. » Au moment de la décision, Brauman n'a rien envisagé sur son devenir « après MSF ». Depuis le début de la décennie 90, il a le projet de faire un film, qu'il réalisera enfin avec son ami et parent Eyal Sivan. Ce documentaire, *Le Spécialiste*, réalisé à partir des archives-images du procès d'Adolf Eichmann à Jérusalem, provoquera maints débats lors de sa sortie publique, en 1999.

Entamer une carrière politique, comme ses prédécesseurs Kouchner, Emmanuelli et Malhuret, n'est pas dans ses intentions : « La politique me passionne, mais surtout pas en tant que professionnel. » Il expliquera un peu plus tard cette position dans les colonnes de *Messages*, en juin 1995 : « Ce n'est pas par principe, mais par tempérament : je n'envisage toujours pas de carrière politique. On le sait bien à MSF, je n'ai jamais pu m'empêcher d'exprimer ce que je pensais, et je n'ai jamais réussi non plus à dire quelque chose que je ne pensais pas. On conviendra que ces deux attitudes sont incompatibles avec la manière d'aborder le jeu politique en France. » Il poursuit, non sans humour : « Chacun sait que l'activité des professionnels de la politique tient un peu du foot. Elle se déroule tout autant sur les arrières et les côtés que dans l'offensive vers l'avant. Les rivalités internes, les coups bas des "copains" sont plus rudes, bien plus dangereux que ceux de l'équipe adverse. La discipline partisane et les concurrences individuelles tiennent d'un jeu que je ne mets absolument pas en cause, je ne vois pas comment il pourrait en aller autrement. Il reste que je me sens inapte à un tel exercice : il ne m'attire pas. »

L'annonce de l'effacement de Rony Brauman de l'association provoque l'étonnement des médias. *Libération* écrit ainsi : « Rony Brauman, au sommet, quitte la tête de MSF. Paradoxalement, c'est au moment où il est le plus courtisé, le plus apprécié, le plus efficace que ce médecin, militant discret, choisit de quitter la plus importante association humanitaire, fer de lance des *french doctors*[1]. »

Le président de MSF ne songe pas même à « capitaliser » un tel prestige pour un futur auquel tant de « combattants de Mai » ont sacrifié jusque-là. Médias, cabinets ministériels, postures, ils sont alors nombreux, les quadra-quinquagénaires, à négocier réputation et notoriété, appliquant à la lettre la métaphore d'un Nizan fustigeant les nouveaux « chiens de garde » de son époque. On comprend dès lors que l'effacement volontaire d'une telle personnalité suscite l'incrédulité.

Lors de son ultime rapport moral devant l'assemblée générale qui se tient le 1er mai 1994 au théâtre du Trianon, dans le quartier de Pigalle, Brauman rappelle les principes sur lesquels les MSF ont bâti leur force. Pour lui, l'exigence politique, les compétences et les moyens ne sauraient être confondus avec un quelconque « professionnalisme humani-

1. *Libération*, 28 avril 1994.

taire», car «il n'existera jamais de professionnel d'une morale transformée en acte». Attaché à une pensée critique dépourvue de cette «charge compassionnelle» qui envahit désormais chacun des interstices de la scène politique, le démissionnaire prévient : «Avec la reconnaissance forcée des acteurs privés dans un espace humanitaire dominé autrefois exclusivement par les États, un nombre croissant d'ONG estiment de leur droit, de leur devoir, de faire pression sur les mêmes États, pour trouver plus de place encore. Nous-mêmes occupons beaucoup ce terrain, mais nous devons avoir conscience que ce chemin est semé d'embûches. (...) Nous devons échanger, partager cette réflexion avec ceux qui doutent, qui s'interrogent, c'est le seul moyen de penser mieux le rôle d'acteur "diplomatique" privé dans lequel nous sommes engagés, tel Monsieur Jourdain qui ne savait pas qu'il faisait de la prose[1].»

Le sortant insiste alors sur les moyens à mettre en action pour préserver une liberté d'agir. Refuser les pressions des États, les intentions des superstructures, reste pour lui un impératif catégorique : «Notre capacité à dire non en toutes circonstances est aussi importante que le contraire, c'est-à-dire notre volonté de dire oui. Savoir pourquoi nous intervenons dans telle circonstance implique nécessairement de mesurer pourquoi nous refusons d'intervenir dans d'autres.»

L'intervention de Brauman traite aussi de l'apparition d'un gadget technologique, la valise-satellite. Son évocation pourrait apparaître comme anecdotique au beau milieu d'un discours de cette importance, mais ce moyen de communication instantanée tient lieu de métaphore générale pour Brauman. Si cette avancée technologique améliore considérablement l'action des volontaires isolés sur le terrain des conflits, il en stigmatise aussi les dérives possibles. Les progrès techniques de cette nature menacent en effet d'introduire dans le fonctionnement des missions d'urgence

1. Rapport moral, mai 1994.

une dilution des relations entre les volontaires de terrain et le siège. La répartition des responsabilités et la gestion des situations complexes risquent de souffrir d'une perte d'autonomie des équipes prises dans le feu de l'action. « Auparavant, une équipe opérationnelle était chargée d'évaluer elle-même ses options, ses décisions, en puisant dans son intelligence, en agissant au mieux, en mobilisant ses capacités empiriques. Ainsi la difficulté des communications avec le centre garantissait-elle l'identité et les responsabilités en bas. Ce qui semblait auparavant évident risque d'être maintenant aboli. » En fait, cet esprit libertaire redoute l'influence croissante du pouvoir central sur des réalités auxquelles les volontaires sont confrontés. « Je n'en reste pas moins convaincu que l'évaluation des risques opérationnels doit demeurer celle des équipes de terrain, Paris exerçant à intervalles réguliers une sorte de rétrocontrôle par le dialogue. Il serait impensable de se priver de tels outils, mais il nous faut apprendre à en diminuer les effets pervers, ce qui, bien évidemment, passe par la conscience des perversions induites par l'innovation même. »

Rappelant que MSF n'est pas en soi une valeur, mais un instrument au service des valeurs qu'elle défend, Brauman poursuit : « Il est de notre capacité à mettre l'organisation en danger quand les circonstances le réclament. MSF s'est charpentée ainsi. Une grande part de notre force, de notre singularité dépend de notre volonté. » Aussi prévient-il des dangers d'institutionnalisation qu'il perçoit dans l'esprit de sérieux qui ronge ces années-là : « Il y a toutes sortes d'institutions : TF1, Greenpeace, l'Assistance publique des Hôpitaux de Paris, Abou Nidal, les PTT, les Radicaux de gauche, l'Olympique de Marseille, l'ONU. » Institutionnaliser MSF conduirait à un contresens historique. « Le risque unique est de prendre l'institution au sérieux, de prétendre qu'on n'aurait plus le droit à l'erreur au prétexte que nous serions devenus des gens sérieux, respectables. Gardons-nous d'être des seigneurs de la charité, des technocrates de la détresse. Ces risques ne datent pas d'hier, ils sont récurrents et nous menacent toujours. Notre vigilance, notre lucidité, notre force et les situations qui les éprouvent seront nos meilleurs remparts.»

Après le magistère Brauman, nombre de volontaires doutent de l'avenir. Odile Hardy le résume à sa manière : «Quand il y a des alternances fréquentes de direction dans les organisations, les candidatures apparaissent spontanément, mais qu'allait-il se passer après celle-ci? Il n'y avait aucun candidat pour prendre la relève.»

Alors, Rony Brauman consulte. Trois ans avant le départ annoncé, il a entrepris sa quête. Difficile. Par ailleurs – le point est stipulé dans les statuts de MSF –, le président ne peut être qu'un médecin possédant une pratique suffisante des terrains d'urgence. Des mois durant, Rony Brauman échange avec Bernard Pécoul, directeur général, Jean Rigal, directeur du département médical, et Brigitte Vasset, directrice des opérations. La candidature de Philippe Biberson, le bras droit de Rigal depuis trois ans, semble la plus sûre.

«Il fallait une sérieuse dose d'inconscience pour faire un tel saut, se souvient celui-ci. Je me suis élancé parce que Rony, Bernard et Jean m'en avaient lentement convaincu.»

Âgé de trente-huit ans en 1994, Biberson, père de trois enfants, appartient à la génération formée sur le terrain des camps thaïlandais. Des types que Claude Malhuret et Rony Brauman qualifiaient de «technos» en s'en moquant un peu. Dotés d'une conception exigeante, un rien rigoriste même, de la médecine, ils étaient plus docteurs que politiques.

En 1980, au terme de sa septième année de médecine – «des études plutôt dissipées» –, Philippe Biberson accomplit un stage d'un an au Gabon. «Ce fut la révélation : toubib en Afrique, c'est ainsi que j'envisageais l'exercice du métier, alors.» De retour en métropole, il effectue son internat dans un hôpital de province, puis il s'acquitte de ses obligations militaires comme coopérant au Cameroun, un séjour qui durera un an également. De retour à Paris, en 1983, devenir Médecin sans frontières est pour lui une certitude : « On m'a balancé, se souvient-il, "tu pars dans trois mois, dans un camp du Honduras". Un trou perdu, frontalier du Salvador. J'ai travaillé six mois, solitaire, pas bien loin tout de même d'une mission MSF relativement importante, mais en capilotade : les volontaires se bouffaient le nez à tout bout de champ, à propos de tout et de rien. Je n'étais pas mécontent d'être seul dans ma campagne perdue. » Une amitié se noue avec Bernard Pécoul, coordinateur des missions hondu-riennes, alors responsable-capitale à Tegucigalpa. Dès 1991, le même Pécoul occupera la fonction de directeur général au siège parisien, rue Saint-Sabin, jusqu'en 1998.

Biberson effectue le parcours classique d'un MSF : quelques missions thaïlandaises, l'Ouganda. Coordinateur, puis responsable de programme au siège, il devient directeur adjoint de Jean Rigal au département médical. « J'ai trouvé mon maître, comme on dit des patrons en médecine : chez lui, j'ai mesuré la rigueur, une connaissance profonde des choses, une conscience professionnelle, le sérieux du type qui considère que la médecine n'est pas n'importe quoi. » Restait à trouver le maître à penser : « Rony Brauman. Pour son agilité intellectuelle, sa puissance de raisonnement, sa vaste culture. Vivre aux côtés de gens tels que lui, des Rigal et des Pécoul, qu'espérer de plus ? MSF, c'était le monde entier pour moi. Je concevais mon existence ainsi ! »

C'est avec une tendresse amusée qu'Odile Hardy campe le portrait d'un Biberson qui depuis l'an 2000 poursuit son métier de médecin hospitalier au Vietnam. « Philippe était l'opposé de Brauman. Un jeune homme sage, MSF de base, symbole de dévouement. Le côté boy-scout qui nous colle un peu à la peau, au départ… »

Philippe Biberson sera donc le candidat unique adoubé par les « anciens ». Mais, coup de théâtre, une candidature spontanée surgit lors de l'assemblée générale décisive du 1er mai…

Alain Desthexe offre un profil apparemment plus ample que celui de Biberson. À trente-cinq ans, médecin, diplômé de sciences politiques, son parcours est éloquent : nombreuses missions MSF de 1983 à 1985, au Honduras, en Guinée, au Guatemala, au Soudan, en Zambie et au Niger. Agent du Comité international de la Croix-Rouge et de l'Organisation mondiale de la santé en 1985, il est chargé de recherche à la Fondation Liberté sans frontières (1986-1989). Il devient ensuite adjoint du directeur médical de Pasteur-Vaccins à Paris (1989-1991), puis responsable du bureau international de Médecins sans frontières. Il a publié quelques ouvrages, dont *L'Humanitaire impossible, ou deux siècles d'ambiguïtés*[1], qui développe une réflexion élaborée sur les limites de l'action humanitaire. Cet ouvrage offre un écho aux préoccupations de MSF.

Le candidat Desthexe est pénétré d'une conception très personnelle du développement de l'association; il prône une révolution militante de l'action de MSF : l'humanitaire ne suffisant plus, le militantisme politique actif doit s'y adjoindre. Desthexe propose de lier d'un seul tenant humanitaire, droits de l'homme et nouvelles pratiques politiques. L'idée est étayée dans la profession de foi qui justifie sa candidature : « Être Médecin sans frontières aujourd'hui, c'est se pencher sur les problèmes médicaux, mais sociaux aussi, au sein même de notre propre société. Il me semble paradoxal que MSF soit reconnue pour son discours humanitaire/politique, mais que la réflexion menée par tant d'autres en France depuis des années ne soit pas davantage relayée par l'association. Il n'est plus possible de développer un discours sur l'accueil des réfugiés au Pakistan ou en Afrique si le combat pour le droit d'asile n'est pas d'abord mené en France. »

Ce projet signifie ni plus ni moins que MSF doit s'emparer d'une fonction tribunitienne et militante. La

1. Éditions Armand-Colin, 1993.

proposition déplaît. Elle est même purement et simplement rejetée en vertu du partage des rôles auquel la rue Saint-Sabin est attachée : l'humanitaire pour les uns, le combat des droits de l'homme pour les autres. Intégrer MSF dans une telle sphère de complémentarité semble contradictoire avec la philosophie de la médecine d'urgence, fondée sur le pragmatisme dans l'action. Cette autonomie à laquelle les MSF tiennent tant est un privilège garantissant liberté de penser et d'agir.

Le candidat Biberson revendique au contraire cette forme de funambulisme propre à l'action des MSF : « Nous devons naviguer à vue entre les deux dérives qui nous guettent depuis nos origines : la première consisterait à nous muer en organisation politique qui négligerait l'action volontaire. Imaginons alors des témoins, des enquêteurs, des relais d'expertise qui monteraient des opérations au service des Kurdes, des Timorais ou des Mayas du Chiapas… MSF agitateur et leader d'opinion serait la fin de MSF. Aussi redoutable, la deuxième dérive consisterait à transformer l'association en organisation de service. Caricaturons un peu : il y a des pauvres, des gens qui meurent, qui ont faim, qu'il faut vacciner, alors allons vers eux sans nous poser d'autres questions : on la ferme et on agit ! Ce MSF ravalé à la fonction de filet de sécurité serait la mort de MSF. Nous devons naviguer à vue entre les deux écueils, au coup par coup. Il n'est pas question, comme certains d'entre nous le demandent, d'avoir une vision à l'horizon 2005[1]. »

« Alain Desthexe n'avait aucune chance d'être élu, confie Odile Hardy. Au contraire de Philippe Biberson, apprécié dans la maison, les positions d'Alain inquiétaient. Philippe avait également une pratique du terrain, mais de plus une réflexion plus élaborée sur nos principes. Le départ de Rony était un deuil, il nous fallait donc un président consensuel, garant des traditions. »

1. Archives internes MSF.

À l'issue de l'assemblée générale du 1er mai 1994, le sage et austère Biberson sera élu président de Médecins sans frontières. Il le restera jusqu'au mitan de l'année 2000[1].

« Un voyage au bout de l'enfer », dit-il encore aujourd'hui.

Sous cette présidence, les engagements internationaux de MSF seront sans doute parmi les plus cruels de sa jeune histoire. Anéantissant les certitudes, exposant les équipages désemparés par la brutalité des mutations géopolitiques du temps, une profonde dépression s'empare de l'association. Les conflits incessants, les folies meurtrières marquent cette tragique décennie, au cours de laquelle les « guerres totales » ravagent la Bosnie, le Burundi, le Rwanda, le Zaïre, la Tchétchénie, le Liberia, le Sud-Soudan. La redistribution des forces dans l'après-guerre froide provoque la dérégulation des conflits. Les combats, les soulèvements, nourris le plus souvent par des réveils d'ordre ethno-politique, mettent en scène des protagonistes à l'identité floue ; le banditisme s'acharne sur des populations dépolitisées, victimes de conflits dont elles ignorent tout. « Les situations ne font pas de différence entre combattants et populations non combattantes, elles ne reconnaissent ni refuge, ni trêve, tous les coups sont permis, lit-on dans le rapport d'activité de MSF de 1995. Nous intervenons ainsi dans une dizaine de crises, dans lesquelles les populations civiles, leurs biens, les territoires sur lesquels elles vivent sont l'enjeu et la cible des combats. (...) Les règles du jeu sont la terreur et la négation des principes élémentaires de respect des non-combattants. Quant aux équipes humanitaires, qui cherchent à préserver, à aider les populations, elles se retrouvent au milieu du champ des tirs, ou exclues du jeu, privées d'accès aux

1. Rony Brauman ne quittera pas le navire pour autant. Hors des activités personnelles, il anime à mi-temps, en compagnie de François Jean et de Françoise Saulnier, le Centre de recherche pour l'action humanitaire, cellule singulière de MSF, créée cette même année 1994.

victimes, elles-mêmes sans possibilité d'accéder aux soins.» Certes, des crises du même type avaient eu lieu naguère; au terme de l'invasion soviétique par exemple, la guerre d'Afghanistan provoqua le déplacement de plus de cinq millions de personnes; de même, en 1971, la proclamation de l'indépendance du Bangladesh et les répressions qui suivirent déclenchèrent l'exode de dix millions de réfugiés vers l'Inde voisine. Mais la désintégration de l'empire soviétique marquera le sommet des conflits dérégulés.

Ainsi en ira-t-il de la Tchétchénie. Le 11 décembre 1994, trois ans après que cette petite république a proclamé son indépendance, les troupes de la Fédération de Russie interviennent dans le pays pour y rétablir «l'ordre constitutionnel par tous les moyens». Une guerre sans merci vise non seulement les résistants, mais toute la population civile, qui, selon Boris Eltsine, forme un peuple «mafieux et criminel». Ce jugement porté par un grand État sur un peuple minuscule n'a, jusqu'à aujourd'hui, provoqué aucune réaction active de la communauté internationale, en dehors d'«émotions» veules. Les villes et les villages sont pilonnés par les bombardements, l'action russe n'épargnant ni les écoles, ni les hôpitaux. Les victimes civiles se comptent par dizaines de milliers, des centaines de milliers de déplacés se réfugient dans les républiques voisines d'Ingouchie et du Daghestan. L'espace territorial est entièrement abandonné aux «opérations de nettoyage» insensées d'un État siégeant au Conseil de l'Europe. Tous les hommes en âge de combattre, sans distinction, disparaissent dans des «camps de filtration» d'où s'échappent des rumeurs d'élimination. Grozny, capitale d'État, est tout bonnement rasée. La population apeurée survit entre les rondes de chars, les couvre-feux insoutenables où des soldats perdus, enivrés de vodka, sont livrés à eux-mêmes. Dans ce jeu de massacre, le soutien humanitaire est réduit à néant, les associations condamnées à attendre l'arrivée des réfugiés aux frontières de la Tchétchénie sans pouvoir porter secours à une nation en danger. Les agences des Nations unies ne sont pas autorisées à intervenir dans le conflit et les associations humanitaires se heurtent à des blocages politiques délibérés, leurs agents étant le plus souvent accusés d'espionnage et de collaboration avec les résistants.

Une douzaine de volontaires de MSF, installés depuis l'origine du conflit, en décembre 1994, dans deux hôpitaux du Sud tchétchène et à l'hôpital de Grozny, s'affairent en compagnie des médecins locaux. Ils maintiennent des dispensaires dans plusieurs quartiers de la capitale. Ces équipes devront se retirer durant deux mois lorsque les avions russes se mettront à bombarder la ville et que l'espace urbain sera mis à sac par des commandos de brigands. Les MSF quitteront finalement le pays en décembre 1996, après l'assassinat, à l'hôpital sud de Grozny, de six membres du CICR, exécutés dans leur sommeil par un groupe de « supplétifs » russes.

Dans d'autres contextes régionaux, comme au Sud-Soudan ou en Birmanie, où des guerres semblables atomisent les peuples, l'accès aux populations en danger est purement et simplement interdit aux organisations humanitaires non gouvernementales par les « autorités » locales.

De 1994 à 1997, les conflits qui ensanglantent la région des Grands Lacs, en Afrique de l'Est, au Burundi, au Rwanda et au Zaïre, instaurent des situations inédites : confrontations systématiques, répétées et durables, pratiques d'extermination devant lesquelles la communauté internationale se dérobe, orchestrations multiples de l'instrumentalisation humanitaire par les clans et les forces en présence. Les rapports moraux du président Biberson, dans ces années-là, font état du désarroi des MSF : « Nous avons essayé de faire de notre mieux, de faire le moins mal possible. Nous nous sommes abstenus, nous nous sommes retirés, nous avons dénoncé, nous avons été menacés pour cela, nous nous sommes fâchés avec la terre entière, avec le Haut-Commissariat aux réfugiés, avec les autres sections de MSF, nous nous sommes fait virer, menacer de mort, nous sommes restés, nous sommes revenus, nous avons été chassés à nouveau[1]... »

Lancinantes questions : est-il possible d'humaniser l'inhumain ? Comment gérer l'horreur ? Jusqu'où ? Pendant combien de temps ?

Ces années ont quelque chose d'un voyage au bout de la nuit. Elles hantent toujours des centaines de volontaires, c'est-à-dire MSF dans son entier. « Nous avons été entraînés dans des choses qui dépassaient nos capacités de compréhension, estime Philippe Biberson. Les explications manquaient, nous étions esquintés. Ces situations nous bouleversent, nous écorchent encore. Combien d'entre nous ne s'en sont pas remis ? »

Pour toutes ces raisons, la rue Saint-Sabin et le conseil international de MSF chargent Laurence Binet d'une tâche immense. Durant trois ans, elle accomplira un travail exemplaire : elle mettra à la disposition des sections internationales une série de documents fondés sur le « témoignage », cette forme singulière d'intervention de MSF, qui est aussi l'un de ses fondements. Ces quatre volumineux rapports[2], constitués essentiellement de récits des volontaires français, belges, hollandais, espagnols, décortiquent au scalpel l'enchaînement des situations, l'implication des MSF dans des événements où se nouèrent horreur, doutes, dilemmes, révolte et culpabilité. Il s'agit là d'une somme destinée aux chercheurs, à la formation et à l'édification des nouveaux volontaires de MSF.

« Qu'on arrête de nous décrire le Rwanda comme un ensemble de tribus se massacrant. Je pense que cette

---

1. Philippe Biberson, rapport moral de l'assemblée générale, mai 1997.

2. *Génocide des Rwandais tutsis 1994*, *Camps de réfugiés rwandais Zaïre-Tanzanie 1994-1995*, *Violences du nouveau régime rwandais 1994-1995*, *Traque et massacres des réfugiés rwandais au Zaïre et au Congo 1996-1997*, in « Prises de parole publiques de MSF », Laurence Binet (Médecins sans frontières, rapports internes).

présentation n'est pas tout à fait anodine. Le rôle de la France dans ce pays et ses responsabilités sont particulièrement écrasants. Les gens qui massacrent aujourd'hui, qui mettent en œuvre cette politique planifiée et systématique d'extermination, sont financés, entraînés et armés par la France. Et ça, c'est quelque chose qui ne transparaît absolument pas en ce moment. On n'a entendu aucun responsable français condamner clairement les auteurs du massacre. Et pourtant, ces gens sont bien connus de l'État français puisqu'ils sont équipés par celui-ci[1]. »

Il aura fallu quelques jours à Jean-Hervé Bradol, arrivé le 13 avril 1994 à Kigali, pour comprendre que les Tutsis sont victimes d'une opération d'extermination globale organisée par les Hutus, eux-mêmes formés par des conseillers militaires européens, équipés d'un armement acheminé et livré nuitamment à l'aide d'appareils affrétés par des officines dépendant du gouvernement français. Car, bien entendu, les machettes ne suffisaient pas pour accomplir cette gigantesque extermination. Les armes automatiques permettront de parachever un massacre d'État qui, jusqu'à aujourd'hui, égare l'entendement de l'opinion publique française et des élites politiques, qui « doutent » encore que la République ait pu se compromettre dans ce qu'il convient de nommer un génocide, selon les définitions juridiques internationales.

Quand le médecin Jean-Hervé Bradol, au caractère bien trempé, âgé de trente-trois ans, répond aux questions de Patrick Poivre d'Arvor, il est déjà un militant aguerri de l'humanitaire.

Au lendemain de cet entretien télévisé au « 20 Heures », le président de MSF reçoit un coup de téléphone de la cellule Afrique du palais de l'Élysée. Philippe Biberson et Jean-Hervé Bradol sont convoqués par deux conseillers de

1. Jean-Hervé Bradol. Interview réalisée par Patrick Poivre d'Arvor, journal télévisé de TF1, 16 mai 1994.

François Mitterrand, Bruno Delaye et Dominique Pain. Dix ans plus tard, Laurence Binet, chargée de réunir les témoignages concernant la tragédie rwandaise, recueille de la bouche même de Bradol le récit de l'entrevue élyséenne : «Les deux conseillers nous dirent que le président était peiné de notre attitude injuste. Ils ne faisaient que justifier la politique française au Rwanda, nous informant même que Paris rajoutait trois millions de francs à l'aide humanitaire consentie aux ONG pour le Rwanda… Ils font tout pour tenter de nous convaincre qu'ils ont raison, qu'ils ont tout bien fait et qu'ils continuent à tout bien faire. On leur dit : "Ce qui nous intéresse, ce n'est pas vos leçons de géopolitique en Afrique. On n'est pas sûrs que vos théories se terminent très bien et ça serait bien que vous vous en rendiez compte un jour. De toute façon, nous ne sommes pas là pour polémiquer, mais pour vous dire : Vous avez des amis à Kigali, ces amis sont en train d'exterminer les Rwandais tutsis. Nous supposons que vous avez une certaine influence sur eux. Pouvez-vous leur dire d'arrêter ?" Notre demande est si pressante que, se défaussant, Delaye nous rétorque qu'il n'arrive pas à les joindre au téléphone… La conversation est de ce niveau. Il nous rattrape dans l'antichambre et tente de discuter à nouveau. Il nous dit : "Vous devez savoir qu'à la présidence votre intervention télévisée a été assez mal perçue, ce n'est pas très intelligent de faire ça. Quand vous avez des problèmes de ce type, il vaut mieux voir le président lui-même, lui en parler d'abord. D'ailleurs, il serait ravi de vous rencontrer." Philippe Biberson lui répond : "Il est hors de question qu'on y aille pour s'entendre répéter ce que vous venez de déclarer. Nous n'avons rien à dire à Mitterrand s'il doit nous répéter le discours que vous venez de tenir." Biberson refuse donc le rendez-vous[1].»

---

1. *Génocide des Rwandais tutsis 1994*, in «Prises de parole publiques de MSF», Laurence Binet, octobre 2003 (Médecins sans frontières, rapport interne).

Un mois auparavant, Jean-Hervé Bradol était arrivé au Rwanda avec une équipe chirurgicale de cinq volontaires MSF qui, comme lui, capitalisaient une sérieuse expérience des guerres en Somalie, en Bosnie et au Sri Lanka. « Certains d'entre nous étaient déjà adultes pendant la Seconde Guerre mondiale, et pour nous, crimes de guerre, émeutes populaires sont bien plus que des mots. Nous en avions été les témoins en d'autres lieux, en d'autres époques[1]. »

Depuis octobre 1993, bien avant le déclenchement de la tragédie, nombre de missions MSF des sections française, hollandaise et belge se relaient au Rwanda, mais leur action porte sur les événements qui se déroulent alors au Burundi voisin. L'assassinat par un groupe de militaires du Hutu Melchior Ndadaye, premier président élu de la jeune nation, a déclenché des massacres de grande ampleur : cinquante à quatre-vingt mille victimes, la plupart d'origine tutsie. Au même moment, l'armée rwandaise entame une sanglante campagne de répression contre sa composante hutue, entraînant la fuite d'au moins sept cent mille civils vers le Rwanda, la Tanzanie et le Zaïre. Ces événements passent quasiment inaperçus en Europe. Les médias occidentaux y prêtent peu d'attention. L'exode massif – équivalant à celui des Kurdes en 1991 – fera l'objet d'une bien faible implication des agences de secours internationales, fort occupées en Yougoslavie… Cette marée humaine mobilise les quatre sections de MSF, composées de cent vingt-six volontaires. Elles interviennent sur le théâtre des camps de réfugiés de Kibongo, de Burengé et de Nzangwa, au sud-est du Rwanda. Mais personne alors n'imagine que les tueries qui ensanglantent les collines du Burundi préfigurent le génocide rwandais du printemps 1994.

L'histoire individuelle de Jean-Hervé Bradol se distingue de celle de la plupart des MSF. Son grand-père maternel est un immigré italien du Nord ; son grand-père paternel, Breton,

1. *Les Temps modernes*, « La politique de la haine », juillet-août 1995.

apprit à lire et à écrire grâce à des religieuses. Dès l'âge de quatorze ans, Jean-Hervé milite à la Ligue communiste révolutionnaire. Il est le premier de sa famille à bénéficier d'un enseignement supérieur. Après des études secondaires littéraires et un baccalauréat de philosophie difficilement décroché, il se laisse entraîner sur les conseils d'un camarade vers la médecine. Jean-Hervé Bradol appartient à une génération pour qui voyager est aussi nécessaire que respirer. L'humanitaire ? « J'avais pas mal de préjugés à ce propos, je pensais que toutes les organisations de ce type se valaient, qu'il n'en existait pas où les gens réfléchissaient autrement. Quand j'arrive à MSF, en 1985, je me retrouve au milieu des débats furieux suscités par la création de Liberté sans frontières. » En 1989, c'est la première mission à Moyo, Soudan. « J'étais anxieux d'exécuter correctement mon travail médical, sous la coordination d'une responsable de terrain, Isabelle, médecin, et d'une infirmière. Je constate très vite qu'à MSF on discute sans cesse, que l'on débat de tout. Et mes amis détectent vite que j'ai un profil politique. J'ai aimé le mode de vie de l'expatrié, les rapports simples avec les gens. Nous habitions des cases, j'avais vingt-huit ans. » Cette expérience toute neuve confirme les interrogations du jeune homme. La violence témoigne d'une réalité humaine où même les malades sont victimes des guerres politiques.

Alors que la maison MSF assiste au plus près à l'exode kurde, Bradol est envoyé, au lendemain de la guerre du Golfe, à Mogadiscio, où il connaît la vie insensée des volontaires protégés par les gardes armés, les fameux *Mad Max*. Puis c'est la Thaïlande, où les réfugiés croupissent dans les camps depuis une décennie. « J'y serais resté vingt ans si je n'avais pas eu de bonnes raisons familiales de rentrer au pays. Dans l'un des endroits les plus beaux du monde, nous menions des campagnes de vaccination en bateau, sur des rivières où jamais personne n'était allé. J'ai travaillé avec des tribus montagnardes qui se servaient d'un morceau de métal pour machette, cultivaient un riz d'altitude non irrigué, filaient le coton qu'elles récoltaient et ne connaissaient pas même l'existence du clou de quincaillerie... Là-bas, tout était emboîté, ligoté, ficelé. Un monde isolé, insalubre, où les réfugiés birmans, citadins pour la plupart, contraints par la guerre, s'étaient installés auprès de ces tribus oubliées. » Dans ces endroits reculés, Jean-Hervé Bradol rencontre Alain Desthexe et Jean Rigal. Il travaillera un mois en leur compagnie, et il en restera marqué pour toujours. « Des types remarquables. Dans mes rêves les plus fous, du temps de mes vingt-cinq ans, je n'avais jamais imaginé avoir un boulot aussi intéressant. C'était dur, certains jours, on en prenait plein la gueule, mais j'y trouvais, j'y trouve toujours mon compte. »

En 1993, Jean-Hervé se réinstalle à Paris, où il s'occupe de l'éducation de sa petite fille. C'est alors que MSF lui propose un poste de coordinateur, pour un salaire fixe de 5000 francs par mois, qu'il complète en exerçant un peu la médecine libérale. « Un poste de responsable de programme se libère. Je postule. Je suis pris. J'apprends le boulot MSF avec Brigitte Vasset. Pour l'essentiel, elle m'enseigne le b.a.-ba. Je suis dans un groupe intéressant, avec Marc Gastellu, Maï, logisticien des urgences, Dominique Martin, Odile Delacote, Michel Janssen, Karim Laoubdia, Luc Fréjac, aujourd'hui employé par le CICR en Colombie. C'est alors que l'on m'envoie comme coordinateur d'urgence au Rwanda, en juin 1993, ma première fois... »

6 avril 1994. L'appareil du président rwandais hutu, le général Juvénal Habyarimana, qui voyage en compagnie de son homologue burundais, Ntariyamira, est abattu par des tirs de roquettes alors qu'il approche de l'aéroport de Kigali. Les deux chefs d'État reviennent de Dar-es-Salam, en Tanzanie, où ils participaient à un sommet régional. Une heure plus tard, la nouvelle de leur mort s'étant répandue, la capitale se hérisse de barrages sauvages. Les massacres de Kigali débutent le jour même. Ils sont perpétrés par les

militaires de la garde présidentielle, assistés de miliciens hutus. Dans un premier temps, les exécutions visent les adhérents connus des partis d'opposition hutue modérée, les employés des organisations humanitaires, les religieux et les civils hutus. L'hécatombe commence…

« Le déclenchement des tueries ne nous a pas surpris », lâche Jean-Hervé Bradol. Il raconte que, depuis des semaines, la tension, liée à la non-application des accords d'Arusha, était extrême à Kigali[1]. Avec l'assassinat du ministre Félicien Gatabaz, les manifestations d'extrémistes hutus culminent depuis janvier et février. Redoutant le pire, les agences de Médecins sans frontières, du Comité international de la Croix-Rouge et d'Action internationale contre la faim, présentes à Kigali, s'y préparaient. Ensemble, elles avaient élaboré un plan d'urgence pour se répartir la prise en charge des hôpitaux de la capitale au cas où un grand nombre de blessés afflueraient. Mais les humanitaires sont alors loin de prévoir l'ampleur de la tragédie qui suivra. « Nous redoutions que le processus ne dérape : "l'idéologie ethniciste" allait se développant, elle s'affichait brutalement, la violence montait. Il y avait un grand risque qu'une partie du clan gouvernemental ne s'en prenne délibérément aux Rwandais tutsis. Nous nous attendions à des pogroms[2]. »

Mais comment penser l'impensable ? Aujourd'hui, on s'interroge encore rue Saint-Sabin à propos de la « myopie » de l'association concernant la situation des Grands Lacs. Françoise Bouchet-Saulnier, une figure de MSF[3], identifie

---

1. Ces accords, signés en août 1993 en Tanzanie, prévoyaient non seulement la formation d'un gouvernement composé de représentants de l'ensemble des partis rwandais, mais encore l'intégration des troupes du Front patriotique rwandais tutsi au sein de l'armée nationale rwandaise.

2. *Génocide des Rwandais tutsis 1994*, in « Prises de parole publiques de MSF », Laurence Binet (Médecins sans frontières, septembre 2003).

3. Juriste à la Fondation MSF, Françoise Bouchet-Saulnier est l'auteur, notamment, d'un *Dictionnaire pratique du droit humanitaire*, éditions La Découverte, 2000.

ainsi, sans complaisance, l'une des causes de l'aveuglement collectif : « Au Burundi, plein de gens mouraient, mais il semble que les MSF considéraient comme normal que ces gens-là meurent parce que c'était la guerre ; ils considéraient comme normal que ces gens se réfugient et qu'on ne se demande pas pourquoi ils avaient fui, ce qu'ils avaient fui, qui ils étaient vraiment. Cette acceptation du fait que le monde est tragique, mais qu'heureusement on est là, présent, est un positionnement d'extraterrestre, de sauveur qui ne s'intéresse même plus à la nature des problèmes des populations. Je pense qu'au Burundi et au Rwanda les humanitaires vivaient sur le mode héroïque. Il y avait des massacres et ce n'était pas notre problème. Le nôtre était de soigner[1]. »

Dès le lendemain du crash de l'avion présidentiel, les massacres se multiplient en ville, alors que les combats opposant les Forces armées rwandaises (FAR) du gouvernement Habyarimana à celles du Front patriotique rwandais tutsi (FPR) s'intensifient en banlieue de Kigali. Pour des raisons de sécurité, cette combinaison des affrontements et des massacres empêche les équipes MSF de parvenir aux camps de réfugiés. Cloîtrés dans leur maison commune, les médecins sont dans l'impossibilité de protéger les Rwandais en danger, et particulièrement les membres de leur personnel local recruté. Le 8 avril, la mission MSF-France en poste dans le sud-ouest du pays, rongé à son tour par les tueries, décide d'évacuer vers le Burundi. Mais elle ne réussit pas à faire traverser la frontière à ses propres employés, une cinquantaine, d'origine tutsie pour la plupart… À Kigali, en collaboration avec les équipes du CICR et avec quelques médecins coopérants, les MSF ont mis sur pied le ramassage des blessés dans les rues. On évoque alors des milliers de victimes. « Les nouvelles du terrain étaient alarmantes, confie Bernard

1. *Génocide des Rwandais tutsis 1994*, in « Prises de parole publiques de MSF », Laurence Binet (Médecins sans frontières, septembre 2003).

Pécoul, alors directeur général rue Saint-Sabin. Au tout début, l'équipe travaillait à partir de son lieu d'hébergement, c'est-à-dire la maison, comme nous le faisons partout ailleurs en période de guerre totale. Au téléphone, ils nous disaient que le conflit était bizarre… Ils avaient remarqué que des gens qu'ils avaient soignés la veille étaient découverts morts le lendemain. » Compte tenu de cette insécurité croissante, l'ensemble des équipes MSF, toutes sections internationales confondues, est évacué vers le Burundi, la Tanzanie et l'Ouganda. Les volontaires, choqués, relatent de multiples massacres de Tutsis.

Quand, le 13 avril 1994, Jean-Hervé Bradol arrive à Kigali en compagnie de l'équipe chirurgicale, il sait tout de la situation. Pourtant, il ne comprend pas réellement son ampleur… « Nous pensions que l'assassinat d'Habyarimana serait suivi d'émeutes, d'exactions envers la communauté tutsie, et qu'il nous faudrait quelques jours pour prendre correctement en charge les blessés. » Le lendemain 14 avril – il l'évoquera dans *Les Temps modernes* –, il découvre pis. Alors qu'il visite avec ses amis le Centre hospitalier de Kigali (CHK), un immense hôpital pavillonnaire réunissant plusieurs centaines de lits, il apprend que les jours précédant l'arrivée de l'équipe au Rwanda, la morgue de l'hôpital comptait jusqu'à mille morts. « Lors de notre visite, quatre cents corps y sont toujours. Ces constatations et un interrogatoire rapide des rares blessés tutsis épargnés nous obligent à nous rendre à l'évidence : l'hôpital sert d'abattoir[1] ». Comment exercer une chirurgie d'urgence sur les lieux mêmes de l'extermination ? En ville, un peu plus tard, les MSF constatent l'étendue de l'horreur : « Des prisonniers tutsis en uniforme rose, encadrés par leurs gardiens hutus en combinaison orange, ramassent régulièrement les corps des leurs en camion-benne. Au regard du nombre important de cadavres, ce travail, bien organisé,

1. *Ibib.*

permet le ramassage de la grande majorité des cadavres[1].» Les jours suivants, les médecins visitent quotidiennement la Sainte-Famille, une institution regroupant une église et de nombreux services diocésains, située au cœur même de Kigali. Des milliers de personnes menacées tentent d'y trouver refuge. Des blessés légers, secourus par les volontaires, confient à l'équipe médicale qu'ils ont peur de faire partie du groupe qui sera exécuté la nuit prochaine par les miliciens hutus, présents en permanence à l'intérieur même du complexe religieux. Un médecin hutu, menacé en raison de ses sympathies pour un parti de l'opposition, confie aux Français : «Sachez que les autorités auxquelles vous demandez d'intervenir pour nous protéger nous rendent visite la nuit à la tête de milices qui sélectionnent parmi nous leurs futures victimes[2].»

Après quelques jours, Jean-Hervé Bradol perçoit enfin que les tragédies auxquelles il est confronté répondent à un but précis. «Les morts sont plus nombreux que les blessés. Pourtant, les armes utilisées, des machettes, ne peuvent être qualifiées d'armes de destruction de masse. L'assassinat systématique des Rwandais tutsis et des Rwandais hutus suspectés de ne pas soutenir les tueurs finit par nous convaincre que seule une incroyable volonté politique peut produire un tel résultat[3].»

Le 22 avril, alors que les massacres se sont étendus à tout le pays, le Conseil de sécurité des Nations unies vote une réduction drastique du contingent des Casques bleus au Rwanda – de deux mille cinq cents, leur nombre chute à deux cent soixante-dix… Le même jour, des patients de l'hôpital de Butare sont assassinés sous les yeux d'une équipe MSF. Le coordinateur médical de MSF-Belgique, en témoignera pour Laurence Binet : «Cent cinquante

1. *Ibib.*
2. *Ibib.*
3. *Ibib.*

malades, hommes, femmes et enfants, ont été tués. Ils ont été sélectionnés, sortis de leurs lits et tués à coups de machettes sous nos yeux. Cinq de nos employés ont aussi été exécutés. Il s'agissait de Sabine, Nadine, Rose, Jean-Marie, et d'une autre de nos infirmières. Sabine était une intime de l'équipe. Elle était l'infirmière la plus ancienne, enceinte de sept mois[1].» Il tente de négocier avec le capitaine hutu. Celui-ci consulte la fiche qu'il vient de tirer de sa poche. Elle indique les identités des personnels rwandais qui travaillent en compagnie des médecins européens. «Le nom de Sabine était sur cette liste. Il a regardé le papier, puis m'a dit : "Oui, vous avez raison. Sabine est hutue. Mais son mari est tutsi, son bébé sera donc tutsi." Soudain j'ai réalisé cette évidence cruelle : au Rwanda, les enfants sont de la même ethnie que leur père. Sabine a été tuée, ainsi que son bébé[2].»

De retour à Paris début mai 1994, Jean-Hervé Bradol va déployer beaucoup d'efforts pour secouer MSF, amplifier le travail de témoignage et d'informations que la rue Saint-Sabin diffuse vers les médias nationaux. C'est ainsi qu'il apparaît, en bras de chemise, invité par Patrick Poivre d'Arvor au journal de 20 heures de TF1. Sept minutes d'entretien en direct, sans recours à aucune image filmée.

Quelques jours plus tard, le 18 mai, MSF achète une page du *Monde* afin de publier une lettre ouverte au président de la République. L'association humanitaire prie instamment François Mitterrand d'affronter ses responsabilités politiques et d'imposer l'arrêt des massacres au Rwanda. On s'en souvient, les conseillers présidentiels qui avaient reçu Philippe Biberson et Jean-Hervé Bradol s'étaient contentés de promettre des crédits supplémentaires aux ONG travaillant au Rwanda... L'appel du

1. *Génocide des Rwandais tutsis 1994,* in «Prises de parole publiques de MSF», Laurence Binet (Médecins sans frontières, septembre 1994).
2. *Ibib.*

Monde est donc chapeauté par cette phrase-choc : «On n'arrête pas un génocide avec des médecins!» L'effet de la publication agit comme un électrochoc sur l'opinion publique. Mais il faudra un mois pour que la présidence de la République réponde à cette «lettre ouverte»... Le 14 juin, l'équipe de direction se déplace à l'Élysée.

Jean-Hervé Bradol en fait ce récit : «Philippe Biberson, Bernard Pécoul et moi sommes reçus par François Mitterrand, et nous entendons un autre son de cloche que lors du premier entretien avec son équipe. (...) Il nous tient un discours radicalement opposé à celui de mai. Il nous dit au passage que notre intervention, notre "propagande", a été mal perçue, qu'il est même peiné d'avoir été traité ainsi. (...) Philippe l'interroge : "Comment caractérisez-vous le gouvernement intérimaire rwandais?" Mitterrand lui répond : "C'est une bande d'assassins. D'ailleurs, j'ai eu Agathe Habyarimana à la maison : c'est une folle, elle voulait lancer un appel à la poursuite du génocide sur les stations périphériques. On a eu du mal à la calmer. Maintenant, on en a marre, on va intervenir. On va essayer de mettre de l'ordre dans tout ça et de sauver des gens." (...) Puis Mitterrand nous confie, avant son annonce officielle, qu'il va lancer l'opération Turquoise. (...) Il y a changement de la position française; de ce que j'ai vécu comme neutralité bienveillante vis-à-vis du gouvernement intérimaire, on passe maintenant à une position humanitaro-hostile. Pour l'Élysée, ces gens-là sont devenus beaucoup moins fréquentables qu'auparavant; on commence à comprendre qu'il va y avoir un problème majeur pour le pays, c'est ce qui motive l'intervention Turquoise[1].»

Loin de se contenter d'une attitude suiviste à l'égard des «confidences» du président de la République formulées dans l'intimité des ors élyséens, l'équipe de MSF réunit un conseil

1. *Génocide des Rwandais tutsis 1994*, in «Prises de parole publiques de MSF», Laurence Binet (Médecins sans frontières, septembre 2003).

d'administration extraordinaire. Le débat est inédit : l'association doit-elle appeler à l'intervention armée au Rwanda ? La position du président Philippe Biberson est franche : « Pour nous, il n'était absolument pas question d'une intervention française, explique-t-il, mais d'une intervention internationale. On disait d'ailleurs : force d'interposition. Comme l'agression est patente, que les agresseurs sont identifiés, il s'agissait donc de se mettre au milieu. C'est donc une intervention internationale de force. Nous allons donc appeler à une intervention armée internationale. Toute la maison était réunie dans la salle transparente. On a dit : même si ça nous écorche la langue, MSF appelle à l'intervention armée. »

Le moins que l'on puisse dire est qu'il n'y a pas unanimité dans cette réunion… Les arguments hostiles à l'appel à l'intervention armée sont multiples, mais, en définitive, ils peuvent se résumer ainsi : il serait contre-nature qu'une organisation humanitaire réclame une action militaire. Jean-Hervé Bradol conserve un vif souvenir de l'épisode : « Je trouvais MSF insupportable à l'époque. Bien peu concevaient ce que signifiait le concept même de génocide. Les gens consultaient les dictionnaires… C'était surréaliste. Je disais : “C'est un génocide, et dès lors il faut en assumer les conséquences. Une seule position est honorable : l'intervention armée contre les génocideurs !” Au début, personne ne comprenait. Rony passait la main et confiait ses fonctions à Biberson, alors en pleine campagne électorale. Et moi j'insistais pour que nous émettions une analyse ferme : “Rendez-vous compte de ce qui se déroule au Rwanda et des responsabilités que nous devons prendre !” Certes, la décision était difficile, y compris pour moi-même, car là-bas, à Kigali, nous avions une équipe au milieu même des génocideurs. Une équipe que je connaissais, mes copains depuis des années, ainsi l'anesthésiste Xavier Lasselle, un pote de trente ans, bien avant MSF. Certains disaient : “Comment MSF peut-elle en appeler à l'intervention armée ?” Je leur répliquais : “À Kigali, le seul matériel qui me manquait, c'était une mitrailleuse lourde.” La décision était difficile à trancher, mais nous eûmes tant d'autres dilemmes par la suite… C'est moins à la mode, on en parle moins chez nous et dans les médias, mais, aujourd'hui encore, vingt millions de personnes survivent à l'est du Zaïre, il n'est pas impossible que de un à trois millions d'entre elles aient été décimées. Il n'y aurait donc plus de génocide après le Rwanda ? Des choses monstrueuses se déroulent en Ituri. Je me demande comment les mecs qui reviennent de là-bas font pour survivre. Beaucoup d'entre eux sont salement esquintés. »

La phase des violences rwandaises entraînera une action politique majeure de Médecins sans frontières. Elle convaincra l'opinion nationale, ou, via les mass-médias, ses élites intellectuelles et morales. Mais, à la suite de l'opération Turquoise, MSF devra déployer encore bien des efforts face à trois situations historiques où le malheur des peuples des Grands Lacs, en Afrique de l'Est, empire dans un quasi-mutisme et la lassitude des opinions occidentales.

À l'instar d'un grand nombre d'organisations humanitaires, l'association se mobilise au cours de l'été 1994 pour combattre une épidémie de choléra qui décime les réfugiés rwandais des camps zaïrois. Celle-ci à peine enrayée, les équipes MSF sont confrontées à l'emprise des leaders locaux hutus sur les populations des camps, transformés ni plus ni moins en bases militaires arrière, engagées dans la reconquête du Rwanda. Le chaos est proche : détournement massif de l'aide internationale par la violence, recrutements forcés, propagande infernale, menaces précises et constantes contre les candidats au rapatriement dans leurs régions d'origine. À l'automne 1994, les ONG présentes dans les camps du Kivu lancent un appel au Conseil de sécurité : elles réclament l'envoi sur place d'une police internationale chargée de séparer réfugiés et « cadres » du génocide. L'appel demeure sans suite. Le mouvement MSF international est alors confronté à un nouveau dilemme :

travailler dans les camps, c'est renforcer en même temps le pouvoir génocidaire sur ces mêmes camps; mais s'en retirer, c'est abandonner des populations en détresse…

Refusant de contribuer à légitimer l'action des auteurs du génocide, MSF-France quittera les camps du Zaïre et de Tanzanie en novembre et décembre 1994, une fois la phase d'urgence médicale accomplie. Elle expliquera publiquement sa position, quitte à s'affronter avec les sections belge, espagnole et hollandaise, qui prendront la décision contraire, avant d'interrompre à leur tour leurs programmes, sept mois plus tard, en juillet 1995, par impuissance à ébranler l'inertie de la communauté internationale…

De 1994 à 1996, plus d'un million de Rwandais ont trouvé refuge dans les camps zaïrois, le long de la frontière rwandaise. S'y mêlent miliciens, anciens soldats, leaders politico-militaires impliqués dans les menées génocidaires et les razzias contre le Rwanda. Malgré l'alerte des humanitaires, notamment des Médecins sans frontières, pas une action internationale ne sera entreprise afin de séparer les réfugiés de leurs bourreaux. La situation est encore compliquée, à l'est du Congo, par la présence massive d'importantes minorités rwandophones, dont certaines sont installées depuis longtemps dans le Nord et le Sud-Kivu. Les oppositions entre Hutus et Tutsis au sein de ces populations s'exacerbent. Parallèlement, l'Alliance des forces démocratiques pour la libération du Congo (AFDL), regroupement de partis d'opposition à la dictature Mobutu, se rassemble autour de Laurent-Désiré Kabila, dans l'Est-Zaïre. En octobre 1996, les armées du Rwanda et du Burundi, soutenues par les forces de l'AFDL, attaquent les camps de réfugiés du Kivu. Des centaines de milliers d'oubliés, auxquels ni organisations humanitaires ni médias internationaux n'ont accès, sont les cibles des interventions armées. MSF-France lance alors un appel à la création de «zones de protection», en réclamant une nouvelle fois une action militaire internationale. Un temps envisagée, elle n'aura jamais lieu. Le 15 novembre de la même année, l'Armée patriotique rwandaise tutsie autorise le retour des réfugiés au Rwanda : quatre cent à sept cent mille déplacés rentrent au pays. Des centaines de milliers d'autres réfugiés, dont l'existence est d'abord niée par les rebelles, puis par le gouvernement rwandais et par la communauté internationale, seront poursuivis, les mois suivants, par l'APR dans l'intérieur du Zaïre… À chaque étape de l'exode, MSF s'efforce d'apporter secours aux Rwandais hutus et aux populations locales prises sous le feu des combats. Les volontaires sont confrontés aux méthodes de l'AFDL et des commandos rwandais, qui utilisent les humanitaires comme appâts afin d'attirer les réfugiés, qu'ils éliminent aussitôt.

Durant l'année 1997, MSF dénonce les massacres et les violations des droits de l'homme; d'avril à septembre, l'association prévient des risques auxquels sont exposés les réfugiés rwandais malades, privés de garanties de soins, de conditions de sécurité minimum lors de leur rapatriement forcé.

Ces différentes prises de position publiques, les tensions qu'elles provoquent entre MSF-France et les sections sœurs, elles-mêmes loin d'être unanimes, épuisent le mouvement. «Nous étions au creux de la vague, explique Philippe Biberson. Une dépression. Elle correspondait au vingt-cinquième anniversaire de MSF. Nous avions décidé de marquer le coup par l'édition d'un livre. Nous en serons incapables, il n'est jamais sorti… Un cauchemar. J'avais l'impression que nous étions secs, que nous n'avions plus rien à dire. Nous étions au fond du trou. Pas facile d'être le "patron" dans de telles conditions, quand, de surcroît, on doute de soi. J'étais à court d'idées. Bien sûr, quand le bateau penchait par trop d'un côté, je tentais de le rééquilibrer, au mépris de mes convictions parfois…»

Bernard Pécoul, alors directeur général de MSF, délivre un constat similaire : « Ces années ont brisé énormément de monde. MSF n'était portée par aucune dynamique, c'était un foutoir permanent. Ce que nous croyions ferme un jour était démenti le lendemain. »

Alors, déprime passagère ou crise existentielle ?

Au mois de mai 1996, chefs de mission, responsables de terrain et de capitale sont réunis en conclave, rue Saint-Sabin. Les travaux de la semaine annuelle des coordinateurs permettront aux cadres parisiens de prendre les volontaires à froid. L'assemblée est invitée à réfléchir sur un thème provocateur : la dissolution « virtuelle » de MSF, la fondation d'un nouveau MSF dont les fondements seraient reconstruits à partir de l'expérience acquise au cours du dernier quart de siècle. Une comédie à la manière des *business angels*, conseilleurs des entreprises du « nouveau commerce » en plein essor. Le *paper-board* vers lequel convergent les regards est orné d'une inscription au feutre : « MSF, c'est quoi ? » Les coordinateurs en colloque jettent alors leurs idées pêle-mêle. On invoque les principes fondateurs les plus classiques : articles de la charte, spécificité médicale de l'association, thèmes de l'impartialité, du témoignage, de l'indépendance et du volontariat maintenus... S'y adjoignent des discours convenus traitant de principes universellement reconnus. Puis viennent les satisfecit flatteurs pour l'ego collectif : un million de donateurs, la satisfaction d'un mode de vie « héroïque », les avantages des acquis et des expériences, etc.

Mais les heures s'écoulent, les compliments s'évaporent devant la réalité objective, grinçante : MSF est une association vieillissante, jugent les débatteurs... Une grosse entreprise aux caisses remplies, où les coups de gueule n'ont plus le même impact et où, peu à peu, les considérations administratives ont pris le pas sur l'action. Le constat s'impose, dit-on : MSF est victime de l'institutionnalisation bureaucratique. Il apparaît que certaines missions ne sont rien d'autre qu'une forme attractive de tourisme organisé. MSF est une coquille, une bulle, un espace tourné sur lui-même, dans lequel le pouvoir et les dollars ont pris toute la place. MSF devient-elle un appareil de colonisation médicale occidentale, une organisation où, selon certains, «il est difficile de trouver sa place»?

L'intitulé du stage («Nouveau MSF») révèle d'emblée le malaise ambiant. Le concept même des situations d'intervention opérationnelle, défini en son temps par Rony Brauman – «au cours d'une crise, sauvegarder la vie, alléger les souffrances et restaurer les capacités de choix des victimes» –, devrait être refondé, suggère-t-on, compte tenu des réalités géopolitiques changeantes; le monde évoluant, des enjeux nouveaux apparaissent. L'assistance identifie notamment des contextes trop longtemps négligés par l'ancien MSF : l'émergence des mégapoles, la démographie galopante des populations exclues, l'effondrement des systèmes de santé, les crises stagnantes du «mal-emploi» et la pauvreté imposeraient un regard neuf, moderne... D'aucuns s'interrogent : «MSF ne trouverait-elle pas sa place dans ce nouveau monde où elle peut sûrement apporter quelques réponses en acquérant et en élargissant de nouvelles compétences?» Une langue de bois jusque-là inconnue s'insinue. Florilège : abolition de la «fausse dichotomie entre action/urgence et développement»; la plupart des contextes ne relèveraient pas du développement dans le sens classique du terme; il semblerait que «la distinction crise/post-crise soit devenue flottante»; ainsi serait-il nécessaire de «caractériser davantage ces contextes nouveaux par leur état de stagnation/dégradation, plutôt que par une amélioration générale progressive, à savoir un développement obsolète»...

Les velléités sont nombreuses, mais la formulation des réponses et des questions demeure floue. On pourrait résumer ainsi l'étape que doit surmonter la rue Saint-Sabin : MSF veut mieux faire, MSF peut tout faire. Mais quoi?

Cette crise existentielle dissimule à peine la vacuité qui s'est emparée de Médecins sans frontières. La machine bureaucratique obèse manque de souffle. Ce vague à l'âme semble lié à la mutation de la décennie qui s'achève : l'intégration du mouvement humanitaire en général dans les superstructures et les sollicitations exponentielles des États, prêts à financer à tout-va les associations, marque l'époque. Il est vrai que cette période a favorisé le brouillage de tous les enjeux culturels et politiques. Jamais on n'aura constaté un tel alourdissement du discours institutionnel. Le lexique politique lui-même est gros de cette instrumentalisation : on entend partout les termes de crise humanitaire, zone humanitaire, armée humanitaire, catastrophe humanitaire, aide psychologique humanitaire... Le syndrome humanitaire est devenu le composant du discours international; ce label enveloppe et légitime désormais les simulacres de l'activité diplomatique.

Le Médecin sans frontières Emmanuel Drouhin publiera un intéressant papier, intitulé «La soupière humanitaire», dans *Dazibao*, organe libertaire de communication interne de MSF. On se souvient que, lors de la Révolution culturelle chinoise, le *dazibao* était le moyen d'intervention publique des jeunes «gardes rouges» fidèles au président Mao. Les pensées non conformes, ou bien «manipulées» par les organes du Parti, étaient placardées sur des affiches manuscrites, collées sur les murs de Chine populaire. Drouhin écrit : «L'humanitaire-urgence, l'humanitaire-développement, l'humanitaire-raison, l'humanitaire-devoir, l'humanitaire-spectacle, l'humanitaire-politique, l'humanitaire-qui-permet-de-tout-faire-passer... Les grandes entreprises capitalistes font de l'humanitaire, les journalistes font de l'humanitaire, le monde riche fait de l'humanitaire. La bonne conscience des civilisations malades touille l'humanitaire à toutes les sauces.» Attaché alors à la cellule alimentaire de MSF, Drouhin poursuit, caustique : «Sur les terrains de crise, des luttes féroces éclatent entre ONG pour récupérer des “marchés” humanitaires. J’en ai été le témoin au Liberia, en Sierra Leone, au Kenya, au Mali, en Côte-d’Ivoire, où des acteurs humanitaires se battent comme de vulgaires VRP pour obtenir des fonds sans lesquels leur existence serait précarisée. Pour exister, il faut générer de l’activité, et pour générer de l’activité, il ne faut pas toujours être regardant sur le type de programme que l’on accepte. (…) De plus en plus d’organisations humanitaires se créent et se partagent le gâteau sur le mode de fonctionnement économique de nos sociétés. Une segmentation des activités humanitaires se met en place. Des ONG spécifiques se créent pour recruter du personnel humanitaire à la mode des entreprises privées, sans aucune expérience ni connaissance des terrains et des populations. De plus en plus de cadres de boîtes privées rejoignent l’humanitaire pour voyager, pour le “fun”, l’expérience et, parfois, par conviction…[1] »

Les temps ont changé. L’action humanitaire est devenue un système doté de rouages, de règles, d’acteurs, de professionnels qui, sous couvert d’un pseudo-humanisme, génèrent une activité économique nouvelle, dotée de budgets, de plans médias et d’emplois. En outre, enclins à se décharger du social sur le privé, les États ouvrent d’extraordinaires marchés au secteur des services. Il n’est que de feuilleter les titres des quotidiens et hebdomadaires économiques et financiers : ceux-ci ont pris l’habitude de traiter du « secteur humanitaire » comme ils le font de la production de l’acier ou des activités tertiaires. Les organisations humanitaires accèdent insensiblement à la fonction d’agents opérationnels, de sous-traitants des partenaires institutionnels tels la Communauté européenne, les gouvernements, l’ONU et ses agences, ou encore la Banque mondiale. Ces structures inter-étatiques sont désormais les pivots du secteur de l’aide et du secours. Autrefois indépendantes des États, et donc des pouvoirs, bon nombre d’ONG se sont délestées du N de

1. *Dazibao,* septembre-octobre 1996.

«non» gouvernementale. «On se “reconnaît” de plus en plus entre gens du même monde, relève ainsi Philippe Biberson dans son rapport moral de 1997. On se serre les coudes devant l'adversité, on échange les codes communs, on se «coordonne». Ce qui fait, bien sûr, le miel des bureaucrates qui rêvent d'homogénéiser tout ça. MSF est concernée au premier chef par cette évolution : nous pouvons faire le choix de nous en démarquer, nous pouvons tenter de l'influencer. Aujourd'hui, il y a opportunité à le faire, c'est même à mon sens une priorité vitale.»

L'analyse est finement développée par Denis Gouzerh, coordinateur de la mission MSF au Liberia, dans *Dazibao* : «MSF Monrovia n'a plus de fonds propres pour l'année 96, les vaches maigres se profilent en troupeaux serrés. (...) Prétendre que l'argent n'a pas d'odeur, ou que la provenance des fonds peut être oubliée au profit de l'idéal humanitaire est une fumisterie qui ferait sourire nos amis marxisants, ceux pour qui l'argent est un levier puissant, capable de détruire le moins corrompu des hommes[1].» Pour faire «parler la poudre», comme il l'écrit, l'expatrié Gouzerh prend un exemple qui le concerne directement, en tant que chef de mission au Liberia. Il indique ainsi qu'à son arrivée à Monrovia, en octobre 1995, la rue Saint-Sabin lui a demandé d'identifier des partenaires financiers locaux, capables de prendre en charge les programmes libériens pour l'exercice 96. «Sur le terrain, les deux représentants de l'Union européenne sont *a priori* proches des équipes : le n° 1 est l'ancien coordinateur général MSF, section belge, de 1991 ; le n° 2 ne cesse de proclamer qu'il “aime beaucoup MSF-France”. La réalité est bien plus nuancée : le premier est en définitive un farouche partisan du NPFL, le parti de Charles Taylor. Sa propre belle-mère, Mme B., est l'assistante spéciale du même Taylor... Quant à son beau-père, l'ambassadeur C., il était l'ancien représentant de Charles

1. *Dazibao*, avril-mai 1996.

Taylor à Monrovia avant que ce dernier ne réapparaisse dans la capitale libérienne, en septembre 95. Son discours privé est un hymne au NPFL. Le n° 2 est un fonctionnaire bruxellois étriqué, angoissé, frustré d'avoir été muté dans cette sous-préfecture humide et mal famée. Il copine tant bien que mal avec les volontaires MSF et se plaint de moi : je ne serais pas assez européen puisque je refuse de coller ses autocollants Union européenne un peu partout pour cacher les trous[1].» Gouzerh note, cruel, que, pour la seule année 1996, les deux missions MSF au Liberia, dans la région du Grand Bassa County et au Sinoe County, sont financées à 100 % par l'Union européenne ! Et de conclure, acerbe : «Notre indépendance vis-à-vis de cette puissance est largement du domaine de l'illusoire[2].»

Philippe Biberson l'avoue lors de l'assemblée générale de 1998 : «Cette dépendance vis-à-vis de l'UE est ma bête noire. (...) Il est temps de réagir, sinon nous sommes en passe de devenir rien de plus que des agents opérationnels rémunérés. C'est donc vers l'intérieur de MSF qu'il faut diriger nos reproches : nous sollicitons trop l'Union européenne ! Il nous faut restaurer les moyens de notre impératif d'indépendance : nous devons amorcer une politique de désengagement vis-à-vis de l'UE. Nous devons le faire comprendre aux chefs de mission, aux administrateurs, nous devons convaincre les sections étrangères de MSF. Tout un programme !»

Le président Biberson aimerait «mettre en musique» la tendance générale, car MSF est multiple. Elle est devenue une grosse organisation internationale d'urgence humanitaire. Cette «Internationale» s'articule désormais entre six sections européennes opérationnelles. MSF n'est plus seulement française, mais belge, néerlandaise, suisse, espagnole et grecque. Enfin, avec le temps, quatorze «bureaux» ont été ouverts par ces sections afin d'élargir le recrutement des

1. *Ibib.*
2. *Ibib.*

volontaires et les collectes de fonds. Dans les années quatre-vingt, les Français se sont ainsi « installés » aux États-Unis, au Japon et dans les Émirats arabes unis. MSF draine de New York 100 millions de francs de dons privés en 1998 et 10 millions de francs du Japon, à partir du siège de Tokyo. La section belge a fait de même avec l'Italie et la Scandinavie, alors que les Néerlandais ont investi l'Allemagne, l'Angleterre et le Canada.

Un projet d'unification internationale est porté notamment par Doris Schopper, responsable de la section helvétique de MSF. « Nous sommes convaincus qu'une organisation cohérente est plus à même d'aider les populations en danger, écrit-elle dans un texte à l'attention des adhérents du mouvement. L'état du monde est devenu tel que des organisations purement nationales risquent de devenir des entités inféodées aux gouvernements, soit des groupes sans réelle influence[1]. » Le constat est clair : l'indépendance à l'égard des structures étatiques et institutionnelles est illusoire, les ressources financières privées n'allant qu'en se réduisant, tandis que les gouvernements imposent déjà de plus en plus de conditions et de contraintes à la libération des fonds qu'ils allouent aux organisations non gouvernementales. Pour Doris Schopper, le regroupement « multinational » de MSF amplifierait le mouvement des dons et diversifierait les sources financières institutionnelles. « Du point de vue éthique et moral, la taille de MSF nous oblige plus que jamais à rechercher non seulement l'efficacité, c'est-à-dire à éviter le gaspillage, le double emploi des ressources, mais aussi à définir clairement les situations d'intervention de l'action d'urgence[2]. »

Le projet d'associer les sections en vue de potentialiser les moyens n'est pas nouveau. Un tel processus s'amorça à la fin des années quatre-vingt avec des missions d'urgence

1. 1998. Archives internes MSF.
2. *Ibib.*

communes, rassemblant Belges, Hollandais, Suisses, Français et Espagnols sous le label « Union européenne d'intervention d'urgence ». La puissance des actions menées dans les montagnes kurdes démontra cette efficacité en mobilisant des équipes cohérentes en quelques heures seulement, en additionnant des compétences respectives tout en évitant les parasitages mutuels. Pourquoi ne pas structurer MSF en une sorte de SAMU international ? Rony Brauman avoue qu'il fut alors séduit par l'initiative : « Mais, pour moi, ce n'était qu'une enveloppe conjoncturelle, un habillage, un truc de communication. Lancer des actions coordonnées allait de soi, mais dans mon esprit il n'était pas question de créer une structure supplémentaire. La formule était le regroupement ponctuel, un truc à géométrie variable, une structuration momentanée, en cas de coup dur. Mobiliser un maximum de moyens communs pour effectuer une grosse mission d'urgence, mais revenir ensuite à notre configuration traditionnelle, plus ramassée. »

Bernard Pécoul, le directeur général, dessine la configuration internationale de MSF alors : « Depuis les années quatre-vingt, les MSF avaient essaimé partout. Les sections internationales se retrouvaient avec le même drapeau sur les mêmes lieux de crise ; on allait au casse-pipe. Les décisions de gagner une situation d'urgence revenaient à la course à l'échalote : c'était à qui décollerait le plus vite vers un conflit pour planter son petit drapeau le premier. Le bon sens imposait un minimum d'organisation entre nous pour éviter une concurrence effrénée. »

On mesure l'enjeu de la construction internationale à la lecture des chiffres révélant l'ampleur des moyens financiers réunis alors par l'ensemble des sections européennes : ainsi, pour le seul exercice 1988-1990, MSF-Europe a envoyé sur le terrain mille deux cent soixante volontaires au cours de cent quarante-cinq missions dirigées sur soixante-cinq pays, et le budget global atteignait 49 millions de dollars, soit près de 360 millions de francs.

Un Conseil international voit donc le jour en 1989. L'objectif est de faciliter la circulation de l'information entre sections, en installant, en outre, une représentation unique du mouvement MSF auprès des institutions internationales. La présidence du CI sera assurée par une rotation annuelle de chaque «patron» des sections européennes. Le Conseil international disposera d'un secrétariat commun léger, installé à Bruxelles, facilitant ainsi les contacts avec les institutions européennes et internationales qui siègent toutes auprès de la Commission européenne. Le suivi des dossiers de financement sera ainsi plus aisé. Une réunion trimestrielle entretiendra la collaboration entre sections nationales.

En 1996, soit six ans plus tard, le budget global de MSF atteint 250 millions de dollars. Quant à la structuration internationale, c'était un beau rêve… L'utopie utilitaire se brisera sur des logiques nationales trop singulières.

Karim Laoubdia, qui succède à Bernard Pécoul aux fonctions de directeur général de MSF en 1998, conserve un souvenir cauchemardesque des tentatives de coordination dans lesquelles s'épuisèrent son prédécesseur et le président Biberson : «Ils pensaient tous deux que, en rapprochant les gens en Europe, une convergence objective permettrait quasiment de fusionner les directions de MSF… Ils avaient mis la charrue avant les bœufs, car il aurait fallu d'abord rapprocher les conceptions politiques nationales des sections. Or, entre nous, les fossés sont énormes. Bernard Pécoul a tout fait, il s'usa en heures de téléphone, tentant de rapprocher les points de vue, quitte parfois à prendre le parti bruxellois, se décrédibilisant du même coup dans MSF-France. Bernard, internationaliste convaincu, pensait que MSF ne se sauverait que par cette structuration européenne.» Philippe Biberson avoue sa naïveté, à l'époque : «Je croyais à la richesse des points de vue différents, j'escomptais un dialogue nécessaire entre les cultures spécifiques des sections nationales, plutôt que des concurrences systématiques. Il faut dire à ma décharge que je percevais l'appauvrissement intellectuel de MSF-France : la rue Saint-Sabin ressemblait à un comité des lecteurs de *Libé* du bon vieux temps, la pensée unique en quelque sorte. L'internationale dynamiserait la confrontation des idées… Mais j'étais minoritaire. Dès lors qu'on abordait le sujet, rue Saint-Sabin, la salle du conseil d'administration se vidait. Quant aux relations avec les sections, il n'était question que de combats sur les modes de structure, de savoir qui prendrait le pouvoir, qui hériterait du privilège de la prise de parole au nom de tous auprès des médias internationaux. »

L'espoir d'une structuration européenne de MSF ressemble aux vains efforts des États-nations qui tentent de se rassembler en traînant les pieds, en pratiquant l'art du croc-en-jambe dans un fédéralisme communautaire auquel personne ne croit vraiment. MSF vit une expérience identique. Des désaccords fondamentaux surgissent alors. Les principes autrefois dégagés par Rony Brauman, comme le fameux « rester ou partir », c'est-à-dire soigner dans des conditions de répression ou de décimation, ou partir en témoignant de l'intolérable, sont remis en cause, par les Belges notamment. L'acquis du « témoignage », autre principe dégagé par l'expérience française, est contesté. La « prise de parole » publique gêne les Néerlandais, animés par une conception « entrepreneuriale » de leur section, allant même jusqu'à soumettre leur système d'organisation aux entreprises de consultants anglo-saxonnes… Enfin, nombre de sections tiennent à poursuivre des interventions d'expertise de santé publique, ce fameux « développementisme » autrefois réfuté par les Français…

L'épuisement entraîné par la crise internationale de MSF, l'impossibilité de cristalliser la moindre initiative alimentent la dépression française des années 1996 à 1998. Karim Laoubdia esquisse d'un trait le climat délétère qui perdure rue Saint-Sabin : « Une espèce de blues, une tétanie. Nous étions ligotés, paralysés, incapables de retrouver notre autonomie. Nous en étions arrivés à un tel point qu'il était même impossible d'ouvrir une mission d'urgence sans en référer au Conseil international... Nous n'étions réactifs nulle part, les missions d'urgence sombraient même dans la déliquescence. »

Alors, comme souvent dans sa brève histoire, MSF sera sauvée par l'irruption d'une nouvelle génération de militants solides. Jean-Hervé Bradol se remémore la phase critique de l'année 1997 : « Je me suis concerté avec Karim : étions-nous prêts à nous partager le pouvoir au bon sens du terme ? La génération des épuisés devait partir. Nous avions compris qu'au terme d'un trop long parcours les meilleurs s'isolaient, tournaient en rond. Quels que soient les atouts de la génération précédente, composée de femmes et d'hommes aux qualités individuelles extraordinaires... Ça n'était pas un problème de personnes, mais celui d'un système. En gros, nous avons mis en pratique ce que Rony Brauman avait lui-même anticipé auparavant. Nous avons donc abordé les dirigeants en leur disant : "Nous allons vous succéder, mais définissons ensemble la règle du jeu. Désormais, au terme de six ans d'exercice, tout acteur décisionnel de MSF devra s'écarter." Ce fut très délicat, mais j'ajoute que beaucoup d'anciens sont encore là, les Rigal, Pécoul, Vasset occupent des fonctions essentielles dans l'organigramme. Il reste que nous avons dû les bousculer. Sans avoir jamais œuvré ensemble, nous nous connaissions depuis tant d'années, Karim et moi : pouvions-nous alors concilier un projet intellectuel pour MSF ? Fin 98, nous redessinons complètement le programme des opérations. Nous relançons les actions d'urgence, et nous brisons les oukases de la décision internationale en cette matière. Le scandale fut international ! C'est moi qui ai cassé la mécanique, mais il le fallait, il fallait briser cette illusion, où chaque section plaçait d'abord ses intérêts institutionnels particuliers. Le château bâti de bric et de broc était vermoulu. Or, les bastilles sont faites pour être renversées. »

C'est au prix de ce coup de force que MSF sera sauvée par la nouvelle équipe. Une fois l'effondrement de la structure internationale consommé, chaque section nationale reprendra son autonomie. Lucide, Karim Laoubdia se souvient : « J'ai foncé. Assumons les différences des sections nationales de MSF : nous autres Français sommes anti-internationaux par nature, et nous le disons. Nos amis belges, plus diplomates que nous, n'en pensent pas moins, mais ils se gardent bien de le dire. Ils apparaissaient depuis longtemps comme les hérauts de l'action internationale, mais au fond c'était faux : ils nous ressemblaient beaucoup... Ils ont seulement une forte culture du compromis. Je les côtoie depuis une quinzaine d'années, je me suis imprégné de cette attitude singulière qu'ils m'ont apprise, expliquée : "La société belge est construite sur le compromis, la famille te l'enseigne, l'école te l'enseigne, l'université et l'entreprise te l'enseignent : tu baignes dans la culture du compromis." Je leur ai dit : "OK ! C'est votre machin, nous n'allons pas vous emmerder avec ça. Agissez comme bon vous semble, exercez-vous à l'art du compromis ! Mais nous Français, ce n'est pas notre truc. Chacun reprend ses billes, agissons en ordre dispersé tout en maintenant une ligne téléphonique ouverte. Un jour, nous reprendrons le débat." »

Succédant à Bernard Pécoul, Karim est élu à la direction générale de MSF ; au même moment, Jean-Hervé Bradol prend la succession de Brigitte Vasset à la direction des Opérations. Cette nouvelle génération va formuler alors l'un des projets les plus ambitieux que MSF ait jamais accomplis : comment faciliter l'accès des populations défavorisées aux médicaments de qualité ?

Ce qui deviendra la Campagne pour les médicaments essentiels était un projet évoqué dès 1996, lors du vingt-cinquième anniversaire de MSF. La réapparition des épidémies, la permanence des endémies massives ébranlent Médecins sans frontières. De multiples informations remontant des missions opérationnelles d'Afrique et d'Asie mobilisent les esprits, rue Saint-Sabin. Au Niger, en 1995, une épidémie de méningite a frappé vingt-sept mille personnes, dont deux mille cinq cents mortellement. Les équipes MSF vaccinent cent mille Nigériens. Dans l'immense Nigeria, fort alors de cent millions d'habitants, une des plus cruelles épidémies enregistrées à ce jour a touché trois provinces fédérales en 1993. Quarante mille cas de méningite sont recensés, on enregistre quatre mille cinq cents décès. En collaboration avec le personnel sanitaire nigérian, soixante-dix MSF vaccinent deux millions six cent mille personnes.

C'est une série d'explosions en chaîne. Le choléra décime le Mali, la Côte-d'Ivoire, le Sénégal et la Somalie. En octobre 1995, une épidémie de fièvre jaune gagne le Liberia. Cent quatre-vingt-quinze mille personnes sont vaccinées, un million de Libériens immunisés. Des épidémies récurrentes de poliomyélite s'étendent au Zaïre en raison de l'effondrement total du système de santé d'un pays ravagé par les guerres civiles. De la même manière, dans l'Est européen, les nations de l'ex-Union soviétique, accablées par la désintégration des structures, vivent une multiplication d'épidémies de diphtérie et de tuberculose résistante.

Enfin, en l'absence de traitements conséquents, la pandémie du sida ruine les réponses standardisées. Les aspects sociaux et culturels de la lutte contre la propagation de l'infection en Afrique requièrent une complémentarité d'actions avec les structures sanitaires locales.

En 1998, devant le conseil d'administration, Pécoul et Pinel établissent les pistes de recherche d'une problématique en gestation depuis près de deux ans et demi. Constat de Bernard Pécoul : les maladies infectieuses demeurent toujours les principales causes de mortalité dans le monde. Dix-sept millions de victimes disparaissent chaque année. De nouveaux maux, comme le sida, la résurgence d'anciennes maladies telles que la tuberculose, les dégâts du paludisme, non endigué par l'Organisation mondiale de la santé, la résistance des organismes humains aux antibiotiques, toutes ces maladies «oubliées» forment le socle de décimations négligées. Pécoul constate que «les manuels et les guides des maladies tropicales existants sont caducs». Il remarque que 1 % seulement des mille trois cents médicaments lancés depuis dix-huit ans concerne ces épidémies; pis, la production des médicaments essentiels n'est plus assurée par les laboratoires, en raison de la faiblesse de la valeur ajoutée des préparations; le coût des nouveaux remèdes, réservés aux patients des pays riches, est prohibitif pour les habitants des nations pauvres; enfin, les malfaçons, inefficaces et souvent dangereuses, se propagent partout.

Devant un tel tableau, comment agir dans un univers économique dominé par la globalisation des marchés et la mondialisation libérale? MSF devrait-elle se pencher sur les inégalités, l'aggravation démentielle du déficit sanitaire entre les populations du Nord et du Sud? «La réponse doit être politique», insiste Pécoul. Alors, la rue Saint-Sabin initie la Campagne pour les médicaments essentiels, une action internationale démultipliée qui transformera, avec le nouveau siècle, les terrains politique, économique et sanitaire du monde. Fidèle à son empirisme créateur, MSF va ébranler les systèmes bureaucratiques institutionnels et sanitaires, bousculer États et agences des Nations unies. Et d'une certaine manière, ce sursaut libertaire lui permettra de se hisser hors du fossé dépressif dont elle était prisonnière.

Jean-Hervé Bradol, qui n'est pas encore président de Médecins sans frontières, résume des années qui allaient marquer profondément la résurrection du mouvement MSF international, désormais composé de vingt-deux sections : «En moins de vingt ans, les populations du Sud, celles où nous travaillons depuis si longtemps, avaient doublé. Dans l'effondrement des systèmes sanitaires, les maladies avaient muté, elles aussi. La plupart résistaient aux thérapies traditionnelles des labos pharmaceutiques. En deux décennies, pas une molécule n'avait été développée par les laboratoires à propos des maladies récurrentes. Un exemple?

Avec le Bactrim, quand je commençais à travailler avec MSF sur le terrain, nous traitions infections pulmonaires, rénales, typhoïde et dysenterie. Ce comprimé valait quelques centimes. À la fin des années quatre-vingt-dix, cet antibiotique était devenu obsolète, inefficace. Aucun remède nouveau ne l'avait remplacé.»

Dilemme : comment se préparer à affronter une telle montagne d'abandon? «Il y avait deux attitudes. Soit nous attendions que ces nations atteignent une vitalité économique suffisante pour traiter les peuples malades avec les remèdes occidentaux, soit nous tentions d'initier, d'inventer des raccourcis qui correspondaient aux besoins des malades d'aujourd'hui. La Campagne des médicaments essentiels était pour moi un défi humanitaire, donc politique.» Pour ce faire, MSF décide de politiser l'action médicale. La rue Saint-Sabin réunit très rapidement les meilleures compétences internationales, les idées scientifiques les plus pointues. Un groupe de réflexion permanent, la «cellule Médicament», rassemble les savoirs du réseau international de MSF. La bataille sera rude, mais les clés sont nombreuses : stimulation de la recherche pharmaceutique, mobilisation des ONG sœurs du secteur sanitaire, et surtout multiplication des actions de lobbying, afin que les textes internationaux évoluent, se reformulent, innovent pour combattre enfin cet holocauste épidémique. Leaders d'opinion, industries pharmaceutiques, communautés savantes internationales et grand public sont alertés. La stratégie? Éviter les clash frontaux, mais jouer sur les fractures institutionnelles, en usant des lobbies. Au-delà des tactiques de combat en faveur de l'accès aux soins des plus pauvres, la politique du «témoignage» cher à MSF apporte des dimensions nouvelles à l'engagement concret de ses sections internationales.

Lors de son ultime rapport moral des années 1999-2000, Philippe Biberson déclare : «Du Kosovo "libéré" au Cambodge détruit, en passant par tous les anciens pays du bloc soviétique, et par l'Afrique quasi entière, il faut payer cash pour se soigner, pour espérer vivre. Un malade doit payer le médecin, l'hôpital, les examens de laboratoire et enfin les médicaments. Ce qui en dit long sur le niveau de priorité dont bénéficie la santé de par le monde. Pour la plupart des gens ordinaires, tomber malade, souffrir d'un accident, accoucher d'un enfant signifie s'endetter durablement ou renoncer à se soigner et à vivre. (...) Des centaines de millions de personnes, voire des milliards, ne représentent plus un marché pour l'industrie pharmaceutique de notre temps. Nous constatons partout que certains médicaments ne sont plus produits, que des voies de recherche sont délibérément abandonnées du fait qu'elles ne produisent plus suffisamment de profits pour les "majors" et les États.» 1999 : année charnière. Le dessein est vaste : «Il faut tout recommencer ou presque», avoue Biberson, qui exhorte ses camarades ainsi : «Il faut se donner des coups de pied au cul, vomir le conformisme ambiant, bousculer nos complaisances, corriger notre myopie. Les interrogations de ceux qui font MSF sont légitimes, nécessaires. Dans deux ans, l'organisation fêtera son trentième anniversaire, ça nous fait une belle jambe ! Je suis de ceux qui croient que, contrairement aux humains, les organisations, si elles le veulent, peuvent refuser de vieillir.»

La conférence de presse se déroule sans anicroches, ce 16 octobre 1999. Depuis une bonne heure, les journalistes sont assis dans la grande salle vitrée du deuxième étage. Deux feuilles de cuivre ornent les portes à battants du lieu central de l'activité collective de MSF. On y lit ceci :

«Nous avons posé cette plaque pour que se perpétue le souvenir de nos amis assassinés le 21 décembre 1989, au cours de leur mission au Soudan. Ils sont morts pour avoir voulu apporter un peu de fraternité au milieu de la barbarie et de la peur.

Jean-Paul Bescond, médecin,

Laurent Fernet, logisticien.

Yvon Feliot d'Aviation sans frontières pilotait l'avion.

Frazer Alyemda, technicien du programme alimentaire mondial, les accompagnait. »

Sur la seconde sont gravés les mots suivants :

« Par cette plaque, nous allons conserver la mémoire de notre cher ami Frédéric Galland, logisticien assassiné en Afghanistan, à l'âge de vingt-sept ans, le 27 avril 1990, à Yattal, tandis qu'il accomplissait sa mission de fraternité et de paix. »

Dans l'aquarium, le point de presse permet d'exposer la synthèse des travaux du colloque consacré aux médicaments essentiels qui vient juste de s'achever. Il y a là des experts internationaux, des responsables d'ONG proches de MSF, des représentants des nations pauvres du Sud, et bien sûr des collaborateurs des grands groupes pharmaceutiques, à la fois chercheurs et commerciaux. La cellule Médicaments de Jacques Pinel est au complet avec ses consultants extérieurs.

Soudain, une rumeur monte du rez-de-chaussée.

Biberson, silencieux, lit la photocopie de la dépêche AFP qu'on vient de lui transmettre. Puis, ce sont des cris, des applaudissements. À 11 heures ce matin-là, la rue Saint-Sabin apprend que le comité d'Oslo vient de désigner MSF comme lauréat du prix Nobel de la paix. Un car de TF1 bloque déjà la rue, et ses techniciens déploient une parabole.

Le comité Nobel indique qu'il récompense le principe fondateur de MSF selon lequel « toutes les victimes de désastres d'origine humaine ou naturelle avaient droit à une assistance professionnelle fournie aussi rapidement et efficacement que possible. Les frontières nationales, les circonstances ou affinités politiques ne doivent avoir aucune influence sur la question de savoir qui doit recevoir l'aide humanitaire ».

Après l'annonce, Biberson et le Canadien James Orbinski, président de MSF International, s'enferment dans un bureau avec quelques autres membres. Car une telle récompense institutionnelle inquiète ; elle surgit de si loin de l'univers concret des Médecins sans frontières. Quelques longues minutes plus tard, Biberson, notes en main, est happé par les journalistes des agences et les reporters radio qui doivent communiquer à tout prix des réactions pour le flash de midi. Le président déclare tout de go : « C'est bien embarrassant que MSF soit salué ainsi. Ce sont les combats que nous menons, les populations que nous secourons qui devraient être écoutées, filmées par vos caméras. Car MSF n'est qu'un outil. C'est en pensant à ceux-là que nous acceptons ce prix. »

Quelques instants plus tard, dans une salle de conférences bondée, le président de MSF se veut plus solennel : « Depuis un moment, nous avons affaire à l'humanitaire d'État, c'est-à-dire aux moyens armés. J'espère que ce prix récompense une action totalement indépendante des pouvoirs civils et militaires : l'humanitaire de la révolte ! »

Le 29 octobre suivant, un conseil d'administration extraordinaire se tient dans la même salle. Le procès-verbal qui résulte de cette réunion animée fait apparaître à la fois la vitalité et la « chicaya » permanente qui traversent MSF et ses sections internationales. Des arguments aussi étranges qu'amusants dissimulent en vérité les plaies vives qui agitent depuis l'origine l'*underground* de l'association. Le point de vue de Philippe Biberson contient les premières interrogations que se posent les « patrons » : « On s'est demandé ce que le prix Nobel de la paix avait à voir avec MSF… Nous nous sommes posé tout de suite la question de savoir si nous l'acceptions. Mais MSF n'est pas Jean-Paul Sartre, qui, lui, l'avait refusé. On s'est dit qu'on pourrait peut-être trouver de bons moyens d'utiliser ce prix intelligemment. Des milliers d'anonymes et de moins anonymes, en France, en Europe et au Sud, reçoivent avec nous une part de cette reconnaissance. Il ne nous appartient pas d'en décider autrement.» L'administratrice Virginie Raisson, qui rentre tout juste de voyage, constate, ironique : «Je peux vous dire qu'en Chine la presse était ravie...» On comprend pourquoi, par la voix du ministre des Affaires étrangères, Zhang Kiyue, les autorités pékinoises avaient déclaré, soulagées, à l'Agence France-Presse : «Nous exprimons notre contentement pour les efforts positifs et constructifs faits par MSF en matière de secours humanitaire et d'urgence.» Depuis près d'un mois, le régime communiste avait usé de tous les moyens diplomatiques disponibles pour dissuader les Nobel de décerner leur prix aux opposants chinois, Wei Jingsheng et Wang Dan; l'ambassadeur de Norvège à Pékin avait même été convoqué au ministère chinois des Relations extérieures! Il est vrai que, dix ans auparavant, les efforts chinois n'avaient servi à rien : le dalaï-lama avait reçu le prix Nobel, malgré les pressions diplomatiques que l'on suppose.

Les discussions sont vives à propos de la cérémonie de remise du prix. Quelle section nationale ira recevoir l'hommage au nom de tous? Querelles de cours de récréation. Des informations reçues de Norvège indiquent que le représentant désigné de MSF disposera de trente-cinq à quarante minutes pour prononcer son allocution. «Au début, les organisateurs du protocole étaient rigides, ils ne voulaient que deux personnes : une lisant le discours, l'autre s'agitant derrière avec le trophée. Ils voulaient que ces deux seules personnes répondent aux journalistes plus tard. On a obtenu finalement une rotation, afin que les MSF de chaque section puissent intervenir.» Virginie Raisson s'interroge sur le traitement accordé par la presse française à l'événement : «Je suis un peu inquiète quand je lis les articles des hebdos, comme *Télérama* qui a élaboré un dossier sur MSF où les seuls interviewés sont les politiques Rufin et Kouchner. Je pense que beaucoup de MSF ne s'y reconnaissent pas, mais, enfin, la presse est libre... Pour la remise du prix, en décembre, nous devrons être super-rodés en communication interne.» Biberson suppose que «les magazines ont dû constituer des dossiers en un clin d'œil» et sont allés puiser dans «le rétrospectif, le star-system, ce que nous déplorons». Philippe Claverie, autre administrateur, regrette qu'une semaine après l'événement «les journalistes se tournent encore vers des gens qui n'appartiennent plus à MSF depuis longtemps. Il est étonnant de constater que les reporters ne tiennent pas à rencontrer les acteurs du présent». Les lauréats du Nobel, qui ont depuis belle lurette une solide expérience des médias, comprennent, tout de même navrés, que la plupart des rédacteurs confondent Médecins sans frontières et Médecins du Monde.

Reste qu'en moins de huit jours le service communication de MSF a reçu 2563 appels des médias, dont mille n'ont pu être traités. Malgré les efforts de la cellule de la rue Saint-Sabin, qui a aimablement dirigé les journalistes vers les responsables des équipes de terrain en poste au Congo et en Côte-d'Ivoire, on constate que la presse, française comme étrangère, ne tient à entendre que les personnalités qui permettraient de réaliser de bons sujets *people.* Une autre question agite la maison : qui, à Oslo, le 10 décembre, recevra le prix Nobel au nom de l'organisation ? Un volontaire anonyme du terrain ? Un représentant désigné par les sections internationales ? Il est prévu finalement que le discours sera prononcé par le président du Conseil international, James Orbinski, mais que le texte qu'il prononcera sera le fruit d'un travail collectif auquel seront associés Rony Brauman et Françoise Saulnier, cette dernière étant une experte des questions relevant de la justice et des droits de l'homme.

Quelques jours plus tard encore, Anne Fouchard, du service communication, se livrera à un décryptage habile des articles de presse publiés. La synthèse des «papiers» permet de prendre conscience de la projection des fantasmes incarnés par l'association. *Le Parisien* s'enflamme sur «L'histoire d'une formidable aventure», quand *Le Figaro* annonce avec emphase «Vingt-huit ans au chevet de l'humanité». La plume de Renaud Girard, du même quotidien, se distinguera du tombereau de célébrations de l'honneur patriotique et autres éloges lyriques faits à Médecins sans frontières. «Le prix Nobel arrive bien tard, écrit-il, à un moment où MSF n'en a sans doute plus besoin, où le sans-frontiérisme a été intégré dans la doctrine diplomatique des grandes puissances.»

Anne Fouchard analyse les ambiguïtés des choix faits par les médias. Si l'on peut lire quelques références hâtives à l'action de MSF en Éthiopie, aucune mention ne rappelle le retrait délibéré de MSF des camps de réfugiés rwandais; il n'y a pas un seul rappel des multiples dénonciations politiques par le biais des «prises de parole». Le passé des Médecins sans frontières commence dans un Biafra en guerre qui, malgré les efforts constants d'explication de Rony Brauman, demeure, pour la presse, le point d'orgue de la rupture du silence. Pas un seul rédacteur ne souligne que MSF est née justement de cette vision erronée et complaisamment entretenue par les officines de la tragédie biafraise. Ce beau passé se poursuit avec le conte fallacieux de l'opération kouchnérienne de l'*Île de Lumière*, avec celui de l'Éthiopie, puis du Cambodge, atteignant son apogée philosophique en 1991 avec la victoire du fameux «droit d'ingérence» du *french doctor. Le Monde* lui-même, remarque Anne Fouchard, écrira que la singularité, la force première de MSF, son mérite unique est contenu dans sa capacité à mobiliser les médias... Ses combats politiques, les formes fraternelles de l'engagement de milliers de volontaires dans les situations les plus tendues, la vitalité de sa contestation politique, les maints témoignages dénonçant la culpabilité et l'inefficacité des institutions internationales dans les conflits du temps sont tout bonnement ravalés derrière une interprétation limitée aux qualités d'agitation médiatique propres aux Médecins sans frontières! Désabusée, Anne Fouchard écrit : «Cette histoire romancée permet d'introduire une analyse démontrant que MSF se dissout dans l'humanitaire. Cette histoire construit, entretient un mythe et aurait sa quintessence dans l'attribution du prix Nobel : c'est donc un concept qui serait ainsi récompensé ! » À travers MSF, c'est l'humanitaire qu'on honore, c'est une pensée, une action « au service de la paix ». Anne Fouchard clôt son propos en affirmant que, contrairement à la réalité, « c'est bien le droit d'ingérence qui est récompensé. (...) Derrière ce droit d'ingérence, c'est bien l'universalisation des valeurs démocratiques occidentales que l'on salue, l'inscrivant comme il se doit dans la glorieuse tradition française de conscience et d'empathie universalisantes... ». Caustique, elle ajoute : « Le sacre de MSF est ainsi un signe tangible du progrès de l'humanité ». Pour preuve, « le triomphe des *french doctors* » en manchette du *Parisien,* et ce sous-titre du *Figaro*, qui vient en prolongement naturel : « Le président Chirac salue cette voix française qui plaide pour que s'éveille la conscience universelle »...

Réfutant tout débordement lyrique devant cette célébration insane et fausse, MSF démontre sa conscience critique. Dans *Le Nouvel Observateur*, Rony Brauman répond à René Backmann : « Il y a quelque chose d'outrageusement simplificateur à voir dans la reconnaissance de MSF le triomphe d'un quelconque *droit* d'ingérence. J'y vois pour ma part un soutien à notre conception du *devoir* d'ingérence : nous sommes là pour nous mêler de ce qui ne nous regarde pas, pour violer les frontières, pour nous dresser contre un certain ordre des États, pour faire entendre sur la scène mondiale une autre voix que celle des souverainetés nationales, pour soigner les gens et, éventuellement, témoigner de leur sort[1]. »

À Oslo, le 10 décembre 1999, Médecins sans frontières reçoit le prix Nobel de la paix en présence du roi Harald V

1. *Le Nouvel Observateur,* 21-27 octobre 1999.

et de la reine Sonja de Norvège. À la cérémonie, l'association est représentée par le Canadien James Orbinski et par une volontaire française de trente ans, Marie-Ève Raguenaud, qui reçoit le chèque d'environ 6 millions de francs au nom des volontaires MSF, somme qui sera consacrée entièrement à la Campagne pour les médicaments essentiels.

James Orbinski ouvrira son discours en s'adressant solennellement à l'ambassadeur de Russie en Norvège, présent dans l'assistance : «Les populations tchétchènes et les habitants de Grozny sont en ce moment, et depuis plus de trois mois, victimes des bombardements indiscriminés des forces armées russes. Pour eux, l'aide humanitaire est aujourd'hui quasiment inexistante. Les personnes âgées, les plus faibles, les malades sont prisonniers des bombardements, dans l'incapacité de fuir la capitale tchétchène. Je prie Son Excellence l'ambassadeur de Russie, et par son intermédiaire, le président russe Boris Eltsine, de mettre un terme aux bombardements des civils tchéchènes sans défense. Si les conflits et les guerres sont bien l'affaire des États, les violations du droit humanitaire, les crimes de guerre et les crimes contre l'humanité concernent chacun d'entre nous.»

C'est en arborant des tee-shirts blancs, maculés du mot «Grozny» bombé en rouge, que les trente délégués de Médecins sans frontières font leur entrée dans la salle d'apparat de l'hôtel de ville d'Oslo, où se déroule la cérémonie de remise du prix Nobel. Ils écoutent le discours de leur ami canadien dénonçant les interventions militaro-humanitaires.

Plus tard, dérogeant à la coutume, les MSF n'apparaîtront pas au balcon du Grand Hôtel, comme l'habitude l'impose lors de la traditionnelle retraite aux flambeaux. Ils sont allés manifester, avec banderoles et porte-voix, devant l'ambassade russe d'Oslo.

REMERCIEMENTS

Mes remerciements vont d'abord à Jean-Hervé Bradol. Sans la sympathie que me témoigna le président de Médecins sans frontières lors de notre tout premier rendez-vous, rien n'aurait été possible. Odile Hardy, l'assistante des présidents de MSF depuis vingt-cinq ans, m'accorda d'emblée sa confiance ; elle m'a permis de trouver les clés d'une « maison » qui ne sacralise aucun souvenir. Elle accepta sans rechigner, des mois durant, mes intrusions dans son bureau, à l'étage des « Opérations ». J'ai travaillé un semestre sous la lampe de la table du service Documentation dans l'ombre amicale de Christine Dufour et de Christine Pinto. Sans la cordialité active de la coordinatrice de la Campagne pour les médicaments essentiels, Annick Hamel, mes premiers pas à la Bastille auraient été fort malaisés. Mes conversations avec Pierre Salignon, directeur général de MSF, m'ont convaincue que l'essentiel, à savoir la réflexion et l'action, a raison des périls bureaucratiques. Le récit des engagements de Gérard Kohout m'a révélé un moment décisif de l'aventure MSF, l'Afghanistan. La disponibilité de Juliette Fournot, les heures infinies en sa compagnie dans la douceur de sa caverne des Halles m'ont fait plus encore aimer la complexité des peuples afghans. Similovski, « Sim » pour les volontaires d'urgence et ses amis pilotes de ligne, a su me faire partager une part de l'épopée des volontaires d'Aviation sans frontières.

Comment oublierais-je Laurence Binet, de la Fondation sans frontières. Elle m'insuffla l'énergie qu'elle-même engage dans la récolte des souvenirs des volontaires qui vécurent les missions critiques de MSF. Si ma tâche demeure modeste, la sienne donne sens aux mille témoignages qui tissent l'histoire de la «maison».

Je tiens à dire encore mon amitié à Pascal Grellety-Bosviel; pionnier de l'action humanitaire, l'homme tranquille m'a aidée à identifier les prémices de l'engagement collectif. Sans la mémoire infaillible de Raymond Borel, je n'aurais pu rétablir le sens originel de cette aventure générationnelle intense. Sans mon ami le réalisateur Ange Casta, qui m'aida à franchir tant d'obstacles, j'aurais eu grand mal à cerner les fondations de cette folle construction.

Je suis redevable à la confiance que me témoigna Caroline Bollini. Au terme de notre premier rendez-vous, elle m'offrit sans aucune réticence l'accès à l'impressionnante somme d'archives qui lui avaient permis de composer sa remarquable maîtrise de sociologie : *La construction de la légitimité de Médecins sans frontières dans l'espace public* (sous la direction du professeur Yves Trigano, université de Nanterre-Paris X, septembre 2001). Ces documents rares m'aidèrent à structurer une bonne part de mon travail.

Comment ne pas évoquer la complicité d'Alain Brillon, directeur des archives de *Libération;* l'attention de Soraya Handami et de Laure Debourdeau, du *Nouvel Observateur*? Se mêle à ces années de labeur l'aide sans faille d'Élisabeth Samama et de Camille Decisier, amies, lectrices d'exception. Claude Durand a su répondre, fermement parfois, à mes angoisses. Je salue sa patience.

Que les miens, la «petite Mimi», Tom, Maud et Alain, me pardonnent ces trente-six mois sans week-end ni vacances. Ils savent que je n'étais pas tombée sous l'emprise de l'obsession, mais d'une passion.

Je n'oublie pas, enfin, Serge Stefanaggi. À l'orée des années quatre-vingt, ce proche ami revenait de ses missions d'Asie du Sud-Est. Ses récits exposaient la cruauté des camps où survivaient, en attente d'un ailleurs, réfugiés cambodgiens et vietnamiens. Mais je me souviendrai toujours de la manière dont il évoquait la générosité, le courage, la grâce des volontaires de Médecins sans frontières.

INDEX

C

K

L

Y

Table des matières

Première partie

Deuxième partie

TROISIÈME PARTIE

Cet ouvrage a été composé en Times par Palimpseste à Paris

Impression réalisée sur CAMERON par
BRODARD ET TAUPIN
La Flèche

pour le compte des Éditions Fayard
en octobre 2004

Imprimé en France
Dépôt légal : octobre 2004
N° d'édition : 51150 – N° d'impression : 26116
ISBN : 2-213-61676-0
35-57-1876-8/01